**Tscherne Unfallchirurgie Unterschenkel**

R. Szyszkowitz (Hrsg.)

Springer-Verlag Berlin Heidelberg GmbH

**Tscherne Unfallchirurgie in 12 Bänden**

**Trauma-Management** H. Tscherne, G. Regel

**Kopf und Körperhöhlen** O. Trentz

**Wirbelsäule** H. Tscherne, M. Blauth

**Becken und Acetabulum** H. Tscherne, T. Pohlemann

**Schulter, Oberarm** N. Südkamp

**Ellenbogen, Unterarm, Hand**
K.-P. Schmit-Neuerburg, H. Towfigh, R. Letsch

**Hüfte, Oberschenkel** N. Haas, C. Krettek

**Knie** C. Krettek, Ph. Lobenhoffer

**Unterschenkel** R. Szyszkowitz

**Fuß** H. Zwipp

**Weichteilverletzungen und -infektionen**
M. Nerlich, A. Berger

**Unfallchirurgie im Kindesalter**
M.-P. Hahn, A. Weinberg

R. Szyszkowitz (Hrsg.)

# Tscherne Unfallchirurgie Unterschenkel

Unter Mitarbeit von
S. Arens · M. Fellinger · H. P. Hofer
T. Kälicke · A. Kaminski · M. Mähring
J. M. Passler · F. Schweighofer
W. Seggl · R. Szyszkowitz

Zeichnungen von J. Kühn

Mit 144 zum Teil farbigen Abbildungen
in 352 Einzeldarstellungen
und 5 Tabellen

Springer

ISBN 978-3-642-62947-1 ISBN 978-3-642-55591-6 (eBook)
DOI 10.1007/978-3-642-55591-6

http://www.springer.de/medizin


Originally published by Springer-Verlag Berlin Heidelberg New York in 2003
Softcover reprint of the hardcover 1st edition 2003

Bibliografische Information Der Deutschen Bibliothek
Die Deutsche Bibliothek verzeichnet diese Publikation in der Deutschen Nationalbibliografie; detaillierte bibliografische Daten sind im Internet über <http://dnb.ddb.de> abrufbar.



Zeichnungen:
J. Kühn, Heidelberg
Einbandgestaltung: deblik, Berlin
Reproduktion der Abbildungen:
AM-productions GmbH, Wiesloch
Gesamtherstellung: Appl, Wemding

Gedruckt auf säurefreiem Papier
24/3150 PF
5 4 3 2 1 0

# Vorwort

Der Unterschenkelbruch ist seit Jahrhunderten ein Paradebeispiel der unfallchirurgischen Behandlung bzw. ihres Fortschrittes, da er nicht nur häufig ist, sondern auch – besonders der offene – häufig zu Komplikationen führt(e) und nicht nur die Lebensqualität des Verunglückten, sondern auch das Ansehen und die Anerkennung der Behandelnden nachhaltig beeinflusste und beeinflusst. So wurden schon im alten Ägypten differenzierte Vorgehen empfohlen, je nachdem, ob es sich um eine Wunde über einer Fraktur (Behandlung: ja) oder um eine offene Fraktur handelte (Ablehnung einer Behandlung). Die Osteitis bzw. die sich ausbreitende Sepsis und der Tod traten besonders bei offenen Unterschenkelbrüchen relativ häufig auf, deswegen wurde bis ins 19. Jahrhundert auch häufig »prophylaktisch« amputiert. Noch für Th. Billroth war die Behandlung offener Frakturen ohne Amputation der chirurgisch am meisten befriedigende Eingriff. Aber auch die verzögerte Heilung und deren Behandlung ruft wegen des nur teilweise vorhandenen zirkulären Muskelmantels und der relativ schlechten Durchblutung am körperfernen Unterschenkel – auch beim isolierten Trauma – noch immer Probleme hervor.

Insofern ist der Fortschritt durch die verschiedenen operativen Behandlungsmöglichkeiten, die sich auch laufend ändern, so bemerkenswert, dass nicht nur eine Bestandsaufnahme im Vergleich zu den schon durch Jahrhunderte und z. T. bis in die letzten Jahrzehnte bewährten Methoden angezeigt ist, sondern deren spezifischen Indikationen heute – wenn möglich evidence based – herauszuheben sind.

Der Einfluss L. Böhlers, R. Watson-Jones, H. Bürckle-de-la-Camps und vieler Anderer hat dazu geführt, dass noch vor wenigen Jahrzehnten in Europa – und weltweit auch heute noch in vielen Ländern – die konservative Behandlung der Unterschenkelfraktur dominierte und die Marknagelung nach G. Küntscher noch mit sehr viel Skepsis, ja Ablehnung kommentiert wurde. Ähnlich hat die häufigere Verplattung durch die AO-Schüler – gelegentlich auch bei offenen Frakturen propagiert – zu einer Zunahme der posttraumatischen Osteitis in Deutschland geführt und wird noch immer von vielen als gefährlich betrachtet. Insbesondere bei den weit offenen Frakturen wurde erst durch die Fixateur-externe-Anwendung eine »minimal-invasive« bzw. auf dem Konzept der »damage control« basierende Behandlungsmethode weiterentwickelt, durch die sich die Streck- bzw. Extensionsbehandlung und die Immobilisation für mehrere Wochen erübrigten, und die auch die Infektionsrate senken konnte. Verzögerte Heilungen, Einschränkungen der Beweglichkeit und unbequeme Behandlungsfolgen traten jedoch in der breiteren Anwendung zunehmend auf, daher wurden neue Wege gesucht. Die allgemein bekannten Vorteile der operativen Behandlung wurden durch strikte Asepsis, zunehmend verbesserte Analgesie- und Anästhesiemöglichkeiten, auch prä- und postoperativ, schonendere Operationstechniken und gut verträgliche, mechanisch verlässlichere Implantate, aber auch von der verkürzten Dauer der stationären Aufenthalte sowie der verkürzten Arbeits- und Sportunfähigkeit, unterstützt.

So war es vor 30 Jahren noch kaum vorstellbar, dass bei uns heute nur ausnahmsweise eine Extensionsbehandlung durchgeführt wird und dass auch die funktionelle konservative Behandlung so große Fortschritte erzielen würde.

Wir hoffen, Ihnen durch unsere Darstellungen sowohl in theoretischen als auch praktisch orientierten Abschnitten die diagnostische Abklärung und die therapeutischen Empfehlungen herausgearbeitet zu haben, wobei weitere Veränderungen (z. B. winkelstabile Schrauben bzw. Fixateur interne, immer ausgefeiltere Verriegelungsnageltechniken) und neuere Forschungsergebnisse (z. B. Wachstumshormone und Gentherapie) sicher schon in einigen Jahren wieder neue Behandlungsstrategien ermöglichen, die auch mit neuen elektronischen und neuen Visualisierungsverfahren leichter durchzuführen sein werden. Die weitgehende Respektierung der Gefäß- und Nervenversorgung sowohl des Knochens als auch der Weichteile konnte sich schon im letzten Jahrzehnt immer mehr durchsetzen, ebenso wie das radikale Débridement bei den weit offenen Frakturen und die neuen Methoden der Defektauffüllung durch Fragmentverschiebung oder sekundärem Längenausgleich.

In den einzelnen vorliegenden Kapiteln soll die unmittelbar notwendige, rasche, nützliche und verbindliche Hilfe angeboten werden, die dieses unfallchirurgische Gesamtwerk schon in den anderen Bänden auszeichnet. Dabei wurde das Kapitel über die Verletzungen des Kniegelenkes und des angrenzenden Tibiakopfes in den Band »Knie« der Tscherne Unfallchirugie (C. Krettek/Ph. Lobenhoffer) aufgenommen, während die Verletzungen des oberen Sprunggelenkes einschließlich von Verletzungen der Knöchel, lokaler Sehnen und Bänder in diesem Band abgehandelt wurden. Die Verletzungen des Sprungbeines und die Verletzungen distal davon finden sich im Band »Fuß« (H. Zwipp). Auch wesentliche Informationen bezüglich wichtiger Detailfragen im wissenschaftlichen Überblick bis in das beginnende 21. Jahrhundert sind enthalten. Eingehend sind die Vor- und Nachteile der Alternativen bezüglich der Therapie beschrieben, aber auch das Komplikationsmanagement kommt in den letzten Kapiteln dieses Bandes ausführlich zur Darstellung. Die neuen diagnostischen und verlässlicheren Techniken kommen den rekonstruktiven Eingriffen ebenso zugute wie denen an akut Verletzten. Ergänzungen können sowohl hinsichtlich Diagnostik und Behandlung (z. B. Spongiosaplastik, Sehnennähte), als auch bezüglich der Komplikationen (z. B. Infektion, Pseudarthrose) in den anderen Bänden gefunden werden.

Zahlreiche Tipps und Tricks – von der Lagerung bis zu den Zugängen und Operationstechniken – werden so erwähnt, und die diversen Behandlungsschritte werden so illustriert, dass wir hoffen, dem Leserkreis ein weitgehend einheitliches Gesamtbild vorgestellt zu haben. Kritische Hinweise, Verbesserungsvorschläge und die Mitteilung persönlicher Erfahrung erhoffen wir uns von Ihnen genauso wie eine gewisse Freude beim Lesen, die wir auch beim Schreiben spürten.

Herrn J. Kühn und seinem Team, dem Springer-Verlag, Frau Gabriele M. Schröder und Frau Ute Pfaff haben wir für die vielfältige Hilfe und für die solide Ausstattung zu danken. Herausgeber und Autoren zusammen hoffen, mit diesem Werk einen Beitrag zur dynamischen Weiterentwicklung in der Unfallchirurgie geleistet zu haben.

Graz, im Januar 2003 R. Szyszkowitz

# Herausgeber- und Autorenverzeichnis


**Reihenherausgeber**

Professor Dr. Harald Tscherne
em. Direktor
der Unfallchirurgischen Klinik
Medizinische Hochschule Hannover
Carl-Neuberg-Str. 1
30625 Hannover
Deutschland

**Bandherausgeber**

Professor Dr. Rudolf Szyszkowitz
Universitätsklinik für Unfallchirurgie Graz
Auenbruggerplatz 7 a
8036 Graz
Österreich

**Autoren**

Privatdozent Dr. Stephan Arens
Chirurgische Klinik und Poliklinik
BG Klinik »Bergmannsheil«
Universitätsklinik
der Ruhr-Universität Bochum
Bürkle-de-la Camp-Platz 1
44789 Bochum
Deutschland

Professor Dr. Michael Fellinger
Universitätsklinik für Unfallchirurgie Graz
Auenbruggerplatz 7 a
8036 Graz
Österreich

Professor Dr. Herwig Peter Hofer
Universitätsklinik für Unfallchirurgie Graz
Auenbruggerplatz 7 a
8036 Graz
Österreich

Dr. Thomas Kälicke
Chirurgische Klinik und Poliklinik
BG Klinik »Bergmannsheil«
Universitätsklinik
der Ruhr-Universität Bochum
Bürkle-de-la Camp-Platz 1
44789 Bochum
Deutschland

Dr. Andrzej Kaminski
Chirurgische Klinik und Poliklinik
BG Klinik »Bergmannsheil«
Universitätsklinik
der Ruhr-Universität Bochum
Bürkle-de-la Camp-Platz 1
44789 Bochum
Deutschland

Professor Dr. Martin Mähring
Unfallkrankenhaus Graz
Göstinger Straße 24–26
8021 Graz
Österreich

Professor Dr. Jörg Michael Passler
Universitätsklinik für Unfallchirurgie Graz
Auenbruggerplatz 7a
8036 Graz
Österreich

Professor Dr. Franz Schweighofer
Landeskrankenhaus Bruck/Mur
Unfallchirurgische Abteilung
Tragösser Straße 1
8600 Bruck/Mur
Österreich

Professor Dr. Wolfgang Seggl
Universitätsklinik für Unfallchirurgie Graz
Auenbruggerplatz 7a
8036 Graz
Österreich

Professor Dr. Rudolf Szyszkowitz
Universitätsklinik für Unfallchirurgie Graz
Auenbruggerplatz 7a
8036 Graz
Österreich

# Inhaltsverzeichnis

**Kapitel 3 Distale intraartikuläre Unterschenkelbrüche**



**Kapitel 4 Sprunggelenkfrakturen**



**Kapitel 5 Bandverletzungen des oberen Sprunggelenks**

# Kapitel 1

# Geschlossene Schien- und Wadenbeinbrüche 1

M. Fellinger und R. Szyszkowitz



## 1.1 Einleitung

Etwa 40% aller Schaftbrüche der langen Röhrenknochen entfallen auf den Unterschenkel. Die Diskussion um die Wahl des Behandlungsverfahrens bei Schien- und Wadenbeinbrüchen ist keinesfalls beendet, sie steht in kontinuierlicher Weiterentwicklung, da sowohl durch konservative als auch durch operative Therapie nach gegebenen Umständen gute Ergebnisse erzielt werden können [2]. Das Ziel jeder Knochenbruchbehandlung ist nicht nur die möglichst weitgehende anatomische Wiederherstellung der knöchernen Skelettanteile, sondern auch die vollkommene Wiedererlangung der Funktion [13].

Aufgrund der besonderen Weichteilsituation des Unterschenkels können vor allem die Weichteilverhältnisse größere Probleme verursachen als die Stabilisierung der Fraktur. Dies spiegelt sich auch in der hohen Anzahl der offenen Frakturen wider, sie machen etwa 25% aller Unterschenkelschaftbrüche aus. Die an keiner anderen Körperregion erreichte Anzahl von Kompartmentsyndromen ist ebenfalls als Hinweis auf die Schwere der möglichen Weichteilschädigung beim geschlossenen Unterschenkelbruch zu werten.

In der Behandlung geschlossener Unterschenkelfrakturen hat sich unter dem Einfluss der Entwicklung neuer Osteosyntheseverfahren und durch die Verbesserung operativer Techniken in den letzten 40 Jahren in den westlichen Industrieländern ein deutlicher Wandel vollzogen. Nach wie vor müssen nur wenige geschlossene Frakturen primär operativ versorgt werden, allerdings besteht inzwischen ein breites Feld an guten relativen Operationsindikationen, die vor allem zu einer Verkürzung der Behandlungszeit, geringeren Dauerschäden und höherem Patientenkomfort geführt haben.

## 1.2 Klassifikationen

Die Bedeutung der Schwere des Traumas als prognostischer Faktor wird erstmals in der Klassifikation nach Ellis (1958) hervorgehoben. Bauer u. Edwards [4] bemerken, dass die Art des Unfallgeschehens »signifikante Auswirkungen« habe, und die Prognose der Frakturheilung »mehr von der Weichteilsituation abhängig sei als von der Art und Weise der Knochenverletzung«. Müller fordert bereits 1959, dass bezüglich der Verletzungsschwere die Weichteilsituation als Grundlage für Behandlung und Prognose verwendet werden muss.

Da sehr viele Parameter – bis hin zur Verfahrenswahl – das Resultat nach Unterschenkelschaftfrakturen mitbestimmen, sind Klassifikationssysteme, die viele Variablen aufweisen, häufig unpraktikabel, jedoch für die wissenschaftliche Auswertung notwendig. Im klinischen Alltag haben sich die im Folgenden angeführten Einteilungen etabliert.

### 1.2.1 Einteilung nach Bruchlokalisation

Für eine systematische Abhandlung hatte sich zunächst die Einteilung des Unterschenkels in ein proximales, mittleres und distales Drittel bewährt. In letzter Zeit wird üblicherweise einer Einteilung in Fünftel der Vorzug gegeben, Schaftfrakturen betreffen das 2. bis 4. Fünftel. Diese Fünfteleinteilung erweist sich bei der Indikationsstellung zur Verfahrenswahl, insbesondere bei einer operativen Therapie als hilfreich.

*Proximales Drittel bzw. 2. Fünftel:* Etwa 17% der Frakturen sind im proximalen Schaftdrittel lokalisiert. Im Bereich der proximalen Metaphyse stellen Quer- und kurze Schrägfrakturen wegen des Auftretens starker Hebelwirkungen hohe Anforderungen sowohl an die durchzuführende Reposition als auch an die Retention der Fraktur [21].

*Mittleres Drittel bzw. 3. Fünftel:* In diesem Bereich finden wir etwa 43% aller Unterschenkelschaftfrakturen. Hier wird die Indikation zur Marknagelung am häufigsten gestellt, in der Regel ist sie auch vorzuziehen. Die Verwendung eines Verriegelungsnagels hat den Indikationsbereich nach proximal und distal hin erweitert, über die Vor- und Nachteile des Aufbohrens wird weiterhin diskutiert, bei den geschlossenen Schaftfrakturen überwiegen die Vorteile des Aufbohrens.

*Distales Drittel bzw. 4. Fünftel:* Etwa 40% aller Unterschenkelfrakturen sind in diesem Bereich lokalisiert. Hier kommt der Fibulafraktur für die Stabilität im oberen Sprunggelenk besondere Bedeutung zu, da auch durch den Unfallmechanismus ein fließender Übergang zu den Luxationsfrakturen des oberen Sprunggelenks gegeben ist [37]. Für die funktionelle Wiederherstellung im oberen Sprunggelenk ist daher – dem Unfallmechanismus und der Beteiligung des oberen Sprunggelenks entsprechend – eine zusätzliche Stabilisierung der Fibula zu fordern. Bei unbeteiligtem oberen Sprunggelenk kann jedoch die Gesamtstabilität durch die Fibulastabilisierung begünstigt werden. Andererseits bewies schon Böhler, dass die Einstauchung der Tibiafraktur um wenige Millimeter für die Bruchheilung günstig ist, wie z. B. auch bei der Marknagelung, der Behandlung mit Fixateur bzw. Überbrückungsplatten. Dann muss – bei operativer Behandlung – die Fibula um dieselbe Länge verkürzt werden.

### 1.2.2 AO-Einteilung nach Müller (Comprehensive Classification)

Basierend auf einer Einteilung von Unterschenkelschaftfrakturen [16] entwickelte Müller die »Comprehensive classification of long bone fractures« [24].

Mit dieser Klassifikation lassen sich bereits aus dem Röntgenbild (Frakturform, Dislokation etc.) wesentliche Aussagen über Unfallmechanismus und Schweregrad der knöchernen Verletzung ableiten. Diese weltweit akzeptierte AO-Einteilung von Unterschenkelfrakturen richtet sich im Wesentlichen nach morphologischen Kriterien und unterscheidet zunächst drei große Hauptgruppen (Abb. 1.1):

- Gruppe A einfache Fraktur,
- Gruppe B Frakturen mit Fragment(en) und
- Gruppe C Mehrfragment- bzw. Trümmerfrakturen oder Etagenbrüche.

Die Unterteilung erfolgt in je drei weitere Untergruppen. In der Gruppe A sind dies die Spiralfraktur (A1), die Schrägfraktur (A2) und die Querfraktur (A3). Die entsprechende Gliederung der Gruppe B unterscheidet die Fraktur mit Drehkeil (B1) sowie mit einem (B2) oder mehreren (B3) Biegungskeilen. In der Gruppe C werden Frakturen mit mehreren Drehkeilen (C1), Zweietagenbrüche (C2) und Trümmerfrakturen (C3) unterschieden.

Die Einteilung spiegelt die Biomechanik des Unfallgeschehens wider und gibt Anhaltspunkte zur Beurtei-

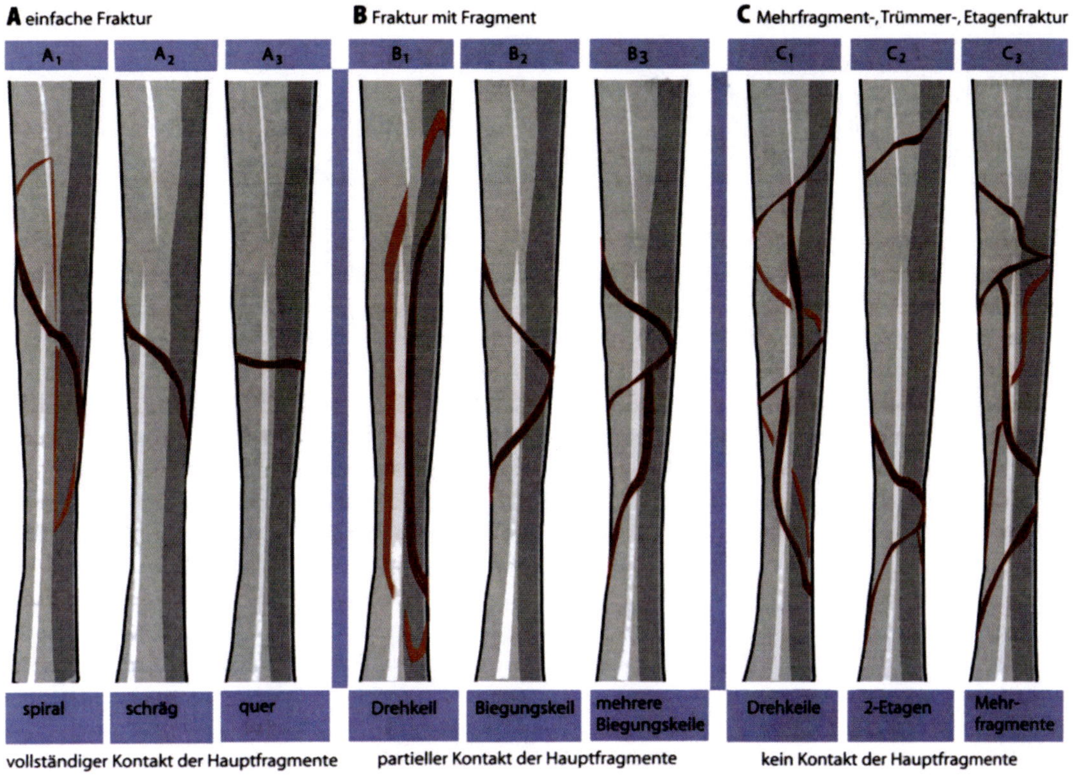


**Abb. 1.1.** AO-Einteilung der Unterschenkelschaftfrakturen nach Müller [24] unter Berücksichtigung von Frakturform, Unfallmechanismus und typischen Unfallarten: A1 Torsion, A2 ungleiche Biegung (z. B. Anpralltrauma), A3 Biegung ohne Belastung (z. B. Sportverletzung), B1 Torsion, Biegung bei Belastung (z. B. Verletzung beim Skifahren), B2, B3 Biegung und Druck (z. B. Verkehrsunfall), C1, C2, C3 Rasanztrauma (z. B. Verkehrs- und Sportunfälle)

lung des Schweregrades der knöchernen Verletzung sowie zur Wahl des einzuschlagenden Behandlungsweges.

Diese Klassifikation entspricht somit zwar den Anforderungen an eine Bruchklassifikation, nach denen die Erstellung einer Prognose über das funktionelle Endresultat möglich und Richtlinien für das einzuschlagende Therapieregime weitestgehend abzuleiten sein sollten, sie erlaubt jedoch zu wenig Rückschlüsse auf die Weichteiltraumatisierung und die daraus resultierenden Schädigungen.

### 1.2.3 Einteilung der Weichteilschäden nach Tscherne und Oestern

Diese Einteilung ermöglicht die Beurteilung und Klassifikation der Weichteilschädigung, wobei die geschlossenen und offenen Frakturen in jeweils vier Schweregrade eingeteilt werden [26]. Nachfolgend die Einteilung geschlossener Frakturen:

- Grad 1 keine oder nur unbedeutende Weichteilverletzung,
- Grad 2 oberflächliche Schürfwunde und Kontusion durch Fragmentdruck,
- Grad 3 tiefe kontaminierte Schürfung und lokalisierte Kontusionsherde (Direkttrauma),
- Grad 4 ausgedehnte Hautkontusionsquetschung oder subkutanes Décollement, Kompartmentsyndrom, Gefäßruptur.

Die Weichteilschädigung beruht auf einer Kombination aus äußerer Gewalteinwirkung und der durch die Fragmentdislokation hervorgerufenen Schädigung von Weichteilstrukturen. Die Folgen direkter Gewalteinwirkung auf Kutis und Subkutis sind Kontusionen und Quetschungen, die sekundär bis zur Hautnekrose führen (können). Bei schwererem Trauma ist auch die Ausbildung einer subkutanen Ablederung zu beobachten. In Abhängigkeit von zugeführter und absorbierter Energie schädigt das Trauma nicht nur die Haut, sondern führt auch zur Schädigung der Muskulatur, zur Zerreißung von Faszien und zu Rupturen von Gefäßen, meist ist der venöse Schenkel betroffen.

Die hämorrhagische Anschoppung der Muskulatur, die Ausbildung von Frakturhämatomen und die traumabedingte Weichteilschwellung können zum Anstieg des Gewebedruckes führen, beim Vollbild des Kompartmentsyndroms ist mit massiven Beeinträchtigungen der Gewebeperfusion zu rechnen.

## 1.3 Diagnostik

### 1.3.1 Klinische Untersuchung

Die Diagnose einer Unterschenkelschaftfraktur wird im Allgemeinen aufgrund der Anamnese, des Lokalbefundes, der Funktionseinschränkung und des Schmerzcharakters spontan bzw. bei vorsichtiger Untersuchung gestellt und sollte beim Vorliegen sicherer klinischer Frakturzeichen (abnorme Stellung, abnorme Beweglichkeit, Krepitation) kein Problem darstellen. Schwierigkeiten bereitet vielmehr der Ausschluss zusätzlicher Verletzungen, z. B. des Sprunggelenks oder des proximalen Tibiafibulargelenks. Die klinische Untersuchung muss die Inspektion der verletzten Gliedmaße in ihrer Gesamtheit beinhalten. Die Begutachtung des Lokalstatus gibt durch das Ausmaß der Schwellung bzw. des Blutergusses Anhaltspunkte über das Weichteiltrauma, die lokalen Hautverhältnisse und über das Vorliegen eines möglichen Kompartmentsyndroms. Ist die Symptomatik dabei nicht zweifelsfrei einzuordnen, ist eine instrumentelle Messung des Gewebedruckes anzuschließen (s. Abschn. 1.8.1).

Die Beurteilung der peripheren neurologischen und vaskulären Situation ist unabdingbarer Bestandteil der klinischen Untersuchung, da sich daraus unmittelbare therapeutische Konsequenzen ableiten. Schließlich sollen weiterreichende Verletzungen der traumatisierten Gliedmaße proximal und distal der Unterschenkelfraktur ausgeschlossen bzw. diagnostiziert werden und lokale Erkrankungen und Veränderungen mitdokumentiert und miteinbezogen werden bei der Indikationsstellung zur Behandlung.

### 1.3.2 Bildgebende Verfahren

Als unabdingbar müssen Röntgenaufnahmen in den Standardebenen – auch des benachbarten Knie- und Sprunggelenks – angesehen werden. Wenn frakturbedingte Fehlstellungen die radiologische Beurteilung erschweren, sind »eingeschossene Zielaufnahmen« erwägenswert, desgleichen die Verwendung von Bildverstärkern. Werden Frakturen bei negativen Standardröntgenaufnahmen weiterhin vermutet, können sich Schrägaufnahmen (45°) als hilfreich erweisen.

Die Computertomographie und die Magnetresonanztomographie können bei vermuteten Ermüdungsfrakturen oder okkulten Knochen- bzw. Weichteilläsionen zur Diagnosestellung führen.

Ist aufgrund der klinischen Symptomatik und des Unfallmechanismus die Beteiligung gelenkbildender knöcherner Strukturen möglich und wird sie bei negativen Standardaufnahmen weiterhin vermutet, empfiehlt sich die Durchführung einer Computertomographie. Das Erkennen entsprechender in den Gelenkbereich auslaufender Frakturen kann einen Einfluss auf den einzuschlagenden Therapieplan haben.

**Empfohlene Diagnostik**

**Wenn die periphere Durchblutungssituation nach durchgeführter grober Reposition und Retention der Fraktur in schienenden Verbandsanordnungen klinisch nicht beurteilt werden kann, ist zunächst eine Dopplerultraschalluntersuchung indiziert. Falls auch damit die arterielle Versorgung der Extremität nicht sicher dokumentiert werden kann, ist eine angiographische Gefäßdarstellung notwendig.**

## 1.4 Behandlungsrichtlinien (Indikationen)

Das Spektrum der Formen geschlossener Unterschenkelfrakturen reicht von unverschobenen, weitgehend stabilen Tibiafrakturen bis zu Frakturen mit ausgedehnten Weichteilschädigungen und Gefäßläsionen. Somit ist die Entscheidung für eine bestimmte Behandlungsoption immer eine individuelle, die auf vielen Faktoren basiert [45]. Die geschlossene Unterschenkelfraktur ist nur in seltensten Fällen eine Indikation zur notfallmäßigen operativen Versorgung.

Obwohl es in den letzten Dezennien zu einer eindeutigen Tendenz zur operativen Behandlung gekommen ist, stellen die meisten Frakturen nur eine relative, durch mannigfaltige Faktoren beeinflusste Indikation zur operativen Stabilisierung dar. In ihrer auf neuer Literatur basierender Metaanalyse von 2373 wissenschaftlichen Publikationen kommen Littenberg u. Weinstein zu dem Schluss, dass für die Behandlung geschlossener Unterschenkelfrakturen keine sicheren Richtlinien abzuleiten sind [22].

Signifikante Unterschiede zwischen den Patientengruppen, die konservativ, mit einer Stabilisierung mittels Verriegelungsnagel oder mit offener Reposition mit anschließender Verplattung behandelt wurden, finden sich lediglich in der Infektionsrate und in der Zeit bis zur knöchernen Konsolidierung, die nach operativer Versorgung schneller erreicht wird. Ein Überwiegen septischer Komplikationen nach operativer Versorgung einerseits und häufigeres Auftreten von verzögerten Heilungen, Fehlstellungen und Pseudarthrosen nach konservativer Therapie andererseits wird von mehreren Autoren berichtet [12, 41]. Aufgrund der weiter sinkenden Infektionsrate, kürzerer Hospitalisation, rascherer Rehabilitation und zunehmenden Patientenkomforts werden in den Industrieländern immer mehr Unterschenkelschaftbrüche operativ versorgt.

### 1.4.1 Absolute Operationsindikationen

Extremitäten erhaltende notfallmäßige Sofortmaßnahmen stellen Frakturen mit begleitenden arteriellen Gefäßläsionen sowie mit Kompartmentsyndrom als eine absolute Indikation zum sofortigen operativen Einschreiten dar. Selbstverständlich gilt der Grundsatz »life before limb« (Erhalten des Lebens vor Erhalten der Extremität).

Nach erfolgter Revaskularisation ist eine stabile Osteosynthese anzustreben, die notwendigen Manipulationen dürfen die Gefäßnaht nicht gefährden. Bei längerer vorbestehender Ischämiezeit kann das Anlegen eines arteriellen Shunts eine rasche Perfusion gewährleisten, danach kann eine temporäre Fixation der Fraktur mittels Fixateur externe die notwendige »Ruhe« zur definitiven Gefäßversorgung schaffen. Schließlich kann das Umsteigen auf eine andere, definitive Osteosyntheseform erwogen werden.

Beim Kompartmentsyndrom garantiert allein die notfallmäßige Dekompression mittels Fasziotomie die Aufrechterhaltung der Mikrozirkulation und damit das Überleben von Nerven- und Muskelgewebe, das bei einer Ischämie am sensibelsten reagiert. Eine stabile Osteosynthese ohne weitere Weichteilschädigung – d.h. ohne größeres »Operationstrauma« – ist für die weitere Stabilisierung der Fraktur und Wundheilung notwendig: Auch wenn in diesem Zusammenhang über Plattenosteosynthesen berichtet wird [35], so stehen zur Wahl in erster Linie der Fixateur externe sowie die Anwendung von Marknagelsystemen (mit und ohne Markraumaufbohrung).

**Empfohlene Therapie**

Unterschenkelschaftbrüche bei polytraumatisierten Patienten weisen üblicherweise schwerere Frakturformen mit erheblichen Weichteilschäden auf und stellen daher in vielen Fällen bereits für sich eine Indikation zur operativen Versorgung dar. Darüber hinaus können Serienverletzungen der ipsilateralen Seite – gleichzeitige Femurfrakturen führen zum »floating knee« – oder operationspflichtige Verletzungen der kontralateralen Seite die primäre operative Versorgung geschlossener Unterschenkelschaftfrakturen sinnvoll erscheinen lassen.

Die Entscheidung bezüglich des zur Anwendung gelangenden Verfahrens (Fixateur externe, Pinless Fixateur, unaufgebohrte Marknagelung, evtl. minimal-invasive Plattenosteosynthese) wird einerseits durch die Frak-

Abb. 1.2. Ventraler Fixateur externe (unilateraler Klammerfixateur) bei Etagenbruch; Patient mit schwerem Schädel-Hirn- und Thoraxtrauma

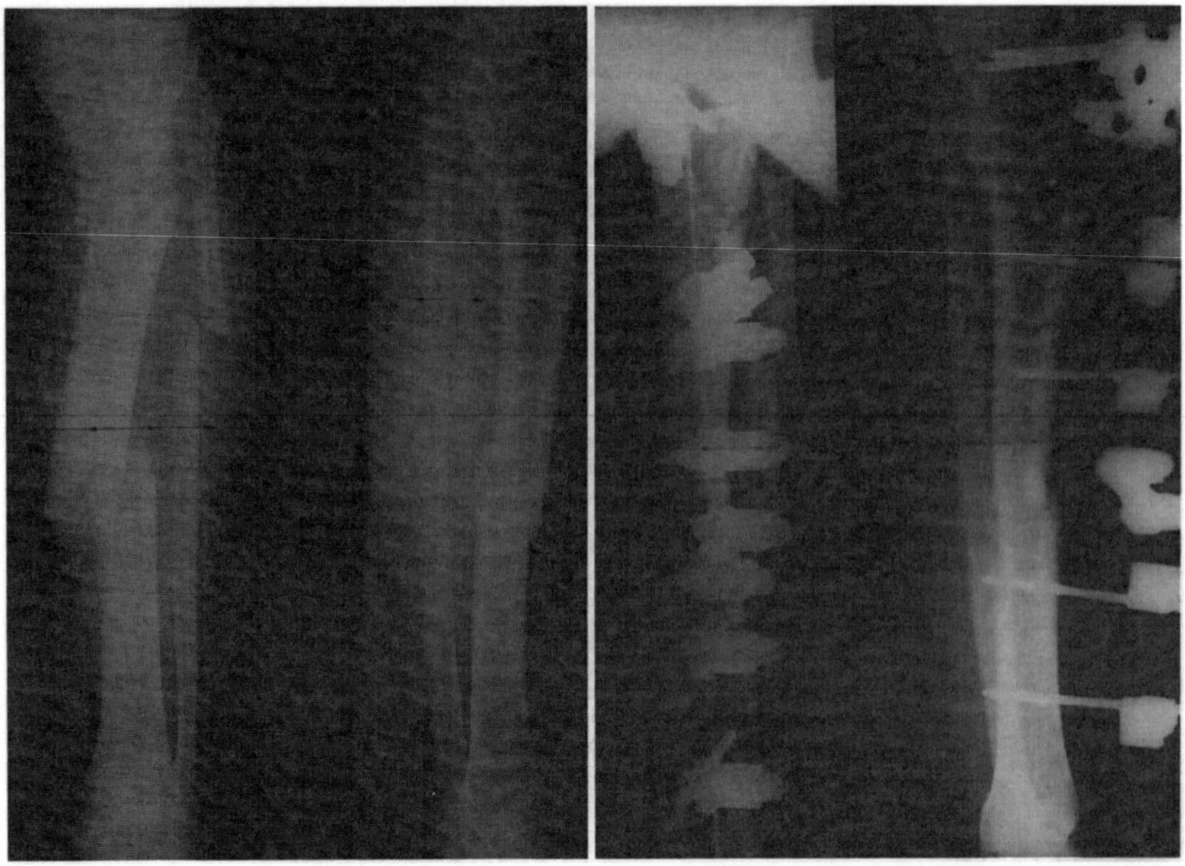

turform, die begleitende Weichteilschädigung sowie – im großen Maße – durch die Allgemeinsituation des polytraumatisierten Patienten (Abb. 1.2; [47]) und nicht zuletzt durch organisatorische Überlegungen beeinflusst. Die Möglichkeit eines späteren Verfahrenswechsels soll dabei in Erwägung gezogen werden [15, 39].

### 1.4.2 Relative Operationsindikationen

Die konservative Behandlung nach Böhler, Ender u. Jahna [7] oder Sarmiento u. Latta [31] ist weltweit nach wie vor wesentlicher Bestandteil der Therapieoptionen und der Versorgung von geschlossenen Unterschenkelbrüchen. Neben persönlichen, sozialen und beruflichen Aspekten sowie oftmals auch Komfortgründen sind es letztlich die möglichen Komplikationen der konservativen Therapie [41], z. B. verzögerte Heilung, Fehlstellung oder Pseudarthrose, die zur Entscheidung führen, einer operativen Versorgung den Vorzug zu geben. Die Empfehlung, die Indikation zur operativen Stabilisierung zu stellen, ergibt sich also nicht nur bei Begleiterkrankungen, die gegen eine konservative Behandlung sprechen, sondern auch bei jenen Frakturtypen, bei denen es erfahrungsgemäß häufiger zu den oben genannten Störungen kommt. Diese sind

- instabile Frakturformen, bei welchen die Retention der Reposition eine Extensionsbehandlung erfordert,
- irreponible Fehlstellungen aufgrund von Interponaten (Weichteile, Fragmente),
- Frakturen mit Gelenkbeteiligung,
- Etagenfrakturen,
- halbe Drehbrüche am Übergang vom mittleren zum distalen Drittel,
- isolierte Tibiafrakturen mit Varustendenz (6°) und
- Querschnittläsionen.

Gängige Algorithmen [43] für das Management berücksichtigen die angeführten Überlegungen zur Behandlung von Unterschenkelschaftbrüchen und stellen wieder an erste Stelle das Erkennen Extremitäten bedrohender Situationen und deren unmittelbare Therapie. Eine weiterführende Diagnostik kann Komplementärläsionen erkennen helfen. Ist kein unmittelbarer operativer Eingriff geplant, erfolgt der Vorschlag der Versorgung der Fraktur zunächst nach den Richtlinien der konservativen Bruchbehandlung. Unmittelbar anschließend jedoch wird gemeinsam mit dem Patienten die Entscheidung für eine der möglichen Therapieoptionen getroffen.

## 1.5 Konservative Behandlung

Bei exakter und konsequenter Durchführung ist die konservative Bruchbehandlung ein leistungsfähiges Verfahren, was anhand großer Serien eindrucksvoll bewiesen werden konnte [7, 31, 44]. Bei fehlender Operationserfahrung oder technischen Mängeln sollte diese Therapie bevorzugt werden. Die Nachteile der Immobilisation für die Dauer von 8 bis 12 Wochen dürfen jedoch nicht außer Acht gelassen werden. Das Schlagwort der »Frakturkrankheit« umfasst Muskelatrophie, erhöhtes Thromboembolierisiko, Inaktivitätsatrophie der ruhiggestellten skelettbildenden Anteile, Drucknekrosen der Haut sowie Bewegungseinschränkung der ruhiggestellten Gelenke. Aus der konservativen Behandlung ergeben sich auch eine längere physiotherapeutische Nachbehandlungszeit und eine dadurch verlängerte Arbeitsunfähigkeit.

Für die konservative Behandlung eignen sich alle frischen, geschlossenen Unterschenkelschaftbrüche, sofern sie gedeckt reponierbar sind [9] und keine definitive Tendenz zur Redislokation zeigen. Nach primärer Immobilisierung der Fraktur im gespaltenen Oberschenkelspaltgipsverband kann nach Abklingen der Weichteilschwellung ein geschlossener Oberschenkelgipsverband angelegt werden, nach 3 bis 4 Wochen sollte eine Belastbarkeit im Gipsverband gegeben sein. Je nach Frakturform ist eine knöcherne Konsolidierung nach 10 bis 16 Wochen zu erwarten, während dieser Zeit sollten 14-tägig radiologische Kontrollen zur Überprüfung der Achsenstellung durchgeführt werden.

Ist zur Aufrechterhaltung der Reposition eine Extensionsbehandlung über 3 bis 4 Wochen bis zur Verklebung im Frakturbereich notwendig, sollte wegen der längeren Hospitalisation und des erhöhten Thromboembolierisikos – bei entsprechenden Voraussetzungen – einer operativen Stabilisierung der Fraktur der Vorzug gegeben werden (Abb. 1.3).

Unverschobene oder gering dislozierte Frakturen im 3. und 4. Fünftel können im sog. Sarmiento-Gips bzw. im »below the knee cast« oder im Unterschenkelgipsverband behandelt werden. Dabei wird nur das Sprunggelenk immobilisiert, in vielen Fällen ist frühzeitig eine volle Belastbarkeit gegeben [20, 31].

Eine weitere therapeutische Möglichkeit geben Sarmiento u. Latta mit einer entsprechenden funktionellen Therapie mittels Unterschenkelbrace an, welche eine Frühbelastung der Extremität ohne Ruhigstellung der benachbarten Gelenke gestattet [31]. Voraussetzung für eine funktionelle Behandlung im Brace ist ein in-

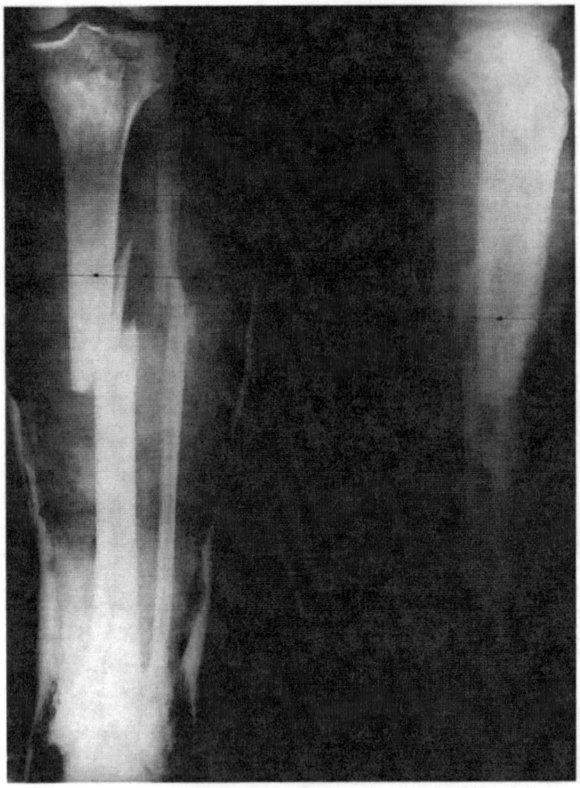

**Abb. 1.3.** Konservative Behandlung im Oberschenkelspaltgipsverband und bei liegender Fersenbeinextension

takter Weichteilmantel. Ist dieser gegeben, können damit alle Frakturen behandelt werden, die eine ausreichende Primärstabilität [20] aufweisen und keine Tendenz zu wesentlicher Verkürzung und/oder Achsenfehlstellung zeigen. Während der Behandlungszeit sind kurzfristige radiologische Kontrollen durchzuführen, um bei sich anbahnenden Fehlstellungen rechtzeitig einen Verfahrenswechsel erwägen zu können.

## 1.6 Operative Behandlung

### 1.6.1 Verfahrenswahl, präoperative Planung

Die operative Frakturversorgung mit einer stabilen Fragmentsituation soll den negativen Einfluss von mechanischen Störelementen ausschalten und damit die Voraussetzung für den ungestörten Ablauf der biologischen Regenerationsprozesse schaffen. Da die Vitalität insbesondere an den Fragmentenden der Fraktur durch das Unfalltrauma schon reduziert ist, sollen Stabilisierungsmaßnahmen zu keiner wesentlich größeren Abnahme der Durchblutung führen.

Die Wahl des Osteosyntheseverfahrens wird nicht nur durch die für eine bestimmte Frakturform biomechanisch günstig erscheinende Stabilisierungsart entschieden, vielmehr kommt der biologischen Situation im Frakturbereich bei der Implantatwahl eine übergeordnete Bedeutung zu, dabei sollen auch die implantatspezifischen Besonderheiten berücksichtigt werden [13]. Gerade bei Unterschenkelschaftfrakturen ist die Verfahrenswahl wegen der exponierten Lage der Tibia mit einer unvorteilhaften Weichteilanordnung von einer kritischen Beurteilung der Gesamtsituation abhängig zu machen.

Prinzipiell ist die Entscheidung für eine Osteosyntheseform – zur Wahl stehen der Fixateur externe, der Pinless Fixateur als temporäre Maßnahme, der Verriegelungsmarknagel in aufgebohrter und unaufgebohrter Technik sowie die Plattenosteosynthese in ihrer klassischen Form mit offener Reposition und interner Stabilisierung bis hin zur elastischen Plattenosteosynthese auch als minimal-invasives Verfahren oder die perkutan eingebrachten, winkelstabilen Systeme (»less invasive stabilisation system«, LISS, bzw. »locked compression plate«, LCP) – abhängig vom Ausmaß der Weichteilschädigung, der Frakturlokalisation, der Frakturform und der Erfahrung des Chirurgen. Es ist sowohl die perkutane, als auch die offene Osteosynthese möglich.

Dabei müssen systemimmanente Faktoren und implantatspezifische Vor- und Nachteile berücksichtigt werden. So kommt insbesondere an der proximalen und distalen Tibia in Gelenknähe der Grenzziehung zwischen Diaphyse und Metaphyse eine große Bedeutung zu, da die verschiedenen Implantate im Gelenkbereich gewisse Vorzüge bzw. Schwächen aufweisen. Die Viereckmessung [14] kann als geeignete Methode angesehen werden, um Hilfestellungen in der Implan-

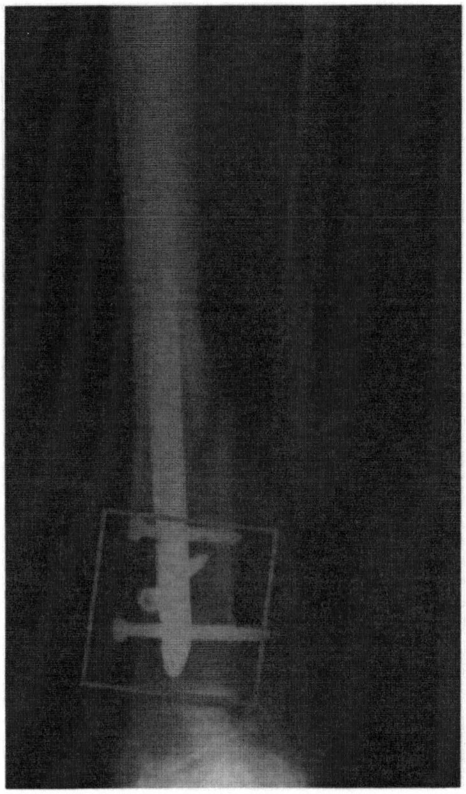

**Abb. 1.4.** Varusfehlstellung bei distaler, mit Verriegelungsmarknagel versorgter Unterschenkelfraktur; die Viereckmessung zeigt die Fraktur in kritischer Lokalisation für eine Marknagelung

tatauswahl (Marknagel möglich?, Plattenosteosynthese vorteilhaft?, Fixateur externe oder interne notwendig?) zu geben (Abb. 1.4).

Prinzipiell können mit den seit Jahrzehnten verwendeten Osteosyntheseverfahren – Marknagel, Platte und Fixateur externe – weiterhin alle dia- und metaphysären Frakturen der Tibia operativ stabilisiert werden [12]. Ein besseres Verständnis biologischer Prozesse während der Frakturheilung und der Biomechanik der Fraktur unter verschiedenen Implantaten haben zur Entwicklung neuerer Operationsverfahren, wie z. B. der unaufgebohrten Marknagelung und der minimal-invasiven perkutanen Plattenosteosynthese bzw. der winkelstabilen Implantate geführt. Dies findet seinen Niederschlag in dem hohen Prozentsatz operativ versorgter Unterschenkelschaftbrüche in den heutigen Tagen. Die Osteosynthese von geschlossenen Unterschenkelschaftfrakturen ist auch nach Böhler eine ausgezeichnete Methode »sofern es nicht zu schwerwiegenden Komplikationen im Heilungsverlauf kommt«.

### 1.6.2 Operationszeitpunkt

Im Hinblick auf eine frühfunktionelle Nachbehandlungsmöglichkeit bietet die Primäroperation im posttraumatischen Intervall innerhalb von 6 bis 8 Stunden und vor Zunahme des Ödems einen grundsätzlichen Vorteil [49]. Unter optimalen personellen und organisatorischen Voraussetzungen sollten auch frische Frakturen, für die nur relative Operationsindikationen vorliegen, einer primären operativen Stabilisierung zugeführt werden, da die Gefahr einer präoperativen Kontaminierung durch nosokomiale Keime weitestgehend vermieden werden kann.

Sind optimale Bedingungen primär nicht gewährleistet, empfiehlt sich die sekundäre Osteosynthese nach Abklingen der posttraumatischen Weichteilschwellung bei blanden intakten Hautverhältnissen.

Ist eine primäre operative Versorgung der Unterschenkelschaftfraktur nicht geplant, muss eine adäquate konservative Behandlung nach den entsprechenden Richtlinien [7, 31, 44] eingeleitet werden, da sie u. U. auch fortgeführt werden muss.

### 1.6.3 Anästhesieverfahren

Jedes Verfahren, welches eine ausreichende Analgesierung für die notwendige Reposition, das evtl. Verwenden einer Blutsperre und die Stabilisierungsmaßnahmen gewährleistet, kann zur Anwendung gelangen, also einerseits Intubationsnarkosen, andererseits regionale Anästhesieverfahren.

Im Ausnahmefall kann das perkutane Anlegen eines Fixateurs in Lokalanästhesie kombiniert mit einer Bruchspaltanästhesie sowie einer evtl. parenteralen Sedierung durchgeführt werden.

### 1.6.4 Lagerung

Prinzipiell können alle Osteosyntheseverfahren einschließlich der gedeckten Marknagelung [36] in Rückenlage des Patienten auf einem Standard-Operationstisch vorgenommen werden. Lediglich die Wahl des seltenen dorsalen Zugangsweges erfordert die Seiten- oder Bauchlage des Patienten. Zur gedeckten Tibiamarknagelung ist die Lagerung des Patienten auf einem Extensionstisch ebenso gebräuchlich.

### 1.6.5 Antibiotikaprophylaxe

Eine generelle Antibiotikaprophylaxe bei jeder Durchführung einer Osteosynthese ist nach dem heutigen Standpunkt der Bakteriologie nicht verpflichtend, viele Autoren sprechen sich dagegen aus wegen des Riskos der Selektion resistenter Keime durch die Antibiotikaprophylaxe, viele dafür, denn die perioperative Antibiotikaapplikation kann bei entsprechender Indikation zur Senkung der postoperativen Infektionsrate beitragen. Das zur Anwendung gelangende Antibiotikum soll einerseits eine umfassende Bandbreite möglicher Erreger abdecken, dabei aber auch die krankenhausspezifischen Problemkeime in sein Wirkungsspektrum einbeziehen.

! Eine Infektionsprophylaxe, durch die exogene oder endogene Infektionen verhindert werden sollen, ist insuffizient, wenn sie erst postoperativ begonnen wird [19].

Eine perioperative prophylaktische Therapie hat die Verhinderung einer Infektion im potentiell kontaminierten Operationsgebiet zum Ziel, folgende Applikationsformen lassen sich unterscheiden [19]:

- Langzeitprophylaxe
  längerfristige präoperative Gabe, postoperativ Fortsetzung der Antibiotikatherapie über mehrere Tage,
- Kurzzeitprophylaxe
  perioperative Antibiotikagabe, postoperative Weiterführung für 24 bis 48 Stunden,
- Ultrakurzzeitprophylaxe
  Antibiotikagabe bei Operationsbeginn und Operationsende und
- Single-shot-Prophylaxe
  hochdosierte einmalige Gabe bei Narkoseeinleitung.

Bei Vorliegen bestimmter Risikofaktoren, z. B.
- langer präoperativer Hospitalisation (insbesondere auf einer Intensivstation),
- Operationszeiten >2 Stunden,
- multiplen Verletzungen,
- konsumierenden Erkrankungen, reduziertem Allgemeinzustand,
- Diabetes mellitus und anderen Stoffwechselerkrankungen,
- Kortisontherapie,
- vorbestehende Durchblutungsstörungen und
- Immundefekten,

wird eine Antibiotikaprophylaxe in der Regel durchgeführt.

### 1.6.6 Standardzugangswege

#### Anterolateraler Zugang

Der häufigste Zugang zum Unterschenkelschaft liegt 1 bis 1,5 cm lateral der vorderen Schienbeinkante [42]. Von diesem Zugang sind der mediale und laterale vordere Aspekt der Tibia gut zugänglich (Abb. 1.5). Der Hautschnitt verläuft gerade nach distal und biegt erst knapp proximal des Sprunggelenks bogenförmig zum Innenknöchel nach medial und dorsal um, wobei der N. saphenus geschont werden soll. Die V. saphena magna muss evtl. ligiert werden. Um Hautnekrosen in diesem Bereich zu vermeiden, darf der Bogen nur flach ausgeführt werden. Bei der weiteren Präparation soll ein fasziokutaner Lappen gebildet werden, da die dermale Blutversorgung von der Faszie ausgeht. Unter Belassen des Periostschlauches wird weichteilschonend bis zur Fraktur weiter präpariert. Besonders bei Biegungskeilen muss darauf geachtet werden, den Weichteilkontakt zu erhalten. Die Exposition der Fraktur soll mit minimalem Abschieben der Muskulatur von der lateralen Tibiafläche erreicht werden. Das Periost im Frakturbereich sollte sparsamst und nur wenn notwendig abgeschoben werden. Zum Manipulieren von Fragmenten und als Repositionshilfen bewähren sich punktförmige Haltezangen, diese garantieren eine nur minimale zusätzliche Weichteilschädigung insbesondere des Periostmantels. Gerade im Frakturbereich muss der Weichteilmantel wegen der reduzierten Durchblutung der Fragmentenden besonders geschont werden.

Die Erweiterung des Zugangs nach proximal ist leicht zu bewerkstelligen. Der Schnittverlauf zielt dabei lateral an der Tuberositas tibiae vorbei an den Außenrand der Patella. Nach distal ist eine Erweiterung der Hautinzision bogenförmig bis in den Innenknöchelbereich und weiter nach distal hin möglich.

#### Mediodorsaler Zugang

Indikationen für diesen Zugangsweg sind Schaftfrakturen, Pseudarthrosen und Infektion bei ungünstigen Hautverhältnissen im Bereich der Standardinzision, außerdem die Notwendigkeit, neurovaskuläre Strukturen im Schaftbereich darzustellen [42].

Der Patient wird in Rückenlage gelagert, das Bein in Außenrotation. Die Hautinzision erfolgt ca. 1 bis 1,5 cm dorsal der tastbaren dorsomedialen Schienbeinkante in gradlinigem Verlauf (Abb. 1.6). Geachtet werden

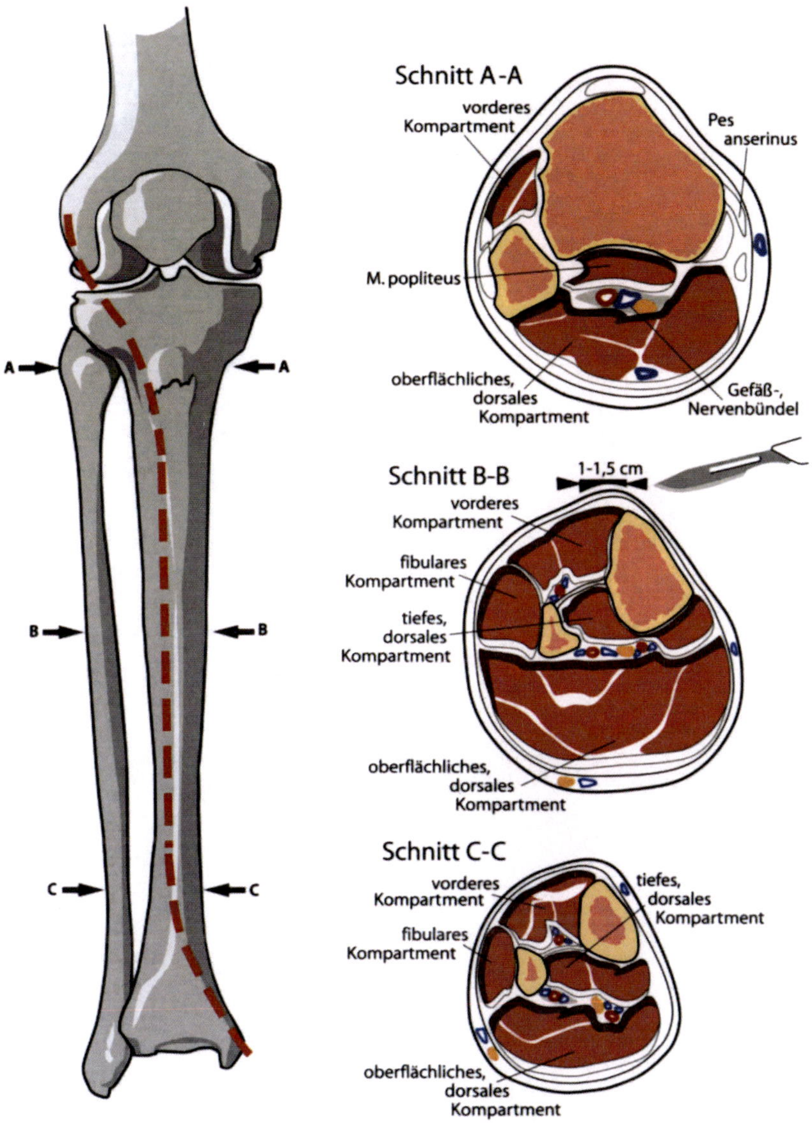


**Abb. 1.5.** Anterolateraler Zugang mit möglichen Verlängerungen nach proximal und distal; schematische anatomische Darstellung des Querschnittes mit vier Kompartments in drei verschiedenen Höhenlokalisationen

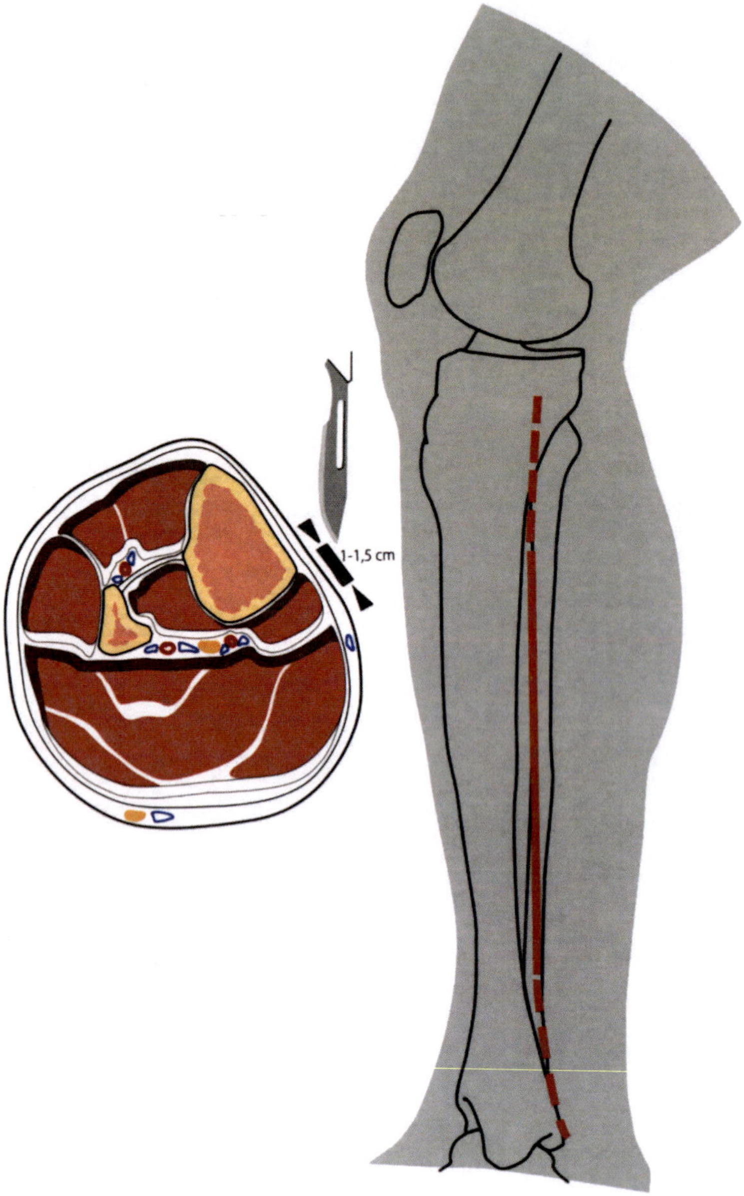


**Abb. 1.6.** Mediodorsaler Zugang mit möglichen Verlängerungen nach proximal und distal

muss auf die V. saphena magna und den N. saphenus. Nach Eröffnung der Muskelloge der oberflächlichen Extensoren wird der Ursprung des M. soleus dargestellt, die Loge der tiefen Flexorengruppe wird eröffnet. Aus diesem Bereich kann es bei unvorsichtiger Präparation zu stärkeren Blutungen aus Vv. perforantes kommen. Der Ursprung des M. flexor digitorum longus kann bei Bedarf von der Tibiahinterfläche abgetrennt werden, weiter distal ist ein Abschieben mit dem Raspatorium zur Exposition der Fraktur möglich. Ebenso kann der lateral davon liegende M. tibialis posterior mit dem Raspatorium von der dorsalen Tibiafläche abgedrängt werden.

Die Gefahr dieses Zugangsweges besteht in einer Verletzung des dorsalen Unterschenkelgefäßnervenbündels. Weiterhin wirkt sich das Fehlen einer Erweiterungsmöglichkeit der Inzision nach proximal und distal nachteilig aus, so dass über den dorsomedialen Zugang nur das mittlere Schaftdrittel ausreichend dargestellt werden kann.

### 1.6.7 Wundbehandlung und Verschluss

Voraussetzungen für eine komplikationslose Wundheilung sind unter anderem

- die richtige Wahl
  - des Operationszeitpunktes und
  - des Zugangsweges,
- eine schonende Operationstechnik und
- der spannungsfreie Wundverschluss,

die im Folgenden besprochen werden.

**Operationszeitpunkt.** Die primäre operative Stabilisierung geschlossener Frakturen darf nur bei guten lokalen Haut- und Weichteilverhältnissen erfolgen. In der Regel erreicht die Weichteilschwellung nach Ablauf der Sechs-Stunden-Grenze nach dem Trauma ein derartiges Ausmaß, dass mit der operativen Behandlung zugewartet werden soll, wenn nicht absolute Indikationen ein Eingreifen verlangen und der eventuelle Verzicht auf einen direkten Wundverschluss in Kauf genommen wird.

**Zugangsweg.** Mögliche Abweichungen von Standardinzisionen ergeben sich durch die Verletzung des Weichteilmantels. Ist eine vertretbare Schnittführung nicht möglich, so sollte gewartet oder auf ein Stabilisierungsverfahren ausgewichen werden, welches mit (limitierten) Zugangswegen in unverletzten Weichteilarealen auskommt.

**Schonende Operationstechnik.** Die Hautinzisionen sollten groß genug gewählt werden, um bei den Repositionsmanövern nur geringe Spannungen in den Wundrändern zu verursachen. Durch Hebel, Haken und Zangen darf kein längerer Druck auf die umgebenden Weichteile ausgeübt werden, ihr Einsatz sollte sparsam erfolgen.

**Spannungsfreier Wundverschluss.** Beim Wundverschluss wird auf die Naht der Faszie verzichtet, da dadurch die Gefahr des Entstehens eines postoperativen Kompartmentsyndroms gegeben ist. Die Naht der Haut erfolgt mit atraumatischem Nahtmaterial in Form der Donati- oder Allgöwer-Nahttechnik [25] und muss spannungsfrei durchgeführt werden. Bevor der Hautverschluss erzwungen wird, ist es vorteilhafter, auf einen primären Wundverschluss zu verzichten. Die Wunddeckung kann durch primär plastische Maßnahmen erfolgen. Dies setzt die sichere Abgrenzung von vitalem Gewebe von geschädigten Weichteilstrukturen voraus. Ist sie nicht möglich, ist der offenen Wundbehandlung der Vorzug zu geben, wobei auch synthetische Hautersatzmaterialien zum Einsatz kommen können. Durch Verfahren des »skin stretching« kann in vielen Fällen ein Wundverschluss sowohl primär (Anlegen einer »dynamischen« Hautnaht) als auch sekundär ohne weitere plastische Maßnahmen erreicht werden. Eine weitere Alternative ist der sog. Vakuumverschluss mit kontinuierlicher Sekretabsaugung und sekundärem oder späterem Verschluss.

### 1.6.8 Technik der operativen Frakturbehandlung

#### Fixateur externe

Fixateur-externe-Systeme sind in der Behandlung frischer, offener wie geschlossener Unterschenkelfrakturen mit einer erheblichen Weichteilschädigung, weiterhin ein bewährtes Verfahren. Dabei kommen die anerkannten Vorteile einer frakturfernen Stabilisation mit einer minimalen zusätzlichen Operationstraumatisierung sowie die leichte postoperative Weichteilpflege und Korrekturmöglichkeit zum Tragen (Abb. 1.2). Bei polytraumatisierten Patienten, besonders bei pulmonaler Beteiligung, hilft der Einsatz von Fixateur-externe-Systemen, operationsbedingte systemische Mehrbelastungen zu vermeiden. Rasche Implantationsmöglichkeit bei minimal-invasivem Handling, niedriger Osteitisrate und ubiquitärer Anwendbarkeit zeichnen das Verfahren aus [36].

Vielfach ist die Stabilisierung von Frakturen ohne wesentlichen Zeitverlust und oft simultan mit anderen dringlichen Eingriffen möglich. Eine deutliche Verbesserung der Pflegebedingungen kann beim mehrfach verletzten Patienten erreicht werden.

Der weitere Weg im Behandlungskonzept wird durch den primären Einsatz von Fixateur-externe-Systemen nicht wesentlich präjudiziert, ein sekundärer Verfahrenswechsel ist bei blanden Verhältnissen jederzeit möglich, ebenso bleibt die Option einer Ausbehandlung unter dem Fixateur weiterhin bestehen [36]. Nach Segmentresektionen lassen sich Fixateur-externe-Systeme ohne größeren Aufwand zum Segmenttransport und zur Kallusdistraktion verwenden.

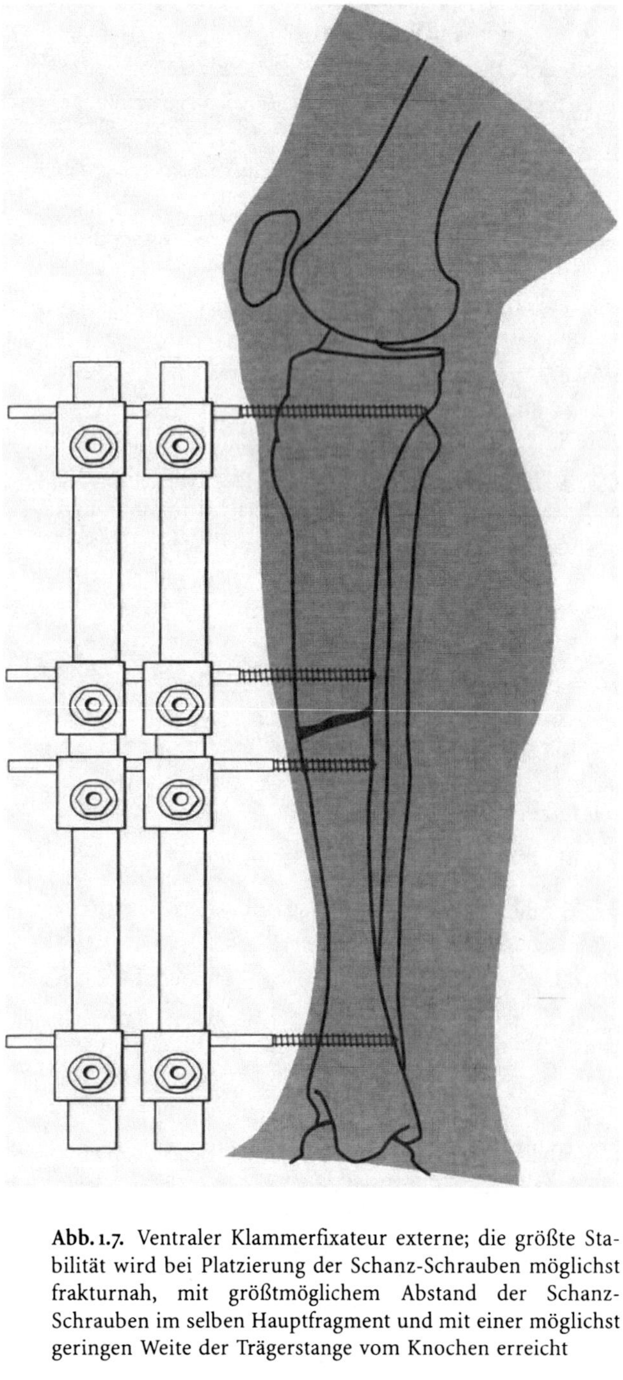

**Abb. 1.7.** Ventraler Klammerfixateur externe; die größte Stabilität wird bei Platzierung der Schanz-Schrauben möglichst frakturnah, mit größtmöglichem Abstand der Schanz-Schrauben im selben Hauptfragment und mit einer möglichst geringen Weite der Trägerstange vom Knochen erreicht

Für alle gängigen Fixateur-externe-Systeme sind leistungsfähige Montageformen erarbeitet worden. Dabei werden je nach der räumlichen Fixierung der Fixateurelemente zweidimensionale, dreidimensionale und zirkuläre Anordnungen unterschieden. Nach der Form wird unterschieden in Klammerfixateur, Rahmenfixateur, Ringfixateur, außerdem in eine l, v und z-förmige Anordnung der Fixateurelemente.

Sowohl aus anatomischen Gründen als auch aus biomechanischen Überlegungen (keine Transfixation von Muskelanteilen, angenehme Trageweise für den Patienten [48]) hat sich die Fixateuranordnung als ventraler Klammerfixateur durchgesetzt. Um dabei größtmögliche Stabilität sowohl gegen axiale als auch gegen Biegungskräfte zu erreichen, ist auf eine geringe freie Weite zwischen Trägerelement und Knochen zu achten. Gleichzeitig sind die frakturnahen Schanz-Schrauben möglichst knapp an der Fraktur zu platzieren. Die beiden Schanz-Schrauben in jedem Hauptfragment sollten jedoch eine möglichst große Distanz zueinander aufweisen (Abb. 1.7). Verglichen mit den anderen Anwendungen sind die damit erzielbaren Stabilitätswerte gleichwertig oder sogar überlegen [48].

Mit nur wenigen Bauelementen (Trägerstange, Steinmann-Nägel oder Schanz-Schrauben, Fixationsbacken) lassen sich bei allen Systemen alle Fixateuranordnungen aufbauen. Die Verschiebbarkeit der Backen auf den Trägerstangen und ihre freie Drehbarkeit ermöglichen eine problemlose Achsenkorrektur sowohl bei der primären Reposition als auch sekundär bei der Korrektur von Fehlstellungen. Die Anwendung modularer Techniken (Tube-to-tube-Anordnung) erleichtert noch auszuführende Repositionsmanöver. Im gelenknahen Bereich ist der Übergang zu multiplanaren Fixateuranordnungen mit allen Systemen möglich, um in einem kurzen Fraktursegment eine ausreichende Anzahl von Fixationselementen unterzubringen.

Die Anlage von Komposit- oder Hybridfixateuren wird durch die Kombination mit Ringsystemen erzielt. Dadurch lassen sich gelenknahe und auch intraartikuläre Bruchformen ohne Gelenküberbrückung stabilisieren.

Trotz allseits bekannter Nachteile – verlängerte Konsolidierungszeit, Möglichkeit von Pinlockerungen und Pin-track-Infektionen, erhöhter Pflegebedarf – ist die Osteosynthese geschlossener Unterschenkelfrakturen mittels Fixateursystemen weiterhin eine Alternative sowohl zur konservativen Therapie als auch zu internen Stabilisierungsverfahren und besitzt nach wie vor einen hohen Stellenwert in der Primärversorgung polytraumatisierter Patienten.

### Pinless Fixateur

Die einfache, wenn auch nicht ganz verlässliche Applikationsmöglichkeit und die ubiquitär mögliche Anwendung von Fixateur-externe-Systemen sichert dieser Osteosyntheseart – wenn auch immer seltener – weiterhin ihren Platz in der Versorgung von Unterschenkelbrüchen. Die Ausbehandlung mit dem äußeren Festhalter wird jedoch zunehmend durch das Umsteigen auf ein anderes Implantat (meist Marknagel) verdrängt [15].

Der wesentliche Nachteil konventioneller Fixateur-externe-Systeme ist die Eröffnung des Markraums mit der daraus resultierenden potentiellen Infektionsgefahr entlang der Pins besonders nach längerer Liegedauer. Der Pinless Fixateur vermeidet die Eröffnung des Markraums und kann als temporäres Stabilisierungsverfahren [34] bis zum geplanten Verfahrenswechsel eingesetzt werden. Als Indikationen werden ein erhebliches Weichteiltrauma beim geschlossenen Unterschenkelbruch und – wenn primär keine definitive Osteosynthese vorgesehen ist – die offene Fraktur genannt [34].

Angepasst an die Tibiageometrie stehen verschieden geformte Klammern zur Verfügung. Je Klammer werden zwei Stichinzisionen benötigt, um Knochenkontakt mit den Klammerspitzen herstellen zu können. Als erstes werden mit einem eigenen, für alle Klammern einheitlichen Handgriff die frakturnahen Klammern platziert, danach wird die Montage mit zwei weiteren Klammern und dem Anlegen der Trägerstange vervollständigt. Danach erfolgt die Reposition der Fraktur, anschließend wird das System durch Festziehen der Schraubenbacken stabilisiert.

Als Vorteil wird die rasche Anwendbarkeit und der gefahrlose Umstieg auf intramedulläre Kraftträger ohne weiteres Infektionsrisiko angesehen, ebenso die Verwendung als Repositionshilfe während der Marknagelung. Nachteilig ist die Notwendigkeit, acht relativ großzügige Hautinzisionen anlegen zu müssen. Zudem sind bei massiven Weichteilschwellungen Druckschäden der Haut durch die vorgegebene Klammerkonfiguration möglich. Die gegenüber einem unilateralen Fixateur herkömmlicher Bauart deutlich verminderte Stabilität und Lockerungstendenzen nach mehrwöchigen Liegezeiten machen einen Verfahrenswechsel in der Regel unumgänglich.

### Plattenosteosynthese

Die Plattenosteosynthese ist sicherlich die anspruchsvollste operative Stabilisierungsart an der Tibia [35]. Unter Beachtung aller biologischen und biomechanischen Erfordernisse können mit einer Plattenosteosynthese praktisch alle Frakturformen in allen Etagen des Unterschenkels versorgt werden. Gerade bei Frakturen im gelenknahen Bereich wird durch die Plattenosteosynthese ein sehr gutes funktionelles und radiologisches Resultat erzielt.

Die klassische Plattenosteosynthese mit weitestgehend anatomischer Reposition von Fragmenten, dem Aufbau einer interfragmentären Kompression mit absoluter Stabilität und mit der notwendigen kontralateralen Abstützung sollte nach einigen Autoren [14] nur noch im gelenknahen Bereich, bei bis in das Gelenk auslaufenden Schaftfrakturen (Abb. 1.8) und bei intraartikulären Bruchformen zur Anwendung kommen [46]. Entsprechend den persönlichen Erfahrungen, den Begleitverletzungen und den organisatorischen Umständen sind die Indikationen zu erweitern.

Begleitende Weichteilverletzungen (z. B. Sehnenverletzungen) oder neurovaskuläre Läsionen, gleichzeitige Verletzungen benachbarter Gelenke usw. können im Hinblick auf die operative Simultanversorgung mehrerer Verletzungen im Einzelfall auch für eine Plattenosteosynthese sprechen, auch wenn Lokalisation oder Typ der Fraktur ein anderes Osteosyntheseverfahren günstiger erscheinen lassen.

In Anlehnung an die biomechanischen Überlegungen der Verriegelungsmarknagelung wurde die Technik der Verplattung von Schaftfrakturen zur elastischen Plattenosteosynthese hin entwickelt und weiter ausgebaut bis zur minimal-invasiven Anwendung über limitierte Zugangswege und Stichinzisionen (minimal-invasive Plattenosteosynthese, MIPO; »less invasive stabilisation system«, LISS) bzw. bis zur LCP (»locked compression plate«), der winkelstabilen Platten-Fixateur-interne-Osteosynthese (z. B. bei Osteoporose). Bei der Verwendung einer LCP muss – besonders bei der minimal-invasiven Anwendung – diese nicht mehr so genau, nicht mehr so »anatomisch« anmodelliert werden, sie soll der Tibia nicht exakt anliegen, sie wird auch nicht durch die winkelstabilen Schrauben an die Tibiafragmente angepresst und sie soll diese auch nicht verkippen. Bei Bedarf kann aber auch eine kon-

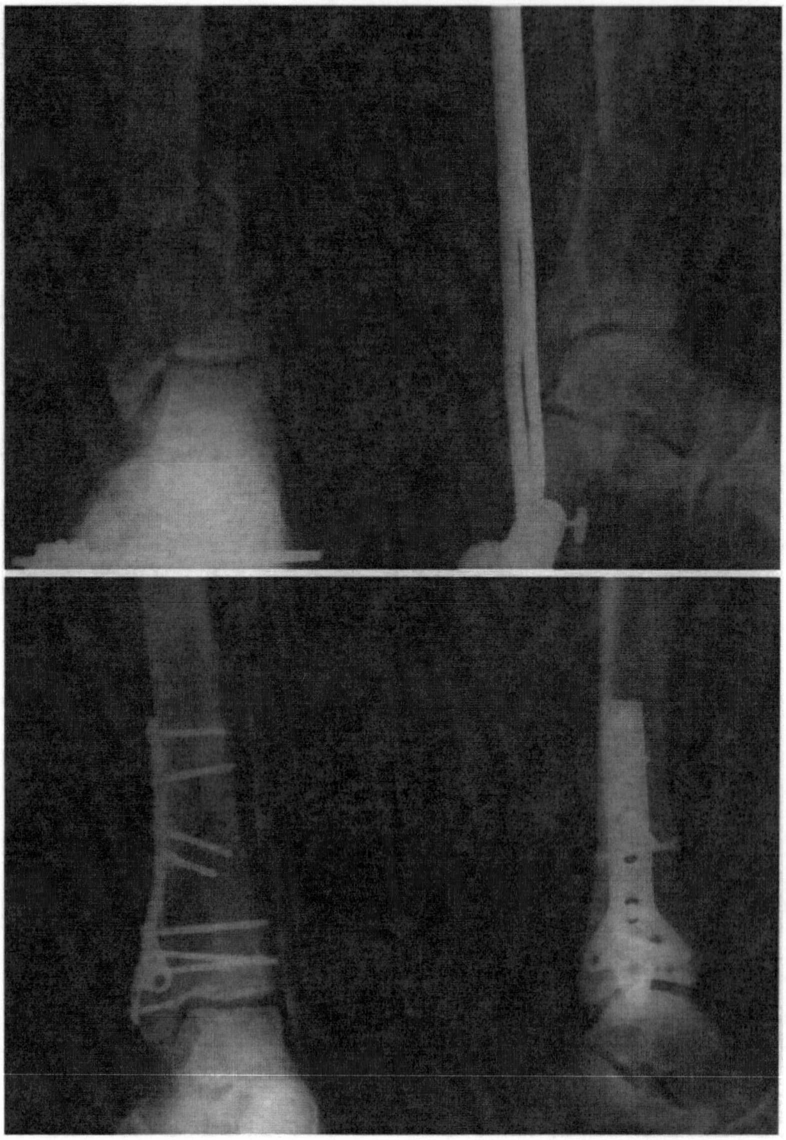

**Abb. 1.8.** Distaler Unterschenkelschaftbruch mit medialer Gelenkbeteiligung, konventionelle Plattenosteosynthese (Kleinfragment-Kleeblattplatte)

ventionelle Schraube - evtl. als Zugschraube - eingebracht werden (als Kombination der verschiedenen Möglichkeiten [30]).

### ■ Konventionelle Plattenosteosynthese

Bei der Verplattung von Schräg- und Dreifragmentbrüchen erwies sich bisher die schmale 4,5-Low-contact-Spanngleitlochplatte (»low contact dynamic compression plate«, LC-DCP) als am besten geeignet, wobei in der Regel in jedem Hauptfragment mindestens sechs Kortizes sicher gefasst sein sollen. Das Einsetzen einer Zugschraube durch ein Plattenloch führt zu einer beträchtlichen Steigerung der Torsions- und Biegestabilität der Plattenosteosynthese [35]. Prinzipiell ist jede Schraube, welche die Frakturfläche kreuzt, als Zugschraube anzulegen. Im gelenknahen Bereich können die Schraubenlöcher an den Plattenenden mit Spongiosaschrauben, am besten mit durchgehendem Gewindeteil besetzt werden. Im metaphysären Bereich hat sich die Verwendung von Spezialplatten (L-, T-, hockeyschlägerförmige Platten u.a.) bewährt. Sie gewährleisten ein sicheres Verankern des Implantats im kurzen gelenknahen Hauptfragment, wenn eine ausreichende Fixation mit der Standard-LC-DCP nicht mehr zu erzielen ist (Abb. 1.9). Wird eine LCP verwendet, kann die Fixation (besonders im osteoporotisch veränderten) Knochen durch Verwenden der winkelstabilen Schrauben erhöht werden.

**Spezielle Gesichtspunkte der Plattenosteosynthese an der Tibia.** Anders als bei der Verwendung an anderen langen Röhrenknochen wird die Plattenlage an der Tibia aufgrund des Fehlens einer überwiegend auf Zug oder Druck beanspruchten Seite nicht durch einen zu erzielenden Zuggurtungseffekt beeinflusst [35].

Ist die Indikation zur Verplattung gestellt, werden Platten an der am leichtesten zugänglichen - also meist an der medialen - Tibiafläche platziert, die Plattenform wird durch Verbiegen und Verschränken dem Plattenlager angepasst. Bei Verwendung einer LCP wird die Durchblutung des unter ihr liegenden Periosts maximal geschont.

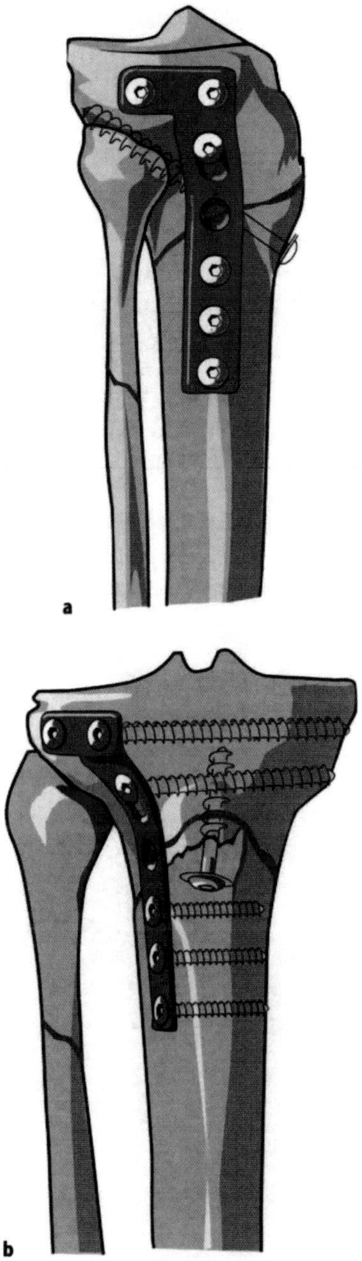


**Abb. 1.9 a, b.** Schematische Darstellung einer L-Plattenosteosynthese am proximalen Tibiaende, mit zusätzlicher - wenn möglich - Zugschraube in seitlicher (**a**) und a.-p.-Ansicht (**b**)

Folgende Situationen diktieren jedoch eine andere Plattenlage als die medial vorne:

- Weichteilsituation
  Die Deckung der Platte mit vitalen Weichteilen ist unbedingt anzustreben.
- Achsenfehlstellungen
  Frische isolierte Tibiafrakturen mit ausgeprägter Varustendenz, Sekundäroperationen mit Varusfehlstellungen (in diesen Fällen kommt es zur Ausbildung einer Zuggurtungsseite)
- Biologische und biomechanische Aspekte
  Beim Biegungskeil mit geringer Periostbrücke besteht die Gefahr einer Devastierung, wenn die Platte über die Basis eines Biegungskeils gelegt wird (bei Verwendung einer LCP ist dieses Risiko kleiner).

Die Frakturheilung wird bei der klassischen Plattenosteosynthese durch die Situation an der plattenfernen Kortikalis mitbestimmt: Eine Abstützung an der der Platte gegenüberliegenden Seite ist anzustreben, um wechselnde Biegebeanspruchungen zu vermindern, die zur punktuellen plastischen Verformung mit konsekutiver Materialermüdung oder zur Implantatlockerung führen können.

Kortikalisdefekte, welche durch Substanzverlust bedingt sind, und solche, die durch Vorliegen zahlreicher kleinerer Knochenfragmente entstehen, müssen dann mit autogener Spongiosa aufgefüllt werden, wenn diese kleinen Fragmente keine Weichteilverbindungen, also zu wenig Durchblutung haben. Trümmerzonen sollten ebenfalls durch Anlagerung von Spongiosa überbrückt werden. Die Platten-Überbrückungsosteosynthese mit ihren hervorragenden Ergebnissen bei Mehrfragment oder Trümmerbrüchen des Oberschenkels ist am Unterschenkel wegen des fehlenden zirkulären, gut durchblutenden Weichteilmantels nicht so erfolgversprechend, wird jedoch zunehmend angewendet. Auch die LCP verspricht noch bessere Ergebnisse.

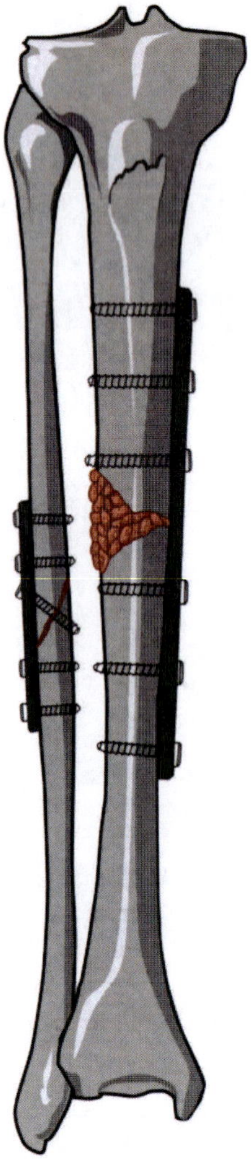

**Abb. 1.10.** Schematische Darstellung einer konventionellen dorsomedialen LC-DC-Plattenosteosynthese mit Trümmerzone am lateralen Tibiaschaft – und entsprechender Spongiosaplastik sowie Fibulastabilisierung zur Stabilitätserhöhung

Bei intakten Weichteilverhältnissen kann eine notwendig erscheinende Spongiosaplastik primär vorgenommen werden. Die sekundäre Spongiosaplastik wird erst nach sicher abgeheilten Weichteilverletzungen durchgeführt. Bei ausgedehnten Defektzonen bringt eine zusätzliche Osteosynthese der Fibula einen deutlichen Stabilitätsgewinn [11]. Wird jedoch die Tibia – insbesondere bei Überbrückungsplatten etwas verkürzt – z. B. um einige Millimeter – muss auch die Fibula um dasselbe Ausmaß verkürzt werden.

Bei lateraler Lage der Defektzone übernimmt die Fibulaosteosynthese die Aufgabe der Abstützung an der der medialen Platte gegenüberliegenden Seite (Abb. 1.10), bei medialer Lage soll die Spongiosa neben der nach Möglichkeit medial angelegten Platte im Defektbereich eher dorsal angelagert werden. Die zusätzliche Fibulastabilisierung vermindert hier das Auftreten wechselnder Biegekräfte und beugt somit einer Materialermüdung des Implantats vor [11]. Durch eine sekundäre Spongiosaplastik wird der »Wettlauf« in der Frakturheilung zugunsten der Kallusbildung an der der Platte gegenüberliegenden Seite – gegenüber dem Plattenermüdungsbruch oder der Schraubenlockerung und evtl. sekundären Fehlstellung – entschieden.

### ■ Elastische Plattenosteosynthese

Wird aus individuellen Gründen die Indikation zur Verplattung am Unterschenkelschaft gestellt, sollte sie nach der Technik der elastischen Plattenosteosynthese als Überbrückungsosteosynthese vorgenommen werden [40, 46]. Die notwendige Elastizität wird dabei über eine möglichst lange schraubenlose Strecke – in der Praxis sind 3 bis 4 unbesetzte Plattenlöcher bei kurzen Bruchformen das Minimum – erzielt, um punktuelle Belastungen des Implantats zu vermeiden. Dabei ist das Elastizitätsverhalten von Titanimplantaten vorteilhaft [27], aber auch Stahlplatten werden verwendet. Mit der elastischen Plattenosteosynthese werden ähnliche Verhältnisse – frakturferne Fixation, Weichteilschonung, Kallusinduktion durch Mikrobewegungen – wie durch den Verriegelungsnagel erreicht. So wurden auch am Unterschenkel primäre Spongiosaplastiken seltener und sollten primär nur bei größeren, mangeldurchblutenden Knochenzonen, aber guten Weichteilverhältnissen bzw. erst bei Notwendigkeit eines Zweiteingriffs erfolgen.

Zur Freilegung dienen die Standardzugänge zum Tibiaschaft, wobei keine Muskelursprünge abgetrennt oder durchtrennt werden sollten. Die Fraktur wird bei Anwendung dieser offenen Überbrückungstechnik nicht dargestellt. Das frakturferne Plattenlager wird zur notwendigen Plattenfixation zwischen Periost und Muskulatur präpariert. Die definitive Reposition erfolgt nach Anmodellieren der Platte durch frakturferne Fixation derselben an den beiden Hauptfragmenten. Dabei wird weder eine »spaltfreie« Reposition erzielt, noch werden weitere Fragmente an die Platte reponiert oder fixiert (Abb. 1.11). Darüber hinaus sollen Nebenfragmente weder denudiert gesehen werden, sondern durch die Reposition und Stabilisierung der Hauptfragmente wird die richtige Länge, Achse und Rotation wieder hergestellt. Somit erübrigen sich in der Regel intrafragmentäre Zugschrauben und der Aufbau einer intrafragmentären Kompression über die Plattenlöcher oder gar unter Zuhilfenahme eines Plattenspanners. Als schwierig kann sich die intraoperative Beurteilung der exakten Länge, der Beinachse (Kauterkabel-Methode) und der Rotation erweisen. Entsprechende intraoperative Röntgenkontrollen dokumentieren das Repositionsergebnis. Auf eine stabile Verankerung der Platte in den Hauptfragmenten ist zu achten.

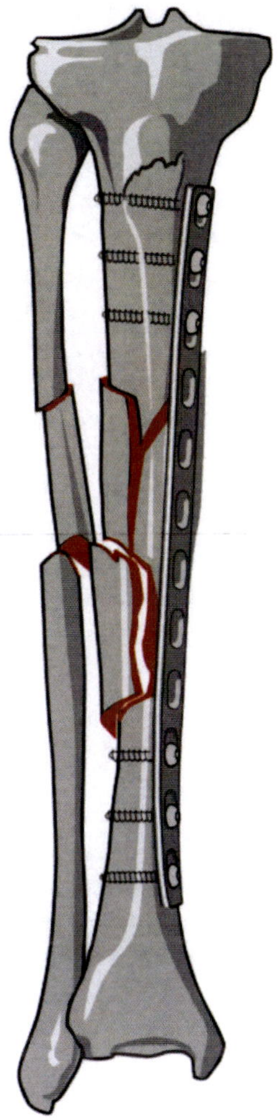

**Abb. 1.11.** Schematische Darstellung einer elastischen anteromedialen LC-DC-Plattenosteosynthese – die Hauptfrakturzone ist ohne das Einbringen von zusätzlichen Schrauben überbrückt (evtl. perkutane MIPO)

### ■ Minimal-invasive Plattenosteosynthese (MIPO, LISS-PLT, LCP)

Die minimal-invasive (perkutane) Plattenosteosynthese verwendet die gängigen Standardimplantate im Sinne der elastischen Plattenosteosynthese und folgt prinzipiell deren Richtlinien. Alternativ werden das LISS-PLT (»less invasive stabilisation system – proximal lateral tibia«) oder die LCP verwendet. Der prinzipielle Unterschied bei diesen Techniken ist, dass zur Implantation nur mehr limitierte Zugänge, z. T. außerhalb der üblichen Standardzugangswege angelegt werden. Bei Schaftfrakturen und zur Versorgung distaler gelenknaher oder auch einfacher intraartikulärer Frakturformen bietet sich die medialseitige Plattenlage an. An der proximalen Tibia kommt auch die über gelenknahe, arthrotomieähnliche Zugänge eingeschobene Platte lateral unter dem M. tibialis anterior zum Liegen.

Nach Anpassen an das Plattenlager erfolgt die Fixation durch den limitierten Zugangsweg, die Plattenfixation kann in diesem Bereich, in üblicher Technik vorgenommen werden, am anderen Plattenende ist unter Einsatz eines Bildverstärkers die Verankerung durch Stichinzisionen perkutan möglich.

Die Weiterentwicklung einer möglichst wenig invasiven Form der Plattenosteosynthese führt zum LISS-PLT, einem System mit winkelstabilen Schraubenelementen und zur LCP. Indikation für eine Versorgung mit dem LISS ist die gelenknahe, aber auch einfache intraartikuläre distale und proximale Tibiafraktur dar (Abb. 1.12). Dieses spezielle Implantat, das an einem Zielbügel fixiert wird, kann nicht nur einfacher einbracht werden, sondern ermöglicht auch das rasche Einführen der selbstbohrenden und selbstschneidenden winkelstabilen Schrauben. Durch die winkelstabile Verbindung der Schrauben mit der »Platte« entsteht ein »Fixateur interne«; dieser kann nicht zur Reposition (wie bei anderen Techniken) verwendet werden und setzt beim Einbringen eine Situation mit

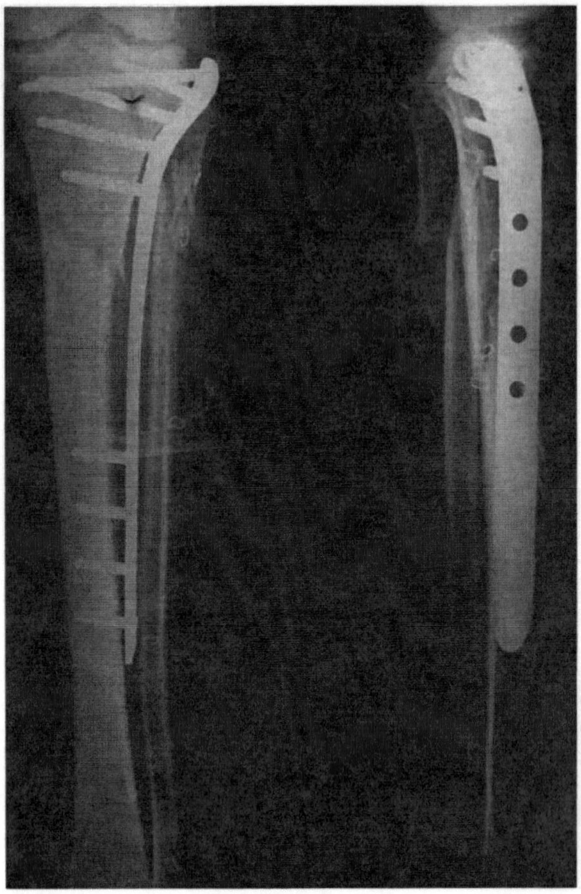

**Abb. 1.12.** Proximaler Unterschenkelschaftbruch, minimal-invasive Versorgung mittels LISS-PLT

reponierter, temporär stabilisierter Fraktur voraus [30].

Die Weiterentwicklung der LCP ermöglicht durch ihre Doppellöcher sowohl die Verwendung von konventionellen Fixations- bzw. Zugschrauben als auch von winkelstabilen Schrauben mit einem speziellen zusätzlichen Gewinde am Schraubenkopf (Abb. 1.13–1.18).

## Marknagelung

Die Verwendung intramedullärer Kraftträger, von Küntscher 1940 erstmals beschrieben, ist zu einem anerkannten und leistungsfähigen Osteosyntheseverfahren entwickelt worden. Küntscher empfahl – besonders für die einfachen Frakturformen – die gedeckte Marknagelung. Das Grundprinzip der Marknagelung ist eine elastische Verklemmung eines nicht sperrenden intramedullären Kraftträgers. Bei der klassischen Marknagelung ist eine ausreichend große Kontaktfläche zwischen Marknagel und den beiden Hauptfragmenten notwendig, die ggf. durch Aufbohren des Markraums erreicht werden kann.

Eine deutliche Erweiterung des Indikationsspektrums, sowohl auf die Frakturform als auch auf die Lokalisation bezogen, brachte die Einführung der Verriegelungsmarknagelung mit sich, deren Prinzip auch schon von Küntscher beschrieben worden war. Dabei kommt dem intramedullären Kraftträger die Rolle eines Distanzhalters zu. Durch Verriegelungsbolzen wird ein ausreichender Formschluss zwischen intramedullärem Kraftträger und metaphysären Hauptfragmenten gewährleistet. Die Bandbreite der zu versorgenden Frakturen ist somit nur noch durch Position und sichere Verankerung der Verriegelungsbolzen eingeschränkt (Abb. 1.4). Durch die Verriegelungsmarknagelung, die in der Regel ebenfalls in der gedeckten Technik durchgeführt wird, d.h. ohne Eröffnung der Weichteile im Frakturbereich, sondern nur durch Eröffnung der Markhöhle vom proximalen oder – viel seltener – vom distalen Ende kommt auch die offene Reposition von Mehrfragmentbrüchen oder die Verwendung zusätzlicher Zerklagen nur noch ausnahmsweise vor. Sowohl die gedeckte als auch die offene Marknagelung kann mit oder ohne Aufbohrung der Markhöhle erfolgen.

### ■ Marknagelung mit Aufbohren der Markhöhle

*Im Bezug auf die gedeckte Marknageltechnik gibt es prinzipiell zwischen der konventionellen und der Verriegelungsmarknagelung bis auf die Verriegelung – keine wesentlichen Unterschiede.* Zur Verriegelungsmarknagelung in aufgebohrter Technik wird der Patient ebenso auf dem Extensionstisch gelagert (Abb. 1.19); eine geschlossene Reposition durch manuelle Manöver wird angestrebt [9]. Dabei kann auch z. B. das Wittmoser-Repositionsgerät verwendet werden. Bei Defekt- und Trümmerbrüchen ist die präoperative radiologische Längenbestimmung an der kontralateralen, unverletzten Extremität unerlässlich. Zur exakten Rotationseinstellung muss bei unsicherer klinischer oder radiologischer Beurteilbarkeit im Schaftbereich der Bildverstärker herangezogen werden.

Der Zugang für die Unterschenkelmarknagelung erfolgt mittels Inzision in Längsrichtung zwischen unterem Patellapol und der Tuberositas tibiae. Nach proximal sollte sie großzügig ausgelegt werden, um eine Irritation der Weichteile sowohl beim Aufbohren als auch beim Einschlagen des Nagels zu verhindern. Dabei soll das von Böhler angegebene Schutzblech verwendet werden. Das Lig. patellae wird in der Regel längs gespalten, um den Markraum in Verlängerung der Tibiaschaftachse eröffnen zu können. Die Eröff-

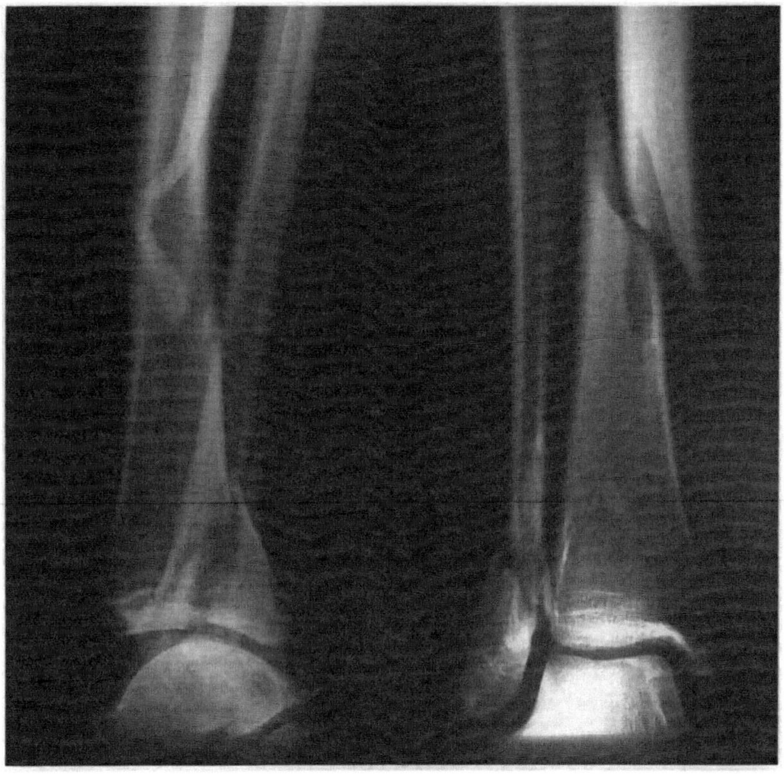

Abb. 1.13. Unterschenkel-Schaftbruch mit Mitbeteiligung des oberen Sprunggelenks und Verwerfung der distalen Gelenkfläche

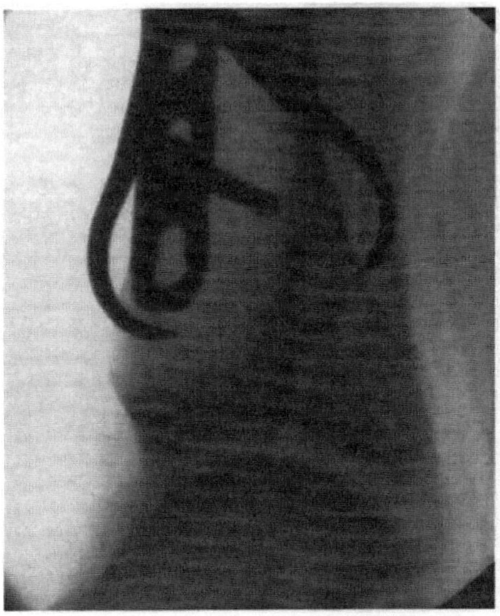

Abb. 1.14. Intraoperative Bildwandlerkontrolle: Zustand nach Stabilisierung der Tibiaschaftfraktur mittels LCP (winkelstabiles Plattensystem) und Reposition des hinteren Keils

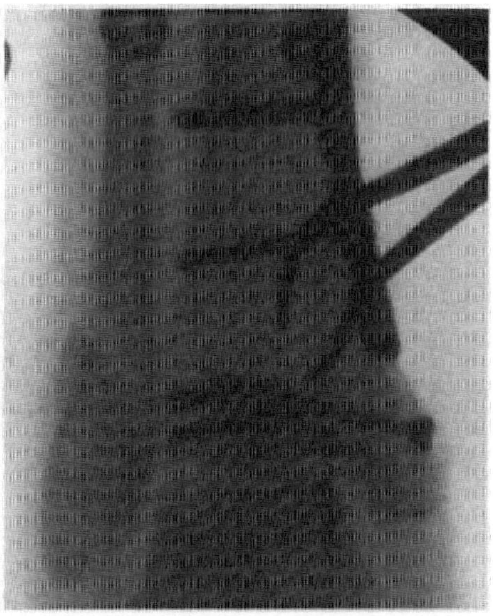

Abb. 1.15. Intraoperative Bildwandlerkontrolle: Durchführung der Stabilisierung im Bereich der distalen Tibiagelenksfläche mittels Kleinfragment-Lochschrauben

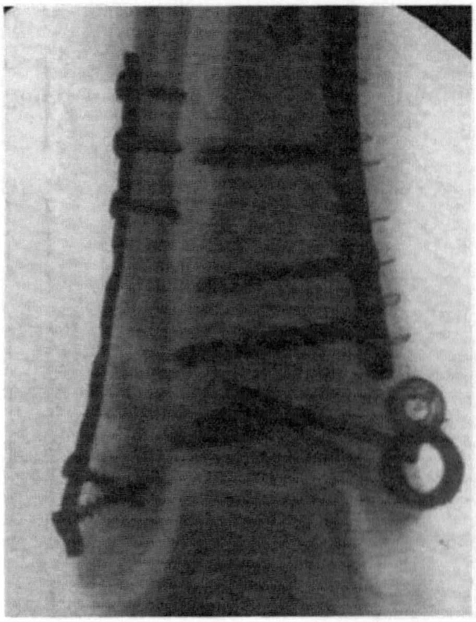

**Abb. 1.16.** Intraoperative Bildwandlerkontrolle: Zusätzliche Stabilisierung der Fibulafraktur in typischer Weise mit Drittelrohrplatte; kongruente Gelenkverhältnisse im Bereich des oberen Sprunggelenks

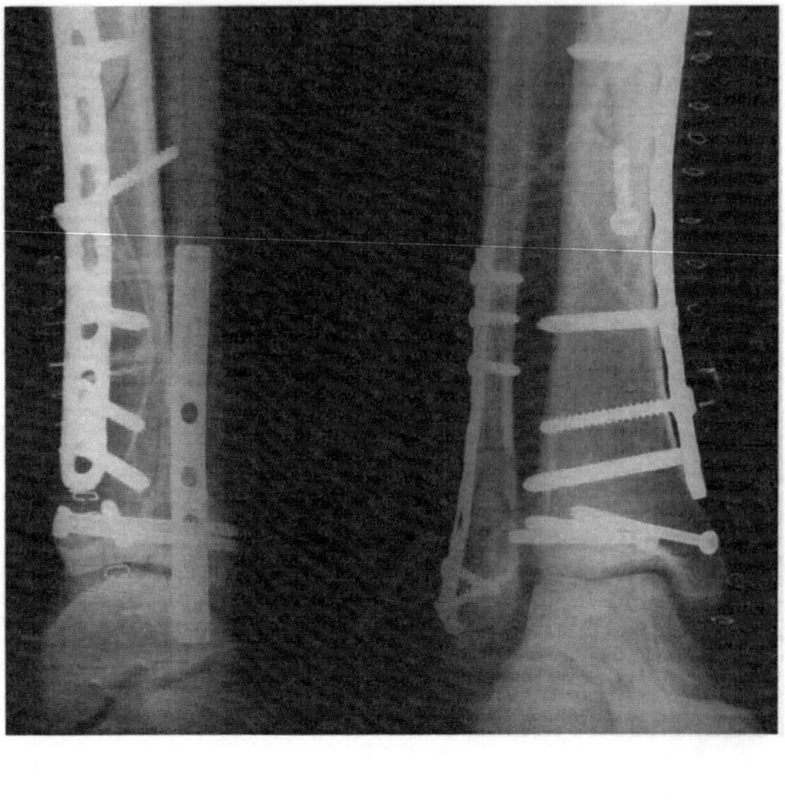

**Abb. 1.17.** Postoperatives Röntgenbild; Zustand nach definitiver operativer Versorgung

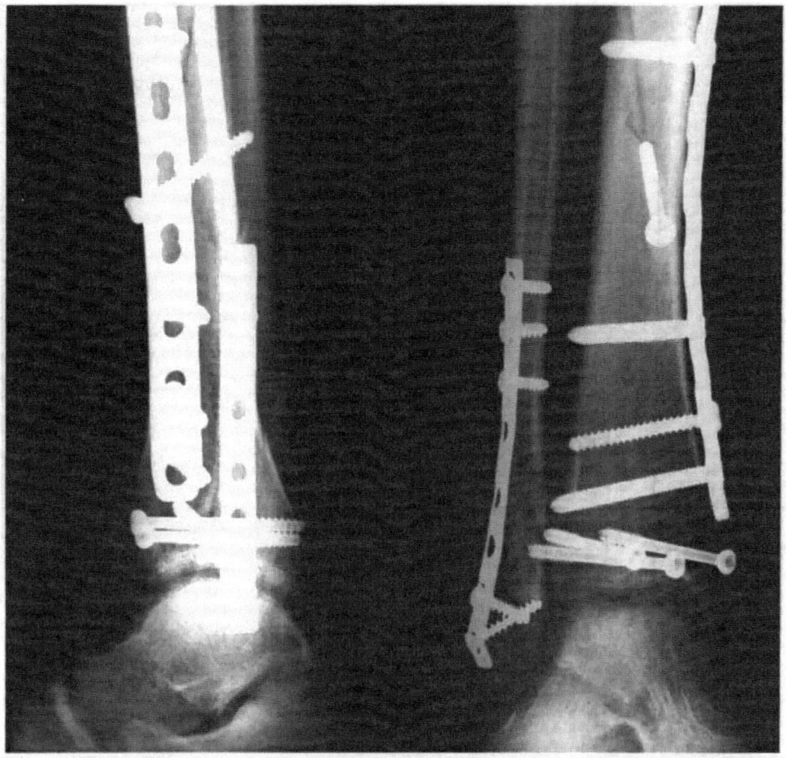

**Abb. 1.18.** Röntgenkontrolle 12 Wochen postoperativ; unveränderte Gesamtstellung bei zunehmender knöcherner Konsolidierung, Zeichen einer Inaktivitätsatrophie (Entkalkung) der dargestellten Skelettabschnitte

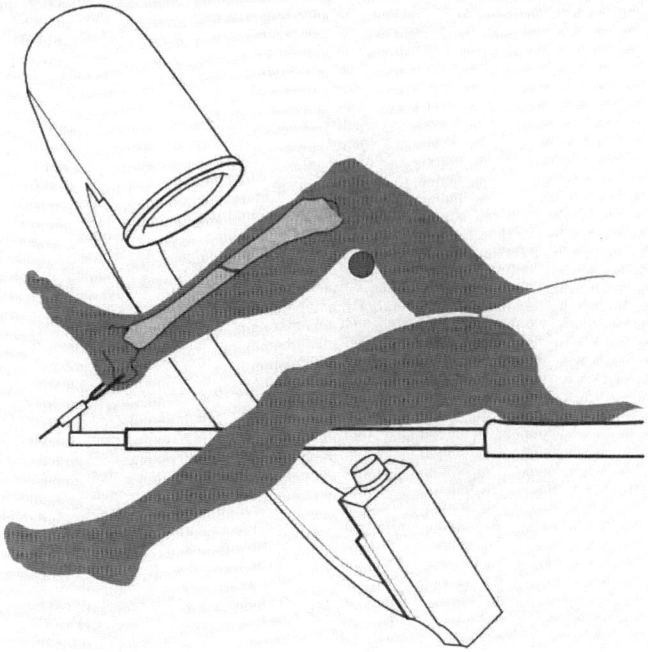

**Abb. 1.19.** Schematische Darstellung zur Lagerung bei gedeckter Tibiamarknagelung am Extensionstisch, das Kniegelenk ist in Beugestellung (mindestens 90°) flektiert

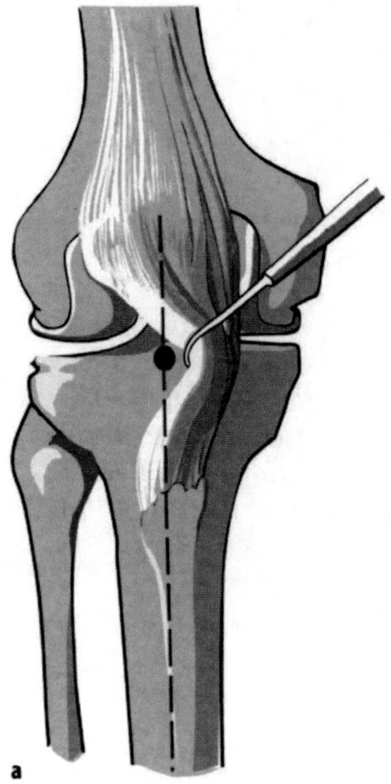

a

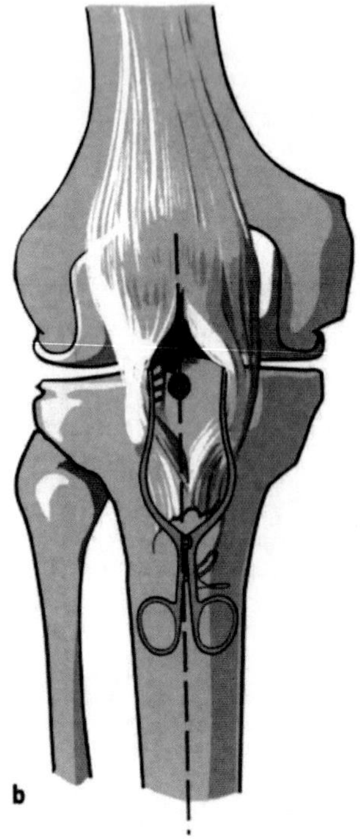

b

**Abb. 1.20 a, b.** **a** Schematische Darstellung des Zugangsweges zur Tibiamarknagelung in konventioneller Technik – paraligamentärer Zugangsweg – hier lateral des Lig. patellae, aber abhängig von der vorliegenden Fehlstellung auch medial. **b** Schematische Darstellung des limitierten transligamentären Zugangs zur Tibiamarknagelung in unaufgebohrter Technik; die Eröffnung des Markraums erfolgt in Verlängerung der Tibiaachse und nicht mittig im Tibiakopf

nung des Markraums ist auch am medialen oder lateralen Rand des Lig. patellae ohne Inzision desselben möglich, von manchen Autoren wird dieser Zugang bevorzugt aufgrund der S-förmigen Krümmung der Tibia, besonders bei der Verwendung dünner Verriegelungsnägel und abhängig von der Fehlstellung (Abb. 1.20 a). Auf keinen Fall sollte jedoch die Eröffnung des Markraums durch die Tuberositas tibiae – also so weit distal – durchgeführt werden. Bei Unsicherheit über die Lage des Markraumeröffnungspunktes erfolgt die Kontrolle mittels Röntgenbildverstärker. Das Kniegelenk ist bei der Eröffnung des Markraums ca. 90° flektiert. Nach der Marknagelung werden evtl. geschädigte Anteile des Lig. patellae exzidiert und eine Adaptation desselben durchgeführt.

Ein leicht abgebogenes Bohrdornende erleichtert das Passieren der Frakturzone, das Eintreten in das distale Hauptfragment und das Zentrieren im distalen metaphysären Bereich, daneben kann es als Repositionshilfe verwendet werden.

Die wichtigsten Phasen des Operationsvorgangs,

- das »Auffädeln« des distalen Fragmentes am Bohrdorn,
- das Platzieren der Bohrdornspitze sprunggelenknah in der Tibiamitte in beiden Ebenen,
- das Passieren des Bohrkopfes im Bereich der Fraktur,
- die Überprüfung der Nagellänge und
- die Kontrolle der Achsenstellung nach Operationsende,

werden mit Hilfe des Röntgenbildverstärkers kontrolliert. Bei engem Markraum muss – entsprechend der vorhandenen Nageldicke – aufgebohrt werden.

Wegen der erhöhten Rigidität der Verriegelungsmarknägel empfiehlt sich das Aufbohren der Markhöhle um mindestens 1 mm mehr als es dem gewählten Nageldurchmesser entspricht, zumal ein bündiger Kraftschluss nicht in dem Ausmaß erreicht werden muss, wie es bei der konventionellen Marknagelung erforderlich ist.

Nach Platzieren des Nagels wird die Verriegelung vorgenommen. Dabei sind zwei unterschiedliche Montageformen zu unterscheiden.

**Statische Verriegelung.** Die Verriegelung wird sowohl proximal als auch distal durchgeführt. Der Verriegelungsnagel wirkt als innerer Distanzhalter und verhindert das Übereinandergleiten von Fragmenten und damit die Verkürzung. Zugleich wird auch eine geringe Rotationsstabilität erzielt. Anwendung findet die statische Verriegelung bei Defekt- und Trümmerfrakturen und Frakturen mit deutlicher Verkürzungsgefahr. Wichtig ist, dass keine Diastase entsteht, die zur verzögerten Frakturheilung führt.

**Dynamische Verriegelung.** Die Verriegelung erfolgt im kürzeren Hauptfragment, sie kann also in Abhängigkeit von der Frakturlokalisation entweder am proximalen oder am distalen Nagelende durch Einsetzen der Verriegelungsbolzen in exzentrischer Weise in einem längsovalen Verriegelungsloch erfolgen. Diese Vorgangsweise ist dann angezeigt, wenn durch genügende knöcherne Abstützung der Fragmente keine wesentliche Verkürzungsgefahr gegeben ist (einige Millimeter sind erlaubt, nach Böhler sogar erwünscht). Die Rotationsstabilität im kürzeren Hauptfragment wird über die Verriegelung erzielt.

! Im Zweifelsfall erfolgt immer die statische Verriegelung, deren Umwandlung in den dynamischen Zustand jederzeit möglich ist.

### ■ Marknagelung ohne Aufbohren der Markhöhle

Durch das Aufbohren des Markraums wird die endostale Blutversorgung der Tibiametaphyse, die fast ausschließlich durch die A. nutritia erfolgt, wesentlich in Mitleidenschaft gezogen. Hitzeschäden, besonders bei der Verwendung stumpfer Bohrer mit erheblicher Gewalt, dürfen nicht unterschätzt werden. Der Verzicht auf die Aufbohrung bei den heute gängigen Systemen stellt eine bessere Ausgewogenheit her zwischen Vitalität und Stabilität als Voraussetzung für eine ungestörte Knochenheilung, was besonders bei stark verschmutzten Wunden, d.h. bei drohender Infektionsgefahr von Bedeutung ist. Prinzipiell ist die unaufgebohrte Marknagelung bei zu engem Markraum nicht möglich, weil der dünnste zur Verfügung stehende Marknagel die engste Markraumstelle im Schaftbereich nicht passieren kann. Muss nicht aufgebohrt werden, so ermöglicht diese vereinfachte Operations- und Insertionstechnik den Verzicht auf den Extensionstisch [38] und erleichtert die Versorgung von mehrfach frakturierten Extremitäten (Abb. 1.21) bzw. von Mehrfachverletzten. (In Anlehnung an die konventionelle Marknagelung mit Aufbohren des Markraums kann die unaufgebohrte Nagelung selbstverständlich auch auf dem Extensionstisch erfolgen.) Dabei kommen wiederum einfache manuelle Repositionstechniken [9] zum Tragen, als instrumentelle Repositionshilfen werden der Distraktor, der Pinless Fixateur, sterile Torniquet-Manschetten und die Joystick-Technik angegeben [18].

**Abb. 1.21.** Gedeckte Verriegelungsmarknagelung in unaufgebohrter Technik ohne Extensionstisch, Anwendung der Joystick-Technik als Repositionshilfe und Abstützung des Oberschenkels mit einer mobilen, gepolsterten Karbon-Rahmenkonstruktion [38]

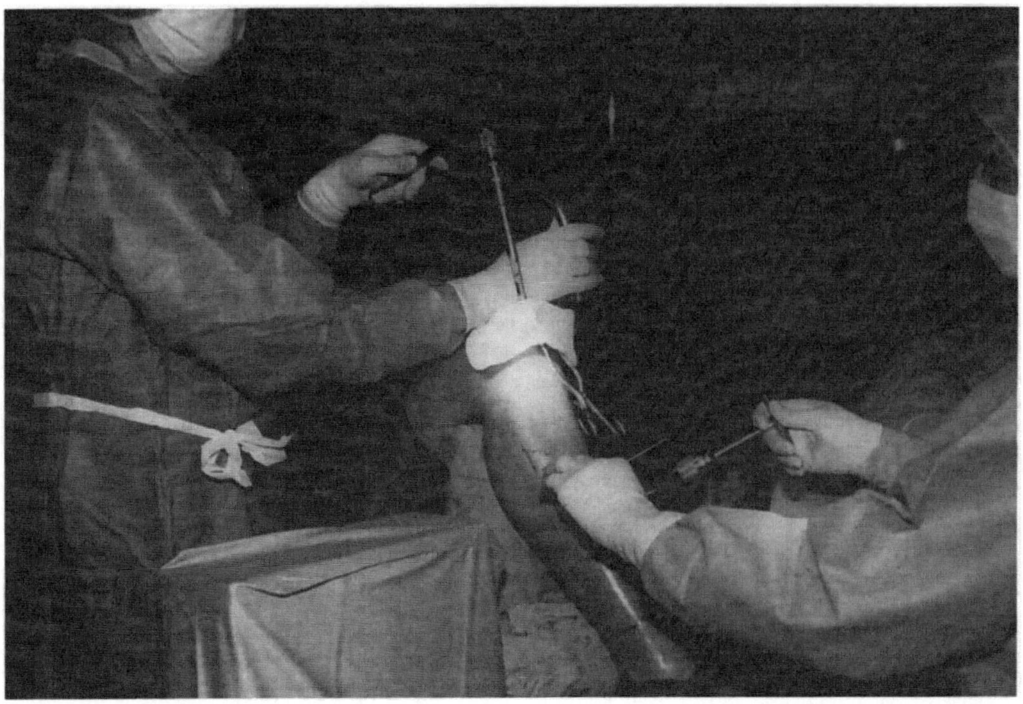

Bei beiden Lagerungsarten ist die exakte Längenbestimmung sowohl des Implantats als auch der zur versorgenden Extremität im Sinne der präoperativen Planung notwendig. Letzteres besonders dann, wenn durch Form und Verlauf der Fraktur kein ausreichender Anhaltspunkt gewonnen werden kann. Dies gilt auch für die Rotationseinstellung. Bei der klinischen Kontrolle können im Wesentlichen nur Anhaltspunkte gewonnen werden.

Zur Insertion des Marknagels in unaufgebohrter Technik reicht eine Inzision von etwa 3 cm Länge in der Höhe des unteren Patellapols aus. Nach Spaltung des Lig. patellae erfolgt die Eröffnung des Markraums exakt in der Verlängerung der Schaftachse an die Tibiavorderkante, um Achsenabweichungen von vornherein zu vermeiden (Abb. 1.20 b). Treten diese bei der Implantation auf und sind reponierbar, kann der Einsatz sog. Pollerschrauben [18] die erneute Dislokation bei liegendem Implantat verhindern. Bei proximalen Frakturen kann eine Fehlstellung in engen Grenzen unter Ausnutzung des Nagelknicks durch Implantatrotation korrigiert werden.

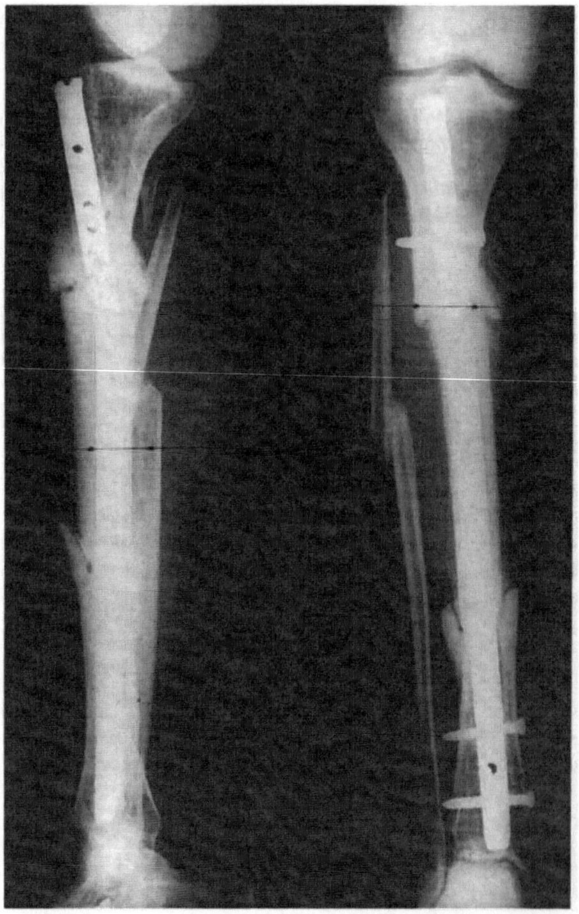

**Abb. 1.22.** Verzögerte Heilung bei Zustand nach Zweietagenfraktur und Versorgung mittels UTN (unaufgebohrter Tibiamarknagel)-Nagelung in aufgebohrter Technik

Beim Einbringen des Implantats in unaufgebohrter Technik ist die Ausbildung einer mehr oder weniger ausgeprägten Diastase zwischen den Hauptfragmenten leichter möglich. Vor der endgültigen Vervollständigung der Osteosynthese muss die entstandene Diastase stets durch geeignete Techniken, vorzugsweise die Rückschlagtechnik, behoben werden.

Bezüglich der vorzunehmenden Verriegelungsarten und Möglichkeiten der Verankerung geben entsprechende Algorithmen Auskunft [18]. Um die Verriegelungsbolzen platzieren zu können, ist die Verwendung von Zielgeräten – entsprechend den verwendeten Implantaten – vorgesehen, wobei für die Verriegelung am proximalen Nagelende die Zielgeräte direkt am Implantat angebracht werden. Für das Einbringen der Verriegelungsschrauben am distalen Nagelende ist in der Regel die Verwendung eines Röntgenbildverstärkers notwendig. Dabei können Handzielgeräte oder fest mit der Bildwandlereinheit verbundene Typen zur Anwendung gelangen. Ebenso ist eine »freihändige« Verriegelung ohne Zuhilfenahme von Zielgeräten mit einem strahlendurchlässigen Rechtwinkelbohrer nach entsprechender Übung rasch und sicher durchzuführen. In manchen Kliniken werden auch schon computergesteuerte Navigationsgeräte eingesetzt.

Die Versorgungsmöglichkeit von Tibiaschaftfrakturen im Bezug auf die Lokalisation erscheint nur durch die Lage der Verriegelungslöcher begrenzt. Bei gelenknahen und intraartikulären Frakturen ist trotz der Fixierungsmöglichkeiten auch mit mehreren Verriegelungsschrauben in höherem Ausmaß mit primären und sekundären Achsenfehlstellungen und verbleibenden Instabilitäten zu rechnen (Abb. 1.4), die Sekundäreingriffe notwendig machen können [21]. Durch die zusätzliche Fixation insbesondere distal gelegener Fibulafrakturen kann ein deutlicher Stabilitätsgewinn erzielt werden [29] (Abb. 1.13–1.18). Bei der Planung der Versorgung weit proximal gelegener Frakturen sollten andere Stabilisierungsmöglichkeiten, wie zusätzliche Platten, ein Fixateur externe oder ein proximal stabil zu verankernder Marknagel bzw. eine LISS, eine konventionelle Plattenosteosynthese oder eine LCP nicht außer Acht gelassen werden.

Tierexperimentelle Untersuchungen ergeben für die unaufgebohrte Verriegelungstechnik eine niedere Infektionsrate und eine geringere Beeinträchtigung der Blutversorgung [32]. Deshalb wird besonders bei offenen Unterschenkelschaftfrakturen die unaufgebohrte Technik verwendet. In weiterführenden experimentellen Studien werden bei geschlossenen Frakturen im Bezug auf die knöcherne Konsolidierung und Neubildung von Kallusformationen keine Unterschiede nach Behandlung mit aufgebohrter und unaufgebohrter Technik beschrieben [33]. Durch eine stärkere Kallusbildung als Reaktion auf die ausgeprägtere Nekrose nach dem Aufbohren scheinen die Vorteile in klinischen Serien bei geschlossenen Frakturen zu überwiegen. Einige Berichte über klinische Studien [5] kommen sogar zum Schluss, dass die unaufgebohrte Marknageltechnik auch bei geringgradig offenen Frakturen keine größeren Vorteile bietet, sondern durch Diastasen, geringere Stabilität und geringere Kallusformation eher zu Frakturheilungsstörungen führt, nach manchen Autoren bedingt sie sogar deutlich verzögerte Heilungszeiten [3]. Entsprechend werden verzögerte Heilungen oder Pseudarthrosen am Tibiaschaft vorzugsweise durch Umnagelung in aufgebohrter Technik behandelt (Abb. 1.22). Dabei wird fakultativ eine Fibulaosteotomie durchgeführt, falls diese - ähnlich wie nach primärer Verplattung - das erwünschte Zusammensintern von wenigen Millimetern »sperren« sollte.

Die Verriegelungsmarknagelung ist sowohl in der aufgebohrten als auch in der unaufgebohrten Technik eine leistungsfähige Methode für die operative Versorgung geschlossener Unterschenkelfrakturen , wenn die implantatbedingten Grenzen des Verfahrens berücksichtigt werden. Werden diese bei der Anwendung im gelenknahen Bereich überschritten, muss mit vermehrten Komplikationen - insbesondere mit korrekturbedürftigen Fehlstellungen [1] und verzögerter Konsolidierung - gerechnet werden.

Die Vorteile der unaufgebohrten Technik kommen besonders bei schwerer Weichteilschädigung zum Tragen. Bei manifestem Kompartmentsyndrom verbietet sich die Anwendung der aufgebohrten Marknageltechnik, im Zweifelsfall ist ein Fixateur externe anzulegen. Der mögliche Verzicht auf den Extensionstisch erleichtert die Versorgung Mehrfachverletzter. Bei Mehrfachverletzten mit schweren Thorax- und/oder Schädelverletzungen führen viele Autoren keine Marknagelung durch, sondern eine Stabilisierung mit einem Fixateur. Dies gilt besonders für Oberschenkelfrakturen, aber auch für Unterschenkelschaftfrakturen.

## 1.7 Komplementärverletzungen

Bei bis zu 12% aller Tibiafrakturen sind Brüche der Fibula als Ausdruck einer begleitenden Verletzung im Sprunggelenksbereich zu werten [10, 37]. Dabei handelt es sich nicht nur um Frakturen der Tibia im gelenknahen Bereich, sondern auch um Unterschenkelbrüche im mittleren Drittel im Rahmen von langen Drehbrüchen (vorzugsweise Außendrehbrüchen), die zu einer Fraktur der Fibula im Bereich der Syndesmose führen und so die Mitbeteiligung des Sprunggelenks bedingen.

Die Stabilisierung der Fibulafraktur erfolgt einerseits, um Inkongruenzen im gabelbildenden Bereich zu beseitigen, andererseits auch, um eine möglichst funktionelle Nachbehandlung zu ermöglichen (Abb. 1.23). Ist das obere Sprunggelenk intakt geblieben und erfolgt eine Verplattung der Fibula, so kann diese wie eine nach sechs Wochen knöchern verheilte Fibula das Zusammensintern der Tibiafraktur sperren und zur verzögerten Heilung der Tibia führen.

Eine Unterschenkelschaftfraktur kann aber auch mit einer Läsion der distalen Syndesmose zwischen Tibia und Fibula einhergehen. Die Fibulaschaftfraktur ist dann nicht als Begleitverletzung der Tibiafraktur zu sehen, sondern dem Komplex einer Maisonneuve-Fraktur zuzuordnen und entsprechend zu versorgen. Ebenso sind Sprengungen des proximalen Tibiafibulargelenks zu werten [17].

Das obere Sprunggelenk kann durch Schaftfrakturen, die intraartikulär mit oder ohne Stufenbildung auslaufen, in Mitleidenschaft gezogen werden. Davon abzugrenzen sind Frakturen mit Ausbildung eines Volkmann-Dreiecks: dieses Verletzungsmuster ist wiederum wie eine Sprunggelenksverletzung im Sinne eines knöchernen hinteren Syndesmosenausrisses zu werten.

Die Diagnose einer begleitenden Sprunggelenksverletzung wird nicht immer anhand der primären Röntgenbilder gestellt, im Zweifelsfall erfolgt die Abklärung durch eine erweiterte spezielle Röntgendiagnostik, evtl. durch gehaltene Aufnahmen oder Untersuchung unter Bildwandlerkontrolle. Trotzdem ist die erst intraoperative Entdeckung entsprechender Begleitverletzungen nicht selten (Abb. 1.24). Ligamentäre Verletzungen werden häufig erst bei Belastungsbeginn symptomatisch und somit verzögert entdeckt [17].

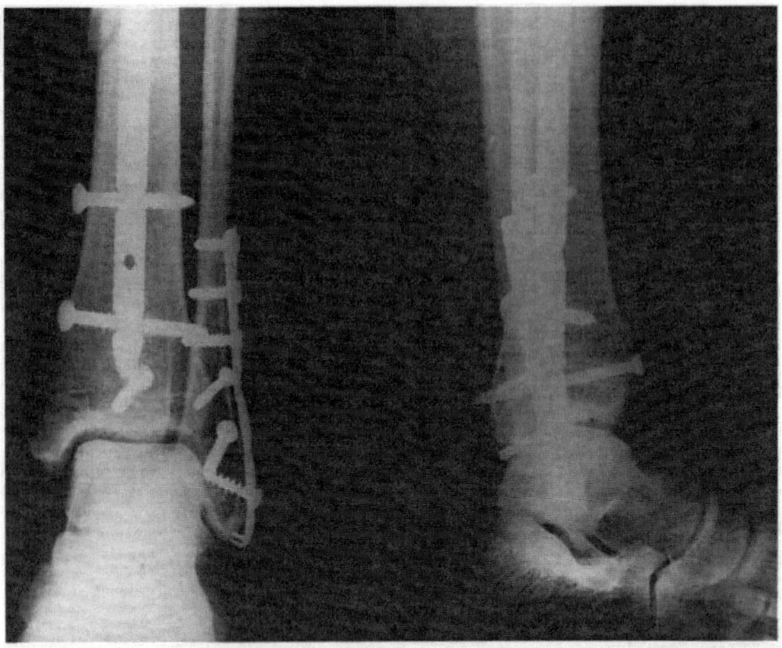

**Abb. 1.23.** Tibiafraktur mit Beteiligung des oberen Sprunggelenks, Außenknöchelfraktur Typ Weber B mit Absprengung eines hinteren Keils – verriegelter UTN und Osteosynthese mittels »Krallenplatte« am Außenknöchel sowie plattenunabhängigen a.-p.-Zugschrauben. Versorgung eines hinteren Keils mit perkutan eingebrachter Lochschraube in die Tibia

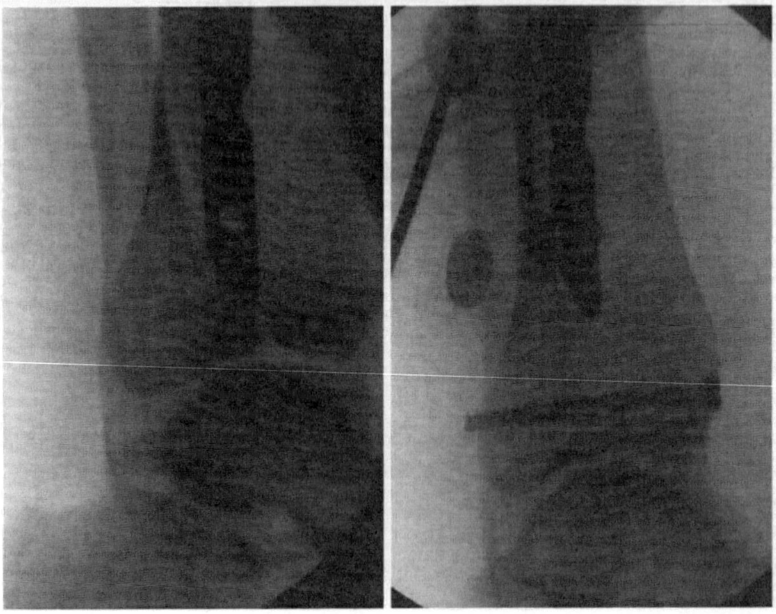

**Abb. 1.24.** Dislokation eines primär nicht diagnostizierten, unverschobenen Volkmann-Dreiecks beim Einbringen des UTN, Versorgung mittels perkutaner Verschraubung in a.-p.-Richtung vor erneutem Einschlagen eines (kürzeren) UTN

Bei Vorliegen folgender Frakturen muss gehäuft mit Zusatzverletzungen gerechnet werden:

- indirektes Trauma mit Außenrotationskomponente,
- Spiralfraktur der Tibia im mittleren und distalen Drittel,
- hohe Fibulafraktur und
- intakte Fibula (isolierte Tibiafraktur) mit Schmerzen im Sprunggelenksbereich.

**Empfohlene Therapie**

Therapeutisch empfiehlt sich die Versorgung der begleitenden Sprunggelenksverletzung nach den üblichen Richtlinien vor der Osteosynthese der Tibiafraktur. Bei primär leerer Diagnostik und Vorliegen der angeführten Frakturformen ist die abschließende intraoperative Fahndung nach entsprechenden Läsionen im oberen Sprunggelenk – Röntgenzielaufnahmen, Stressaufnahmen – vorteilhaft, um eventuelle Begleitverletzungen noch rechtzeitig, in gleicher Sitzung einer Therapie zuführen zu können.

## 1.8 Komplikationen

Obwohl die Versorgung von Unterschenkelschaftbrüchen, wie vielleicht keine andere Fraktur von der Entwicklung neuer Implantate und verbesserter Operationstechniken profitiert, bleibt die Tibiaschaftfraktur der Knochenbruch mit der höchsten Komplikationsrate hinsichtlich Infektionen und einer relativ hohen bezüglich Heilungsstörungen, beinahe unabhängig vom Behandlungsverfahren. Nach Literaturangaben wird allerdings die Marknagelung derzeit favorisiert. Aufgrund der immer geringer werdenden Invasivität operativer Verfahren wird der Chirurg dazu verleitet, systemimmanente Grenzen zu überschreiten, der Preis dafür ist einer höhere Komplikationsrate [1].

### 1.8.1 Kompartmentsyndrom

Das Kompartmentsyndrom ist eine schwerwiegende und nicht seltene unmittelbare posttraumatische oder auch postoperative Komplikation. Unbehandelt oder zu spät erkannt führt es besonders an der Muskulatur zu irreversiblen Schäden an der betroffenen Extremität. Beim Kompartmentsyndrom handelt es sich um eine Druckerhöhung innerhalb umschriebener und abgeschlossener Faszien- bzw. Muskellogen, die Druckerhöhung führt zur Beeinträchtigung der Mikrozirkulation innerhalb der betroffenen Loge. Begünstigend für die Entstehung eines Kompartmentsyndroms ist sowohl ein Direkttrauma als auch ein manifestes Schockgeschehen, da dabei von vornherein eine erniedrigte arteriovenöse Druckdifferenz besteht. Als zusätzlicher Risikofaktoren werden eine verbleibende Diastase zwischen den Hauptfragmenten mit Überstreckung der Mikrogefäße angesehen und die Lagerung auf dem Extensionstisch in üblicher Form. Weiterhin ist bei schweren Weichteilschäden der Aufbohrvorgang für die Marknagelung als Risikofaktor bekannt [6, 18]. Die Inzidenz des Kompartmentsyndroms beim Unterschenkelschaftbruch wird mit zwischen 0,8 und 17% angegeben.

Das Kompartmentsyndrom ist bei geschlossenen Frakturen – neben der Verletzung der großen Gefäße und Nerven – die schwerwiegendste Form einer Weichteilschädigung, es wird auch nach reinen Weichteilverletzungen bzw. Weichteilschädigungen ohne Unterschenkelbruch beobachtet. Operativ versorgte Arterienläsionen am Oberschenkel oder in der Fossa poplitea, jedoch auch im Bereich der Trifurkation am Unterschenkel führen nach Wiederherstellung der Zirkulation zu massiven Schwellungen und können zur Ausbildung eines Kompartmentsyndroms in allen Unterschenkellogen führen. Ebenso können ausgedehnte Verbrennungen bzw. Erfrierungen zweiten und dritten Grades Ursachen für die Ausbildung eines Kompartmentsyndroms sein. Bei länger anhaltenden komatösen Zuständen und bei drogeninduzierter Bewusstlosigkeit führt die Druckischämie von und/oder der lokale Druck auf verschiedene Muskelgruppen ebenso zur Erhöhung des intrafaszialen Druckes.

Bei Vorliegen einer klinischen Symptomatik, die auf ein Kompartmentsyndrom schließen lässt, kann die instrumentelle Logendruckmessung die Diagnose erhärten. Weitere diagnostische Maßnahmen dürfen die unmittelbar anzuschließende Dekompression der betroffenen Logen bei manifestem Kompartmentsyndrom nicht verzögern. Unter stetiger Logendruckmessung (Monitoring) ist bei drohendem Kompartmentsyndrom ein konservatives Vorgehen mittels vorsichtiger Kryotherapie [23] oder die Anwendung von AV-Pumpensystemen möglich. Das Hochlagern der betroffenen Extremität ist zu vermeiden, da es zu einem weiteren Absinken des Perfusionsdruckes führen und das Risiko für die Entwicklung eines manifesten Kompartmentsyndroms erhöhen würde.

! Bei sicherer Diagnose – aber auch im Zweifelsfall – muss die operative Druckentlastung erfolgen.

In der Regel wird die Weichteildeckung mittels Vakuum-Versiegelungstechnik oder temporärer Kunsthaut erreicht, der sekundäre, direkte Hautverschluss wird angestrebt.

### 1.8.2 Akute postoperative Infektion

Die fortschreitende Steigerung der Asepsis im Operationssaal und die Entwicklung minimal-invasiver und schonender Operationsverfahren hat zu einer niedrigeren Rate an septischen Komplikationen im Zusammenhang mit der Behandlung des geschlossenen Unterschenkelschaftbruches geführt. Trotzdem ist die akute postoperative Infektion eine der gefürchtetsten Komplikationen und nach wie vor von großer Bedeutung. Die Häufigkeit nimmt mit dem Grad der offenen Fraktur und der allgemeinen und lokalen Schädigung zu (s. Kap. 7.6, S. 223).

Die Indikation zur chirurgischen Intervention sollte bereits bei den ersten klinischen Hinweisen auf eine postoperative Infektion gestellt werden, um rechtzeitig erfolgen zu können. Im Zweifelsfall kann der Verlauf laborchemischer und klinischer Parameter (z. B. PMN-Elastase, C-reaktives Protein, erhöhte Temperatur u. a.) herangezogen werden. Das Ziel der chirurgischen Intervention ist die Ausspülung infizierter Flüssigkeitsansammlungen, die möglichst vollständige Entfernung avitalen Gewebes, bei Vorliegen einer akuten postoperativen Osteitis müssen dabei auch Knochendefekte in Kauf genommen werden. Das Débridement kann mit einer lokalen Antibiotikatherapie kombiniert werden, die systemische richtet sich nach den erwarteten bzw. nachgewiesenen Keimspektren. In Abhängigkeit von der Lokalsituation muss das Entfernen des Osteosynthesematerials und der Wechsel auf eine externe Fixation in Erwägung gezogen werden. Der temporäre Wundverschluss erfolgt mit der Technik der Vakuumversiegelung oder mit Kunsthaut. Nach 24 bis 48 Stunden erfolgt die Second-look-Operation.

Chronische Infektionen entstehen besonders bei Nekrosen (z. B. Hitzeschädigung durch zu starkes Aufbohren) und geringer Keimbesiedelung. Auch hier führt in der Regel erst die Resektion des nekrotischen Kortikalisanteiles zur Ausheilung.

### 1.8.3 Fehlstellung, Fehlimplantationen

Lässt sich eine Schaftfraktur primär durch das gewählte Osteosyntheseverfahren nicht ausreichend stabilisieren, sollten bereits intraoperativ Zusatzmaßnahmen durchgeführt werden. Diese sind abhängig vom primär gewählten Osteosyntheseverfahren und können dazu beitragen, systemimmanente Probleme zu beseitigen. Ziel ist die Korrektur einer eventuellen Fehlstellung im Bereich der Diaphyse, die Wiederherstellung der physiologischen Achsenverhältnisse und damit eine normale Gelenkflächenbelastung. Der Entschluss zur Korrektur eines Achsenfehlers soll sowohl bei einer Varusdeformität über 5°, als auch bei einer Valgusdeformität ab etwa 8° getroffen werden. Ein isolierter Drehfehler am Unterschenkel ist ab etwa 12 bis 15° eine Indikation für die korrigierende Vorgangsweise (CT-Kontrolle!). Kombinierte Fehlstellungen, insbesondere mit Rekurvationsabweichungen der Diaphyse verbundene Fehler in der Frontalebene und Seitverschiebungen verlangen aufgrund der biomechanischen Gegebenheiten bei einem Grenzwert von etwa 10° ebenfalls eine entsprechende Korrektur.

Zur Vornahme eines Korrektureingriffes hat auch bei einer erst kurze Zeit zurückliegenden Frakturstabilisierung eine entsprechende Planung, welche eine entsprechende Röntgendiagnostik erfordert, stattzufinden. Zu Standardaufnahmen sollten sowohl Vergleichsaufnahmen der gesunden Extremität als auch Ganzbeinaufnahmen zur Bestimmung der Traglinie angefertigt werden. Bei geplanten Korrekturen von Rotationsfehlstellungen hilft zur exakten Winkelbestimmung die Anfertigung einer Computertomographie, welche zum Seitenvergleich auch die gesunde Extremität mit einbezieht, mit Sprung- und Kniegelenk.

Nach Osteosynthese mittels Fixateur externe können bei Bedarf postoperative Fehlstellung in der Regel ohne neue Anordnung der Schanz-Schrauben bewerkstelligt werden. Durch Neupositionierung der Klemmbacken an den Trägerstangen lassen sich in der Regel auch kombinierte Fehlstellungen korrigieren.

Die Korrektur postoperativer Fehlstellungen nach Plattenosteosynthese im Bereich des Tibiaschaftes bedingt in der Regel eine Neuanlage der Osteosynthese. Dabei muss auch die auslösende Ursache (u. a. Trümmerzonen, fehlende plattenferne Abstützung, zu kurzstreckige Überbrückung von Trümmerzonen) in Betracht gezogen werden. In günstigen Fällen kann das Lösen der Platte unter Neupositionierung derselben mit entsprechender Fixation in nur einem Hauptfragment zur gewünschten Korrektur führen. Winkelstabile Plattensysteme können hier Vorteile bieten. In einigen Fällen kann auch der Plattenspanner in seiner typischen Anwendung zur Korrektur von Fehlstellungen herangezogen werden.

Postoperative Fehlstellungen nach Marknagel-Osteosynthese müssen meist bei gelenknaher Frakturlokalisation hingenommen werden. Im proximalen Bereich sind dies meist Antekurvationsfehlstellungen, die sich selbst durch die Verwendung zusätzlicher Verriegelungsbolzen nicht vermeiden lassen. Zur Korrektur entsprechender Fehlstellungen eignet sich die Platzierung von sog. Pollerschrauben. Dies bedingt ein erneutes Anlegen der Osteosynthese: Nach exakter Platzierung der Pollerschraube wird der Marknagel neu eingebracht, so wird die Lage des Marknagels im weiten proximalen Markraum in der gewünschten Position sichergestellt. In seltenen Fällen kann eine zusätzliche Anordnung eines Fixateur externe hilfreich sein. Eine zusätzliche kurzstreckige Plattenosteosynthese ist ebenfalls geeignet, um eine stabile und achsengerechte Situation zu erzielen und zu halten.

Bei distalen gelenknahen Frakturen überwiegen in der Regel Varus- oder Valgusfehlstellungen. Als Ursache lässt sich meist eine nicht korrekte Platzierung des distalen Nagelendes im gelenknahen Massiv nachweisen. Zur entsprechenden Korrektur ist auch hier ein Neuanlegen der Osteosynthese mit Zurückziehen des distalen Nagelendes über den Frakturbereich hinaus und entsprechender Neuplatzierung im frakturfernen Fragment notwendig. Die Verwendung einer Verriegelungsschraube in einer zweiten Ebene kann zu stabilen Verhältnissen führen. Auch in dieser Region erweist sich die Verwendung von Pollerschrauben zur exakten Platzierung des distalen Nagelendes als hilfreich.

Bei distalen Frakturformen ist durch die Osteosynthese der Fibula eine deutliche Erhöhung der Stabilität zu erzielen, entsprechende Fehlstellungen sind damit primär vermeidbar bzw. sekundär korrigierbar.

Korrekturbedürftige Rotationsfehler sind nach Marknagelung relativ leicht zu beheben. Dazu ist lediglich die Entfernung der Verriegelungsbolzens in einem Hauptfragment notwendig. Nach entsprechender Rotationskorrektur wird mit dem Neuanlegen der Verriegelungsbolzen wiederum eine stabile Situation in regelrechter Rotation geschaffen.

Die Korrekturen bei knöchern verheilten Fehlstellungen werden im Kap. 6 (S. 165) beschrieben.

**Empfohlene Therapie**

**Korrekturbedürftige Fehlstellungen nach Einleiten einer konservativen Therapie sind in aller Regel als Indikation zur sekundären Osteosynthese anzusehen.**

## 1.9 Nachbehandlung

Die postoperative Nachbehandlung beginnt bereits im Operationssaal mit der postoperativen Lagerung in leicht erhöhter Position der operierten Extremität im Bett. Das Sprunggelenk soll etwas höher als das Kniegelenk und dieses etwas höher als das Hüftgelenk gelagert werden. Eine analgetische Behandlung gehört ebenso zur adäquaten Nachbehandlung wie das Anspannen der Fuß- und Beinmuskulatur, um die Venen zu komprimieren. Regelmäßige Kontrollen der Durchblutung, Sensibilität und Motorik sind innerhalb der ersten postoperativen Stunden angezeigt und zu dokumentieren.

Redondrainagen werden in der Regel am zweiten postoperativen Tag entfernt. Der erste Verbandswechsel wird am ersten oder zweiten postoperativen Tag – bei nicht durchblutetem Verband – durchgeführt. Eine lokale Kryotherapie ist intermittierend durchführbar [23]. Nach Abklingen der unmittelbar postoperativen Schmerzsymptomatik sollen die benachbarten Gelenke sowohl aktiv als auch passiv bewegt werden. Ist die Weichteilschwellung weitestgehend abgeklungen, erfolgt unter physiotherapeutischer Aufsicht die Mobilisation unter Einhaltung der vom Operateur festgelegten Belastungsgrenzen.

! Die Entscheidung über die zunehmende Belastungsfähigkeit im Rahmen der Nachbehandlung und über den Zeitpunkt der möglichen Vollbelastung muss in Abhängigkeit vom intraoperativen Befund, den Vorgaben des Operateurs und den röntgenologischen und klinischen Verlaufskontrollen getroffen werden, um sekundäre Komplikationen zu vermeiden.

### 1.9.1 Thromboembolieprophylaxe

Beinvenenthrombosen sind die häufigsten Komplikationen nach operativer, aber auch nach konservativer Behandlung von Frakturen an der unteren Extremität. Unterschenkelfrakturen haben nach Untersuchungen verschiedener Autoren in bis zu 40% eine Venenthrombose zur Folge, in den meisten Fällen verläuft sie klinisch asymptomatisch [28]. Bei klinischem Verdacht stehen zur weiteren Abklärung die farbkodierte Duplexsonographie und die Phlebographie zur Verfügung. Die Entstehung einer Beinvenenthrombose wird im Wesentlichen durch die Faktoren Fraktur, Gefäßwandschädigung, Hyperkoagulabilität und venöse Stase beeinflusst. Zusätzlich begünstigend wirken sich der primäre Weichteilschaden, operativ bedingte Weichteilläsionen, die Immobilisierung des Patienten, arterielle und venöse Durchblutungsstörungen und Gerinnungsstörungen aus. Eine wirksame Thromboseprophylaxe hat also folgende Gesichtspunkte zu berücksichtigen:

- Frühzeitiges, regelmäßiges Anspannen der Fuß- und Beinmuskulatur,
- Schmerzbehandlung,
- Senkung der Blutviskosität auf ein akzeptables Niveau,
- präoperativer Beginn einer Low-dose-Heparintherapie,
- weichteilschonende Operationstechnik,
- unmittelbar postoperativ einsetzende aktive und passive Bewegungsübungen bzw. Physiotherapie,
- AV-Pumpensysteme u.a.

Die heute allgemein übliche medikamentöse Prophylaxe besteht in der subkutanen Applikation niedermolekularer Heparine, die nach Körpergewicht und evtl. bestehender Vorschädigung dosiert werden. Die Dauer der Behandlung richtet sich nach dem Behandlungsregime. In immobilisierenden Verbänden sollte sie mindestens bis zur Beendigung dieser Behandlung weitergeführt werden, besser noch bis zum Erreichen einer adäquaten Gangfunktion. Nach operativer Stabilisierung und der Möglichkeit einer frühfunktionellen Behandlung sind Behandlungszeiträume von etwa 30 Tagen üblich, da hiermit der zweite zeitliche Gipfel im Auftreten von Thrombosen abgedeckt wird. Bei Risikopatienten ist eine angepasste Dosierungserhöhung bis zur Vollheparinisierung auf einfachem Wege zu erzielen.

! Bei länger dauernder Heparinapplikation empfiehlt sich die regelmäßige Kontrolle der Thrombozytenzahl, um die Entwicklung einer heparininduzierten Thrombopenie (HIT) nicht zu übersehen.

### 1.9.2 Besonderheiten nach Plattenosteosynthese

Eine regelrecht durchgeführte Plattenosteosynthese gestattet eine Teilbelastbarkeit von etwa 15 bis 25 kg, welche beim Abrollen des Fußes etwa dem Eigengewicht des Beines entspricht [35]. In Abhängigkeit von der zunehmenden Konsolidierung, welche durch Röntgenkontrollen verifiziert wird, kann eine zunehmende schmerzfreie Belastung erlaubt werden. Dies bedeutet bei komplikationslosem Heilungsverlauf eine Teilbelastung von etwa 40 kg ab der 8. Woche, die Vollbelastbarkeit wird etwa ab der 12. bis 16. postoperativen Woche erreicht, wieder abhängig von der klinischen und radiologischen Verlaufskontrolle. Nachkontrollen sollten bis zur sicheren Konsolidierung erfolgen.

### 1.9.3 Besonderheiten nach Marknagelung

Nach Abschluss der Wundheilung gestatten wir bei unkomplizierten Brüchen die Teilbelastung mit etwa 15 bis 25 kg, die zunehmende Vollbelastung wird in der Regel nach dem radiologischen Nachweis der Kallusformationen nach etwa 6 Wochen erlaubt, kann jedoch in Abhängigkeit von der Frakturform – primäre Abstützung der Hauptfragmente – und von klinischen Beschwerden auch früher empfohlen werden. Sollte bei vorgenommener statischer Verriegelung die Dynamisierung vorgenommen werden, wird sie nach den bekannten Gesichtspunkten und Algorithmen durchschnittlich nach 6 Wochen durchgeführt [18].

### 1.9.4 Besonderheiten nach Fixateur-externe-Montagen

Die Behandlung nach Frakturstabilisierung mit einem Fixateur externe erfordert zumeist engmaschigere Verlaufskontrollen als die nach anderen Osteosynthesearten.

**Empfohlene Therapie**

Um Pin-Infektionen zu vermeiden, müssen die Schanz-Schrauben und die Eintrittstellen der Drähte vom Patienten gepflegt und gereinigt werden. Die entsprechende Anleitung soll bereits während des stationären Aufenthaltes erfolgen.

Sämtliche Fixateur-externe-Systeme gestatten den Wechsel zwischen statischer und dynamischer Anwendungsart, so kann entsprechender Einfluss auf die biomechanischen Heilungsbedingungen genommen werden. Eine Vollbelastung wird in der Regel nach 6 bis 8 Wochen erreicht, kann jedoch in Abhängigkeit der Frakturform des Fixateurmodells auch zu einem früheren Zeitpunkt erlaubt werden (z. B. Ilizarov-Fixateur).

Bei unkomplizierter Verlaufsform können die Fixateur-externe-Systeme in der Regel nach 12 bis 14 Wochen nach entsprechenden radiologischen Konsolidierungskontrollen entfernt werden [8]. Dabei hat sich die Anwendung einer Akkubohrmaschine in der Ambulanz bewährt. Zur Protektion der Fraktur empfehlen wir nach der Fixateurabnahme eine Teilbelastung von etwa halbem Körpergewicht unter Zuhilfenahme von Unterarmgehstützen für etwa 2 bis 3 Wochen mit zunehmender schmerzabhängiger Vollbelastung. Gelegentlich werden auch Braces empfohlen.

### 1.9.5 Implantatentfernung

Bei ungestörtem Heilungsverlauf ist nach einem Zeitraum von etwa sechs Monaten die Wiederaufnahme der meisten Sportarten möglich, Extrembelastungen und Kontaktsportarten sollten jedoch bis zum vollständigem Durchbau der Fraktur, für ca. 8 bis 12 Monate postoperativ vermieden werden.

Bei komplikationslosem Heilungsverlauf ist nach einem Zeitraum von etwa 18 bis 24 Monaten an die Implantatentfernung zu denken. Nach verzögerter Frakturheilung, nach Stück- oder Mehrfragmentfrakturen und nach Sekundäreingriffen sollte die Metallentfernung frühestens 3 Jahre nach dem Unfall erfolgen. Dabei kann es zum knöchernen Einwachsen und Einscheiden der Implantate gekommen sein. Gerade das Entfernen von Marknägeln kann schwierig sein trotz des von R. Schneider entwickelten konischen Gewindes am Marknagelende. Bei älteren Patienten können die Implantate belassen werden, besonders wenn sie keine Beschwerden verursachen. Aufgrund der Stabilitätsminderung nach Implantatentfernung empfehlen wir dem Patienten, Maximalbelastungen und Kontaktsportarten für etwa 8 bis 12 Wochen zu meiden.

## Literatur


1. Ahlers J, Issendorff WD von (1992) Häufigkeit und Ursachen von Fehlstellungen nach Unterschenkelmarknagelungen. Unfallchirurgie 18 (1): 31–36
2. Allgöwer M (1982) Behandlung der Tibiaschaftfraktur im Wandel der Zeit. Hefte Unfallheilkd 158: 417–421
3. Anglen JO, Blue JM (1995) A comparison of reamed and unreamed nailing of the tibia. J Trauma 39 (2): 351–355
4. Bauer GCH, Edwards P (1982) Shaft fractures of the tibia: Etiology of poor results in a consecutive series of 173 fractures. Acta Chir Scand 124: 386–395
5. Blachut PA, O'Brien PJ, Meeker RN, Brockkuyse HM (1997) Interlocking intramedullary nailing with and without reaming for the treatment of closed fractures of the tibial shaft a prospective, randomized study. J Bone Joint Surg Am 79 (5): 640–646
6. Breitfuß H, Muhr G, Jahnsen C (1991) Die Logendruckerhöhung bei Unterschenkelmarknagelung – ein therapieimmanentes Phänomen? Unfallchirurg 94: 13–21
7. Ender J, Krotschek H, Jahna (1957) Die Behandlung und Behandlungsergebnisse von 1130 frischen geschlossenen Unterschenkelbrüchen. Hefte Unfallheilkd 54: 14–92
8. Fellinger M, Szyszkowitz R, Passler J (1989) Die Reosteosynthese bei Versorgung von Unterschenkelfrakturen mittels Fixateur-externe-Systemen – ein vermeidbarer Zweiteingriff? Acta Chir Austr 21 (3): 151–152
9. Fellinger M, Passler J, Seggl W (1988) Repositionstechniken an der Tibia. Hefte Unfallheilkd 192: 213–220
10. Folwaczny EK, Stürmer KM (1999) Verletzung des oberen Sprunggelenkes bei Unterschenkelfraktur. Unfallchirurg 102: 611–618
11. Gotzen L, Haas N, Hütter J, Köller W (1978) Die Bedeutung der Fibula für die Stabilität der Plattenosteosynthese an der Tibia. Unfallheilkd 81: 409–416
12. Gotzen L, Tscherne H, Haas N, Emker J (1982) Bilanz der konservativen und operativen Knochenbruchbehandlung – untere Extremität. Chirurg 54: 226–233
13. Haas N et al. (1984) Unterschenkelfrakturen: Anatomische, biomechanische und pathophysiologische Aspekte. Orthopäde 13: 250–255
14. Heim U (1987) Die Grenzziehung zwischen Diaphyse und Metaphyse mit Hilfe der Viereckmessung. Unfallchirurg 90: 274–280
15. Höntsch P, Weller S, Engels C, Kaiserauer S (1993) Der Verfahrenswechsel vom Fixateur externe zur Marknagelosteosynthese am Femur und Tibia. Akt Traumatol 23 [Suppl] 1: 21–35
16. Johner R, Wruhs O (1983) Classification of tibial shaft fractures and correlation with results after rigid internal fixation. Clin Orthop 178: 7
17. Joshi RP, Heatley FW (1997) Dislocation of superior tibiofibular joint in association with fracture of the tibia: Monteggia injury of the leg. Injury 28 (5–6): 405–407
18. Krettek C, Schandelmaier P, Rudolf J, Tscherne H (1994) Aktueller Stand der operativen Technik für die unaufgebohrte Nagelung von Tibiaschaftfrakturen mit dem UTN. Unfallchir 97: 575–599
19. Kühn K (1986) Zur Bedeutung der Infektionsprophylaxe in der Chirurgie. Therapiewoche 35
20. Kujat R (1984) Die funktionelle Behandlung von Schaftfrakturen am Unterschenkel im Brace nach Sarmiento. Orthopäde 13: 262–285
21. Lang GJ, Cohen BE, Borse MJ, Kellam JF (1995) Proximal third tibial shaft fractures. Should they be nailed? Clin. Orthop 315: 65–74
22. Littenberg B, Weinstein LP (1998) Closed fractures of the tibial shaft. A meta-analysis of three methods of treatment. J Bone Joint Surg Am (80) 2: 174–183
23. Menth-Chiari WA, Kurl WW, Paterson Smith P, Smith TL (1999) Die Mikrozirkulation der Skelettmuskulatur nach stumpfem Weichteiltrauma und Kryotherapie. Unfallchir 102: 691–699
24. Müller ME, Allgöwer M, Schneider R, Willenegger H (1990) Manual der Osteosynthese, 3. Aufl. Springer, Berlin Heidelberg New York Tokyo
25. Nickemann PF (1980) Die chirurgische Naht. Thieme, Stuttgart New York, S 132
26. Oestern HJ, Tscherne H (1983) Pathophysiologie und Klassifizierung des Weichteilschadens bei Frakturen. Hefte Unfallheilkd 162: 1
27. Perren SM (1991) Das Konzept der biologischen Osteosynthese unter Anwendung der dynamischen Kompressionsplatte mit limitiertem Kontakt – wissenschaftliche Grundlage, Design und Anwendung. Injury 22 (Suppl 1): 1–44
28. Reilmann H, Tscherne H (1984) Besondere Aspekte der Thrombembolieprophylaxe bei Frakturen der unteren Extremität. Orthopäde 13: 298–300
29. Richter D, Ostermann PA, Ekkernkamp A, Hahn MP, Muhr G (1997) Die distale Unterschenkelfraktur – eine Indikation zur Osteosynthese mit unaufgebohrtem Marknagel? Langenbecks Arch Chir 114 (suppl): 1259–1261
30. Rüedi TP, Murphy WM (2001) AO-Principles of fracture management. Thieme, Stuttgart New York
31. Sarmiento A, Latta LL (1981) Closed functional treatment of fractures. Springer, Berlin Heidelberg New York Tokyo
32. Schemitsch EW, Kowalsky MJ, Swiontkowski MF, Senft ED (1994) Cortical bone blood flow in reamed and unreamed locked intramedullary nailing: a fractured tibia model in sheep. J Orthop Trauma 8: 373–382
33. Schemitsch EW, Turchin DC, Kowalsky MJ, Swiontkowski MF (1998) Quantitative assessment of bone injury and repair after reamed and unreamed locked intramedullary nailing. J Trauma 45 (2): 250–255
34. Schippinger G, Seibert FJ, Peicha G, Hofer HP (1996) Indikationen und Anwendungen des »AO-Pinless Fixateur«. Unfallchirurgie 22: 216–222
35. Schmidt-Neuerburg KP (1984) Plattenosteosynthese geschlossener Tibiaschaftfrakturen. Orthopäde 13: 271
36. Schmikal T, Hochstein PP, Heppert V, Winkler H, Wentzensen A (1988) Der Fixateur an der unteren Extremität – eine Standortbestimmung. Akt Traumatol 28: 166–173
37. Schweighofer F, Fellinger M, Wildburger R (1992) Kombinierte Unterschenkel- und Sprunggelenksfrakturen. Unfallchir 95: 47–49
38. Seibert FJ, Schippinger G, Friedam H, Szyszkowitz R (2000) Karbonrahmen – Lagerungs- und Repositionshilfe bei der Unterschenkelmarknagelung in unaufgebohrter Technik. Unfallchirurg 103 (2): 132–136
39. Siebert CH, Lehrbass-Sokeland KP, Rinke F, Hansis M (1997) Compression plating of tibial-fractures following primary external fixation. Arch Orthop Trauma Surg 116 (6): 390–395

40. Stürmer HM (1996) Die elastische Plattenosteosynthese – ihre Biomechanik, Indikation und Technik im Vergleich zur rigiden Osteosynthese. Unfallchir 99: 816–829
41. Szyszkowitz R, Fellinger M, Passler J (1987) Verzögerte Frakturheilung. In: Schmidt-Neuerburg KP, Stürmer KM (Hrsg) Die Tibiaschaftfraktur beim Erwachsenen. Springer, Berlin Heidelberg New York Tokyo, S 271–288
42. Szyszkowitz R (1991) Patella and Tibia. In: Müller ME, Allgöwer M, Schneider R, Willenegger H (eds) Manual of internal fixation, 3rd edn, Springer, Berlin Heidelberg New York Tokyo, pp 553–594
43. Trafton PG (1992) Tibial shaft fractures. In: Browner BD, Jupiter JB, Levine AM, Traftong PG (eds) Skeletal Trauma 2: 1771–1869
44. Trojan E (1984) Die konservative Behandlung des frischen geschlossenen Unterschenkelschaftbruchs nach Lorenz Böhler. Orthopäde 13: 256–261
45. Tscherne H (1984) Der geschlossene Schaftbruch – Einführung zum Thema. Orthopäde 13 (4) 45
46. Tscherne H, Krettek C (1996) Die elastische Plattenosteosynthese Unfallchir 99: 815
47. Wenda K, Rienkel M (1996) Systemische Komplikationen der Marknagelung. Orthopäde 25 (3): 292–299
48. Warmbold W, Gotzen L, Schlenzka R (1983) Stabilitätsuntersuchungen an einem ventralen Klammerfixateur der Tibia. Unfallheilkd 86: 182–186
49. Willenegger H (1975) Verplattung und Marknagelung bei Femur- und Tibiaschaftfrakturen. Pathophysiologische Grundlagen. Chirurg 46: 145–151

# KAPITEL 2

# Offene Unterschenkelbrüche

## 2

J. M. PASSLER und F. SCHWEIGHOFER



### 2.1 Einleitung

Offene Frakturen sind schon aufgrund des geringen Weichteilmantels am Unterschenkel häufiger anzutreffen als an anderen langen Röhrenknochen. Die Ziele der Behandlung sind in erster Linie die Heilung der Weichteile und die Vermeidung einer Infektion und erst sekundär die Heilung des Knochens und schlussendlich die möglichst rasche und weitgehende Wiederherstellung der Funktion des Beines. Das Endergebnis nach einer offenen Unterschenkelfraktur hängt einerseits von der primären traumatischen Schädigung von Weichteilen und Knochen sowie von der Unfallart (»high-« oder »low-energy«) ab, andererseits von einer adäquaten Therapie, die sowohl die Weichteilprobleme als auch den Frakturtyp schon früh bei der Behandlungsplanung berücksichtigt. Dabei muss bedacht werden, dass der Therapiebeginn bereits in die Akutphase, also schon an den Unfallort zu verlegen ist. Durch einen ausgebildeten Notarzt und/oder speziell geschulte Hilfskräfte ist die situationsgerechte primäre Frakturversorgung vor Ort anzustreben, die weitere, sekundäre Weichteilschädigungen und Infektionen zu verhindern hilft. Annähernd 30 % der Verletzten mit offenen Frakturen sind polytraumatisierte Patienten, lebenserhaltende, kreislaufstabilisierende und schmerzlindernde Sofortmaßnahmen haben bei ihnen natürlich Priorität. Je nach Teamgröße können diese aber auch simultan mit der Versorgung der offenen Extremitätenverletzungen durchgeführt werden.

## 2.2 Klassifikation

Jede Frakturklassifikation wird durch individuelle Einflüsse von Seiten des Patienten, des Umfeldes und des Beurteilers relativiert, die Möglichkeit, die Fraktur einzuordnen, ist jedoch zur Einschätzung der Schädigung hinsichtlich verschiedener Behandlungsstrategien und der Prognose sowie zur Qualitätssicherung durch die Vergleichbarkeit der erzielten Ergebnisse unbedingt erforderlich.

Die richtige Einordnung einer Unterschenkelfraktur am Unfallort ist Voraussetzung für die Einleitung der adäquaten Behandlung vor Ort und für die Organisation der weiteren Versorgung in dem über Funk vorab informierten - und vorzugsweise auch bis zum Abschluss der Therapie versorgenden - Krankenhaus.

Allgemein durchgesetzt haben sich für die Klassifikation der Weichteilschädigung bei offenen Frakturen sowohl die Klassifikation nach Tscherne und Oestern [37, 38] als auch die noch weiter aufschlüsselnde nach Gustilo und Anderson [11, 12].

### 2.2.1 Klassifikation nach Tscherne und Oestern

Grad 1 Durchtrennung der Haut mit fehlender oder nur geringer Kontusion, unbedeutende bakterielle Kontamination. Die Haut ist gewöhnlich durch ein Knochenfragment durchspießt, einfache Frakturform.

Grad 2 Durchtrennung der Haut mit umschriebenen Haut- und Weichteilkontusionen, mittelschwere Kontamination, alle Frakturformen.

Grad 3 Hautdurchtrennung mit ausgedehnter Weichteilschädigung, häufig zusätzlich Gefäß- und Nervenverletzungen, starke Kontamination. Jede offene Fraktur mit Ischämie und ausgedehnter Trümmerzone, Schussbrüche, offene und kontaminierte Frakturen bei landwirtschaftlichen Unfällen, alle Frakturen mit Verletzung der großen Gefäße.

Grad 4 Totale und subtotale Amputation. Als subtotale Amputation bezeichnet man Verletzungen mit maximal 1/4 der Zirkumferenz erhaltenen Weichteilmantel. Bestehen noch wesentliche anatomische Verbindungen und eine Restdurchblutung, so liegt eine Fraktur Grad 3 vor.

### 2.2.2 Klassifikation nach Gustilo und Anderson

In dieser Klassifikation werden die Weichteilschädigungen bei offenen Frakturen abhängig vom Unfallmechanismus, vom Grad der Weichteilschädigung, vom Ausmaß der Kontamination und von der Art der Fraktur in drei Hauptgruppen eingeteilt.

Typ I Die Wunde ist kleiner als 1 cm und wird üblicherweise durch die Perforation eines spitzen Knochenfragmentes hervorgerufen. Es besteht nur eine geringfügige Weichteilschädigung ohne Quetschung. Die Fraktur ist eine einfache Quer- oder kurze Schrägfraktur.

Typ II Die Wunde ist größer als 1 cm, es besteht jedoch keine ausgedehnte Weichteilschädigung, kein Weichteillappen oder Hautdefekt. Es liegt eine leichte oder mäßige Quetschung und eine mäßige Kontamination vor. Die Fraktur zeigt meist eine kleine Trümmerzone.

Typ III Es besteht eine ausgedehnte, meist über 10 cm lange Wunde, eine Mitbeteiligung der Muskulatur, evtl. eine Schädigung neurovaskulärer Strukturen und eine höhergradige Verunreinigung. Wegen des zugrunde liegenden Hochenergietraumas sind Frakturen dieses Typs kompliziert mit einer größeren Trümmerzone und stark disloziert. Zum Typ III B gehören auch alle Schussfrakturen und Frakturen in hoch kontaminierter Umgebung (z. B. Tierställen). Die offenen Frakturen vom Typ III werden zusätzlich in drei Untergruppen eingeteilt.

Typ III A:
Die Weichteilbedeckung der Fraktur ist trotz ausgedehnter Schädigung und Lappenbildung ausreichend. Zum Typ III A gehören auch Segment- oder Trümmerfrakturen nach einem Hochenergietrauma mit kleineren Wunden, also ohne Berücksichtigung der Größe der Wunde.

Typ III B:
Es besteht eine ausgedehnte Weichteilverletzung mit Nekrosen oder ein Weichteilverlust. Der Knochen ist exponiert und periostal gestrippt, die Fraktur aufgrund des Hochenergietraumas entsprechend schwer. Nach operativem Débridement avitaler Anteile besteht evtl. ein segmentaler Knochendefekt und/ oder es wird zur Weichteildeckung ein lokaler

oder ein freier Lappen erforderlich. In diese Gruppe gehören auch Frakturen, bei denen durch eine primäre Beinverkürzung mit sekundärer Verlängerung (sog. Ziehharmonikatechnik) ein Weichteilverschluss ohne eigentliche Lappenplastik gelingt.

Typ III C:

Zu dieser Gruppe zählen Frakturen, die mit einer arteriellen Gefäßverletzung kombiniert sind, die eine Gefäßrekonstruktion erforderlich macht. Das Ausmaß der Weichteilschädigung hat untergeordnete Bedeutung. Bei Frakturen dieser Gruppe droht die Amputation.

## 2.3 Akutversorgung am Unfallort

Aufgrund des dünnen Weichteilmantels des Unterschenkels an der ventromedialen Zirkumferenz (Abb. 2.1) muss der Vermeidung einer zusätzlichen Weichteilschädigung in Folge einer Durchblutungsstörung bei Fehlstellung der Fraktur besondere Bedeutung zugemessen werden, der Behandlungsbeginn muss also an den Unfallort verlegt werden.

In Abhängigkeit vital gefährdender Zusatzverletzungen, die hinsichtlich der Therapie selbstverständlich absolute Priorität besitzen, müssen grobe Fehlstellungen der Extremität durch »Geraderichten« unter Zug und entsprechender Lagerung behoben werden. Dadurch erfolgt eine generelle Entlastung komprimierter oder unter Spannung stehender Weichteile und Gefäße mit Verbesserung der peripheren Zirkulation. Dann sollten größere Fremdkörper beseitigt werden. Danach wird ein keimfreier Wundverband angelegt, die Verwendung einer selbstklebenden, durchsichtigen Operationsfolie hat sich dafür sehr bewährt. Die anschließende Ruhigstellung der Extremität in einer pneumatischen Schiene gewährleistet die Retention der erzielten Stellung und führt durch die milde lokale Kompression der Weichteile durch die Luftkammern auch zu einer Blutstillung.

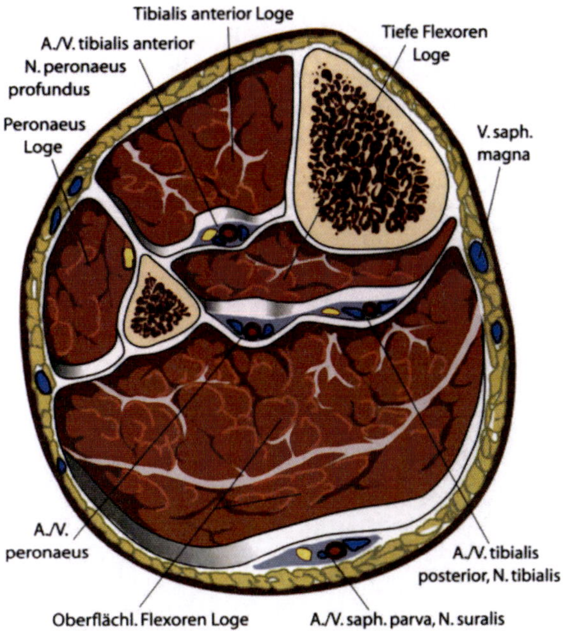


**Abb. 2.1.** Querschnitt durch den Unterschenkel im mittleren Drittel, zentral »versteckt« die tiefe Flexorenloge

Der Notarzt sollte dem weiterbehandelnden Unfallchirurgen die Weichteilsituation und die Durchblutungsverhältnisse so gut schildern können, dass eine Abnahme der Schiene bzw. Öffnen des Schutzverbandes im Schockraum des Krankenhauses nicht erforderlich ist und die Inspektion der Wunde erst unter sterilen Bedingungen im Operationssaal erfolgen kann.

Diese Maßnahmen,

- die adäquate Primärversorgung der Fraktur am Unfallort durch den Notarzt, selbstverständlich auch mit Infusion und Analgesie bzw. rascher Transport in ein unfallchirurgisch optimal ausgestattetes Krankenhaus und
- ein Verbandswechsel zur Wundinspektion erst unmittelbar präoperativ unter sterilen Bedingungen,

sind wesentliche Faktoren zur Reduktion des Infektionsrisikos. So berichtet Tscherne [37] über eine fast 5-mal so hohe Infektionsrate nach offenen Frakturen (n = 194), wenn der Verband z. B. in der Erstaufnahme geöffnet wurde und die Wunde so der möglichen Kontamination mit virulenten nosokomialen Keimen ausgesetzt wurde, außerdem über eine mehr als 5-mal so hohe Infektionsrate, wenn die Patienten erst 10 oder mehr Stunden nach Unfall zur definitiven Aufnahme mit anschließender Versorgung gekommen waren.

Neben der adäquaten Schmerz- und Schockbehandlung ist eine Antibiotikaprophylaxe mit Cephalosporinen der zweiten Generation angezeigt, bei Weichteildefekten (drittgradig offene Frakturen) auch in Kombination mit Aminoglykosiden, denn gerade bei stark kontusionierten Hautarealen und subkutanem Décollement ist die Gefahr einer Hautnekrose und Infektion mit anaeroben Keimen eminent.

## 2.4 Diagnostik und Akutversorgung im Krankenhaus

Unter Einbeziehung der Anamnese und der Informationen des Notarztes ist eine exakte Erst- bzw. Kontrolluntersuchung durchzuführen, insbesondere bezüglich Durchblutung, Motorik und Sensibilität, ohne den primär steril angelegten Schutzverband zu entfernen.

Im Rahmen der radiologischen Diagnostik ist besonderer Wert darauf zu legen, dass auch die angrenzenden Gelenke dargestellt werden. Nicht so seltene Mitbeteiligungen des oberen Sprunggelenks (dorsale Tibiakantenfragmente) können der Diagnostik entgehen, wenn z. B. bei Standardaufnahmen in zwei Ebenen der gesamte Unterschenkel oder sogar die ganze untere Extremität bei langen Röntgenfolien auf einem Film abgebildet wird, denn dabei wird der Zentralstrahl der Röntgenröhre auf Schaftmitte oder Kniegelenk eingestellt. Nicht dislozierte Frakturen oder Fissuren entgehen dadurch häufiger der Primärdiagnose, daher müssen bei Unsicherheit zusätzliche Aufnahmen der Gelenke und gelenknahen Bereiche angefertigt werden (s. Kap. 1.6 und 1.7).

Bei nicht sicherer primärer Durchblutung der Extremität ist die Kontrolle mit einem Doppler-Ultraschallgerät angezeigt. Lassen sich palpatorisch und/oder sonographisch keine Pulsationen der A. dorsalis pedis bzw. der A. tibialis posterior nachweisen, ist die angiographische Gefäßdarstellung (Abb. 2.2) bzw. eine CT oder MRT mit Kontrastmittel indiziert. Hierbei muss das diagnostische und therapeutische Vorgehen straff organisiert und gut koordiniert werden, um unnötige weitere Zeitverluste vor einer evtl. notwendigen

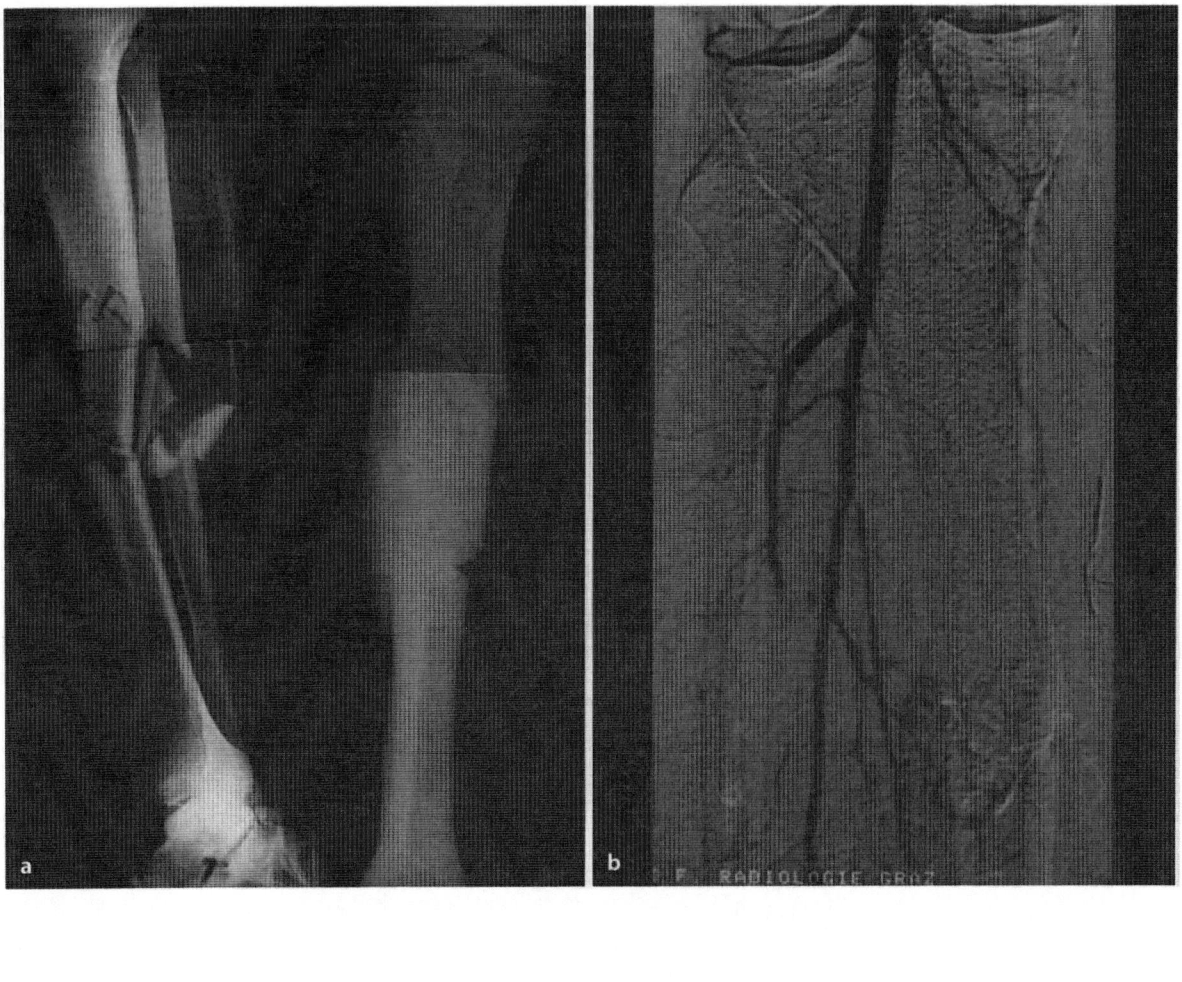


**Abb. 2.2.** **a** 20-jähriger Motorradfahrer, Stückfraktur der rechten Tibia Gustilo III A, periphere Pulse nicht palpabel, verzögerte Kapillarisierung der Zehen. **b** Angiographie im Akutstadium: Abriss der A. tibialis anterior, die A. tibialis posterior stellt sich nur dünn dar. Aufgrund der ausreichenden Versorgung über die A. tibialis posterior ist eine Gefäßrekonstruktion nach Stabilisierung der Fraktur nicht erforderlich

Gefäßrekonstruktion zu vermeiden. Bei schon länger bestehender, kritischer Ischämiezeit sollte die Angiographie simultan mit der operativen Versorgung anderer (z. B. abdomineller oder intrakranieller) Verletzungen auf dem Operationstisch mittels Bildwandler erfolgen.

Daneben ist der Impfstatus bezüglich Tetanus zu überprüfen (ggf. Tetanusprophylaxe) und die Durchführung der Thromboseprophylaxe zu beachten.

## 2.5 Behandlungsrichtlinien (Indikationen)

Nach der Diagnostik ist ein individueller Behandlungsplan aufzustellen. Er ist abhängig von Anamnese und Unfallart (»high-/low-energy«), dem Alter des Patienten, dem Allgemeinzustand, den Vorerkrankungen, den Zusatzverletzungen bzw. der vitalen Gefährdung, dem Ausmaß der Weichteilschädigung und der Verschmutzung, der Frakturform, der Mitbeteiligung von Gefäßen und Nerven, dem Zeitraum zwischen Unfall und Behandlungsbeginn, aber auch von den technischen und personellen Voraussetzungen des behandelnden Krankenhauses.

Zur Unterstützung bei der Entscheidung zwischen Erhalt oder Amputation bzw. Replantation (auch bei Kindern und Jugendlichen) bei drittgradig offenen Frakturen wurden mehrere Scores entwickelt, wie z. B. MESS (Mangled Extremity Severity Score), PSI (Predictive Salvage Index), LSI (Limb Salvage Index), NISSSA (Nerve Injury, Ischaemia, Soft-Tissue Injury, Skeletal Injury, Shock, Age of Patient).

Basierend auf retro- und prospektiven Analysen haben erstmals Gregory et al. [10], später Johansen et al. [16] den MESS entwickelt, ein Scoring-System, das weite Anerkennung erlangte. Ein Punktewert von >7 hat einen positiven prädiktiven Wert von 100% für die Amputation (Tabelle 2.1).

Ein neueres Scoring-System, NISSSA (Nerve Injury, Ischaemia, Soft-Tissue Injury, Skeletal Injury, Shock, Age of Patient; Tabelle 2.2), ist zwar etwas komplizierter, erweitert das MESS-Schema aber ganz wesentlich: durch Hinzufügen der Nervenverletzung mit besonderer Gewichtung des plantaren Sensibilitätsverlustes und durch Hervorhebung der Weichteil- und Knochenschädigung. Bei einer Ischämiezeit >6 Stunden werden die Punkte verdoppelt. Im Vergleich zum MESS weist dieser Score eine größere Sensitivität (18,8% zu 63,6%) und eine größere Spezifität auf bezüglich der Vorhersage von Amputationen bei Grad III B und III C offenen Unterschenkelfrakturen.

Eine vergleichende Studie von McNamara et al. [25] zeigt für die klinische Beurteilung eine nahezu 100%ige Spezifität für die Amputation bei einer Punktzahl >7 im MESS und >11 im NISSSA-Score; trotzdem sollten diese Scores lediglich Entscheidungshilfen in der präoperativen Planung darstellen. Die endgültige Wahl zwischen Erhalt der Extremität und Amputation muss mit dem Patienten bzw. den Angehörigen und im Zusammenhang mit den spezifischen Unfallcharakteristika, den Begleitverletzungen sowie

**Tabelle 2.1.** MESS (Mangled Extremity Severity Score)

| | Punkte |
|---|---|
| *Knochen-/Weichteilverletzungen* | |
| Niedrige Taumaenergie (stabile, einfache Fraktur, zivile Schussverletzung) | 1 |
| Mittlere Energie (offene und multiple Frakturen, Dislokation) | 2 |
| Hohe Energie (Kurz-Distanz-Schussverletzung, Kriegsverletzung, Quetschtrauma) | 3 |
| Maximalenergie (starke Kontamination, Weichteilverlust) | 4 |
| *Extremitäten-Ischämie* | |
| Pulse reduziert oder fehlend, aber normale Perfusion | 1 |
| Pulslos, Parästhesie, verminderte Kapillardurchblutung | 2 |
| Kalt, gelähmt, gefühllos, taub | 3 |
| *Schock* | |
| Systolischer Blutdruck immer größer als 99 mmHg | 0 |
| Vorübergehender Blutdruckabfall | 1 |
| Persistierende Hypotonie | 2 |
| *Alter* | |
| <30 Jahre | 0 |
| 30–50 Jahre | 1 |
| >50 Jahre | 2 |

dem psychosozialen Umfeld des Patienten getroffen werden und muss das – soweit absehbar – endgültig Beste für den Patienten beinhalten. Steht ein speziell ausgebildeter Facharzt für plastische Chirurgie zur Verfügung, evtl. auch ein Gefäßchirurg, ist es ratsam, die Entscheidung gemeinsam im Team zu treffen.

Aufgrund der Verletzungsart der großen Gefäße und Nerven kann oft erst intraoperativ entschieden werden. Obwohl ein Großteil der offenen Unterschenkelfrakturen nach heutigem unfallchirurgischen Standard erfolgreich versorgt werden kann, das Bein also erhalten werden kann, gibt es Verletzungen in den Gruppen III B und besonders III C, die eine Amputation (früher oder später) unumgänglich machen. Um dem Patienten unnötige und häufige operative Eingriffe zu ersparen und um die ökonomischen und sozialen Belastungen (Arbeitsplatzverlust, Partnerverlust, Suchtgefährdung) zu verringern, sollte gerade bei polytraumatisierten Patienten die Erhaltungswürdigkeit speziell beurteilt werden. Patienten mit Verletzungen vom Typ III C sind bezüglich sozialer Reintegration und Arbeitsfähigkeit häufig mit einer Amputation gleich gut, oft sogar besser versorgt als mit einem aufwändigen Erhaltungsversuch [6]. Dies gilt besonders für ältere Patienten mit lokalen Quetschverletzungen, Tibiadefekten >8 cm und Ischämiezeiten über 6 Stunden mit Läsion der A. tibialis posterior.

In Zweifelsfällen, z. B. bei fehlender Anamnese, sollte in der Regel ein Erhaltungsversuch durchgeführt werden. Nach Rücksprache mit dem Verletzten bzw. einem Angehörigen kann die evtl. indizierte Amputation nach 24 bis 48 Stunden anlässlich einer Second-look-Operation vorgenommen werden.

**!** Eine kontinuierliche Überwachung des Patienten, besonders der Lungen- und Nierenfunktion ist unabdingbar, um bei Auftreten von lebensbedrohlichen Funktionsstörungen infolge Einschwemmung von Abbauprodukten aus der ischämisch geschädigten Extremität unverzüglich die Amputation durchführen zu können.

Bei der primären Amputation ist der offenen Stumpfbehandlung mit sekundärer myokutaner Lappendeckung der Vorzug zu geben. Bei entsprechenden lokalen Verhältnissen kann die primäre Stumpfdeckung mit einem dem Amputat entnommenen sensiblen Fußsohlenlappen für den Patienten auch noch eine zusätzliche Qualitätsverbesserung in der prothetischen Versorgung bedeuten.

**Tabelle 2.2.** NISSSA(Nerve Injury, Ischaemia, Soft-Tissue Injury, Skeletal Injury, Shock, Age of Patient)-Score

| | | |
|---|---|---|
| *N (Nervenverletzung)* | | |
| Sensibel | 0 | Keine Nervenverletzung |
| Dorsal | 1 | Verletzung eines tiefer oder oberflächlicher gelegenen Astes des N. peronaeus, Verletzung des N. femoralis |
| Plantar partiell | 2 | Verletzung des N. tibialis |
| Plantar komplett | 3 | Verletzung des N. ischiadicus |
| *I (Ischämie)* | | |
| Keine | 0 | |
| Mild | 1* | Pulse abgeschwächt, Perfusion normal |
| Mittel | 2* | Puls(e) fehlend, verlängerte Kapillarfüllung, Pulse in der Doppleruntersuchung nachweisbar |
| Schwer | 3* | Pulslos, kalt, ischämisch, Pulse auch mit der Doppleruntersuchung nicht nachweisbar |
| *S (Weichteilverletzung und Verschmutzung)* | | |
| Niedrig | 0 | Keine Kontusion, keine Verschmutzung (Gustilo-Typ I) |
| Mittel | 1 | Mäßige Weichteilschädigung, mittlere Verschmutzung, geringe Quetschung (Gustilo-Typ II) |
| Hoch | 2 | Mittlere Quetschung, mittlere Weichteilverletzung, die eine Lappendeckung erforderlich machen könnte, deutliche Verschmutzung, Hochgeschwindigkeits-Schussverletzung (Gustilo-Typ III A) |
| Schwer | 3 | Massive Quetschung, landwirtschaftlicher Unfall Weichteildedécollement, starke Verschmutzung, Lappenplastik erforderlich (Gustilo-Typ III B) |
| *S (Knochenverletzung)* | | |
| | 0 | Dreh-, Querfraktur, keine oder geringe Verschiebung |
| | 1 | Schrägfraktur, keine Trümmerzone |
| | 2 | Mäßige Fragmentverschiebung und Trümmerzone, Hochgeschwindigkeits-Schussverletzung, Biegekeil(e) |
| | 3 | Stückfraktur, ausgedehnte Trümmerzone, Knochenverlust |
| *S (Schock)* | | |
| | 0 | Normotension, immer >90 mmHg systolisch |
| | 1 | Vorübergehender Blutdruckabfall |
| | 2 | Persistierende Hypotonie trotz Volumensubstitution |
| *A (Alter)* | | |
| | 0 | <30 Jahre |
| | 1 | 30–50 Jahre |
| | 2 | >50 Jahre |

* Verdoppelung der Punkte bei Ischämiezeit über 6 Stunden!

## 2.6 Weichteilversorgung

Nach der positiven Entscheidungsfindung bezüglich der Erhaltungswürdigkeit der Extremitäten ist nochmals zu überprüfen, ob eine länger dauernde Gefäßrekonstruktion oder ein exaktes Weichteildébridement einen polytraumatisierten Patienten nicht vital gefährdet und damit kontraindiziert ist. Besonders distal gelegene Gefäßläsionen haben eine schlechte Prognose. Die Sprunggelenkfunktion ist bei zumeist gleichzeitig bestehenden ausgedehnten Sehnen- und Muskelverletzungen stark beeinträchtigt.

Trotz der Hilfestellung, die Scoring-Systeme wie MESS und NISSSA dem Unfallchirurgen in der Entscheidungsfindung bieten, ist der Entschluss zur Rekonstruktion oder Amputation letztlich von der individuellen Situation des Patienten, seinen vorbestehenden Erkrankungen, den chirurgisch-technischen Möglichkeiten des Krankenhauses und schließlich von der Erfahrung des Chirurgenteams wesentlich abhängig (s. Abschn. 2.5).

### 2.6.1 Wundreinigung und Wunddébridement

In der ersten Phase der operativen Versorgung offener Unterschenkelfrakturen, der sog. *Reinigungsphase*, wird die Haut mit einer antiseptischen Lösung gereinigt und bei Bedarf mit einem sterilen Einmalgerät rasiert. Freiliegende Knochenenden und verschmutzte Weichteile werden mit sterilen Handbürsten gereinigt und mit reichlich Ringerlösung (d.h. mehrere Liter bei zweit- und drittgradig offenen Brüchen) gespült.

Ein Vorteil der pulsierenden Überdruckspülung, der sog. Jet-Lavage, ist der einer zusätzlichen mechanischen Reinigungskomponente. Nachteilig ist, dass Partikel und Keime in die Weichteile eingepresst werden, daher wird sie insbesondere bei stark kontaminierten Wunden von vielen Chirurgen abgelehnt.

Prinzipiell wird eine pneumatische Blutsperre am Oberschenkel angelegt und wasserdicht abgeklebt, die Manschette wird aber nur bei starken Blutungen und daraus resultierender Unübersichtlichkeit möglichst kurz aufgeblasen, um die Mikrozirkulation nicht weiter einzuschränken bzw. die Oxygenierung des Gewebes nicht weiter zu vermindern.

Nach dieser ersten groben Reinigung werden die verwendeten Instrumente, die Handschuhe und die Operationskleidung (die Verwendung wasserfester Einmalwäsche ist zu fordern) gewechselt, dann wird das Operationsgebiet neuerlich steril abgewaschen und abgedeckt.

In der zweiten Phase, der sog. *Débridementphase*, erfolgt die chirurgische Wundausschneidung. Darunter versteht man die peinlich genaue Resektion von kontaminierten, kontusionierten, schlecht durchbluteten und/oder avitalen Weichteil- und Knochenarealen.

Bei Gustilo Typ I-Verletzungen genügt meist die sparsame Wundexzision, so dass später der direkte Wundverschluss möglich ist. Es ist jedoch genau darauf zu achten, ob nicht unter der Perforationswunde ein größerer geschädigter Muskelbezirk liegt, welcher dann doch eine ausgedehnte Revision erforderlich macht. Vitale Muskulatur ist von rotbrauner Farbe und weicher, elastischer Konsistenz und blutet beim Ausschneiden, bei Berührung mit Pinzette oder Elektrokauter sind Kontraktionen zu sehen. Die spontan entstehenden Blutpunkte sind das verlässlichste Vitalitätszeichen und sind auch in der Subkutis nachweisbar. Jedes belassene avitale Gewebe kann zum Ausgangspunkt für eine Infektion werden und so auch bei erstgradig offenen Frakturen die Entstehung einer Osteomyelitis begünstigen.

Bei Typ II- und III-Verletzungen (Gustilo) ist meistens eine Erweiterung der Wunde erforderlich, um ein suffizientes Débridement ausführen zu können. Dabei muss darauf geachtet werden, dass diese Zugangserweiterung tunlichst so ausgeführt wird, dass sie bei der späteren Frakturstabilisierung oder Gefäßrekonstruktion Verwendung finden kann oder zumindest nicht hinderlich ist. Allgemein werden für die Schnittführung eher längsgerichtete und leicht bogenförmige Erweiterungen empfohlen, wobei möglichst die Langer-Hautlinien zu berücksichtigen sind. Bei queren Wunden sollten Hautbrücken erhalten bleiben, wenn z.B. eine Faszienspaltung angezeigt ist (Abb. 2.3).

Teil- und unverletzte, d.h. nicht eröffnete Muskellogen sollten nach direkter Gewalteinwirkung auf ihre Spannung geprüft und nach Probeinzision bzw. bei erhöhtem Logendruck prophylaktisch gespalten werden, da die Gefahr sehr hoch ist, dass sich (z.B. in der tiefen Flexorenloge) ein Kompartmentsyndrom entwickelt, das postoperativ nicht rechtzeitig erkannt wird.

Avitale, d.h. von den Weichteilen gestrippte Knochenfragmente, auch größere, strukturell bedeutende, müssen entfernt werden, weil sie die Entstehung von Osteomyelitis und Knochennekrosen begünstigen können. Eine primäre Verkürzung von einigen Millimetern ist günstig, sie verbessert die lokale Durchblutung. Auch eine primäre, vorübergehende Verkürzung von bis zu 10% der Tibialänge ist möglich. Neue Knochen-

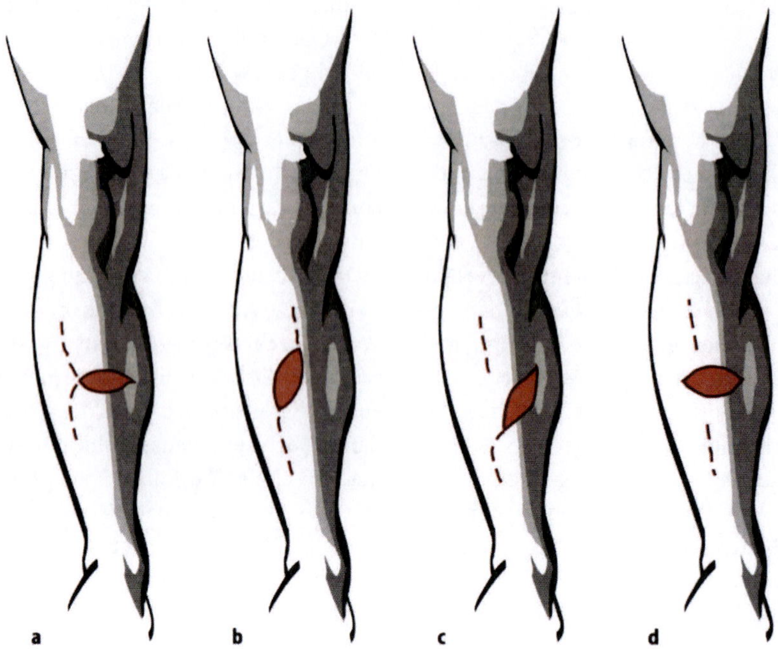


**Abb. 2.3 a–d.** Mögliche Schnittführungen am Unterschenkel zur Erweiterung der bestehenden Weichteilläsionen, um ein suffizientes Débridement ausführen zu können. Sind zur Gefäßrekonstruktion gesonderte Inzisionen erforderlich, sollen Weichteilbrücken von mindestens 5 cm erhalten werden

ersatztechniken wie mikrovaskulär gestielte Transplantate, Segmenttransfer oder sekundärer Verlängerung bedingen verbesserte Durchblutungsverhältnisse, deutlich geringere Infektionsrisiken und kürzere Konsolidierungszeiten (Abb. 2.5 a–k).

An das Débridement von Sehnen sind bezüglich der Radikalität nicht so hohe Ansprüche zu stellen, eine Überprüfung bei der Second-look-Operation ist jedoch angezeigt.

Im Rahmen eines minutiösen Débridement, welches in der Behandlung offener Frakturen eine Schlüsselstellung einnimmt, ist die wiederholte und reichliche Spülung des Wundgebietes günstig. In dieser Phase wird die Spülung mit gepulsten Spülspritzen, die sog. Jet-Lavage, häufiger empfohlen, ein therapeutischer Vorteil ist statistisch jedoch schwer nachzuweisen. Weitflächig freiliegende Gewebe müssen während der osteosynthetischen Versorgung ständig befeuchtet werden, um sie vor Austrocknung, Keimbesiedelung und Nekrose zu schützen.

## 2.6.2 Sekundäres Wunddébridement

Ab 24 Stunden nach der Primärversorgung sind »second«, »third« bzw. »multiple looks« auch nach ausgeprägten Nekrektomien erforderlich. Sie sollen klären, ob das primäre Débridement ausreichend durchgeführt werden konnte, ob sich Hämatome gebildet haben und entfernt werden müssen und ob Adaptationsnähte bzw. Korrekturen vorgenommen werden sollten. Zwischenzeitlich bleibt die Wunde in den meisten Fällen zwar offen, wird aber mit Kunststofffolien und eingelegten Saugdrainagen wasser- bzw. luftdicht abgeklebt (bzw. »versiegelt«) oder mit Kunsthaut, seltener mit feuchten Tüchern bedeckt.

Die sog. Vakuumversiegelung setzt sich als Alternative immer mehr durch. Bei der »klassischen« Vakuumversiegelung wird die potentiell kontaminierte oder septische Wunde mit einem redondurchflochtenen Polyvinylschaumstoff locker aufgefüllt und mit einer luftdichten Folie abgedeckt. Über die Drainage wird im Polyvinylschaumstoff und damit an der Wundoberfläche ein Unterdruck von 20–80 kPa erzeugt (Abb. 2.4 a, b) [7]. Solange die Sogwirkung nicht unterbrochen wird, besteht ein sicherer Verschluss der Wundfläche, ein Schutz vor nosokomialen Keimen, und die Wundsekrete können abgeleitet bzw. abgesaugt und auf Keime untersucht werden. Es ist auch möglich, die Vakuumpumpe mehrmals täglich abzu-

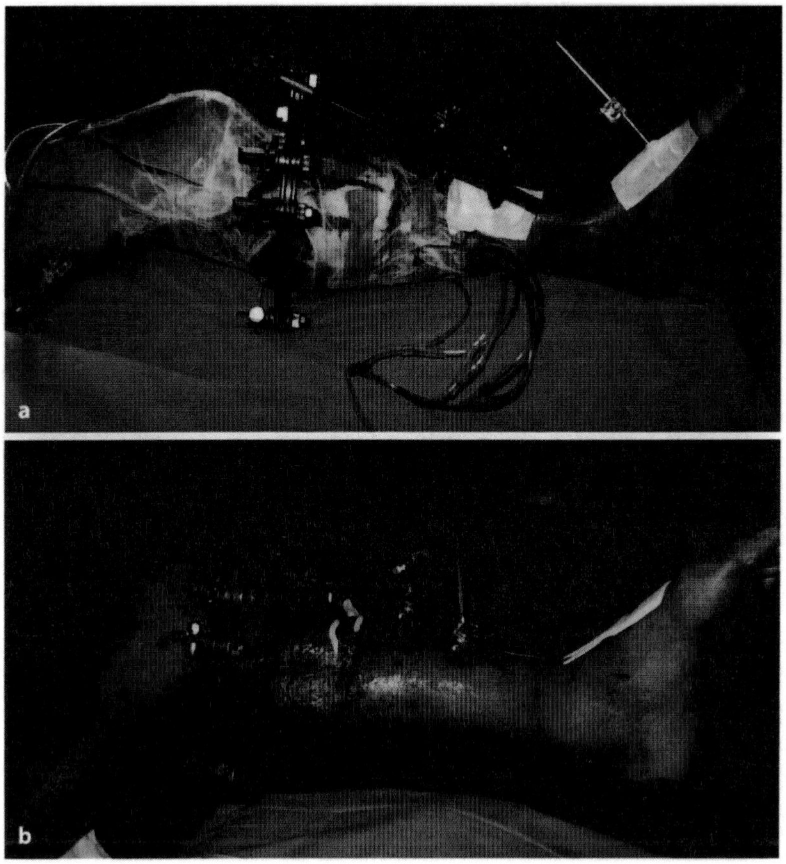


stellen und in das Versiegelungssystem abwechselnd Lavasept/Nebacetin-Lösungen zu instillieren und nach 30-minütiger Einwirkdauer das Vakuum wieder herzustellen [8].

Die Versiegelung kann einige Tage, bis zum Abklingen der Ödemphase (in der Regel innerhalb der ersten postoperativen Woche) ohne Wechsel belassen werden, der definitive Verschluss durch Naht, gemeshte Spalthaut, lokale oder freie Lappenplastik ist bei gut granulierender Wundoberfläche besser durchführbar. Zur Infektionsprophylaxe empfehlen einige Autoren, die Lappenplastik innerhalb von 3 bis 7 Tagen durchzuführen [5, 30].

! Bei einer bestehenden Osteitis und Osteomyelitis darf das Verfahren der Vakuumversiegelung nicht angewendet werden, in diesen Fällen ist die komplette Ausräumung des infizierten Knochenareals unbedingte Voraussetzung zur Beherrschung der Knochen-Weichteilproblematik.

Die Antibiotikabehandlung soll somit sowohl lokal wie auch systemisch erfolgen und muss sich nach Keimspektrum und Antibiogramm richten. Die endgültige Reposition, die Stabilisierung der Fraktur bzw.

**Abb. 2.4 a, b.** 46-jähriger Patient mit einer linken proximalen Unterschenkelfraktur Gustilo III B. **a** Stabilisierung mit einem Hybridfixateur, temporäre Arthrodese des oberen Sprunggelenks wegen primärer Parese des N. peronaeus zur Spitzfußprophylaxe. Der Weichteildefekt des proximalen Unterschenkels mit der Technik der Vakuumversiegelung versorgt. **b** Drei Wochen nach Unfall: die Weichteildefekte sind mit einem Skapulalappen und Spalthaut gedeckt. Zunehmende Mobilisierung der angrenzenden Gelenke. Der N. peronaeus hat sich noch nicht erholt, die Parese besteht weiterhin

die Lappenplastik kann jedoch ein exaktes Débridement aufgrund des verringerten Zugangs zum kontralateralen Weichteilmantel verhindern und darf erst nach Erreichen von lokalen vital verlässlichen Weichteilverhältnissen erfolgen.

## 2.7 Frakturversorgung

### 2.7.1 Allgemeine Richtlinien

Die Stabilisierung der Fraktur(en) trägt zur Verbesserung der Durchblutung, zur lokalen Weichteilberuhigung und zur Infektionsprophylaxe bei [20, 35]. Durch Ödeme, Mangeldurchblutung, Nekrose (Mediatortheorie), Schmerzen (Gefäßspasmen) und auch durch Überextension kann ein Circulus vitiosus entstehen, der zu den gefürchteten Komplikationen führt. So hat bereits Böhler besonderen Wert darauf gelegt, auch bei der konservativen Behandlung eine Verkürzung von 0,5 bis 1 cm anzustreben, dadurch wird die lokale Mikrodurchblutung auch des Knochens verbessert und die Komplikationsrate vermindert. Im Zweifelsfall und besonders bei offenen Frakturen sollte stets der vorteilhafte Effekt einer Verkürzung zumindest um wenige Millimeter sowohl bei der konservativen als auch bei der operativen Frakturversorgung (z. B. bei Trümmerzonen) angestrebt werden [2]. Darüber hinaus ist heute die primäre Verkürzung in Kombination mit der sekundären Verlängerung eine anerkannte Behandlungsmöglichkeit bei zweit- und drittgradig offenen Frakturen [2, 12, 13, 27, 37].

Die Art der Frakturstabilisierung bzw. die Wahl des zur Anwendung kommenden Implantats hängt von mehreren Faktoren ab, die in den folgenden vier Abschnitten beschrieben werden.

### 2.7.2 Ausdehnung der Weichteilschädigung

Prinzipiell muss vor der Entscheidung für eine Stabilisierungsform das Ausmaß der Weichteilschädigung eingeschätzt werden. Ist ein primärer Wundverschluss möglich (Gustilo Typ I, II, evtl. III), können interne Stabilisierungsverfahren (Marknagelung, Verplattung) eher zur Anwendung kommen. Dabei kann die Wunde in die Zugangsinzision mit einbezogen werden, es kann aber auch der Standardzugang gewählt werden, wenn man darauf achtet, dass eine Hautbrücke von mindestens 5 cm bestehen bleibt (Abb. 2.3).

**!** Ist die sichere Bedeckung des Knochens mit vitalen Weichteilen durch primäre Naht oder lokale Schwenk- bzw. Verschiebelappen nicht zu erzielen, verbietet sich die Plattenosteosynthese, auch wenn eine LC-DCP (»low contact dynamic compression plate«) oder eine LCP (»locked compression plate«) als Fixateur interne verwendet wird.

### 2.7.3 Lokalisation der Fraktur

Offene Schaftfrakturen mit Gelenkbeteiligung erfordern häufig eine Kombination von interner und externer Stabilisierung. So erfolgt die anatomische Gelenkrekonstruktion beispielsweise durch eine minimal-invasive stabile Schraubenosteosynthese. Hierbei können die Schrauben sowohl durch die Wunde als auch perkutan durch gesonderte Stichinzisionen unter Bildwandlerkontrolle eingebracht werden. Zunehmend häufiger werden selbstbohrende und selbstschneidende Lochschrauben verwendet. Die Stabilisierung der Hauptfraktur erfolgt dann unter geringer Verkürzung durch einen Fixateur externe oder Marknagel, gelegentlich durch ein LISS (»less invasive stabilisation system«) oder eine LCP.

### 2.7.4 Frakturform

Auch wenn von Seiten der Weichteilsituation her eine Plattenosteosynthese möglich wäre, so ist sie kontraindiziert, wenn sie zu einer weiteren Devitalisierung von Fragmenten führen würde. Dies gilt besonders bei Mehrfragment- oder Trümmerfrakturen. Der verbleibenden Vitalität der Fragmente ist gegenüber der Stabilisierungsart absolut Vorrang zu geben.

Da bei zweit- und drittgradig offenen Frakturen meist ohnehin grenzwertige Durchblutungsverhältnisse der Bruchenden vorliegen, ist in der Regel der Stabilisierung durch einen äußeren Festhalter oder durch Marknagelung der Vorzug zu geben vor einer »elastischen« Überbrückungsplatte.

Abhängig von der Weichteilsituation können metaphysäre Frakturen eine Ausnahme darstellen: es kann überlegt werden, »eingeschobene Platten«, wenn möglich mit winkelstabilen Schraubenverankerungen (LISS oder LCP) zu verwenden oder »Miniplatten« kombiniert mit einem Fixateur externe (Abb. 2.5 g).

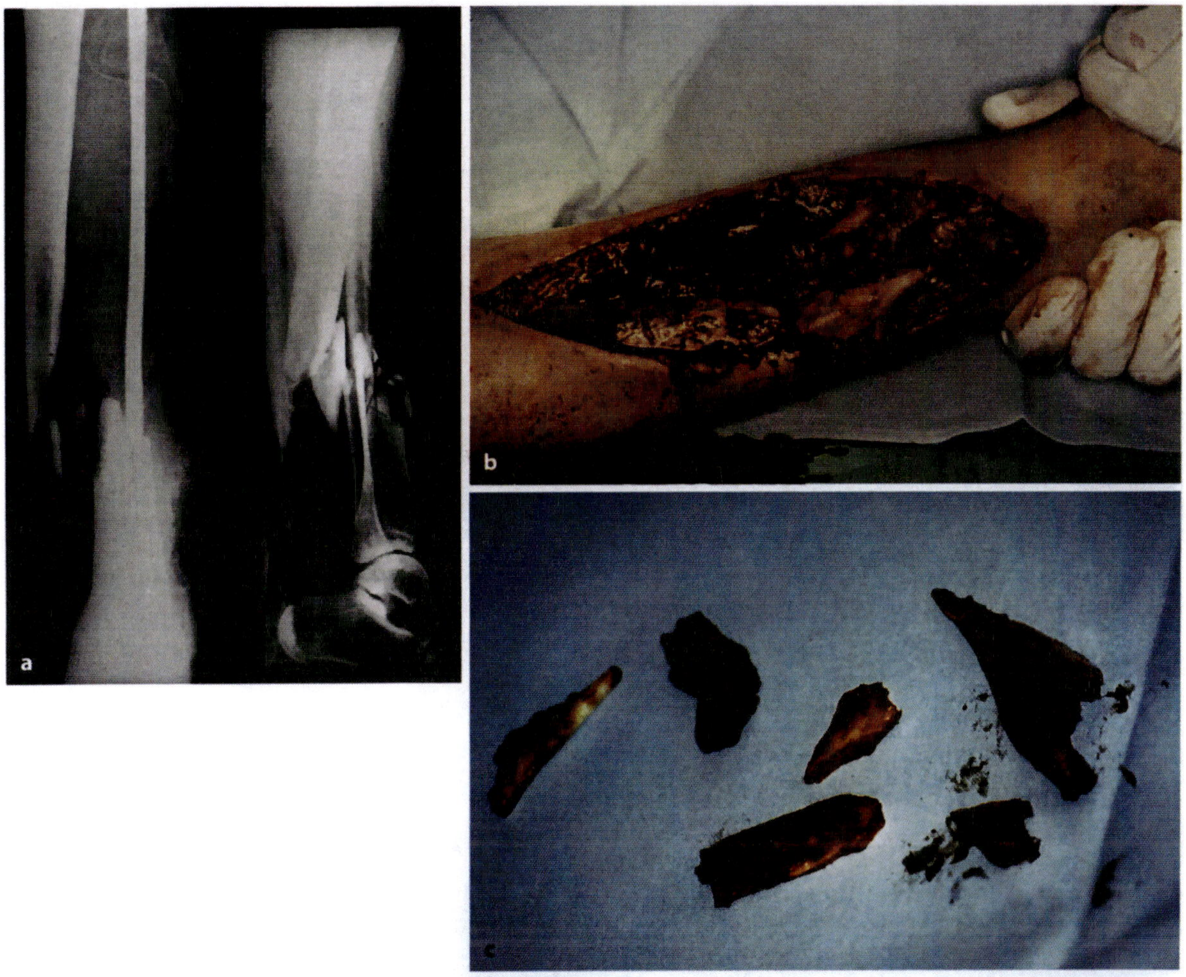


**Abb. 2.5 a–k.** 17-jährige Patientin, die als Mopedfahrerin von einem LKW überrollt wurde, Versorgung mit Zieharmonikatechnik. **a** Mehrfragmentfraktur des linken Unterschenkels (Gustilo III B): Weichteildefekt an der distalen anteromedialen Schienbeinfläche, periphere Durchblutung, Sensibilität und Motorik sind erhalten, zahlreiche Knochenfragmente liegen frei in den Weichteilen. **b** Lokalsituation nach Reinigungsphase und erstem Weichteildébridement, insgesamt 5 cm lange, vom Periost gestrippte Knochenenden der Hauptfragmente. **c** Im Rahmen des Débridement entfernte, avitale Knochenstücke ohne Weichteilverbindung. **d–k** s. S. 50, 51

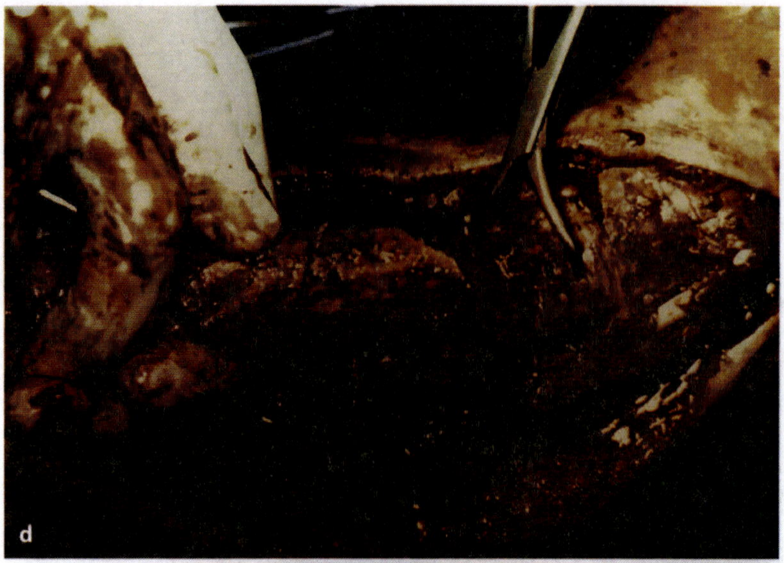

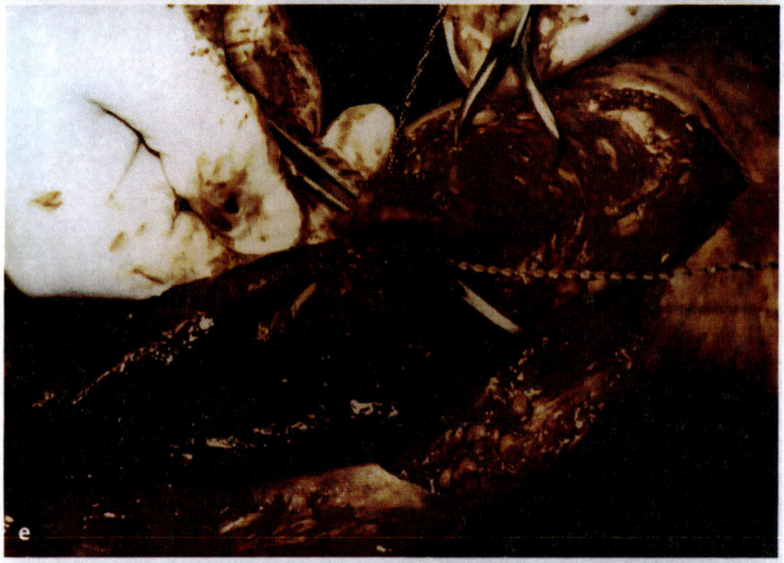

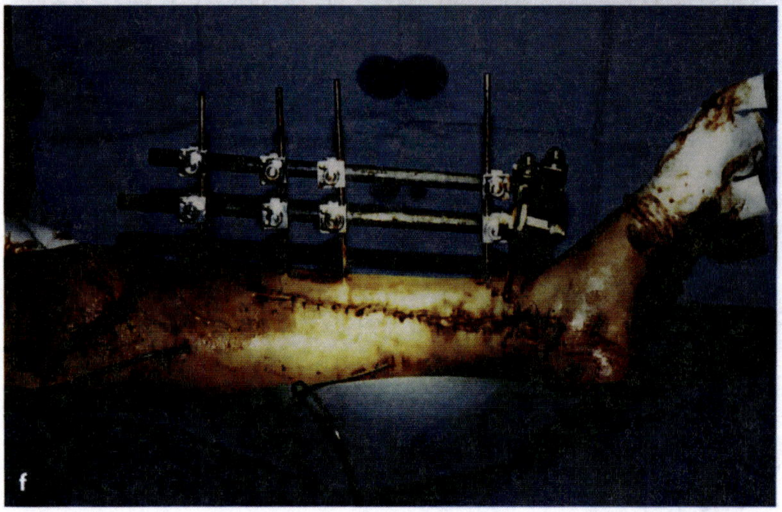

**Abb. 2.5. d, e** Resektion (ohne Blutsperre) der vom Periost denudierten Hauptfragmentenden mit der Gigli-Säge. Dadurch entsteht zwischen den durchbluteten Hauptfragmenten ein 5,5 cm langer knöcherner Defekt. **f** Primäre Verkürzung und Stabilisierung mit Fixateur externe und 2-Loch-Drittelrohrplatte, so dass ein primärer Hautverschluss erzielt werden kann. Gleichzeitig wurde eine offene mediale Knieseitenbandläsion versorgt, ein luxiertes Fibulaköpfchen temporär verschraubt und eine Innenknöchelfraktur mit zwei Spongiosaschrauben unter Kompression gesetzt. **g** Röntgenaufnahme zwei Wochen nach Unfall und primärer Wundheilung: Der Fixateur externe wurde auf einen Distraktionsfixateur umgebaut und die proximale Kortikotomie durchgeführt. Das Ausmaß der primären Verkürzung ist an der Überlappung der Fibula ersichtlich, die tägliche Distraktion (1 mm) wird von der ambulant behandelten Patientin durchgeführt. **h** 32 Wochen nach Unfall, 24 Wochen nach Beendigung der Distraktion ist der Fixateur abgenommen. Die distale Hauptfraktur ist knöchern konsolidiert, der Distraktionskallus proximal noch nicht sicher belastungsstabil, die Unterschenkellänge wiederhergestellt. **i** Sechs Monate nach Abnahme des Fixateurs bzw. 50 Wochen nach Beenden der Distraktion ist der Distraktionskallus belastungsstabil. **j** Zwei Jahre nach dem Unfall unauffällige knöcherne Struktur der Distraktionsstrecke und des distalen Anschlusses, seitengleiche Beinlänge. **k** Weichteilsituation zwei Jahre nach dem Unfall: völlig zufriedene Patientin ohne Funktionsverlust im Kniegelenk. Fast 50 %ige Reduktion der Funktion im OSG, normale Sensibilität und Durchblutung

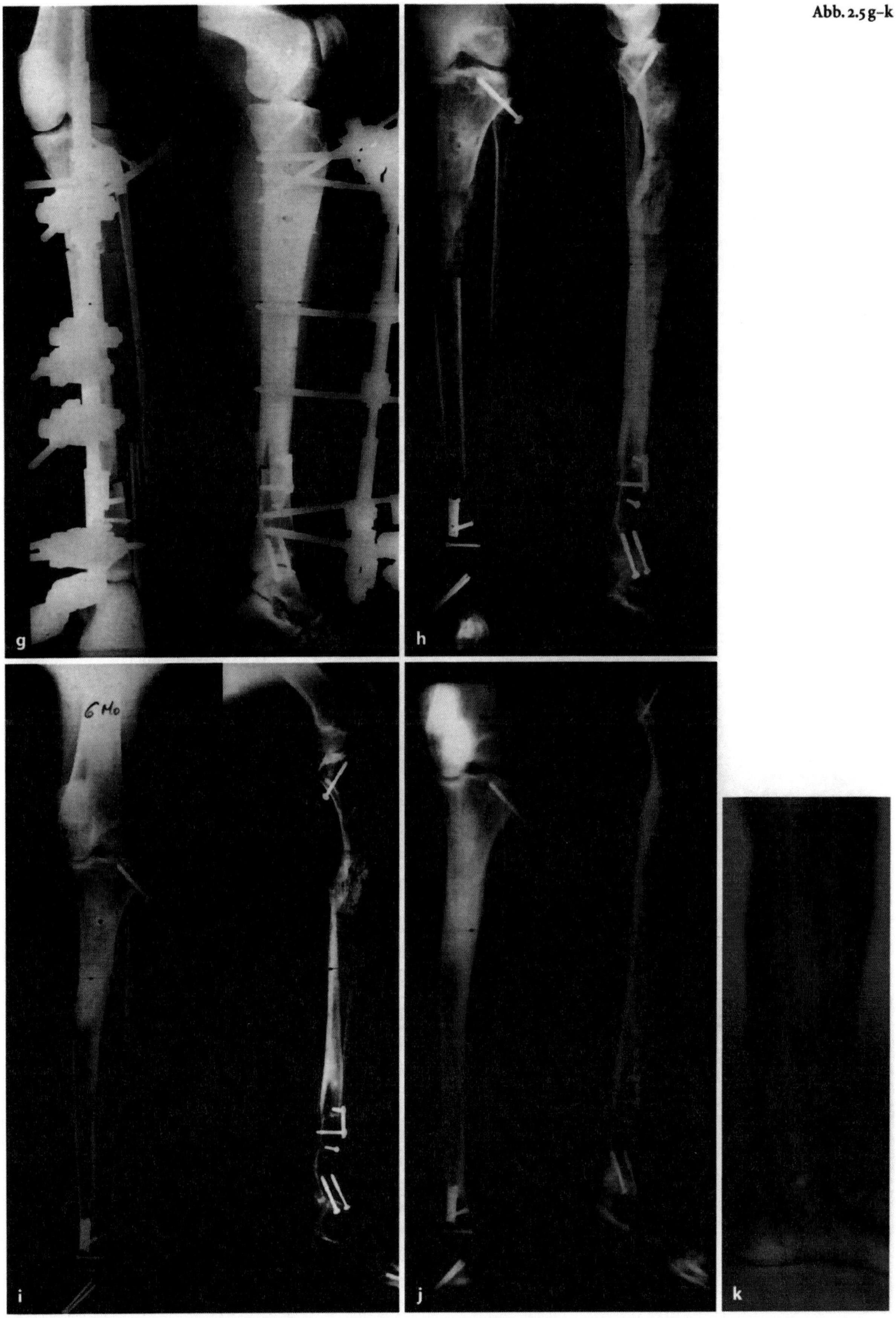


**Abb. 2.5 g–k**

### 2.7.5
### Technische Möglichkeiten und Erfahrung des Operateurs bzw. des Teams

Die Art der Stabilisierung ist wesentlich von den technischen Möglichkeiten des versorgenden Krankenhauses, der Erfahrung des Operateurs und der Möglichkeit der Zusammenarbeit mit Fachärzten für plastische Chirurgie und/oder Gefäßchirurgie beeinflusst.

Im Zweifelsfall sollte man die Fraktur eher mit einem äußeren Spanner stabilisieren , evtl. temporär gelenküberbrückend, als bei nicht sicheren Indikationen eine Marknagelung oder Verplattung durchzuführen. Gerade die Verwendung eines Pinless Fixateurs lässt die Möglichkeit offen, nach Konsolidierung der Weichteilsituation relativ gefahrlos einen Verfahrenswechsel mit Umstieg auf einen Marknagel durchzuführen (s. Kap. 2.9.3). Allerdings werden durch den Pinless Fixateur zusätzliche Weichteilschäden gesetzt. Schließlich ist auch ein Krankenhaus, in dem postoperativ eine hyperbare Oxygenierung möglich ist, von Vorteil.

## 2.8
## Primär konservative Behandlung

Die primär konservative Therapie ohne Extension und ohne operative Wundversorgung (evtl. Klebung) oder Naht in Lokalanästhesie bzw. adäquate Wundbehandlung in Allgemeinanästhesie, (s. Kap. 2.6, 2.7) ist möglich bei erstgradig offenen, wenig oder gar nicht verschobenen und stabilen Frakturen (Quer- und kurze Schrägfrakturen), wie sie nach Niedrigenergietraumen zu finden sind. Nach gesicherter Wundheilung und Nahtentfernung sowie nach ausreichender Rückbildung der Schwellung wird der Oberschenkel-Spaltgips in einen -Gehgips oder – je nach Frakturlokalisation und -stabilität – in einen Sarmiento-Gips umgewandelt (s. Kap. 1.5).

Bedacht werden müssen die Nachteile einer konservativen Therapie, die Ruhigstellung des Sprunggelenks (gelegentlich auch des Kniegelenks) und das erhöhte Thromboserisiko [2]. Eine Thromboseprophylaxe ist indiziert für die Dauer der Ruhigstellung, je nach Gipsbefristung und Konsolidierung der Fraktur also für 8 bis 14 Wochen (s. Kap. 1.9.1).

Die Extensions- bzw. die primär konservative Gipsbehandlung offener Frakturen ist eher die Ausnahme. Bereits im Jahre 1977, aber auch später wurde als Alternative bei weit verschobenen, offenen Unterschenkelfrakturen die Markdrahtung in Kombination mit dem Oberschenkelgips empfohlen [2, 21, 15].

In der Regel ist die Möglichkeit der operativen Stabilisierung – zumindest mit einem einfachen Fixateur externe – auch bei an einem Massenunfall beteiligten Patienten oder solchen in sehr reduziertem Allgemeinzustand, gegeben. Wenn aber nach der Wundversorgung eine operative Stabilisierung aus irgendeinem Grund nicht durchgeführt werden kann, muss bei instabilen offenen Schaftfrakturen selbstverständlich eine Extensionsbehandlung, wie sie Böhler [2] ausführlich beschrieben hat, angeschlossen werden.

Nach gesicherter Wundheilung und unbefriedigendem Therapieverlauf z. B. mit Fixateur externe kann auch das Umsteigen auf eine sekundär konservative Behandlung angezeigt sein, selbstverständlich auch umgekehrt. Bei Infektion der Schanz-Schrauben oder Kirschner-Drähte (Pin-Infektionen) mit Auslockerung ist z. B. die Metallentfernung und Kürettage bzw. der Verfahrenswechsel zur Gipsruhigstellung, mit oder ohne Extension und sekundär ein Oberschenkelgehgips bzw. Sarmiento-Gehgipsverband – je nach Stabilität im Frakturbereich – zielführend und vor allem risikoärmer als der Umstieg auf eine interne operative Stabilisierung. Selbstverständlich müssen die oben angeführten Nachteile der konservativen Behandlung in Betracht gezogen werden, außerdem sind sekundäre Fehlstellungen, verzögerte Heilungen bzw. Pseudarthosen und Einsteifung relativ häufig.

Bei manchen erst-, zweit- und drittgradig offenen Frakturen, besonders aber bei Gustilo Typ III B- und III C-Verletzungen, ist die ausgedehntere primäre Verkürzung bezüglich der Infektionsrate und Frakturheilung eine günstige Variante bei extremitätenerhaltendem Vorgehen. Durch die Entspannung der Weichteile führt sie zu einer Senkung der Kompartmentdrücke und Verbesserung der Durchblutung. Das Ausmaß der Verkürzung kann 4–5 cm ausmachen, soll aber nicht mehr als 10 % der Tibialänge betragen. Die Lagerung in einer Gipsschale oder/und geringe Extension sind in der Regel angezeigt.

Häufiger wird jedoch sekundär ein Fixateur externe (s. Kap. 2.9.2) angelegt. Dadurch können Weichteildefekte primär oder früh sekundär oder tertiär geschlossen, eine Lappenplastik vermieden oder der Hautdefekt und daher die Lappengröße verkleinert werden. Nach Erholung der Weichteile bzw. nach Auftreten einer Kalluswolke nach einem Zeitraum von ungefähr drei bis vier Wochen darf mit der Distraktion (1 mm/Tag) im Fixateur externe begonnen werden. Die Verlängerung erfolgt entweder über eine Kortikotomie im gesunden Schaft- bzw. im angrenzenden Metaphysenbereich oder – seltener – bei beginnender Kallusbildung der Fraktur über Kallusdistraktion. Die Konsolidierungszeit des distrahierten Kallus beträgt in der Regel das Doppelte der Distraktionszeit (Ziehharmonikatechnik; Abb. 2.5). Bei fehlender Kallusbildung kann auch vorübergehend komprimiert und erst nach Kallusnachweis wieder weiter distrahiert werden. Der Einfluss verschiedener Wachstumsfaktoren, Zytokine etc. wird sich in den kommenden Jahren herausstellen, bzw. erscheint deren zunehmende Anwendung auf Grund der bisher vorliegenden Ergebnisse als immer wahrscheinlicher.

## 2.9 Osteosynthesemethoden

Mehrere Stabilisierungsverfahren stehen bei der Versorgung offener Unterschenkelfrakturen zur Auswahl, bei Schaftfrakturen wird die verriegelte unaufgebohrte Marknagelosteosynthese den übrigen Operationsverfahren vorgezogen [22, 29, 31, 35]. Sie ist als minimalinvasive Technik durchführbar, führt in der Regel zu rascherer Konsolidierung und früherer Belastbarkeit als bei Fixateur-externe-Anwendung, bringt einen höheren Patientenkomfort und wird auch bei aufwändigerer plastischer Versorgung vorgezogen.

Die alternative Behandlung mit einem Fixateur externe wird von vielen Patienten als unbequem empfunden und gelegentlich aus ästhetischen Gründen, manchmal aus psychisch bedingten Vorbehalten abgelehnt. Die verschiedenen Fixateur-externe-Konstruktionstechniken sind einfach durchzuführen, manche erlauben eine frühzeitige Vollbelastung. Entsprechend der häufigen Wiederverwendbarkeit ist gelegentlich auch das Kosten-Nutzen-Verhältnis ein entscheidendes Kriterium.

Als neuere Alternative wird der Fixateur interne als LISS und als LCP mit winkelstabilen Schrauben angewendet [28]. Diese werden bei höhergradiger Osteoporose – neben anderen Stabilisierungsmöglichkeiten – wahrscheinlich künftig häufiger angewendet werden.

### 2.9.1 Zugschrauben allein

Einfache Drehbrüche ohne komplette oder inkomplette Drehkeile eignen sich für die Verschraubung mit mindestens drei Zugschrauben. Vorraussetzung ist, dass die Kontaktfläche der Fragmente mehr als die doppelte Schaftbreite ausmacht. Die Reposition gelingt meistens durch Fasszangen, die auch über kleine zusätzliche Stichinzisionen perkutan eingehakt werden können [26]. Je nach Größe des Drehkeils kommen 3,5- oder 4,5-mm-Kortikalisschrauben zur – allerdings relativ seltenen – Anwendung.

| | |
|---|---|
| Vorteile | Minimal-invasive, einfache Technik, unkomplizierte Wundversorgung, Patientenkomfort |
| Nachteile | Nur bei langen Drehbrüchen, Gefahr von Redislokation, Schraubenausriss, Vollbelastung erst nach Konsolidierung |

### 2.9.2
### Plattenosteosynthese und Fixateur interne

Als Indikation können offene Frakturen Tscherne Grad 1 und Gustilo Typ I angesehen werden, insbesondere wenn sie metaphysär und intraartikulär auslaufen. Da hier die Durchspießung der Haut von innen nach außen durch ein spitzes Fragmentende erfolgt, ist die Weichteilschädigung und Kontamination nur gering. Im Gegensatz dazu besteht bei offenen Frakturen vom Typ Tscherne Grad 2 und Gustilo Typ II bereits eine nicht unwesentliche Kontusion der die Wunde umgebenden Weichteile, so dass die Komplikationsrate bei Versorgung mit einer Plattenosteosynthese steigt [33]. Dies ist sowohl durch die zusätzlich notwendige Hautinzision, die offene Reposition und zusätzliche Denudierung der Fragmente bedingt als auch durch die Kortikalisnekrose im Bereich des Plattenbettes. Bei kontusionierten Wunden und unsicheren Wundverhältnissen, insbesondere bei Vorliegen einer Mehrfragment- oder Trümmerzone, bei Stückfrakturen und Fragmentdislokation bzw. Deperiostierung ist somit eine Plattenosteosynthese nicht indiziert. Sekundär, d.h. nach Konsolidierung der Weichteilsituation, können minimal-invasiv z.B. Low-contact-Überbrückungsplatten (Abb. 2.6a), das LISS (Abb. 2.6b) oder die LCP (Abb. 2.6c) ohne wesentliche Denudierung von Fragmenten und ohne wesentliche Schädigung im Bereich des Plattenbettes im Frakturbereich eingeschoben und perkutan fixiert werden.

| | |
|---|---|
| Vorteile | Stabile Form der Osteosynthese, uneingeschränkte funktionelle Nachbehandlung, Patientenkomfort |
| Nachteile | Schwierige Operationstechnik, Beeinträchtigung der periostalen Durchblutung, erhöhtes Risiko für Wundheilungsstörungen und Infektionen mit der Gefahr resultierender größerer Haut-/Knochendefekte, volle Belastung erst nach knöcherner Heilung |

Die Wunde kann in die Hautinzision des Standardzuganges einbezogen werden, bei ungünstiger Lage ist eine gesonderte Inzision unter Berücksichtigung einer ausreichend breiten Weichteilbrücke (mindestens 5 cm) notwendig. Die Plattenlage ist bevorzugt lateral zu wählen, da hier durch die Muskulatur der Tibialis-anterior-Loge eine ausreichend gute Weichteildeckung der Platte gewährleistet ist. Dabei sollte die Möglichkeit einer weniger invasiven Operationstechnik berücksichtigt werden: bei Verwendung eines Bildwandlers gelingt es oft, die relativ lange Platte über eine kleinere Inzision subkutan/submuskulär über die Fraktur vorzuschieben und die Besetzung der Plattenlöcher perkutan durchzuführen. Durch vorgeformte Platten mit winkelstabilen Schrauben (eingebracht mittels speziellem Plattenführungsinstrument) wird die Operationstechnik erleichtert, die Fixation erhöht und die periostale Durchblutungsstörung minimiert.

Bei Verwendung des LISS-PLT-Systems (»less invasive stabilisation system – proximal lateral tibia«; Abb. 2.6b und Abb. 1.12) ist die Operationstechnik ähnlich dem Verfahren am distalen Oberschenkel, sie wurde durch das LCP-Set erweitert mit verschiedenen Platten mit Doppellöchern, so dass sowohl winkelstabile als auch konventionelle Schrauben eingebracht werden können; Abb. 2.6c und Abb. 1.18).

Bei der offenen Reposition ist auf eine subtile Operationstechnik zu achten, besonders bezüglich der Verbindungen zwischen Weichteilen und Fragmentenden, damit nicht durch die Verwendung von Knochenhaltezangen oder Weichteilhaken zusätzlich zum unfallbedingten Trauma Druck- und Durchblutungsschädigungen entstehen. Entsprechend ist das Freilegen der Fragmente möglichst sparsam und ohne zusätzliche Schädigung des Periosts vorzunehmen.

Wegen der günstigeren Auflagestruktur ist eine Low-contact-DC-Platte aus Titan der herkömmlichen 4,5-DC-Platte vorzuziehen (Abb. 2.6a). Die Osteosynthese erfolgt nach den bei der Plattenosteosynthese üblichen Prinzipien, wobei gerade im distalen Unterschenkeldrittel viel Erfahrung erforderlich ist, um die Platte richtig anzumodellieren [26]. Bei zu geringer Vorspannung der Platte kommt es bei Kompression zum Klaffen des gegenüberliegenden Frakturspaltes und damit möglicherweise zu verzögerter Heilung, Achsenfehlstellung, Implantatlockerung und Implantatbruch.

Werden zusätzliche Zugschrauben verwendet, sollten die Fragmente möglichst minimal zusätzlich freigelegt werden. Gerade bei dorsal gelegenen Biegungskeilen ist es ratsamer, diese nicht gesondert zu stabilisieren, sondern sie im Weichteilkontakt zu belassen und zu überbrücken und damit der Vitalität des Frakturbereiches gegenüber der Stabilität den Vorzug zu geben (»biologische« oder »elastische« Überbrückungsosteosynthese). S. auch Kap. 1.6, S. 15ff.

Besonders bei Osteoporose wird die LCP bevorzugt, wobei die Kombination von winkelstabilen mit den herkömmlichen Schrauben möglich ist. Der Nachteil der winkelstabilen Schrauben ist, dass sie stets recht-

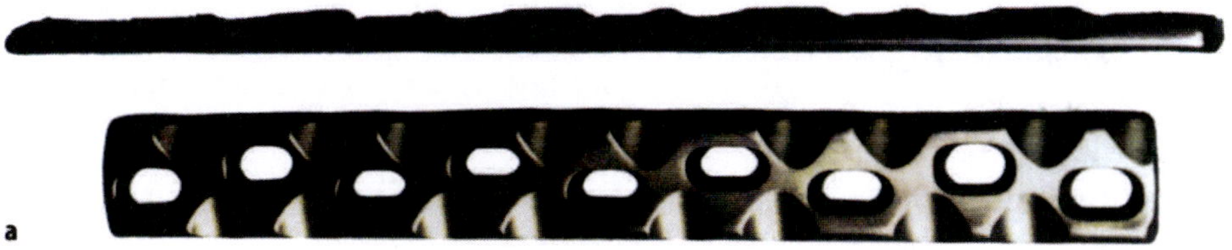
a

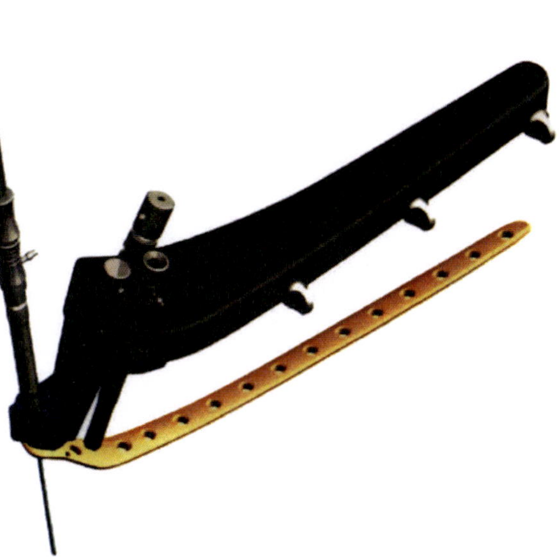
b

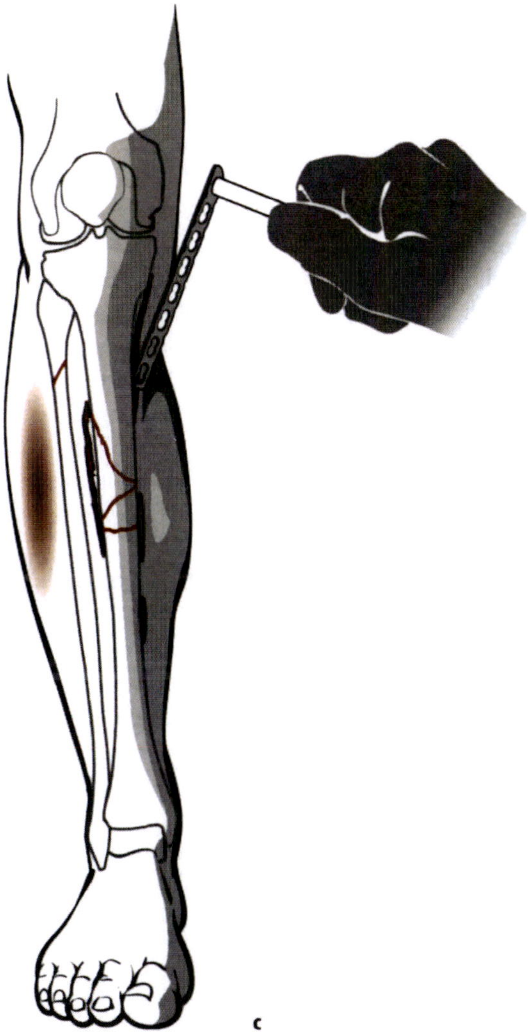
c

**Abb. 2.6.** **a** Verglichen mit der normalen DCP verringert die spezielle Form der LC-DCP die Auflagefläche auf den Knochen und reduziert die Beeinträchtigung der periostalen Durchblutung. **b** LISS-PLT: die spezielle Form der Titanplatte erlaubt eine Platzierung am lateralen Schienbeinkopf über eine 3–4 cm lange Inzision, die winkelstabilen, selbstschneidenden Plattenschrauben werden perkutan über ein Zielgerät eingebracht. **c** LCP mit speziellen Doppellöchern, jedes sowohl für die winkelstabile Schraube als auch für normale 4,5-mm-Kortikalis- oder 6,5-mm-Spongiosaschrauben geeignet, auch minimal-invasiv anwendbar winkelig auf das Schraubengewinde einzubringen sind, ihr Vorteil, dass sie die Platte im Sinne eines Fixateur interne nicht an das Periost des Fragmentes pressen, sich in der Regel nicht lockern, sondern einen festeren Verbund mit dem Knochen und der Platte bzw. dem Fixateur interne bilden, besonders wenn in verschiedenen, vorgegebenen Richtungen eingebracht worden sind [28].

Der Weichteilverschluss sollte primär durchführbar sein, da die Indikation zur Plattenosteosynthese nur bei geringgradiger Hautläsion ohne umgebende Kontusion gegeben ist. Ist ein Verschluss durch die primäre spannungsfreie Hautnaht nicht möglich, muss auf einen lokalen Schwenklappen bzw. Spalthaut oder – temporär – Kunsthaut bzw. Vakuumversiegelung zurückgegriffen werden.

Betrachtet man die erforderlichen Weichteilbedingungen und die operationstechnischen Anforderungen kritisch, so ist die Indikation zur Plattenosteosynthese bei offenen Unterschenkelfrakturen im mittleren Drittel eher selten gegeben. Die Verwendung einer intramedullären Stabilisierung oder eines äußeren Spanners stellt meist die einfachere und – bezüglich der Weichteilproblematik – risikoärmere Alternative dar.

### 2.9.3
### Fixateur externe

Indikationen für die Versorgung mit einem Fixateur externe sind Schaftfrakturen mit unsicheren Weichteilverhältnissen, offene Frakturen Grad 2 bis 4 nach Tscherne sowie Typ II und III nach Gustilo.

Die Applikation eines äußeren Festhalters ist hinsichtlich der Durchblutung die schonendste Methode der Frakturstabilisierung den Knochen betreffend. Die sehr variablen Montagearten ermöglichen es, neben der Fraktur auch die Weichteilschädigung so zu überbrücken, dass primär oder sekundär plastisch rekonstruktive Maßnahmen bei liegendem Fixateur erfolgen können (allerdings schwieriger als nach innerer Fixation).

| | |
|---|---|
| Vorteile | Einfache Operationstechnik, schnelle Applikation, variable Montageformen, leichte Korrekturmöglichkeit, evtl. volle Belastungsstabilität (Ilizarov-Methode) |
| Nachteile | Je nach Montageform verringerte Stabilität und Belastbarkeit, besonders bei langstreckiger Trümmerzone und schlechten Weichteilverhältnissen, verlängerte Konsolidierung, Pin-Infektion und Pin-Lockerung, Fixateurpflege verlangt gewisse Mitarbeit des Patienten, Patientenkomfort herabgesetzt, plastische Versorgung evtl. schwierig, besonders nach Abnahme des Fixateur externe Gefahr der verzögerten Konsolidierung und der sekundären Fehlstellung, je nach Montageform Wiederherstellung der Beweglichkeit verzögert bei temporärer Muskeltransfixation |

Bei der Verwendung eines Fixateurs, gleich welcher Bauart, muss der korrekten Applikation der Pins, Klammern oder Drähte aus zwei Gründen besondere Aufmerksamkeit gewidmet werden: erstens, um Gefäße, Nerven und Sehnen nicht zu verletzen, zweitens, um das Risiko der Entstehung einer lokalen Infektion möglichst nachhaltig zu reduzieren. Genaue anatomische Kenntnisse sind erforderlich, um eine ausreichend große Stichinzision der Haut an der richtigen Stelle vorzunehmen und Pin, Klammer oder Draht einzubringen, ohne dass Druckstellen an den Wundrändern auftreten. Je nach Art der Schanz-Schrauben ist ein exaktes Vorbohren, z.B. mit einem scharfen 3,5-mm-Bohrer, bei Verwendung von 4,5-mm-Schanz-Schrauben, notwendig. Dabei muss eine Hitzeentwicklung im Knochen durch ausreichende Spülung verhindert werden. Es stehen jedoch auch selbstschneidende – bzw. auch selbstbohrende Schanz-Schrauben zur Verfügung (s. auch Kap. 1.6.8, S. 13).

Postoperativ ist mehrmals täglich die Pflege der Schrauben, Steinmann-Nägel bzw. Drähte und der Hautinzisionen mit antiseptischen Lösungen erforderlich. Diese bedeutet einen größeren Zeitaufwand für das Pflegepersonal und sollte nach Schulung vom Patienten selbst übernommen werden.

Tritt eine Pin-Infektion auf, die im Wesentlichen auf die Weichteile beschränkt bleibt, ist dies prinzipiell noch keine Indikation für einen Wechsel der Schanz-Schraube oder des Drahtes, außer wenn die Pin-Infektion proximal weniger als 1,5 bis 2 cm von der Gelenkfläche entfernt ist, weil sie dann intrakapsulär liegen und eine Gelenkinfektion verursachen könnte.

Kommt es zur Auslockerung des Implantates, was klinisch erkennbar ist, meist auch radiologisch am osteolytischen Saum, so ist zur Vermeidung eines weiteren Stabilitätsverlustes und zur Verhinderung einer Ausbreitung der Infektion in den Markraum die Entfernung des Implantates, die Spülung und evtl. Kürettage des Kanals oder ein Positionswechsel durchzuführen. Neben mangelhafter Wundpflege oder primärer Infektion ist auch eine Instabilität im Frakturbereich eine Ursache für die Auslockerung von Pins, dann sollte neben dem Wechsel der Implantate auch eine veränderte bzw. verstärkte Fixateurmontage und die Anpassung der Nachbehandlung in Erwägung gezogen werden.

### Fixateur mit Schanz-Schrauben

Für Frakturen im Schaftbereich bietet sich die unilaterale Fixateurmontage als Klammerfixateur an, bei der in den beiden Hauptfragmenten je zwei Schanz-Schrauben über Stichinzisionen in den Schaft eingedreht werden und die Fraktur mittels Doppelgestänge überbrückt wird. Die verbindenden Rohrteile sollten Kohlefaserstäbe sein, da diese aufgrund ihrer Strahlendurchlässigkeit eine wesentliche Erleichterung in der radiologischen Beurteilung ermöglichen (Abb. 2.7 a, b).

Komplexe und instabile Frakturen erfordern häufig eine multiplanare statt der unilateralen Montage, bei der Verwendung des AO-Fixateurs ist dabei jede Konstruktionsform durch die verschiedenen Rotationsbacken, Brückenbacken (Abb. 2.7 c) und Rohr-zu-Rohr-Verbindungen relativ einfach durchzuführen. Mit der Rohr-zu-Rohr-Technik sind sowohl primäre Reposition als auch sekundäre Korrekturen am leichtesten zu realisieren (Abb. 2.7 b).

Metaphysäre Frakturen erfordern die Stabilisierung mit Querbacken (Abb. 2.7 c–g) oder komplexe multiplanen Fixateurarrangements. Bei gelenknahen offenen Tibiafrakturen besteht durch die Verwendung der Rohr-zu-Rohr-Verbindungen die Option, auch temporäre gelenküberbrückende Fixateurmontagen auf den Oberschenkel bzw. über das Sprunggelenk durchzuführen. Wird das Kniegelenk bei tibiaplateaunahen Frakturen temporär an den Oberschenkelschaft überbrückt, so sind die Steinmann-Nägel am Oberschenkelschaft von lateral her im Bereich des Septum intermusculare zu platzieren, denn bei dieser Lokalisation ist die Gefahr einer intraartikulären Platzierung sehr gering. Außerdem wird die Gleitfunktion des M. quadriceps nach Abnahme des Fixateurs wegen der geringeren Verwachsungen nicht zu stark beeinträchtigt.

Überbrückungen des oberen Sprunggelenks werden so gewählt, dass unter Bildwandlerkontrolle jeweils ein Pin mit zentral gelegenem Gewindeanteil in den Kalkaneus bzw. den vorderen Teil des Taluskörpers eingebracht wird (Abb. 2.8 a). Zur Spitzfußprophylaxe genügt ein Pin, der den ersten Mittelfußknochen in fast rechtwinkliger Stellung zur Tibia fixiert (Abb. 2.8 b).

Wenn sich der Chirurg dazu entschließt, bei einer offenen Unterschenkelfraktur einen Fixateur zur Frakturstabilisierung zu verwenden, sollte er primär dem einfacheren unilateralen Klammerfixateur den Vorzug geben, weil damit prinzipiell die Möglichkeit besteht, durch spätere Dynamisierung eine zunehmende Kompression bzw. Einstauchung der Fraktur zu erzielen, die Konsolidierungszeit wesentlich zu verringern bzw. der Notwendigkeit einer Spongiosaplastik zu entgehen. Multiplane Fixateurmontagen sollten proximal und distal metaphysären Frakturen vorbehalten bleiben, mit ihnen kann – abhängig von der Frakturform – oft früher eine Belastungsstabilität erzielt werden.

### Fixateur nach Ilizarov

Die von Ilizarov eingeführten Ringfixateure finden ebenfalls bei einfachen und komplexen Frakturen ihre Anwendung (Abb. 2.9 a), Indikationen sind bei uns vornehmlich Verlängerungsosteotomien über Kallusdistraktion und multiplane Korrekturen, je nach der Erfahrung des Operateurs und technischer Ausstattung auch offene Schaftfrakturen. Ein großer Vorteil ist die volle Belastbarkeit, wobei diese relativ elastische Fixation die Frakturheilung günstig beeinflusst. In vielen Ländern ist die Indikation auf intraartikulär auslaufende und auf gelenknahe Frakturen beschränkt. Dabei werden gelenknahe oder intraartikuläre Frakturen gedeckt unter Bildwandlerkontrolle reponiert und evtl. perkutan verschraubt oder mit Kirschner-Drähten (ggf. mit Oliven) retiniert. So können auch kleinere Fragmente gehalten werden. Dies führt dazu, dass manchmal mehr als drei Kirschner-Drähte im gelenknahen Fragment verankert und in einem oder zwei Ringen fixiert werden. Die dreidimensionale Drahtfixierung gewährt auch ausreichend Stabilität im Hauptfrakturbereich, so dass auf eine in bezug auf Stabilität und Funktion ungünstige Gelenküberbrückung verzichtet werden kann. Durch die sich kreuzenden und unter Spannung stehenden Drähte wird der Zugang zu den Weichteilen jedoch wesentlich erschwert (Abb. 2.9 b).

Die mit dem Ringfixateur bzw. mit den Kirschner-Drähten (mit oder ohne Oliven) mögliche Stabilisie-

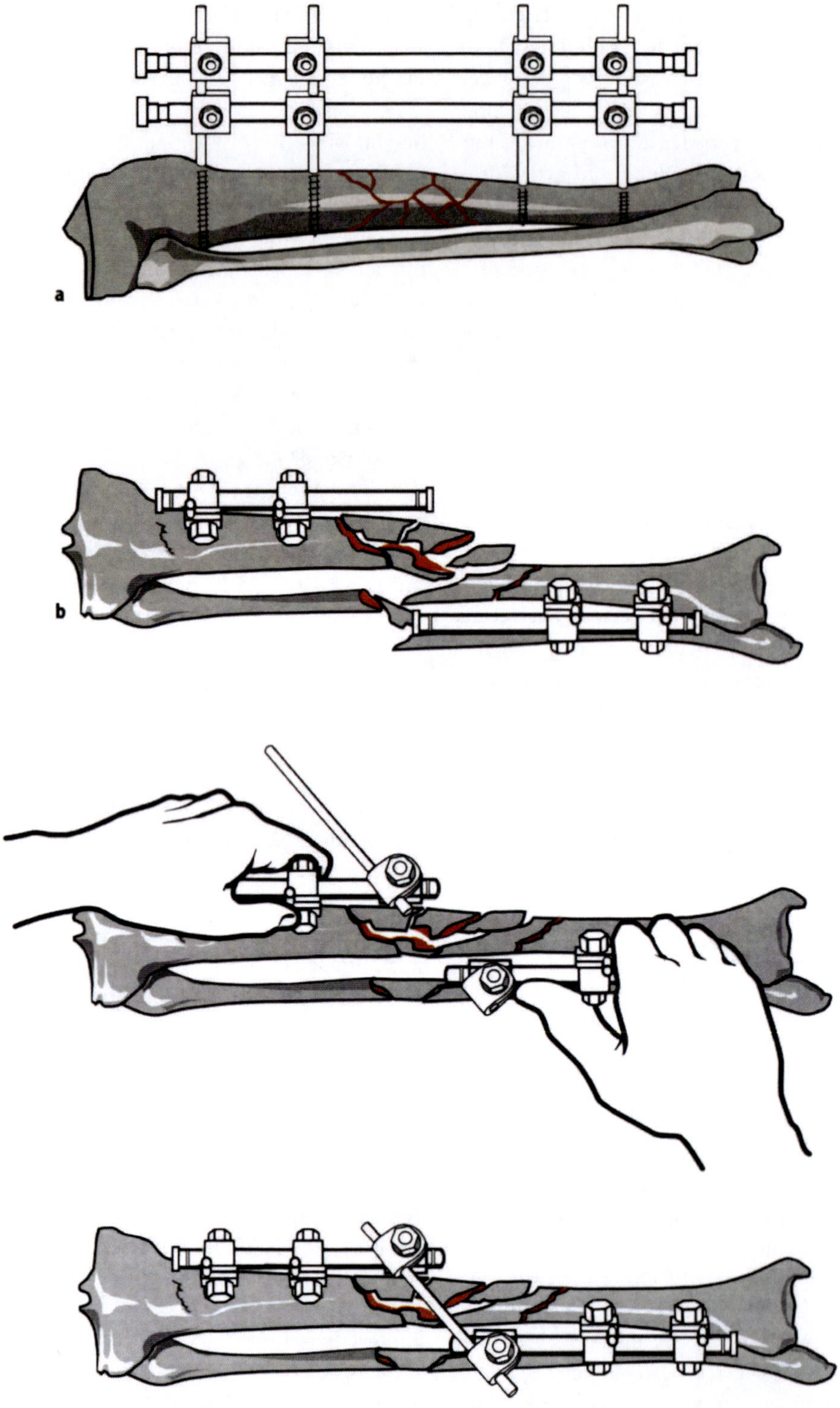


**Abb. 2.7.** **a** Unilateraler Klammerfixateur, hier mit Metallrohrstäben, vorzuziehen sind Röntgenstrahlen durchlassende Kohlefaserstäbe. **b** Versorgung einer diaphysären Trümmerfraktur mit je zwei Schanz-Schrauben und Verbindungsstäben in jedem Hauptfragment. Nach Reposition Verbindung der beiden Rohre mit einer Verbindungsstange und Rohr-zu-Rohr-Verbindungsbacken unter angestrebter Verkürzung von einigen Millimetern. **c** Stabilitätserhöhung bei Trümmerzone bzw. Knochendefekten durch V-förmige Montage (Delta-Fixateur). **d** Möglichkeit der Stabilisierung einer metaphysären Fraktur mit unilateralem Fixateur und Querbacken. **e–g** s. S. 60

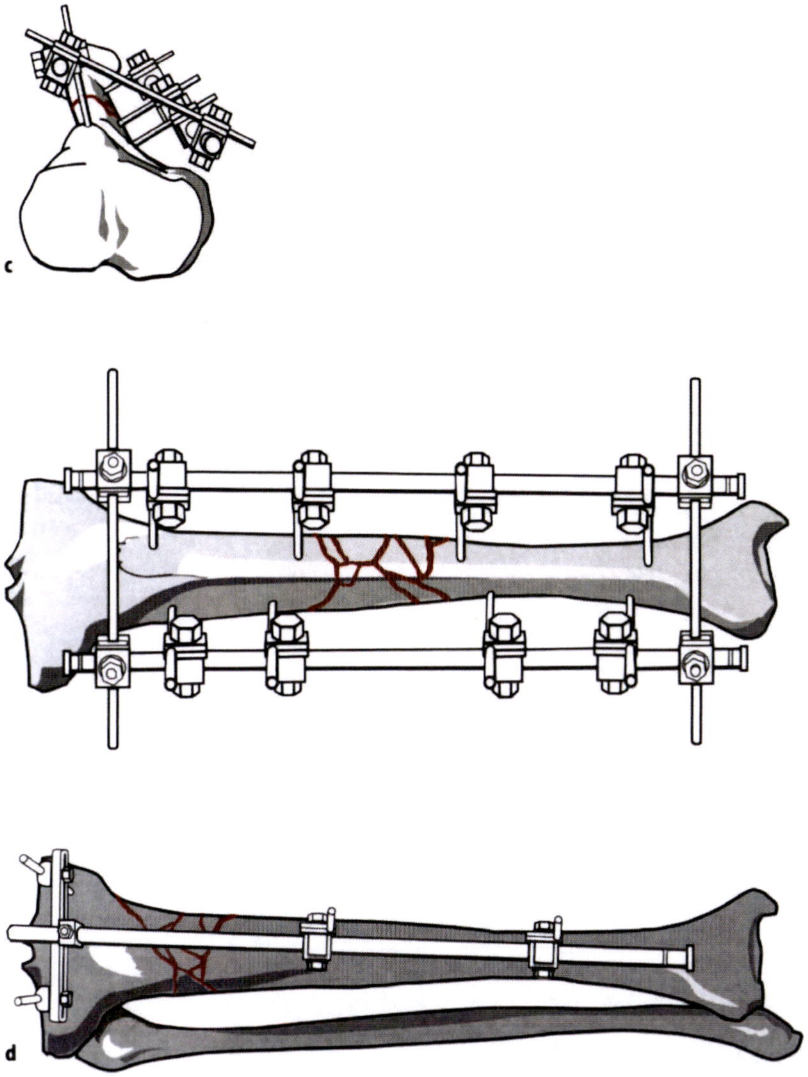


**Abb. 2.7 c, d**

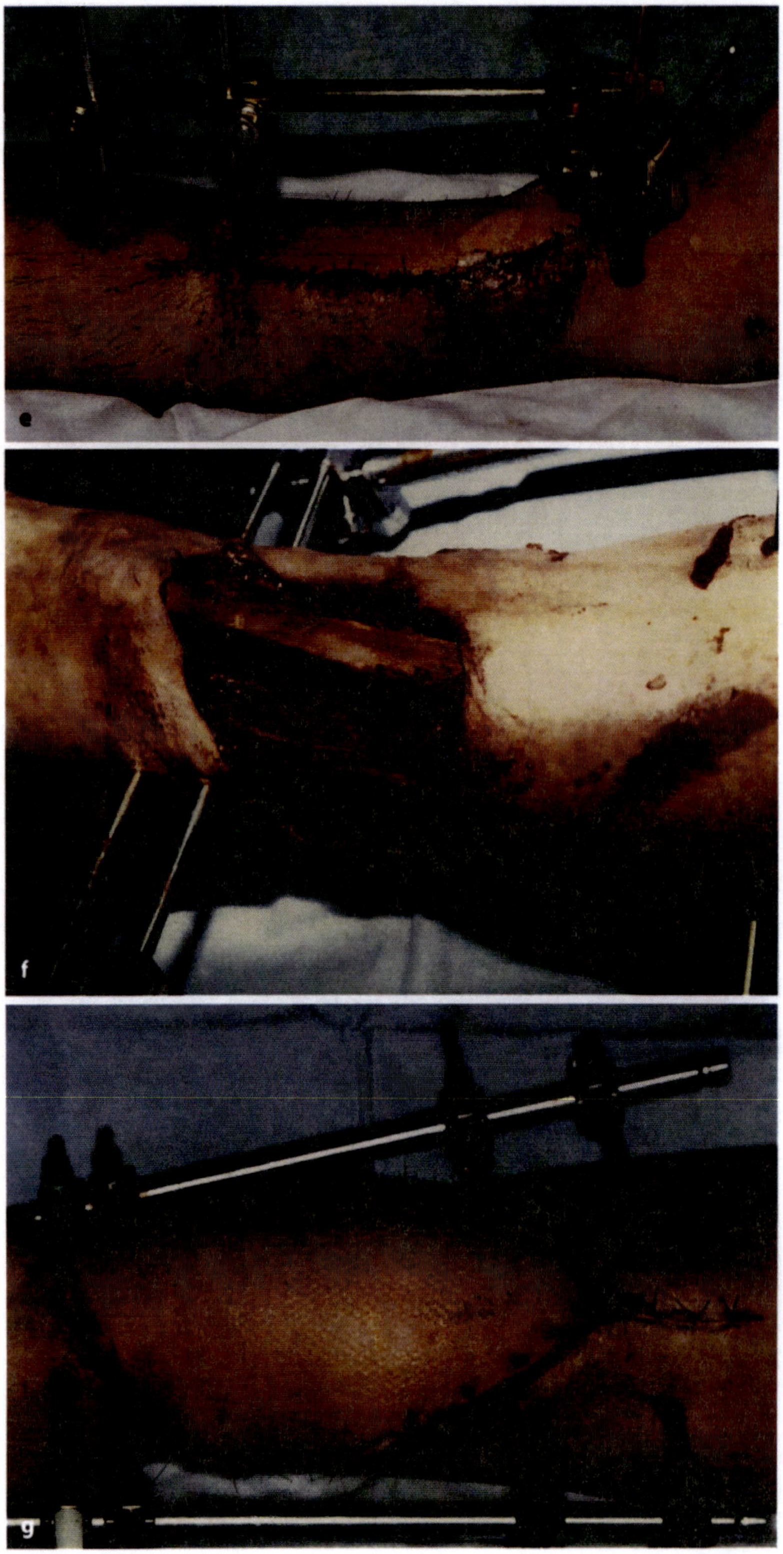


**Abb. 2.7. e** Sprunggelenknahe Unterschenkelfraktur rechts mit V-Konstruktion im distalen Hauptfragment und Lappenplastik medial, Spalthautplastik lateral.
**f, g** Seltene Indikation zur Montage eines Rahmenfixateurs: die Deckung des Weichteil- und Knochendefektes sowie der Strecksehnen wird mit einem gefäßgestielten freien Lappen durch die freie ventrale Zugänglichkeit erleichtert

**Abb. 2.8 a, b.** Möglichkeiten der Gelenküberbrückung des OSG. **a** Temporäre Arthrodese des oberen und unteren Sprunggelenks bei zusätzlicher Beteiligung des Pilon tibiale. **b** Zur Spitzfußprophylaxe Fixation des Os metatarsale I mit Schanz-Schraube

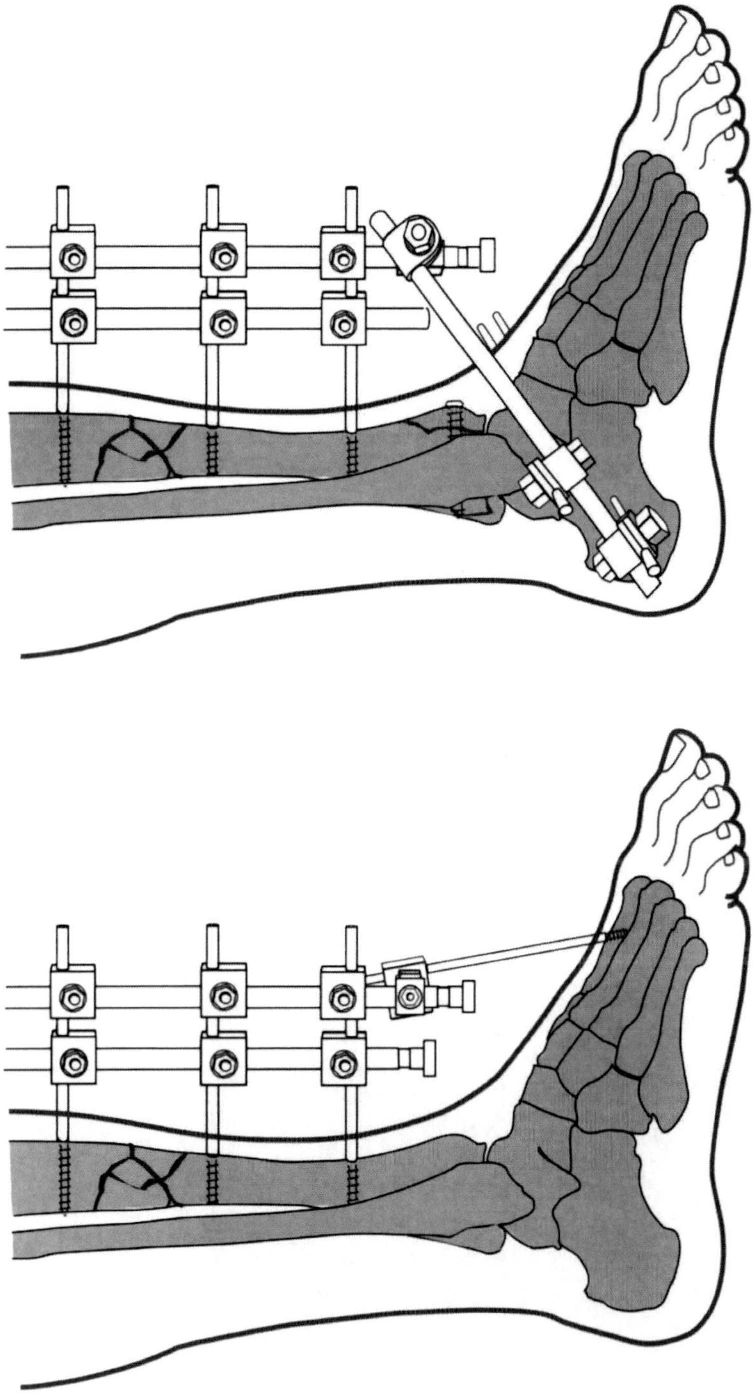

a

b

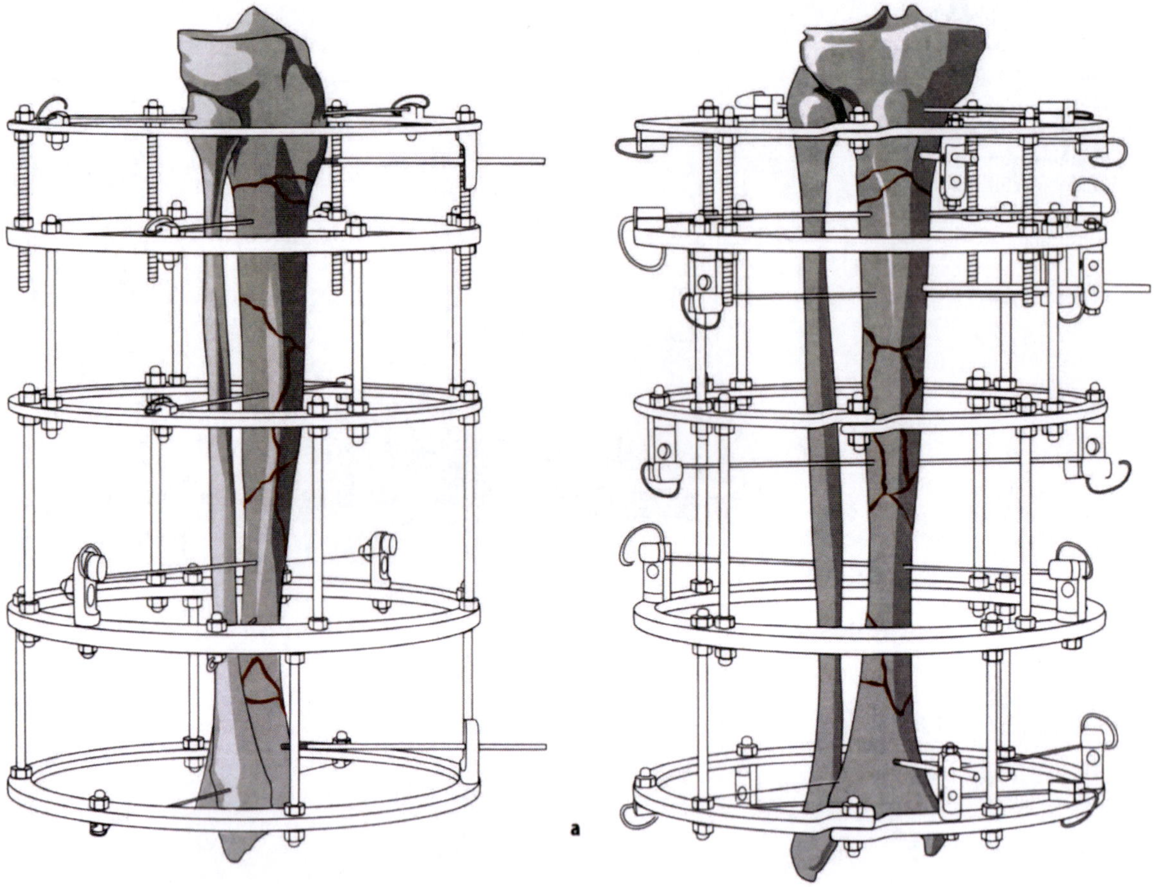

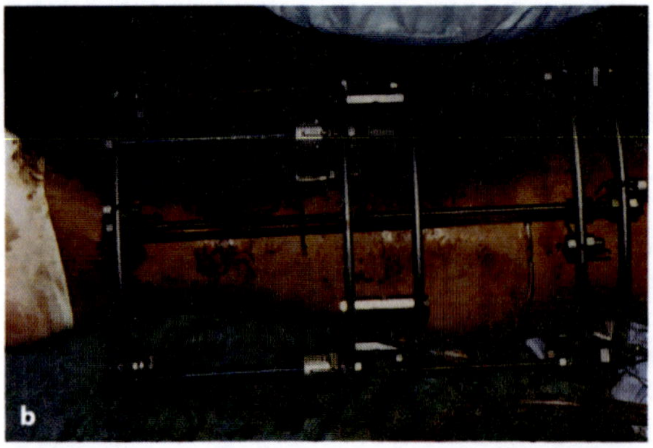

**Abb. 2.9.** **a** Möglichkeit der Stabilisierung einer Mehrfragmentfraktur mit Ilizarov-Fixateur a.-p. und seitlich. **b** Ilizarov-Fixateur bei distaler rechter Unterschenkelschaftfraktur von medial, vorbereitet mit drei Gewindespindeln zum Segmenttransfer (von proximal nach distal)

rung kleinerer Fragmente und die knapp subchondral, also ganz gelenknah platzierten Drähte sind wesentliche Vorteile dieses Systems (im Vergleich etwa mit Schanz-Schrauben oder Gewindestäben des Rahmenfixateurs). Aber auch bei diesem System treten ähnliche Probleme mit Pin- und Gelenkinfektionen auf, insbesondere proximal, wo sich die Gelenkkapsel erst 1 bis 2 cm distal der Tibiagelenkfläche umschlägt, so dass Kirschner-Drähte in diesem Bereich intraartikulär liegen können [27].

### Hybridfixateur

Je nach Frakturlokalisation und -typ kann der unilaterale Fixateur durch Verbindungsstücke mit einem Ilizarov-Ring oder einem ähnlichen, röntgendurchlässigen Kunststoffring kombiniert werden

Bei gelenknahen metaphysären Frakturen ist am distalen Tibiaende ein Ilizarov-Ring und proximal ein Ilizarov-3/4-Ring sehr hilfreich, wobei proximal die Drähte nur bis maximal 1,5 cm zum Gelenkspalt – je nach Gelenkkapselumschlagfalte – platziert werden sollen. Diese Konstruktion wird mit einem unilateralen Fixateur bestehend aus zwei Schanz-Schrauben, zwei Backen und einem Kohlefaserstab mit einer speziellen Ring-zu-Stab-Backe in Verbindung gebracht (Abb. 2.10 a). Diese Fixationstechnik ist auch gut mit der Vakuumversiegelungstechnik für drittgradig offene Frakturen zu kombinieren (Abb. 2.4 a, b).

Zur Erhöhung der Stabilität kann am Ring auch zusätzlich eine Schanz-Schraube angebracht werden, wenn sie im gelenknahen Fragment genügend Halt findet (Abb. 2.10 c). Diese Montageform ist gerade bei geplanten sekundären Verlängerungen nach primärer Verkürzung im Frakturbereich eine günstige Versorgung, die mehrere Variationsmöglichkeiten bietet.

### Pinless Fixateur (Zangenfixateur)

Ein wesentlicher Nachteil der primären Frakturstabilisierung mit äußerem Festhalter unter Verwendung von Schanz-Schrauben oder Kirschner-Drähten besteht in der potentiellen Gefahr, dass über eine Pin-Infektion auch eine Keimbesiedelung der Tibia bzw. ihres Markraums eintritt, wodurch die Möglichkeit des Verfahrenswechsels (z. B. auf einen Marknagel) nach Weichteilsanierung wesentlich eingeschränkt wird. Um dieses Risiko zu minimieren, wurde das System des Pinless Fixateurs eingeführt, der durch die spezielle Konstruktion der Klammern einen festen Halt in der Kortikalis gewährleistet, ohne den Markraum zu tangieren bzw. zu eröffnen. Indikationen sind jene offenen Frakturen, bei welchen eine primäre intramedulläre Frakturstabilisierung aufgrund der Weichteilsituation bzw. des Allgemeinzustandes noch nicht ratsam erscheint, es jedoch geplant ist, nach Weichteilsanierung auf eine interne Stabilisierung umzusteigen. Der Pinless Fixateur ist hinsichtlich der Stabilität der des Rahmenfixateurs mit Schanz-Schrauben unterlegen, er eignet sich also kaum zur Ausbehandlung der Fraktur (Abb. 2.11 a). Ein weiterer Nachteil ist die Notwendigkeit, die Hautinzisionen großzügiger und meist quer zu den Spaltlinien der Haut anlegen zu müssen, damit es durch die Bügel des Fixateurs nicht zu zusätzlichen Hautdruckschäden kommt.

In Abhängigkeit der Geometrie der Tibia stehen drei Klammern zur Verfügung: eine große symmetrische Klammer, welche im oberen Drittel des Tibiaschafts Anwendung findet, eine asymmetrische Klammer für die Schaftmitte (Abb. 2.11 b), die mit ihrer gabelförmigen Spitze gut an die vordere bzw. mediodorsale Schienbeinkante aufgesetzt werden kann, und eine kleine symmetrische Klammer für die Fixation im distalen Drittel der Tibia. Diese Klammern sollten nach Möglichkeit an der medialen vorderen Seite des Unterschenkels angebracht werden und die vordere und medial hintere Kante der Tibia einbeziehen. Es ist eine ausreichende transversale Stichinzision erforderlich, um die Spitzen der Klammern einführen und verankern zu können. Eine stabile Montage kann dadurch erreicht werden, dass im proximalen und distalen Hauptfragment jeweils zwei Knochenklammern appliziert werden, die über einen Kohlefaserstab unter Verwendung entsprechender AO-Rotationsbacken verbunden werden. Die Stabilität des Fixateurs kann durch die Verwendung eines zweiten Verbindungsstabes zusätzlich erhöht werden.

Indikation für den Pinless Fixateur ist also die Notwendigkeit einer vorläufigen Frakturstabilisierung bis zur definitiven Versorgung mittels intramedullärer Kraftträger. Aufgrund der zunehmenden Auslockerung und lokaler Osteolysen sollte der Pinless Fixateur nicht über die sechste Woche hinaus belassen werden (Abb. 2.12 a–f).

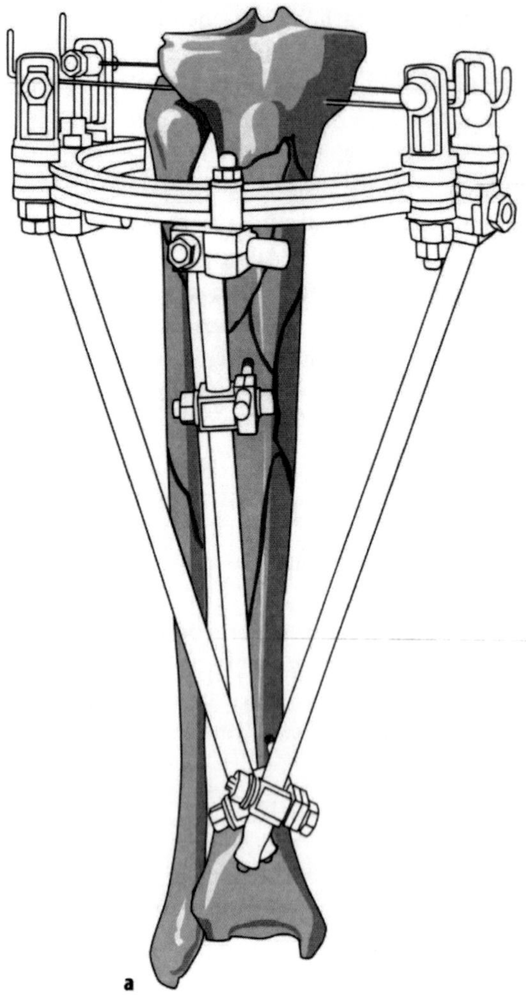

a

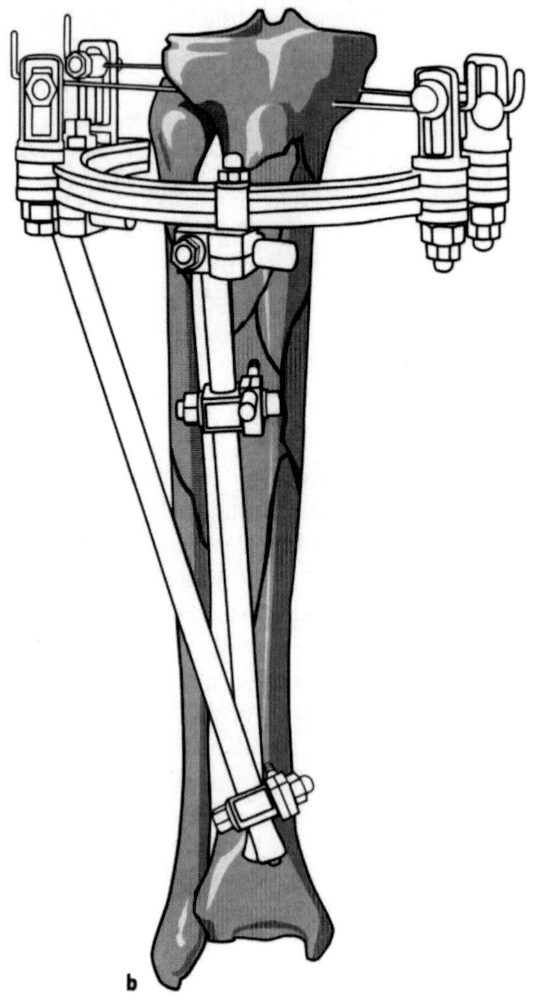

b

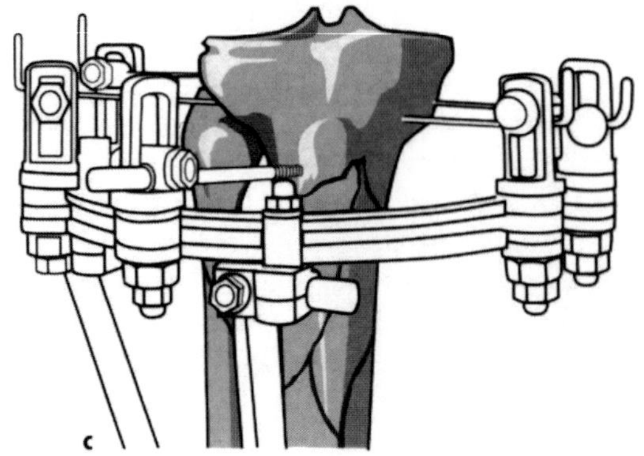

c

**Abb. 2.10.** **a** Hybridfixateur: Röntgendurchlässiger Kunststoff-Halbring mit Drähten im Tibiakopf und mit einer Ring-Rohr-Verbindung mit einem unilateralen Fixateur verbunden als Deltakonstruktion bei Tibiafraktur im proximalen und mittleren Drittel. **b** Etwas geringere Stabilität bei Dreieckskonstruktion. **c** Hybridfixateur: Halbring mit Drähten, zusätzlich mit einer Schanz-Schraube verbunden

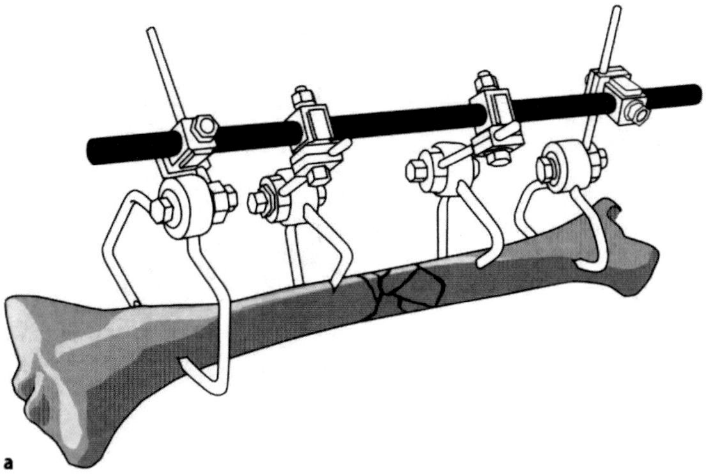

a

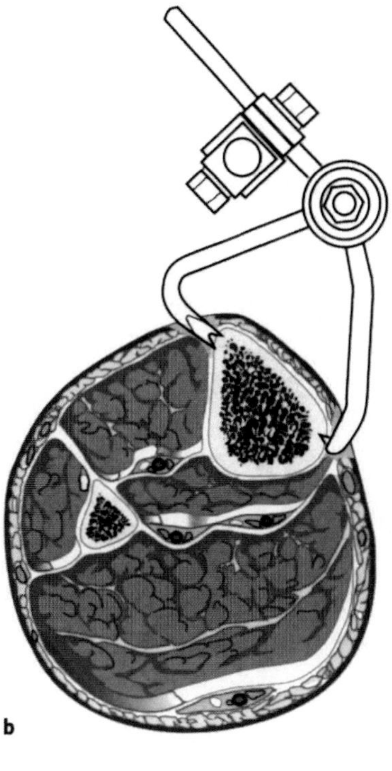

b

**Abb. 2.11.** **a** Montageform des Pinless Fixateurs: proximal die große symmetrische Klammer, in der Mitte zwei asymmetrische Klammern, distal die kleine symmetrische Klammer, verbunden mit Kohlefaserstab. **b** Die asymmetrische Klammer des Pinless Fixateurs vermeidet eine Beeinträchtigung des M. tibialis anterior bzw. der Flexorengruppe

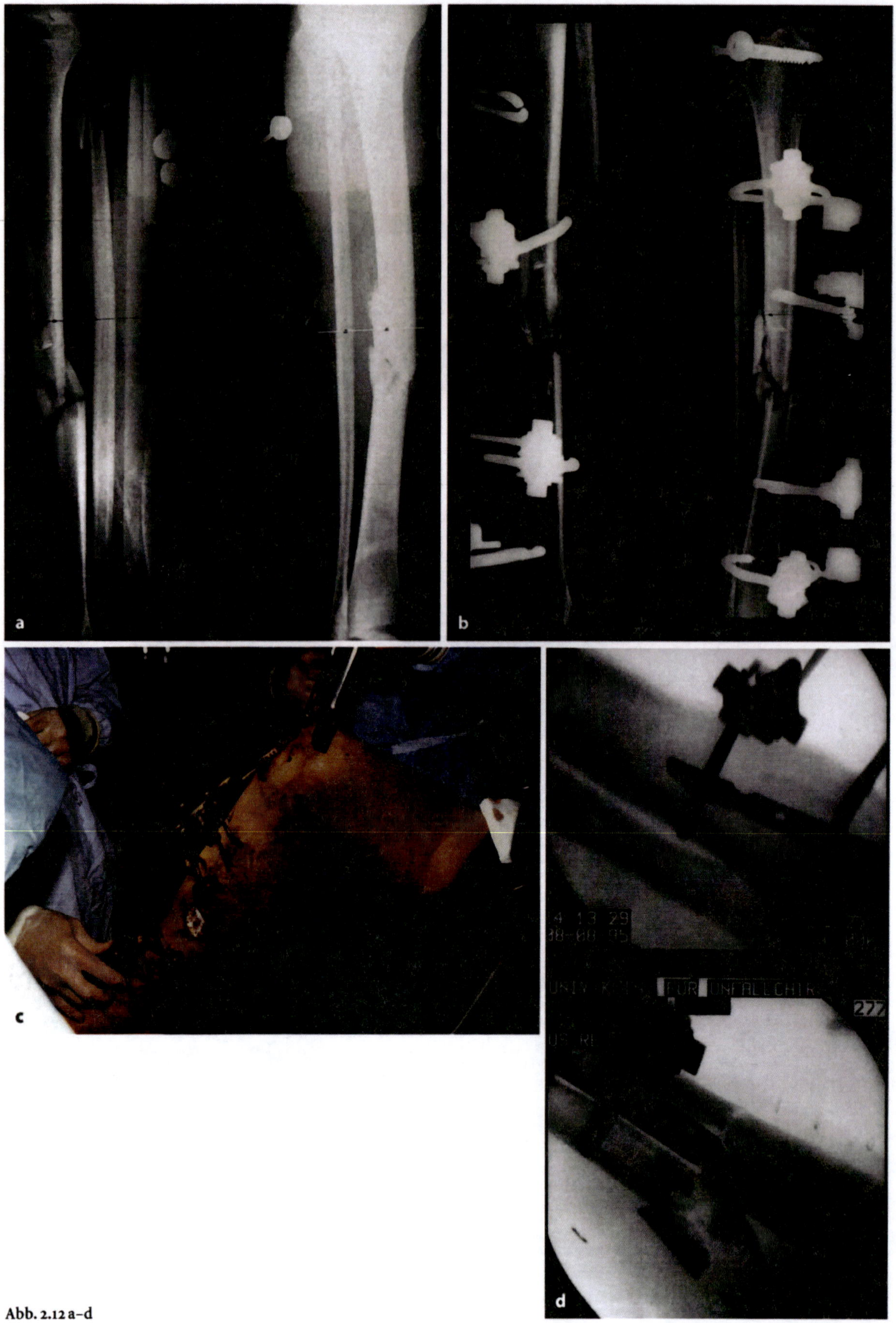

Abb. 2.12 a–d

**Abb. 2.12.** **a** 21-jähriger Motorradfahrer mit rechter Unterschenkelschaftfraktur und Trümmerzone in Schaftmitte der Tibia, hoher Fibuladrehfraktur Gustilo II, zusätzlich nichtdislozierte laterale Tibiakopffraktur. **b** Primäre Stabilisierung mit einem Pinless Fixateur, perkutane Verschraubung der Tibiakopffraktur und Verschluss des medialen Hautdefektes durch Kunsthaut und Klammern. **c, d** Nach gebesserter Weichteilsituation eine Woche später Verfahrenswechsel zu unaufgebohrtem Tibianagel. Der liegende Zangenfixateur hält die Reposition und erleichtert das Einbringen des Nagels am Normal-Operationstisch. Wechseln der Kunsthaut, Second-look-Operation, tertiäre Spalthautdeckung. **e** Drei Monate postoperativ ist die Schaftfraktur in beginnender Konsolidierung, der Patient belastet das Bein schmerzfrei, die statische Verriegelung wird entfernt. **f** Sechs Monate postoperativ: konsolidierte Tibiafraktur bei weiterhin schmerzfrei möglicher Vollbelastung und freier Beweglichkeit der angrenzenden Gelenke

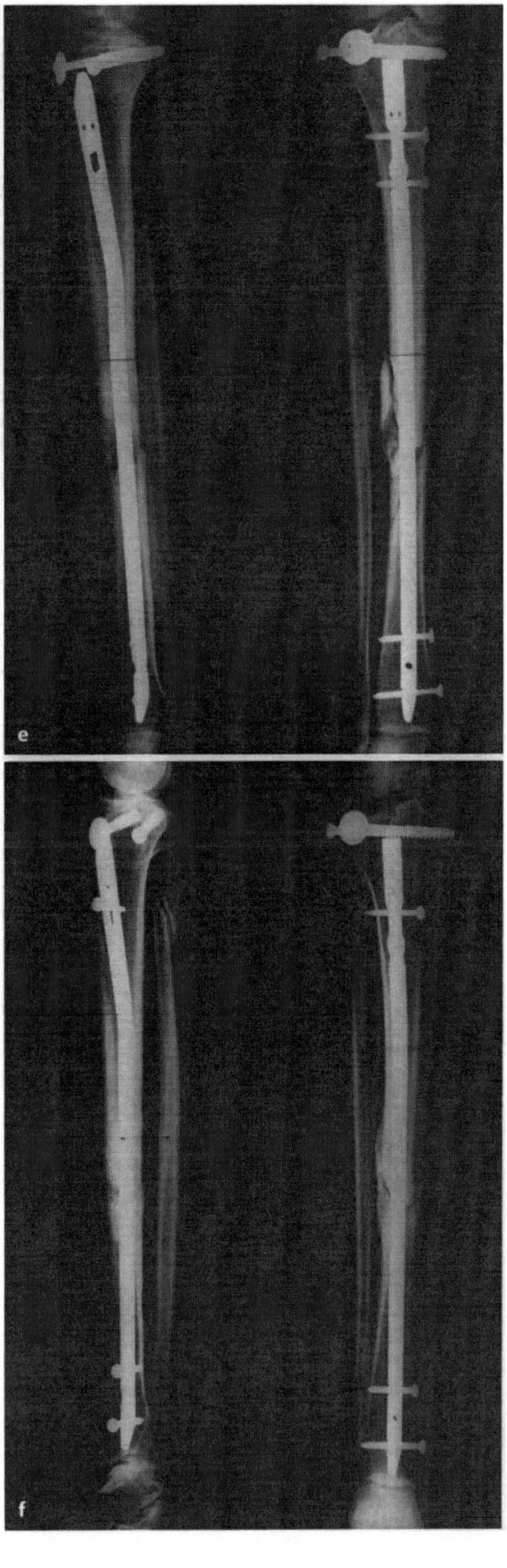

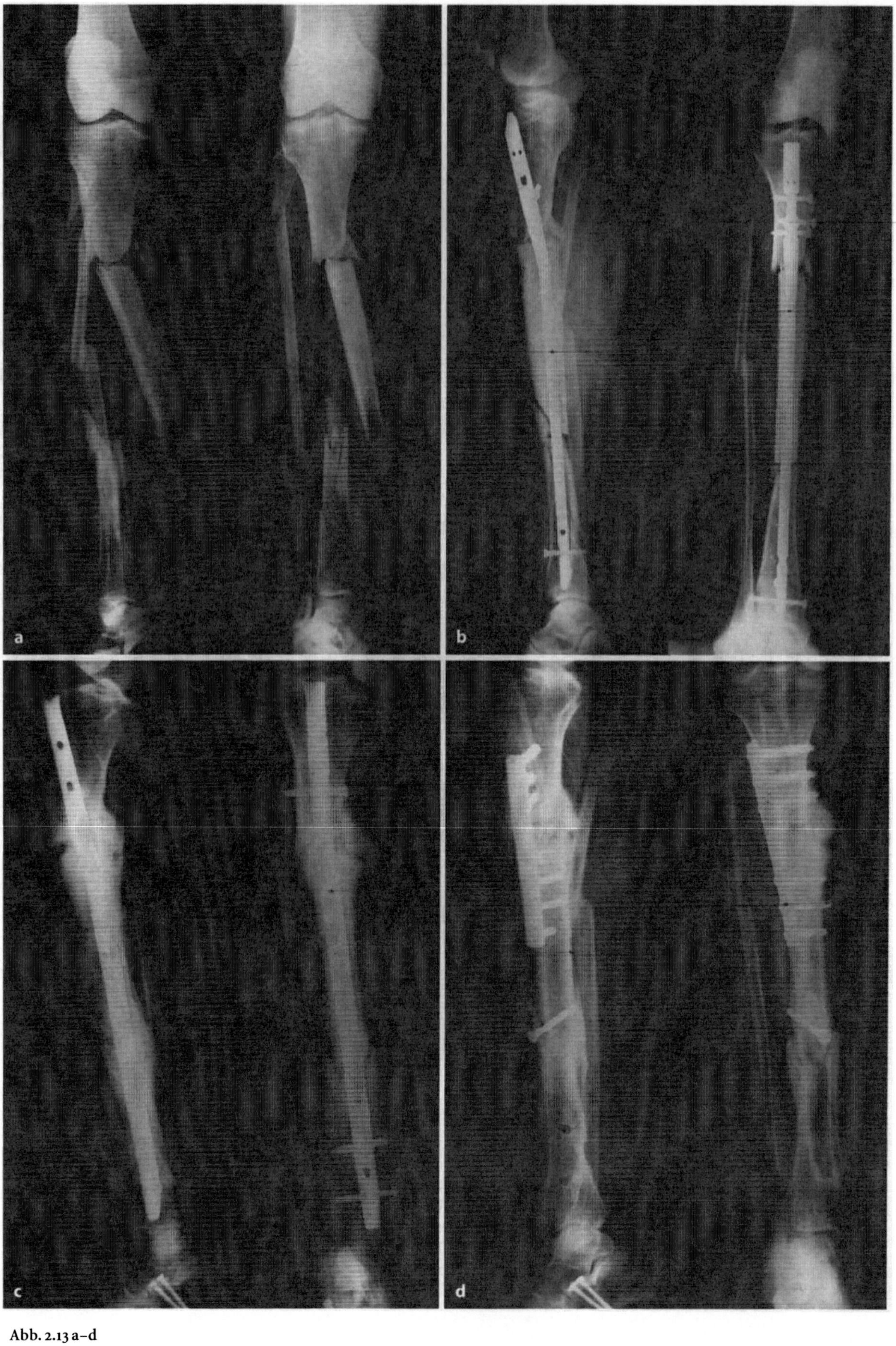


Abb. 2.13 a–d

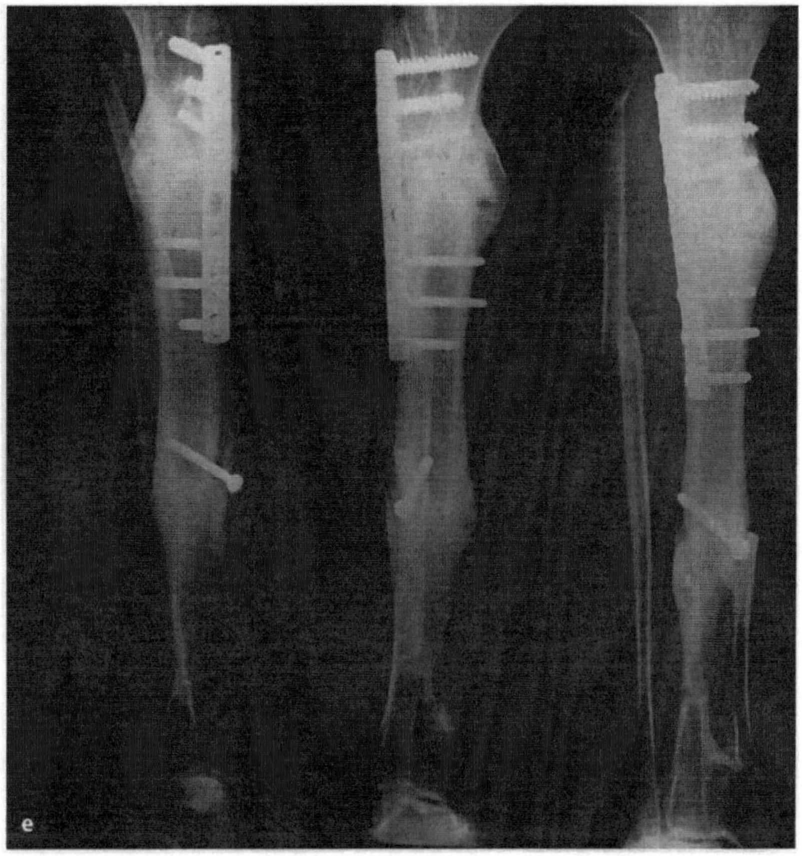

**Abb. 2.13.** **a** 40-jährige Patientin mit Gustilo III B-Stückfraktur des rechten Unterschenkels. Nach primärem Weichteildébridement und Stabilisierung mit einem Pinless Fixateur sekundär Stabilisierung mit einem UTN, danach sekundäre Spalthautplastik. **b** Bei der Stabilisierung mit dem UTN wurde dorsal des Nagels im proximalen Hauptfragment frontal eine Pollerschraube eingebracht: diese verhindert eine Antekurvationsfehlstellung des proximalen Hauptfragments durch direkte Abstützung des Nagels. Beginnende Kallusbildung bei zu geringer, erwünschter Einstauchung. **c** Wegen radiologischer Hinweise auf eine verzögerte Knochenheilung proximal und distal wurde der UTN drei Monate später entfernt, nach Aufbohrung des Markraums Umnagelung auf einen AO-Universalnagel ohne Verriegelung proximal. Schmerzabhängig zunehmende Vollbelastung. Sieben Monate nach Unfall Nagelbruch in Höhe der proximalen Fraktur (bzw. Pseudarthrose) mit Varusfehlstellung. Hypertrophe Pseudarthrose auch am distalen Ende des Stückfragmentes. **d** Stabilisierung und Achsenkorrektur durch Plattenosteosynthese mit Dekortikation proximal und Zugschraubenosteosynthese distal. Funktionelle Nachbehandlung ohne Belastung für weitere drei Monate, dann schmerzabhängige zunehmende Vollbelastung. **e** 18 Monate nach Unfall sind die Pseudarthrosen in der Tibia konsolidiert (zusätzliche 45°-Drehaufnahmen), bei schmerzfreier Vollbelastung

### 2.9.4 Aufgebohrte Marknagelung und Verriegelungsmarknagelung

Diese Verfahren werden kontrovers diskutiert. Kealing et al. [17] berichten in einer randomisierten prospektiven Studie über gleiche radiologische und klinische Ergebnisse bei offenen Unterschenkelfrakturen Gustilo Typ I bis III B, die mit beiden Verfahren versorgt wurden, lediglich Bolzenbrüche seien bei unaufgebohrter Technik häufiger aufgetreten. Melcher at al. kamen bei einer Studie am Tiermodell zu anderen Resultaten, sie berichten über statistisch signifikant höhere Infektionsraten nach der aufgebohrten Marknagelung [23].

Das Aufbohren erhöht die Stabilität, andererseits bedingt es ausgedehntere Kortikalisnekrosen. Bei ausreichender Stabilität nach der Implantation eines aufgebohrten Marknagels ist eine Verriegelung evtl. nicht notwendig. Wir wählen bei offenen Tibiafrakturen in der Regel die unaufgebohrte Technik, da sie rascher durchzuführen und biologischer ist. Gerade bei offenen Unterschenkelschaftfrakturen mit der noch immer drohenden Komplikation einer Osteitis erwies sich nicht nur uns die unaufgebohrte Verriegelungsmarknagelung als günstiger [18]. Am ehesten entscheiden wir uns für das Aufbohren bei distalen Unterschenkelfrakturen, abhängig von der Kontamination und dem Weichteilzustand, früh sekundär.

### 2.9.5 Unaufgebohrte Verriegelungsmarknagelung

Indikationen für die Anwendung dieses Verfahrens sind Frakturen Grad 1 bis 3 nach Tscherne und Frakturen vom Typ Gustilo I, II, III A und III B.

| | |
|---|---|
| Vorteile | Einfache Operationstechnik, relativ geringere Durchblutungsstörung im Markraum, stabile Frakturversorgung, unbeeinträchtigte Weichteilversorgung bzw. Weichteilpflege, hoher Patientenkomfort |
| Nachteile | Gefahr der Infektausbreitung in den Markraum (jedoch geringer als nach der Markraumaufbohrung), Bolzenbrüche, Fehlstellungen |

Primär ist – wie bei allen Osteosynthesemethoden – ein ausreichendes, der jeweiligen Weichteilverletzung adäquates Débridement erforderlich. Die technische Ausführung der Frakturstabilisierung ist bei erst- und zweitgradig offenen Frakturen einfach [17, 19, 30, 37, 39]. Bei der unaufgebohrten Technik wird die endostale diaphysäre Blutversorgung um 30 %, bei der aufgebohrten um 70 % reduziert. Sowohl die Infektionsrate als auch das Infektionsausmaß sind deutlich geringer. Besondere Indikationen können die an sich problemreichen drittgradig offenen Frakturen nach Tscherne und Frakturen vom Typ III A und III B nach Gustilo sein.

Haas et al. [14] stellte den von der AO entwickelten unaufgebohrten Tibianagel als ein System vor, das Vorteile des Fixateur externe (geringe Beeinträchtigung der endostalen Knochendurchblutung) mit einer erhöhten Stabilität verbindet. In seiner ersten Serie wurden 30 offene Frakturen damit behandelt (16 davon Gustilo Typ II, 6 Typ III A und 8 Typ III B). Die knöcherne Konsolidierung wurde im Durchschnitt nach 21,8 (12–40) Wochen erreicht, eine Osteomyelitis trat bei keinem Patienten auf. Whittle [39] berichtet über die Versorgung von 50 offenen Frakturen mit unaufgebohrtem Verriegelungsmarknagel, davon waren 80 % drittgradig offen, die Infektionsrate betrug 8 %. Sanders [30] behandelte 117 offene (davon 38 drittgradige) Tibiafrakturen erfolgreich mit unaufgebohrtem Verriegelungsmarknagel. Kontraindikationen für die unaufgebohrte Verriegelungsmarknagelung sah er in der Frakturlokalisation im proximalen und distalen Fünftel der Tibia, in offenen Epiphysenfugen und zusätzlichen Gefäßverletzungen. Die durchschnittliche Heilungsdauer betrug bei erstgradig offenen Frakturen 4,8 Monate, bei zweitgradig offenen 4,7; bei Frakturen vom Typ III A 8,2 und bei Frakturen vom Typ III B 9,3 Monate. Zu akuten Infektionen kam es nur bei drittgradig offenen Frakturen, die Infektionsrate betrug 13 %. Die angegebenen Konsolidierungszeichen schwanken in der Literatur erheblich und werden von Court-Brown [3] für den Marknagel mit durchschnittlich 38 Wochen (21–94 Wochen) angegeben.

Problematisch ist besonders bei Stückfrakturen oder Frakturen im proximalen Drittel des Unterschenkels die nicht ausreichende Stabilität des unaufgebohrten Tibianagels (UTN), auch wenn verschiedene proximale Verriegelungstechniken oder die Verwendung von sog. Pollerschrauben Anwendung finden können (Abb. 2.13 a, b). Trotzdem kommt es zu Verzögerungen in der Konsolidierung bzw. auch durch Auslockerung des Marknagels im spongiösen Bereich des Schienbeinkopfes zu Achsenfehlstellungen, die eine sekundäre Korrektur und Reosteosynthese erforderlich machen können (Abb. 2.13 c–e).

## 2.10 Komplikationen

Das Kompartmentsyndrom wurde bei den geschlossenen Unterschenkelbrüchen genauer diskutiert (s. Kap. 1.8.1, S. 29) und wird bezüglich der offenen Unterschenkelbrüche nur kurz erwähnt. Ebenso werden häufigere Komplikationen wie Infektion, verzögerte Heilung, aseptische und septische Pseudarthrose – wie auch posttraumatische Fehlstellungen – in eigenen Kapiteln genauer abgehandelt und hier nur kurz gestreift (s. Kap. 6 bzw. 7).

### 2.10.1 Kompartmentsyndrom

Wegen inadäquater Kompartmenteröffnung ist auch bei offenen Frakturen mit einer Inzidenz von 9,1% mit einem Kompartmentsyndrom zu rechnen [1]. Die Häufigkeit ist direkt proportional der Weichteil- und Knochenschädigung und betrifft besonders das tiefe dorsale Kompartment (Abb. 2.1). Klinisches Alarmzeichen ist am häufigsten der brennende bohrende tiefe, oft therapieresistente Schmerz und zusätzlich ein Dehnungsschmerz des M. flexor hallucis longus. Der neurologische Status wird exakt erhoben. Die endgültige Verifizierung erfolgt mittels Logendruckmessung. Dabei zeigen Werte um 30 mmHg ein drohendes Kompartmentsyndrom an, Werte über 40 mmHg erfordern eine sofortige operative Druckentlastung durch eine Fasziotomie.

### 2.10.2 Infektion

Die Infektionsrate bei offenen Tibiaschaftfrakturen konnte durch Weichteil- und Knochendébridement bzw. bessere Weichteilrekonstruktionen, Verbesserung der Frakturstabilisierung, temporäre Verkürzungen und Techniken der Defektüberbrückung sowie frühzeitig abgestimmter Antibiotikatherapie zwar deutlich gesenkt werden, ist bei diesen schwerwiegenden Verletzungen jedoch multifaktoriell verursacht und die Ausheilung einer gewissen Anzahl von Frakturen wird durch eine Infektion wohl weiterhin beeinträchtigt werden [32, 36].

Gustilo gibt in einer großen Serie nach verschiedenen Osteosynthesentechniken Infektionsraten für die Gruppe I von 0–2%, für die Gruppe II 2–7 %, III A 7%, III B 10–15% und für III C 25–50% an [13]. Bestand nach Plattenosteosynthese bei offenen Frakturen noch eine Infektionsrate von 20%, so konnte diese beim Fixateur externe zuerst auf 11%, beim Fixateur externe kombiniert besonders mit exaktem Weichteildébridement sogar auf 3% reduziert werden. Bei der unaufgebohrten Marknagelung mit Débridement konnten die Infektionen ebenfalls auf 3% und bei dem sog. ultraradikalen Débridement und der genannten Ziehharmonikatechnik auch noch darunter gesenkt werden [9, 24].

Haas et al. [14] beschrieben in einer prospektiven Studie von 51 Tibiafrakturen mit schwerer Weichteilschädigung, welche mit einem unaufgebohrten Marknagel versorgt wurden, keinen Fall von Osteomyelitis. Court-Brown et al. [4] geben die Inzidenz von Infektionen nach Marknagelung bei Gustilo I mit 1,8%, Gustilo II mit 3,8% und Gustilo III mit 9,5% an.

Das Vorgehen bei akuter Infektion richtet sich nach dem Ausmaß der Infektion und der Nekrose. Bei akuten lokalen Infektionen genügt oft das Ausräumen eines infizierten Hämatoms mit Spülung und Drainage. Weichteilinfektionen, meist bedingt durch ein ungenügendes primäres Débridement, erfordern eine exakte Revision mit Resektion aller nekrotischer Gewebsanteile. Danach kann der entstandene Weichteildefekt vorübergehend durch Vakuumversiegelung oder mit Kunsthaut bis zur definitiven Spalthaut- oder Lappenplastik behandelt werden. Die Antibiotikatherapie muss gezielt durchgeführt werden, d. h. nach Antibiogramm, und zwar sowohl lokal als auch systemisch. Ausführlichere Hinweise bezüglich der verschiedenen Möglichkeiten der Infektsanierung (es handelt sich ja um infizierte, potentielle Pseudarthrosen) sind in Kap. 7.6 (S. 223) zu finden.

### 2.10.3 Pseudarthrose

Von verzögerter knöcherner Heilung spricht man, wenn nach fünf bis neun Monaten keine knöcherne Überbrückung eingetreten ist, von Pseudarthrosen, wenn dies nach neun Monaten noch der Fall ist. Deutliche Zeichen einer zu erwartenden verzögerten Frakturheilung oder Pseudarthrosenbildung sind oft schon unmittelbar nach dem Unfall (drittgradig offene Frakturen) bzw. nach der Operation erkennbar (z. B. Defekte, Nekrosen), spätestens nach drei Monaten, wenn keine sichtbaren Zeichen einer Kallusbildung bzw. keine Kallusüberbrückung der Fraktur(en) in den Röntgenaufnahmen darstellbar sind (Drehaufnahmen, CT).

Prinzipiell ist der Gesundheitsstatus (Lebensalter, Alkohol-, Nikotinabusus, Gefäß- und Durchblutungsstörungen etc.) und der metabolischer Status (katabole Stoffwechsellage, Hyperglykämie etc.) des Patienten zu erheben, um die effektivste Intervention – bzw. Interventionen – vorschlagen zu können [34].

Entscheidungen bezüglich des Therapieplans sind auch gemeinsam mit dem Patienten in einem ausführlichen Gespräch zu finden, für diese sind u. a. folgende Faktoren relevant:

- Schmerz,
- Belastbarkeit der Extremität,
- Funktion von
  - Knie- und
  - Sprunggelenk,
- neurologische Situation der Extremität,
- Weichteilsituation,
- drohende Komplikationen bei Reoperation,
- Heilungstendenz,
- Allgemeinzustand des Patienten, sowie
- berufliche, soziale und psychische Situation des Patienten.

Erst nach eingehender Erörterung kann die Entscheidung zwischen konservativen Maßnahmen (z. B. weitere Ruhigstellung, zusätzliche Stoßwellentherapie), Reoperation oder gar Amputation getroffen werden.

### Aseptische Pseudarthrose

In Abhängigkeit der biologischen Situation im Frakturbereich kann prinzipiell unterschieden werden zwischen hypertrophen, oligotrophen und atrophen Pseudarthrosen, ein weiteres Kriterium ist, ob sie aseptisch oder septisch sind.

Bei der aseptischen hypertrophen Form, erkennbar an überschießender oder oft spindelförmiger Kallusbildung mit persistierendem Frakturspalt, liegt genügend biologische Potenz zur Heilung vor, es besteht jedoch ein Mangel an Stabilität. Bei Pseudarthrosen dieser Form reicht jene operative Maßnahme aus, die eine adäquate Stabilität im Frakturbereich erreicht (z. B. Fixateur externe, Verplattung, Zugschraubenosteosynthese, aufgebohrte Marknagelung mit dynamischer Verriegelung und Fibulaosteotomie).

Bei der oligo- und atrophen Pseudarthrose besteht hauptsächlich ein Problem in der Durchblutung der ehemaligen Frakturenden, es bildet sich keine ausreichende Kallusmanschette aus, häufig liegt auch zusätzlich ein Stabilitätsmangel vor. In diesen Fällen muss die Vitalität an der Fraktur durch Dekortikation, Markraumbohrung, Spongiosaplastik oder vaskulär gestieltem Knochentransfer erhöht werden, zusätzlich muss eine adäquate Stabilität erzielt werden.

Avitale Knochenfragmente müssen in der Regel entfernt werden, danach kann es zu größeren segmentalen Defekten kommen. Die Überbrückung von Defekten $<5$ cm erfolgt mit Spongiosatransplantaten, wenn nicht die Entscheidung zugunsten einer Verkürzung und evtl. sekundärer Verlängerung fällt, bei größeren Defekten als ungefähr 5 cm mittels Segementtransfer, Kallusdistraktion oder gestielten Knochentransplantaten. Hinsichtlich der spezifischen Diagnostik und Therapie wird auf das Kap. 7 verwiesen.

### Septische Pseudarthrose

Die Ursache dieser Konsolidierungsstörung liegt in einer Osteomyelitis, häufig finden sich bei der septischen Pseudarthrose auch avitale Knochenteile (Sequester). Die umgebenden Weichteile sind oft auch infiziert, häufig bestehen Fisteln und/oder größere Muskel- und Hautdefekte. Um diese Komplikationen zu beherrschen, sind präoperativ erforderlich:

- eine Computertomographie (CT) zur exakten Abklärung der knöchernen Verhältnisse,
- für die Lokalisation von Sequestern und zur besseren Beurteilung der Weichteilsituation evtl. auch eine Magnetresonanztomographie (MRT),
- eine Angiographie und/oder CT bzw. MRT mit Kontrastmittel zur Beurteilung der Gefäß- und Weichteilsituation,
  - ggf. mit dreidimensionaler Rekonstruktion zur Befundung der Gefäßverhältnisse/Anastomosenmöglichkeiten bei Lappenplastik,
- mikrobiologische Diagnostik (soweit präoperativ möglich) bzw. die Planung einer gezielten Antibiotikatherapie unter Berücksichtigung der (zu erwartenden) Resistenzlage.

Ein radikales Weichteil- und Knochendébridement ist eine unabdingbare Grundvoraussetzung für die Heilung der septischen Pseudarthrose. Diese Nekrektomie führt in der Regel zu einem segmentalen Knochendefekt und erfordert häufig eine Stabilisierung durch einen Fixateur externe. Bei Anlage des Fixateurs muss auf die lokale Weichteilsituation und die plastisch-chirurgische Deckung Rücksicht genommen werden. Der entstandene Knochendefekt wird bis zum Abheilen des lokalen Infekts durch einen Platzhalter (PMMA-Ketten, antibiotikahaltiger Zement) ausgefüllt. Bei blanden Lokalverhältnissen und vitalem Weichteilmantel wird nach Entfernung des Platzhalters der vorhandene Knochendefekt entweder durch eine Spongiosatransplantation, einen gefäßgestielten Knochen oder durch einen Segmenttransfer in der Ilizarov-Technik, durch temporäre Verkürzung und sekundäre Verlängerung oder mittels Kombination und/oder anderen Techniken geschlossen.

Die notwendigen operativen Verfahren sind bei der Behandlung der septischen Pseudarthrose zahlreich, sehr aufwändig und oft langwierig (s. Kap. 7.7, S. 227). Häufig bleiben peripher der septischen Pseudarthrose Gelenkeinsteifungen und schlechte Durchblutungsverhältnissen bestehen. Nicht selten werden Refrakturen und andere Komplikationen beobachtet. Unter Berücksichtigung objektiver wie subjektiver Faktoren ist deshalb mit jedem/r Patienten/in individuell zu entscheiden zwischen den risikoreichen, strapaziösen und nicht unbedingt zum erwarteten Erfolg führenden Verfahren mit extremitätenerhaltender Intention und der Lebensqualität nach dem zu erwartenden Ergebnis einer Amputation mit optimaler prothetischer Versorgung.

## Literatur


1. Blick SS, Brumback RJ, Poka A, Burgess AR, Ebraheim NA (1986) Compartment syndrome in open tibial fractures. J Bone Joint Surg Am 68 A, 9: 1348–1353
2. Böhler L (1977) Die Technik der Knochenbruchbehandlung, 12.–13. Aufl. Bd II/2, Maudrich, Wien Bern
3. Court-Brown CM, Mc Queen MM, Quaba AA, Christie J (1991) Locked intramedullary nailing of open tibial fractures. J Bone Joint Surg Br 73 (6): 959–964
4. Court-Brown CM, Keating JF, McQueen MM (1992) Infection after intramedullary nailing of the tibia, incidence and protocol for management J Bone Joint Surg Br 74 (5): 770–774
5. David A, Ostermann PA, Mollenhoff G, Hebebrand D, Muhr G (1997) Wandel der Therapieprinzipien bei Extremitätenfrakturen mit schwerem Weichteilschaden am Beispiel des Unterschenkelbruches. Zentralbl Chir 122 (8): 681–689
6. Fairhurst MJ (1994) The function of below-knee amputee versus the patient with salvaged grade III tibial fracture. Clin Orthop 301: 227–232
7. Fleischmann W, Srecker W, Bombelli M, Kinzl L (1993) Vakuumversiegelung zur Behandlung des Weichteilschadens bei offenen Frakturen. Unfallchir 96 (9): 488–492
8. Fleischmann W, Russ M, Westlauer A, Stampell M (1998) Die Vakuumversiegelung als Trägersystem für die gezielte lokale Medikamentenapplikation bei Wundinfektion Unfallchir 101 (8): 849–854
9. Giebel G (1991) Resektionsdébridement der Unterschenkelfraktur mit kompensatorischer Kallusdistraktion. Unfallchir 94 (8): 401–408
10. Gregory RT, Gould RJ, Peclet M. et al.(1985) The mangled extremity syndrome (MES): A severity grading system for multisystem injury of extremity. J Trauma 1925: 1147–1150
11. Gustilo RB, Anderson JT (1976) Prevention of infection in the treatment of 1025 open-fractures of long bones. J Bone Joint Surg 58-A: 453–458
12. Gustilo RB, Mendoza RM, Wiliams DN (1984) Problems in the management of type III (severe) open fractures: a new classification of type III open fractures. J Trauma 24: 742–746
13. Gustilo RB, Merkow RL, Templeman DT (1990) Current concepts review: The management of open fractures. J Bone Joint Surg Am 72: 299–304
14. Haas N, Krettek C, Schandelmaier P, Frigg R, Tscherne H (1993) A new solid unreamed tibial nail for shaft fractures with severe soft tissue injury. Injury 24: 49–54
15. Holbrook JL, Swientkowski MF, Sanders A (1989) Treatment of open fractures of the tibial shaft. Ender nailing versus external fixation. A randomized prospective comparison. J Bone Joint Surg Am 71: 1231–1238
16. Johansen K, Daines M, Howey D, Helfet D, Hansen St (1990) Objective criteria accurately predict amputation following lower extremity trauma. J Trauma 30: 568–573
17. Kealing JE, O'Brien PJ, Blachui PA, Meek RN, Broekhuyse HM (1997) Locking intramedullary nailing with and without reaming for open fractures of the tibial shaft. A prospective randomized study. J Bone Joint Surg Am 79: 334–341
18. Krettek C, Gluer S, Schandelmaier P, Tscherne H (1996) Marknagelung offener Frakturen. Orthopäde 25 (3): 223–233

19. Krettek C, Schandelmaier P, Rudolph J, Tscherne H (1994) Aktueller Stand der operativen Technik für die unaufgebohrte Nagelung von Tibiaschaftfrakturen mit dem UTN. Unfallchirurg 97: 575–599
20. Maller P, Zehnder R (1986) Die posttraumatische Osteitis nach schweren Weichteil- und Skelettverletzungen des distalen Unterschenkels und Fuß. Langenbecks Arch Chir 369: 633–636
21. Mayer L, Werbie T, Schwab JP, Johnson RP (1985) The use of Ender nails in fractures of the tibial shaft. J Bone Joint Surg Am 67: 446–455
22. Mayr E, Braun W, Ruler A (1994) Kann der UTN in der Versorgung offener Unterschenkelfrakturen den Fixateur externe ablösen? Chirurg 65 (11): 983–987
23. Melcher GA, Metzdorf A, Schlegel U, Ziegler WJ, Perren SM, Printzen G (1995) Influence of reaming versus nonreaming in intramedullary nailing on local infection rate: experimental investigation in rabbits. J Trauma 39: 1123–11238
24. Mollenhoff G, Jesken C, Muhr G (1997) Kallotaxis-Osteogenese durch Dehnung – eine schonende Möglichkeit der Beinwiederherstellung nach posttraumatischer primärer Unterschenkelverkürzung? Zentralbl Chir 122 (11): 970–973
25. McNamara MC, Heckman JD, Corley FG (1994) Severe open fractures of the lower extremity: a retrospective evaluation of the mangled extremity severity score (MESS). J Orthop Trauma 8: 81–87
26. Müller ME, Allgöwer M, Schneider R, Willenegger H (1990) Manual der Osteosynthese, 3. Aufl. Springer, Berlin Heidelberg New York Tokyo
27. Naggar L, Chevalley F, Blanc C, Livio JJ (1993) Treatment of large bone defects with the Ilizarov technique. Trauma 34: 390–393
28. Ruedi TP, Murphy WM (2001) AO-Principles of fracture management. Thieme, Stuttgart New York
29. Runkel M, Wenda K, Degreif J, Blum J (1996) Ergebnisse nach primärer unaufgebohrter Tibiamarknagelung von Unterschenkelfrakturen mit schweren offenen oder geschlossenem Weichteilschaden. Unfallchir 99 (10): 771–777
30. Sanders R, Jersinovich I, Anglen J, DiPasquale T, Herscovici D (1994) The treatment of open tibial shaft fractures using an interlocked intramedullary nail without reaming. J Orthop Trauma 8 (6): 504–510
31. Schandelmaier P, Krettek C, Rudolf J, Kohl A, Tscherne H (1997) Vorteile des unaufgebohrten Tibianagels im Vergleich mit Fixateur externe bei der Behandlung von Grad III B offener Tibiaschaftfrakturen. Unfallchir 100 (4): 286–293
32. Suedkamp NB, Barbey N, Veuskens A, Tempka A, Haas NP, Hoffmann R, Tscherne H (1993) The incidence of osteitis in open fractures: an analysis of 948 open fractures (a review of the Hannover experience). J Orthop Trauma 7 (5): 473–482
33. Szyszkowitz R, Reschauer R, Seggl W (1981) Gefahren der Plattenosteosynthese und Möglichkeiten des Fixateur externe in der Frakturversorgung. Hefte Unfallheilkd 153: 183–139
34. Szyszkowitz R, Fellinger M, Passler J (1986) Spongiosaplastik oder Verfahrenswechsel. Hefte Unfallheilkd 200: 280–284
35. Szyszkowitz R (1991) Patella and Tibia. In: Müller ME, Allgöwer M, Schneider R, Willenegger H (eds) Manual of internal fixation. 3rd edn, Springer, Berlin Heidelberg New York Tokyo, pp 553–594
36. Templeman DC, Gulli B, Tsukayama DT, Gustilo RB (1998) Update on the management of open fractures of the tibial shaft. Clin Orthop 350: 18–25
37. Tscherne H (1984) The management of open fractures. In: Tscherne H, Gotzen L (eds) Fractures with soft tissue injuries. Springer, Berlin Heidelberg New York Tokyo
38. Tscherne H, Oestern HJ (1982) Die Klassifikation des Weichteilschadens bei offenen und geschlossenen Frakturen. Unfallheilkd 85: 111
39. Whittle P, Russell TA, Taylor JC, Lavelle DG (1992) Treatment of open fractures of the tibial shaft with the use of interlocking nailing without reaming. J Bone Joint Surg Am 74: 1162–1171

# Kapitel 3

# Distale intraartikuläre Unterschenkelbrüche

3

W. Seggl und R. Szyszkowitz



## 3.1 Einleitung

Distale Unterschenkelbrüche betreffen die distale Metaphyse der Tibia und sehr oft auch den gelenktragenden tibialen Anteil des oberen Sprunggelenks. Dieser gelenktragende Anteil der Tibia wird in der französischen Literatur als »Pilon-tibial« bezeichnet. Diese Bezeichnung wurde zum ersten Mal von Destot im Jahre 1911 verwendet für durch den axialen Stoß des Talus hervorgerufene ausgedehnte Brüche der distalen Tibiagelenkfläche [8]. Decoulx [7] sowie Gay u. Evard [9] waren die ersten Autoren, die diese Frakturform genauer beschrieben haben: »Les fractures e'centes du Pilon-tibial«. Im deutschen Sprachraum wurde von Trojan [26] der Begriff »intraartikulärer Stauchungsbruch am distalen Unterschenkelende« verwendet. Bei Mitbeteiligung des oberen Sprunggelenkes wird heute die Bezeichnung »distaler intraartikulärer Unterschenkelbruch« benützt. Nach der von Heim [11, 12] eingeführten und von der AO übernommenen Vierecksregel muss der Frakturmittelpunkt dabei im Viereck des durch den größten distalen Tibiagelenksdurchmesser gebildeten Quadrates liegen (s. Kap. 1.6, Abb. 1.4).

Pilon-Brüche sind schwere Verletzungen des Sprunggelenks, die gewichtstragende distale Gelenkfläche der Tibia kann auch mehrfach gebrochen sein und ist oft in den spongiösen Knochenteil der Tibiametaphyse eingestaucht. Etwa 7% aller Tibiafrakturen und weniger als 1% aller Frakturen der unteren Extremität sind Pilon-Brüche.

Ziel der Behandlung ist eine optimale Wiederherstellung des verletzten Gelenkanteils, dazu ist eine anatomische Reposition der Gelenkfläche, eine exakte achsengerechte Stellung mit möglichst korrekter Länge und eine frühe funktionelle Nachbehandlung erforderlich. Zusätzliche extraartikuläre Brüche, Knochenverlust, Traumatisierung der umgebenden Weichteile (offene Frakturen), aber auch Knorpelschädigungen tragen sehr oft dazu bei, dass kein optimales Repositions- und Endergebnis erreicht wird. Eine stabile, die Restdurchblutung respektierende Fixation ist sehr schwierig, so dass alle oben genannten Umstände für posttraumatische Arthrosen, Fehlstellungen und Pseudarthrosen prädisponieren und häufig auch dazu führen. In der Literatur wird von 60% Arthrosen und sogar 30% sekundären Arthrodesen nach vorderen Stauchungsbrüchen berichtet.

## 3.2 Pathomechanismus

Ursache können sowohl hochenergetische Traumen, die in der Regel mit schwerer Weichteilschädigung einhergehen, als auch Traumen mit niedriger Verletzungsenergie sein. Zu den hochenergetischen Verletzungsmechanismen zählen Sturz aus der Höhe und Verkehrsunfälle. Niederenergetische Verletzungsmechanismen werden eher durch Schlag oder Stoß im Rahmen von Sportverletzungen, z. B. beim Skifahren [1] beobachtet.

Die Ausdehnung der Knochen- und Knorpelschädigungen steht - ebenso wie die der Weichteilschädigungen - in direkter Beziehung zur Energie des einwirkenden Traumas.

Der Komplex der Verletzung beruht nicht nur auf Kompressionskräften, sondern wird auch von Scher- und Biegungskräften beeinflusst. Die Stellung des Fußes zur Tibia im Moment der Verletzung hat einen entscheidenden Einfluss auf den Frakturtyp [29] (Abb. 3.1 a–f).

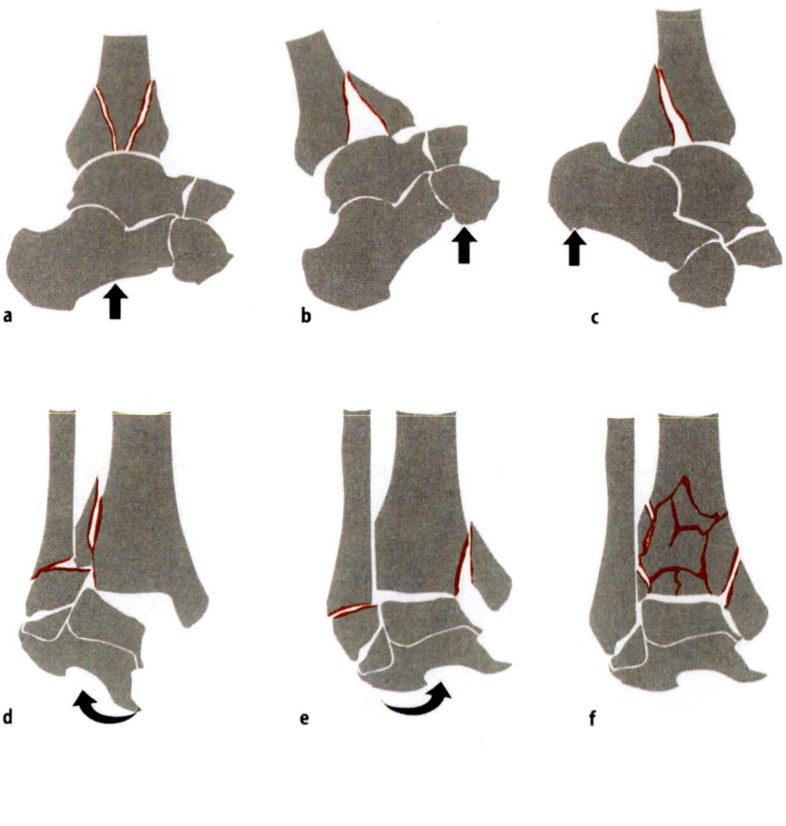


**Abb. 3.1 a–f.** Frakturmechanismen. **a** Neutralstellung, vertikale Kompression, y-förmige Kompressionsfraktur. **b** Dorsalflexion, vordere Kompression. **c** Plantarflexion, hintere Kompression. **d** Abduktionsstellung, lateraler Stauchungsbruch. **e** Adduktionsstellung, medialer Stauchungsbruch. **f** Komplexe Krafteinwirkung, Stauchungstrümmerbruch

## 3.3 Klassifikation

Wegen der Komplexität der Fraktur ist es schwer, eine befriedigende Klassifikation zu finden. Diese ist aber notwendig, um vergleichende Aussagen über Therapieerfolge machen zu können. Erschwert wird die Erstellung einer Klassifizierung dadurch, dass das Hauptproblem der Frakturversorgung weniger in der knöchernen Stabilisierung liegt, sondern vielmehr in der Behandlung der Weichteilschädigung. Aus diesem Grund sollte auch die Behandlung der distalen Stauchungsbrüche unter dem Aspekt »Fraktur mit und ohne schwere Weichteilschädigung« erfolgen.

Die Bedeutung der Weichteilverhältnisse bei offenen Brüchen und ihre Klassifikation von eins bis drei ist schon länger bekannt [10] und wird immer wieder zitiert und respektiert. Dieselbe Aufmerksamkeit sollte den Weichteilschädigungen bei geschlossenen Brüchen zu teil werden, die häufig unterschätzt werden (Tabelle 3.1). Tscherne u. Gotzen haben 1984 publiziert, dass G II- und G III-Frakturen – trotz der Behandlungsmethoden der modernen Unfallchirurgie – mit einer sehr hohen Komplikationsrate behaftet sind [28].

So wurden zwar schon von Böhler [5] Gay u. Evard [9], Ruedi et al. [21], Trojan u. Jahna [26], Haim [11] und Lauge-Hansen [16] verschiedene Klassifikationen vorgeschlagen, die jedoch insbesondere wegen der Komplikationen bei der zunehmend operativen Behandlung nicht befriedigten.

Deshalb empfiehlt sich eine Kombination der AO-Klassifikation (Abb. 3.2; [20]) mit der von Tscherne und Oestern [27] erstellten Klassifizierung der Weichteilverhältnisse (Tabelle 3.1).

Die AO-Klassifikation ist die derzeit international gebräuchlichste, wie sie ursprünglich von Müller et al. angegeben wurde [19, 20] (Abb. 3.2).

**Tabelle 3.1.** Klassifikation der geschlossenen und offenen Frakturen im Hinblick auf Weichteilschädigung, Frakturart und Kontamination. (Mod. nach Tscherne u. Oestern [27])

| Klassifikation | Haut | Weichteilschädigung | Frakturart | Kontamination |
|---|---|---|---|---|
| G 0 | – | – | + | – |
| G I | – | + | + bis ++ | – |
| G II | – | ++ | + bis +++ | – |
| G III | – | +++ | + bis +++ | – |
| O I | + | + | + bis ++ | + |
| O II | + | ++ | + bis +++ | ++ |
| O III | + | +++ | + bis +++ | +++ |
| O IV | + | +++ | + bis +++ | + bis +++ |

Haut: offen +, geschlossen –
Fraktur: + = leicht, ++ = mittel, +++ = schwer

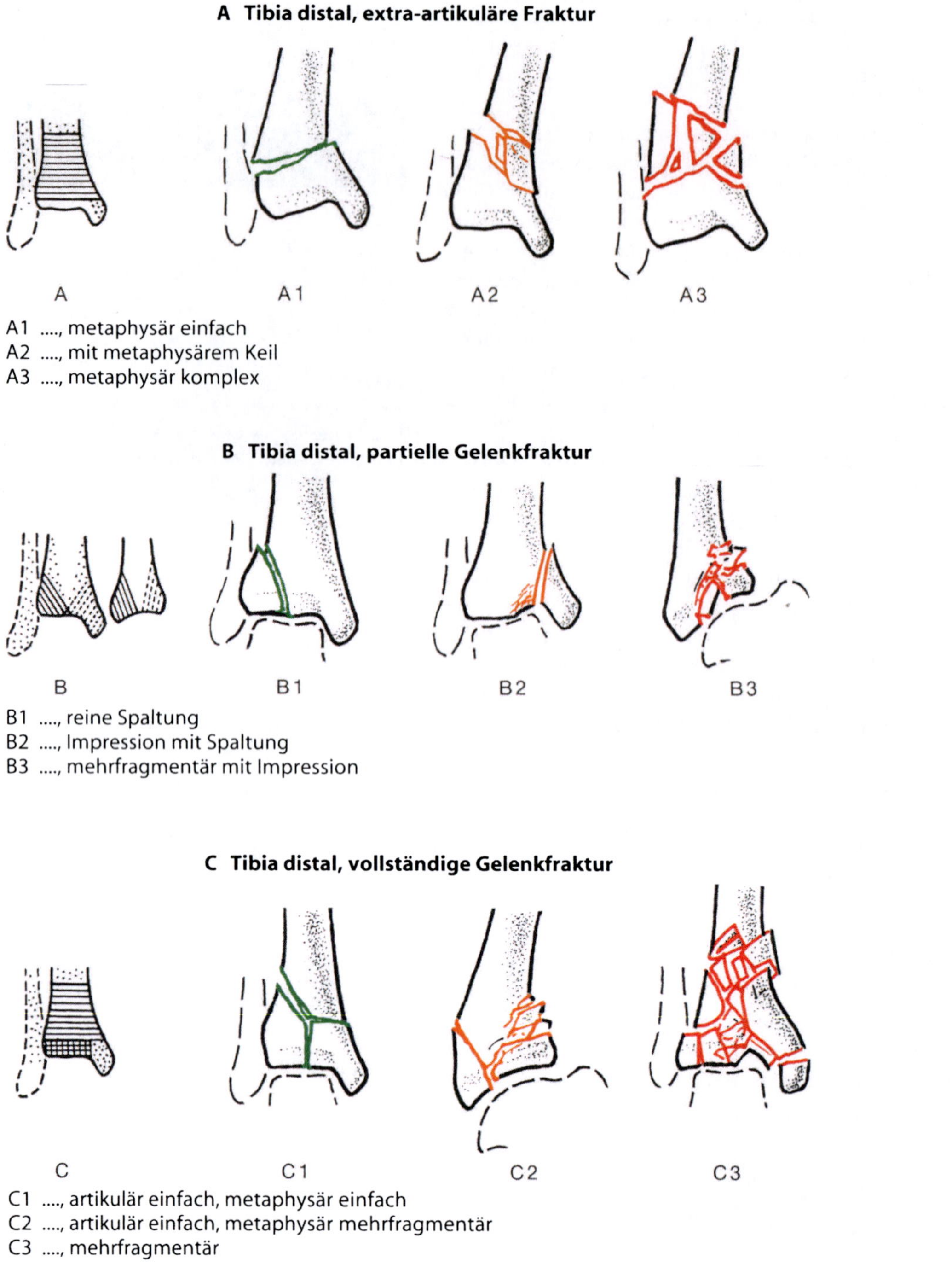


**Abb. 3.2.** AO-Klassifikation mit drei Frakturtypen und je drei Gruppen, aber ohne Untergruppen, bzw. mit lediglich einer der drei Untergruppen

## 3.4 Diagnostik

Nach der exakten klinischen Untersuchung ergeben meistens schon die Standardröntgenaufnahmen in zwei Ebenen (a.-p. und seitlich; Abb. 3.3) die Diagnose einer Pilon-Fraktur. Sie lassen jedoch keine exakte Aussagen über die »Frakturpersönlichkeit« zu und damit häufig auch keine genaue Zuordnung innerhalb eines Klassifikationssystems. Um eine gute Darstellung der Fraktur mit ihren Verwerfungen und Einstauchungen im Gelenkbereich zu erhalten, ist eine Tomographie bzw. heute eine Spiral-CT (Abb. 3.4) unbedingt erforderlich.

In einigen Fällen ist auch eine dreidimensionale Rekonstruktion, evtl. in Verbindung mit einem computergestützt erstellten Kunststoffpräparat, das auch die Operationsplanung erleichtert, von Vorteil. Häufig ist nur dadurch die verlässliche Klassifizierung der Bruchform, eine auf die Knochenverletzung bezogene Operationsplanung und eine Qualitätskontrolle im Sinne einer »evidence based medicine« möglich.

Die Diagnose Pilon-Fraktur wird zusätzlich entscheidend beeinflusst von Vorerkrankungen und Allgemeinzustand, lokal von den Weichteilverhältnissen einschließlich der Gefäß-/Nervenverletzungen sowie von begleitenden Bandverletzungen, ggf. aber auch von einem vorhandenen oder drohenden Kompart-

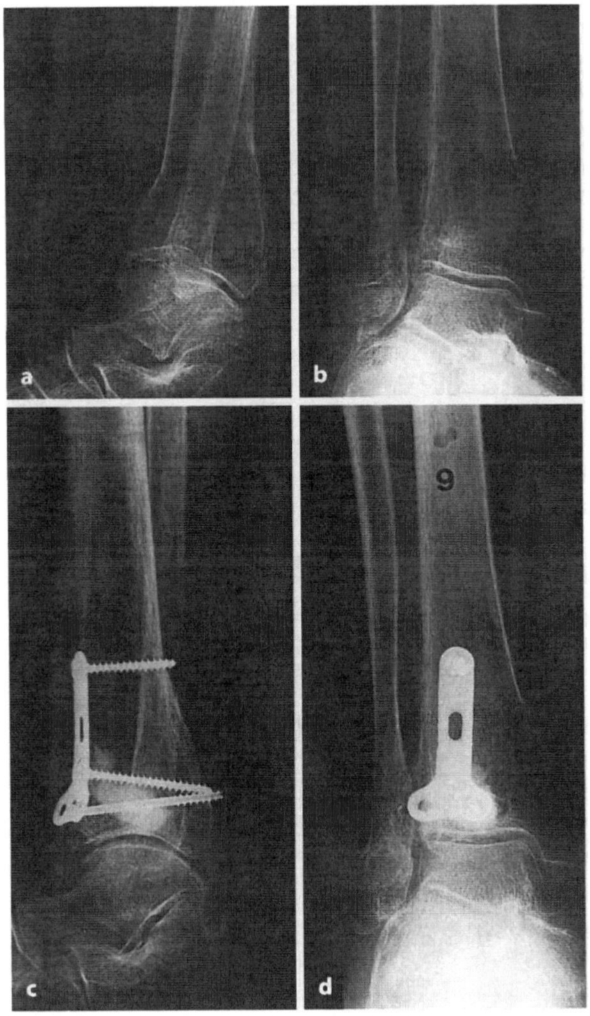


**Abb. 3.3 a–d.** 71-jährige Patientin mit Pilontibial- und Fibulafraktur. Standardröntgenaufnahme in zwei Ebenen, wobei zu beachten wäre, dass die ap-Aufnahme in 20° Innenrotation angefertigt wird, um den inneren und äußeren Gelenkspalt gut beurteilen zu können (**a, b**). Sekundäre, offene Reposition, Auffüllung des Defektes mit Knochenzement und Abstützung mit Kleinfragment-T-Plättchen unter temporärer Verwendung eines Fixateur externe, 9 Wochen postoperativ (**c, d**)

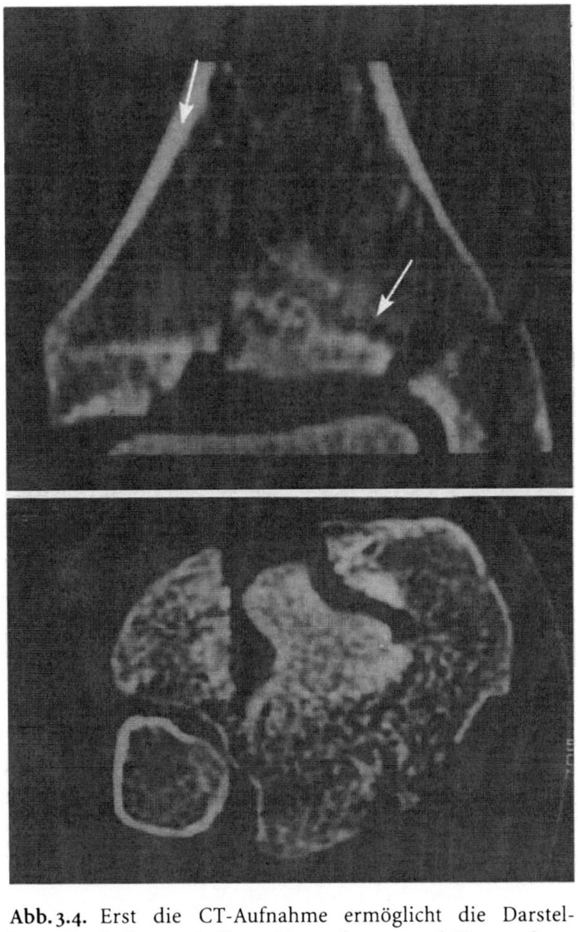

**Abb. 3.4.** Erst die CT-Aufnahme ermöglicht die Darstellung der Fraktur mit ihren Verwerfungen und Einstauchungen

mentsyndrom. Entsprechend gehört die Klassifizierung der Weichteilverletzung stets zur Diagnose.

Unter Einbeziehung aller Begleitverletzungen können dann die Entscheidungen für die Behandlungsrichtlinien getroffen werden.

## 3.5 Behandlungsrichtlinien (Indikationen)

Bei distalen metaphysären Brüchen (Typ A) liegt das Ziel der Behandlung in einer achsen- und rotationsgerechten Frakturheilung mit einer Verkürzung von maximal 0,5 cm. Dies kann sowohl konservativ mit einer gezielten Fersenbeinextension als auch operativ erreicht werden, wobei die operative Stabilisierung den Vorteil einer frühfunktionellen Behandlung mit sich bringt und auch eine längere Immobilisation im Bett sowie im Gipsverband mit all ihren zu befürchtenden Komplikationen vermeidet bzw. verringert.

Da Pilon-Brüche Gelenkfrakturen sind (Typ B und C), ist eine Stabilisierung bei dislozierten Brüchen immer dann indiziert, wenn eine geschlossene oder gedeckte Reposition bzw. Retention nicht gelingt. Nur bei einem relativ geringen Anteil dieser Brüche bringt ein konservatives Vorgehen ein ähnliches Resultat wie bei ein operatives bzw. gedeckt durchgeführtes Management. Es ist daher wichtig, dass man sicher ist, dass ein operatives Vorgehen das Ergebnis im Vergleich zu den schon vor 20 Jahren publizierten Langzeitergebnissen [14] wirklich verbessert.

Im Prinzip soll die Fraktur so früh als möglich nach dem Unfallgeschehen reponiert und stabilisiert werden [23].

**Empfohlene Therapie**

Eine stärkere Schwellung mit oder ohne Blasenbildung ist eine Kontraindikation für eine operative Intervention, dann soll eine geschlossene Reposition in Verbindung mit einer Fersenbeinextension durchgeführt werden – außer, es besteht auch ein Kompartmentsyndrom (Logendruckmessung im Zweifelsfall!). Wenn nach ungefähr einer Woche die Schwellung abgeklungen ist, kann die Fraktur definitiv versorgt werden. Bei ausgedehnten Spannungsblasen, Hautnekrosen oder oberflächlicher Infektion ist eine zeitliche Operationsplanung unmöglich, so dass eine konservative Ausbehandlung in Erwägung gezogen werden muss.

Eine wenn notwendig supramalleolare geringe Verkürzung von 0,5 cm sowohl der Tibia als auch der Fibula bei den häufig vorhandenen Trümmerzonen erscheint günstig, um die Durchblutung der Weichteile und der knöchernen Fragmente und so die zeitgerechte Frakturheilung nicht zu gefährden.

## 3.6 Konservative Behandlung

Einfache distale metaphysäre Frakturen und stabile, kaum verschobene distale Gelenkbrüche können im Oberschenkelgipsverband behandelt werden: Dabei wird für einige Tage ein Spaltgips angelegt, der in der Folge in einen geschlossenen Oberschenkelgipsverband und in der letzten Phase der Tragezeit in einen Sarmiento-Gipsverband umgewandelt wird. Da es sich jedoch in den meisten Fällen um Gelenkbrüche handelt, muss für sechs Wochen mit 10 kg teilbelastet werden

! Auch bei den Brüchen, die primär keine Verschiebung zeigen, kann es sekundär durch Belastung zu einer Stufenbildung kommen, was vor allem bei großen primär unverschobenen Keilen zu instabilen Verrenkungsbrüchen führt.

Zuerst wöchentliche, später 14-tägige Röntgenkontrollen sind obligatorisch. Nach ca. 10 Wochen wird der Gips entfernt.

**Empfohlene Therapie**

Bei Stauchungsbrüchen mit großen Keilen, die keine Verschiebung zeigen, bei denen aber doch die Gefahr besteht, dass sie sich im Gipsverband sekundär verschieben, empfiehlt es sich, den bzw. die Keile unter Bildwandlerkontrolle mit Kirschner-Drähten und perkutan eingebrachten Lochschrauben an das Hauptfragment zu fixieren und die Fraktur anschließend im Gipsverband wie oben angegeben zu immobilisieren [14]. Eine frühere funktionelle Nachbehandlung bzw. frühe Belastung kann abhängig vom Röntgenbefund erlaubt werden.

Eine weitere Indikation zur konservativen Therapie besteht, wenn der Allgemeinzustand oder die lokale Weichteilsituation eine operative Intervention nicht zulässt, oder wenn der Patient diese ablehnt. In diesem Fällen besteht die Therapie in einer geschlossen Reposition in Verbindung mit einer Fersenbeinextension oder einem Fixateur externe.

Um eine achsengerechte Reposition zu ermöglichen, muss bei der Extension der Fersenbeindraht oder -nagel unter Zuhilfenahme der Bildwandlers gezielt der Frakturform entsprechend gelegt bzw. gebohrt werden [14]. Eine zusätzliche Stabilisierung durch das Anlegen eines Oberschenkelgipses mit zirkulärer Gipsaussparung um den Fersenbeindraht bringt zwar nach der primären Reposition gewisse Vorteile, der Dauerzug wird jedoch vermindert, und eine eventuelle notwendige Änderung der Zugrichtung fast zwecklos gemacht.

In der Regel muss der Fersenbeindraht im a.-p.-Bild genau parallel zur Talusrolle liegen. Es kann aber auch zweckmäßig sein, dass der Extensionsdraht bzw. -nagel bei Frakturen vom Varustyp, bei denen eine Überkorrektur in den Valgus nicht befürchtet werden muss, im a.-p.-Bild leicht gegen den Varus gelegt wird, d.h. von medial proximal nach lateral distal. Auch in der seitlichen Ansicht wird die Lage des Extensionsdrahtes bzw. -nagels genau bestimmt, so dass er

- bei Brüchen mit hinteren Keilen und Antekurvation hinter der Schienbeinachse im Fersenbein (Abb. 3.5c),
- bei Brüchen der vorderen und hinteren Schienbeinhälfte in der Schienbeinachse im Fersenbein (Abb. 3.5b) und
- bei Brüchen mit vorderen Keilen und Rekurvation vor der Schienbeinachse im Fersenbein (Abb. 3.5a)

zu liegen kommt. Als seitlicher Anhaltspunkt zum Legen der Extension dient die Innenknöchelspitze, die in der Schienbeinachse liegt.

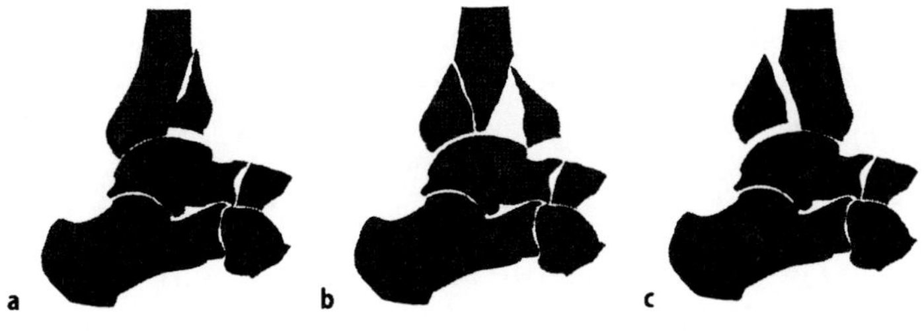


**Abb. 3.5a–c.** Korrekte Lage des gezielten Extensionsnagels bzw. -drahtes in der seitlichen Ansicht. Bei Brüchen mit vorderen Keil und Rekurvation liegt er vor des Schienbeinachse im Fersenbein (**a**), bei Brüchen mit vorderen und hinteren Keilen in der Schienbeinachse (**b**), bei Brüchen mit hinterem Keil und Antekurvation hinter der Schienbeinachse (**c**)

Nach Legen des Extensionsdrahtes bzw. -nagels wird der Extensionsbügel montiert, der nur so breit sein soll, dass er nicht an der Schiene oder am Bettgestell streift. Zusätzlich muss er außen und innen gleichweit von der Haut entfernt sein, so dass es nicht trotz richtiger Nagellage zu einer exzentrischen Zugrichtung und damit zu einer Achsenfehlstellung kommt. Am Extensionsbügel wird zunächst ein Zug von ca. 4 kg ausgeübt. Die Rotation wird mit zwei Bändchen, die am Bügel fixiert und an der Schiene aufgehängt werden, bzw. mit einem am Fuß fixierten und an der Schiene aufgehängten Schlauchverband eingestellt und fixiert. Hat sich die Fraktur nach angelegter Extension gut eingestellt, kann das Extensionsgewicht verringert werden.

! Eine Verkürzung der Trümmerzone von ca. 5 mm sollte unbedingt belassen werden, d. h. auf eine exakte Reposition des Wadenbeines wird ebenfalls verzichtet, um keinen Defekt im Schienbein zu erzeugen.

In wenigen Fällen ist bei stärkerer Stufenbildung oder Subluxation eine manuelle Nachreposition notwendig, wobei das Extensionsgewicht vorübergehend erhöht werden muss. Manchmal kann es auch notwendig sein, ein stärker disloziertes Bruchfragment mit perkutan eingebrachten Repositionshilfen (Steinmann-Nagel als Joystick, dicker Kirschner-Draht) an die richtige Stelle zu bringen.

Durch diese Maßnahmen kommt es aufgrund der zum Teil erhaltenen Gelenkkapsel und der darüber ziehenden Bänder und Sehnen durch die Ligamentotaxis bei schonendem Längszug zu einer »biologischen Selbstreposition« [14]. Falls ein Fixateur externe angelegt wird, erfolgt das Einbringen des ersten Steinmann-Nagels oder Kirschner-Drahtes in derselben, oben beschriebenen Weise.

Regelmäßige Röntgenkontrollen sind notwendig, um eventuelle Achsenabweichungen durch Änderungen des Extensions- bzw. Rotationszuges bzw. der Fixateur-externe-Montage ausgleichen zu können. Je nach Frakturform ist die Extension mit reduziertem Gewicht bzw. der Fixateur externe für vier bis sechs Wochen zu belassen. Danach wird die Fraktur in einem Gipsverband - vorerst ohne Gehbügel - ruhig gestellt oder im Fixateur externe ausbehandelt. Die Entfernung des Gipses bzw. des Fixateur externe erfolgt nach ca. 12 bis 14 Wochen abhängig von der Röntgenkontrolle.

## 3.7 Operative Behandlung

Der Zeitpunkt des operativen Eingriffes sollte möglichst innerhalb der ersten Stunden nach dem Trauma festgesetzt werden. In vielen Fällen ist dies jedoch nicht möglich, z. B. aufgrund der begleitenden Weichteilschädigung, des reduzierten Allgemeinzustandes des Patienten oder aus organisatorischen Gründen. Dann muss primär eine Versorgung der Fraktur nach den Richtlinien der konservativen Behandlung eingeleitet werden, da die Fraktur auch auf diese Weise ausbehandelt werden kann und die Weichteilerholung nach Reposition der gröberen Fehlstellungen rascher erfolgt. Außerdem ist die primäre geschlossene oder gedeckte Reposition leichter als die sekundäre.

Eine Alternative zur konservativen Extensionsbehandlung, die mit einer länger dauernden Immobilisation und mit allen Risiken für dadurch auftretende Komplikationen verbunden ist (z. B. Dekubitus, Pneumonie, Herz-Kreislauf-Störungen) bietet das Anlegen eines gelenküberbrückenden oder - selten - eines auf die distale Tibia beschränkten Fixateur externe. Durch die Anwendung des Fixateur externe in der oben beim Legen des gezielten Fersenbeinnagels beschriebenen Technik (s. Abschn. 3.6) kann in der Regel eine gute Stellung der Gesamtachse und durch die Ligamentotaxis häufig auch der Gelenkfläche erzielt werden. Dadurch ist der Patient leichter zu mobilisieren, was das Auftreten allgemeiner Komplikationen vermindert. Allerdings muss das verletzte Bein möglichst viel - und immer wieder zwischendurch - hochgelagert werden.

Wenn sich die lokale Situation der Weichteile unter diesen Maßnahmen beruhigt und sich der Allgemeinzustand gebessert hat, kann entsprechend der Frakturform auch die Stabilisierung der Pilon-Fraktur vorgenommen und der Fixateur externe abgenommen werden. Selbstverständlich ist eine besonders sorgfältige täglich mehrmals durchzuführende Pinpflege erforderlich, damit bei der Sekundäroperation kein erhöhtes Infektrisiko besteht.

## 3.7.1
## Operative Zugangswege

Nur bei guten, verlässlichen Haut- und Weichteilverhältnissen ist eine offene Reposition mit Stabilisierung angezeigt.

Bevorzugte Zugangswege sind einerseits der vordere mediale Zugang, der einen guten Überblick über die distale Tibiagelenkfläche gewährt, andererseits der laterale Zugang, der die operative Versorgung des Außenknöchels bzw. der Fibula und des anterolateralen Pilon-Anteils ermöglicht. Werden beide Zugänge gleichzeitig gewählt, so muss zwischen beiden Hautinzisionen ein Abstand von mindestens 7 cm bestehen (Abb. 3.6).

### ■ Anteromedialer Zugang

Der anteromediale Zugang ist der Standardzugang zur distalen Tibia und Tibiagelenkfläche und erlaubt die Behandlung medialer Spaltbrüche und der meisten Pilon-tibial-Splitterbrüche. Mit diesem Zugang kann die Gelenkoberfläche gut erreicht, dargestellt und eingesehen werden.

Der Zugang verläuft etwa einen halben Zentimeter lateral der vorderen Tibiakante parallel nach distal und zieht ungefähr zwei Querfinger oberhalb des Gelenkspaltes in Richtung medialer Gelenkspalt des oberen Sprunggelenks (OSG) vor die Innenknöchelspitze (Abb. 3.6). Nach Durchtrennung der Haut wird unter Schonung des N. saphenus und der V. saphena magna das Retinaculum extensorum dargestellt und längs gespalten. Dadurch kommen die Sehnen der Mm. extensor hallucis longus und extensor digitorum longus und des M. tibialis anterior sowie die A. dorsalis pedis zur Darstellung. Nach Weghalten der Extensorsehnen und der A. u. V. dorsalis pedis nach lateral, bzw. der Sehne des M. tibialis anterior nach medial, stellt sich die vordere Gelenkkapsel dar. Durch eine transversale Inzision wird das Gelenk eröffnet und das OSG mit der Fraktur an der distalen Tibia in Zusammenhang mit dem Talus dargestellt.

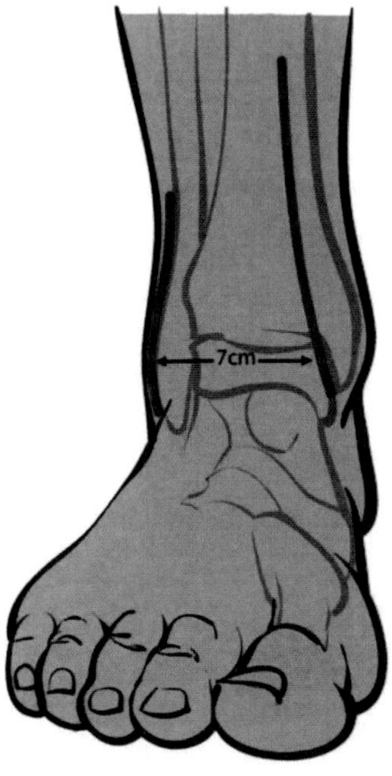


**Abb. 3.6.** Die zwei Standardzugänge zu Pilon-Frakturen mit mindestens 7 cm Abstand voneinander

Eine begleitende Fraktur des Außenknöchels wird über einen zweiten lateralen Zugang dargestellt, der aber wie in Abb. 3.6 dorsal zur distalen Fibula liegt, dies garantiert einen genügend großen Abstand zwischen den beiden Hautschnitten. Von diesem lateralen Zugang kann oft auch der laterale Pilon-Anteil besser – nämlich vor der Fibula – eingesehen, reponiert und evtl. fixiert werden.

### ■ Lateraler Zugang

Dieser Zugang wird bevorzugt zur offenen Fixation des lateralen Knöchels und lateraler Spaltbrüche verwendet. Zusätzlich erlaubt er die Versorgung der Syndesmose und auch der distal und proximal von ihr gelegenen Fibulabrüche.

Der Hautschnitt wird leicht gebogen über den Außenknöchel nach distal ausgeführt (Abb. 3.7a). Er kann etwas weiter vorne als üblich liegen, wenn kein anteromedialer Zugang notwendig ist. Nach Durchtrennung der Haut unter Schonung des N. peronaeus superficialis wird das Retinaculum extensorum gespalten (Abb. 3.7b), die lateralen Anteile der Sehne des M. extensor digitorum longus werden dargestellt (Abb. 3.7c), mobilisiert und nach medial gehalten. Danach kommt die Gelenkkapsel zur Darstellung, und nach Längsinzision ergibt sich eine klare Darstellung des tibiofibularen Gelenkanteiles und der distalen Fibula (Abb. 3.7d).

### ■ Dorsomedialer Zugang

Er wird bei Frakturen mit Trümmerzone in der sagittalen Ebene an Stelle des anteromedialen Zuganges verwendet, wobei er durch das Herausklappen des frakturierten medialen Knöchels nicht nur einen guten Zugang zur Pilon-Fraktur, sondern auch einen ausgezeichneten Überblick in der sagittalen Ebene der Gelenkoberfläche gewährt.

Die Hautinzision wird bogenförmig ausgeführt um den Innenknöchel herum (Abb. 3.8a und Abb. 3.20).

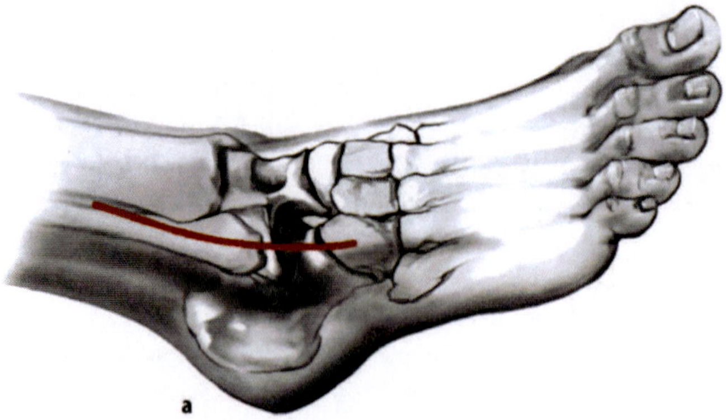


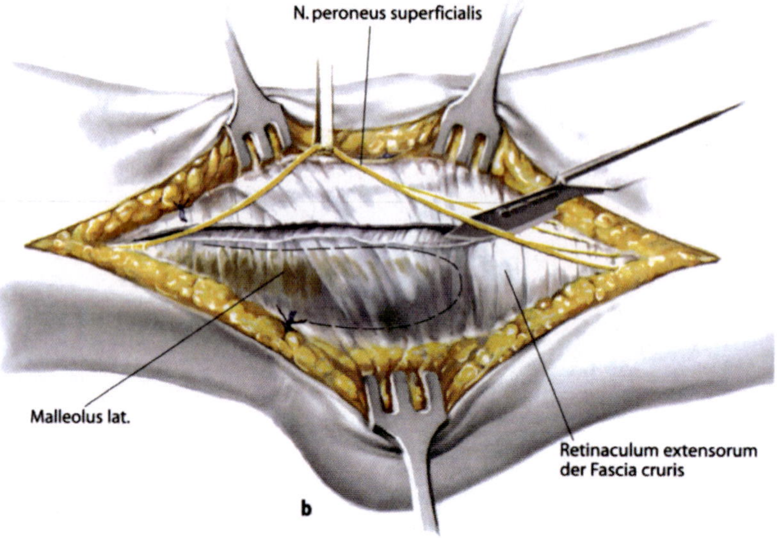


**Abb. 3.7 a–d.** Lateraler Zugang. **a** Hautinzision. **b** Spalten des Retinaculum mm. extensorum und Schonung des N. peronaeus superficialis. **c** Weitere Darstellung der subfaszial liegenden Strukturen. **d** Tiefe, intraartikuläre Inspektion zur Reposition der Pilon-Fraktur von lateral vorne

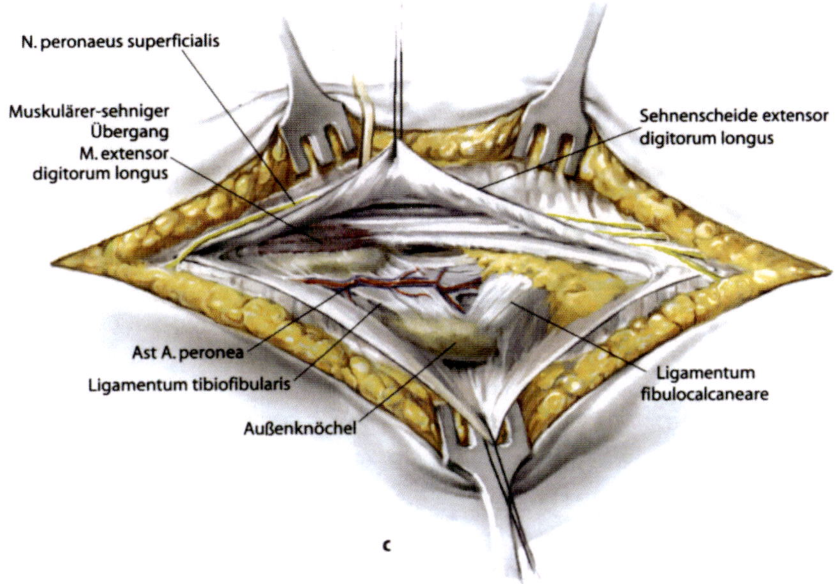
N. peronaeus superficialis
Muskulärer-sehniger Übergang
M. extensor digitorum longus
Sehnenscheide extensor digitorum longus
Ast A. peronea
Ligamentum tibiofibularis
Außenknöchel
Ligamentum fibulocalcaneare

c

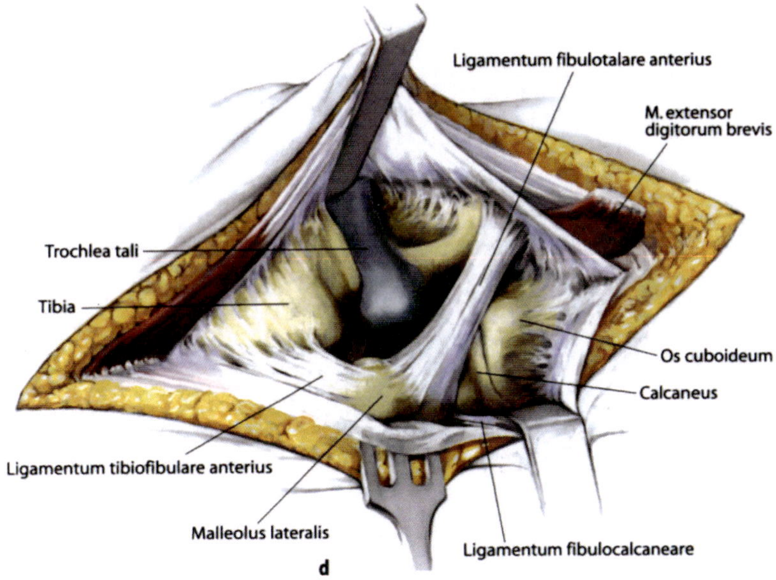
Ligamentum fibulotalare anterius
M. extensor digitorum brevis
Trochlea tali
Tibia
Os cuboideum
Calcaneus
Ligamentum tibiofibulare anterius
Malleolus lateralis
Ligamentum fibulocalcaneare

d

Abb. 3.7 c, d

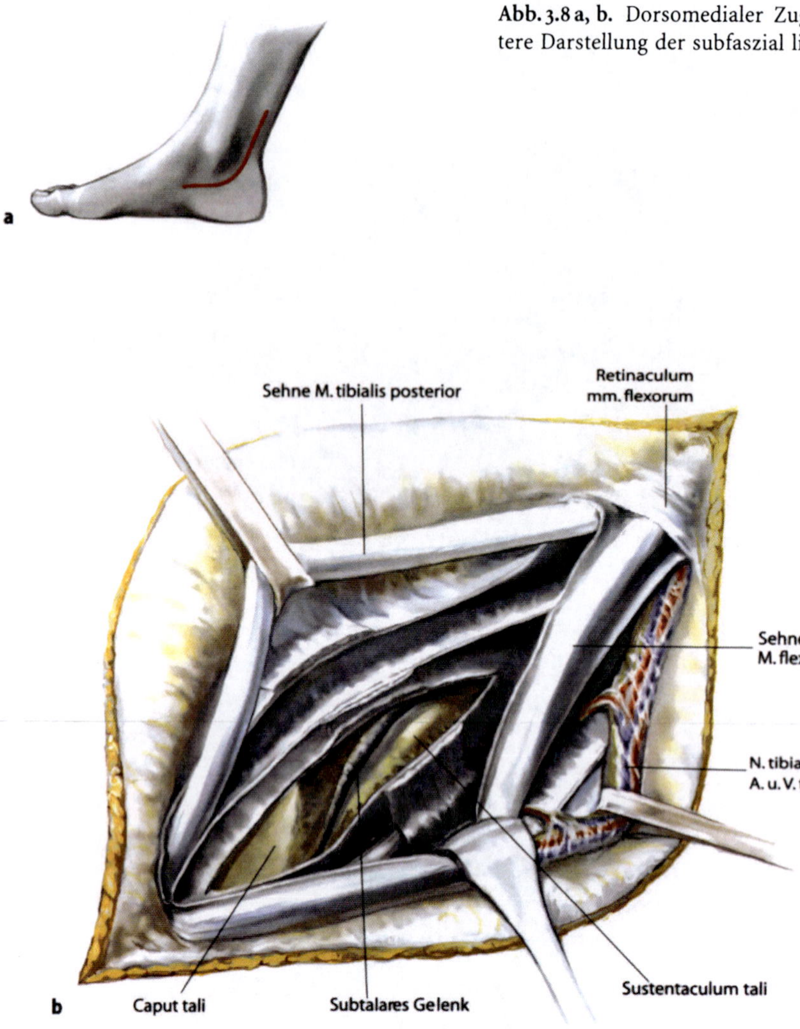


**Abb. 3.8 a, b.** Dorsomedialer Zugang. **a** Hautinzision. **b** Weitere Darstellung der subfaszial liegenden Strukturen

Nach Darstellung der Faszie und des Retinaculum mm. flexorum und Identifizierung des neurovaskulären Bündels wird das Retinaculum gespalten, die Sehnen identifiziert und je nach Art der Fraktur ggf. mobilisiert und mittels Retraktors weggehalten (Abb. 3.8 b und Abb. 3.20). Dadurch kann die Gelenkkapsel dargestellt und inzidiert werden, die Frakturen können inspiziert, das Innenknöchelfragment weggeklappt, reponiert und stabilisiert werden.

**▪ Kombinierte Zugänge**

Mit einer Kombination aus anteromedialem und lateralen Zugang werden mediale Spaltbrüche und jene Pilon-Splitterbrüche versorgt, die mit einer Fibulafraktur vergesellschaftet sind und eine Stabilisierung der Fibula erforderlich machen.

Durch einen isolierten lateralen Zugang, der dann etwas weiter vorne (Abb. 3.7 a–d) gelegt werden kann, können alle lateralen Spaltbrüche der distalen Tibia, aber auch alle distalen Fibulabrüche offen reponiert und stabilisiert werden. Ist auch medial eine offene Reposition und Fixation notwendig, so erfolgt dann diese über einen dorsomedialen Zweitzugang.

## 3.7.2 Osteosynthesetechniken

### Frakturen ohne Weichteilschädigung

**▪ Distale extraartikuläre Tibiafraktur Typ A**

Je nach Form wird die Fraktur über einen anteromedialen oder dorsomedialen Zugang dargestellt. Dies ist deshalb notwendig, damit bei Fibulaosteosynthesen die Hautbrücke mindestens 7 cm beträgt. Die Stabilisierung der Fraktur nach offener Reposition sollte mit einer Kleeblattplatte, mit einem Hand-T-Plättchen, mit einer schmale LC-DC-Platte oder einem winkelstabilem Fixateur interne (LCP) erfolgen. Die Kleeblattplatte bietet den Vorteil, dass sie mit Kleinfragmentschrauben fixiert und individuell zurechtgeschnitten werden kann und weniger unter den Weichteilen aufträgt [9]. Wenn die Fibula gebrochen ist, wird sie in der Regel zuerst stabilisiert, um einen Anhaltspunkt für die korrekte Länge der Tibia zu erhalten bzw. um ein Anpassen der Tibia zu ermöglichen [9] (Abb. 3.9).

Bei Mehrfragmentfrakturen vom Typ A3 wird die Stabilisierung mit einer eingeschobenen 4,5 LCP-Überbrückungsplatte über eine kleine Inzision vorgezogen. Prinzipiell können alle Platten eingeschoben und proximal mit Stichinzisionen verankert werden.

**▪ Lateraler Spaltbruch – Typ B1**

Laterale Spaltbrüche (Abb. 3.10 a) verlaufen durch das Tuberculum tibiale (Tubercule de Chaput) und stehen über die Syndesmose mit dem Außenknöchel in Verbindung. Der Hautschnitt (Abb. 3.7 a) verläuft über dem Außenknöchel (bzw. der Fibula) ungefähr parallel zum N. peronaeus superficialis (Ramus lateralis), der in seinem Verlauf häufig Variationen zeigt. Nach Darstellung der Extensoren (Abb. 3.7 c) werden diese nach medial gehalten, der laterale Pilon wird dargestellt (Abb. 3.7 d). Nach erfolgter Reposition wird die Fraktur verspickt und mittels Kleinfragment-Spongiosaschrauben (evtl. Lochschrauben) stabilisiert (Abb. 3.10 b).

Sind die lateralen Spaltbrüche mit einer Fibulafraktur kombiniert, wird mit der Stabilisierung der Fibulafraktur mittels Zugschraubenosteosynthese oder/und Drittelrohrplatte begonnen. Dies garantiert die korrekte Länge der Fibula, zugleich reponiert sich das laterale Fragment der Tibia, welches mit der Fibula durch das vordere Syndesmosenband verbunden ist. Wie beim medialen Spaltbruch muss auch hier auf eine mögliche Impression der Gelenkfläche geachtet werden: ggf. muss sie gehoben und mit Spongiosa unterfüttert werden. Zum Schluss wird das laterale Tibiafragment mittels Schraubenosteosynthese fixiert (Abb. 3.10 b). Falls die Syndesmose rupturiert ist, wird sie mittels Adaptationsnaht wieder hergestellt und evtl. durch eine Stellschraube gesichert.

**▪ Medialer Spaltbruch – Typ B2**

Die Frakturlinie bei medialen Spaltbrüchen verläuft sagittal und zieht vom Übergang der Tibiagelenkfläche zum Innenknöchel nach proximal. Die angrenzende Tibiagelenkfläche ist meistens zusätzlich imprimiert (Abb. 3.11 a).

Der Zugang liegt knapp lateral der ventralen Schienbeinkante und zieht leicht gebogen bis unterhalb der Spitze des Malleolus medialis (Abb. 3.6). Nach Darstellung der Fraktur wird sie mit zwei Kleinfragment-Spongiosaschrauben, die parallel zur Tibiagelenkfläche verlaufen, stabilisiert (Abb. 3.11 d). Angrenzende Impressionszonen werden vor der endgültigen Stabilisierung der Fraktur mittels Meißel oder Raspatorium gehoben und anschließend mit Spongiosa unterfüttert (Abb. 3.11 b–d). Entnahmestellen können Beckenkamm, Tibiakopf, aber auch – für kleine Mengen – Schienbeinmetaphyse sein.

Bei Mitbeteilung der Außenknöchelstrukturen beginnt die Versorgung mit der Naht des kollateralen, d.h. des fibulotalaren und des fibulokalkanearen Bandes oder mit der Fixation der Abrissfraktur am Außenknöchel mittels Zuggurtungsosteosynthese. Dies be-

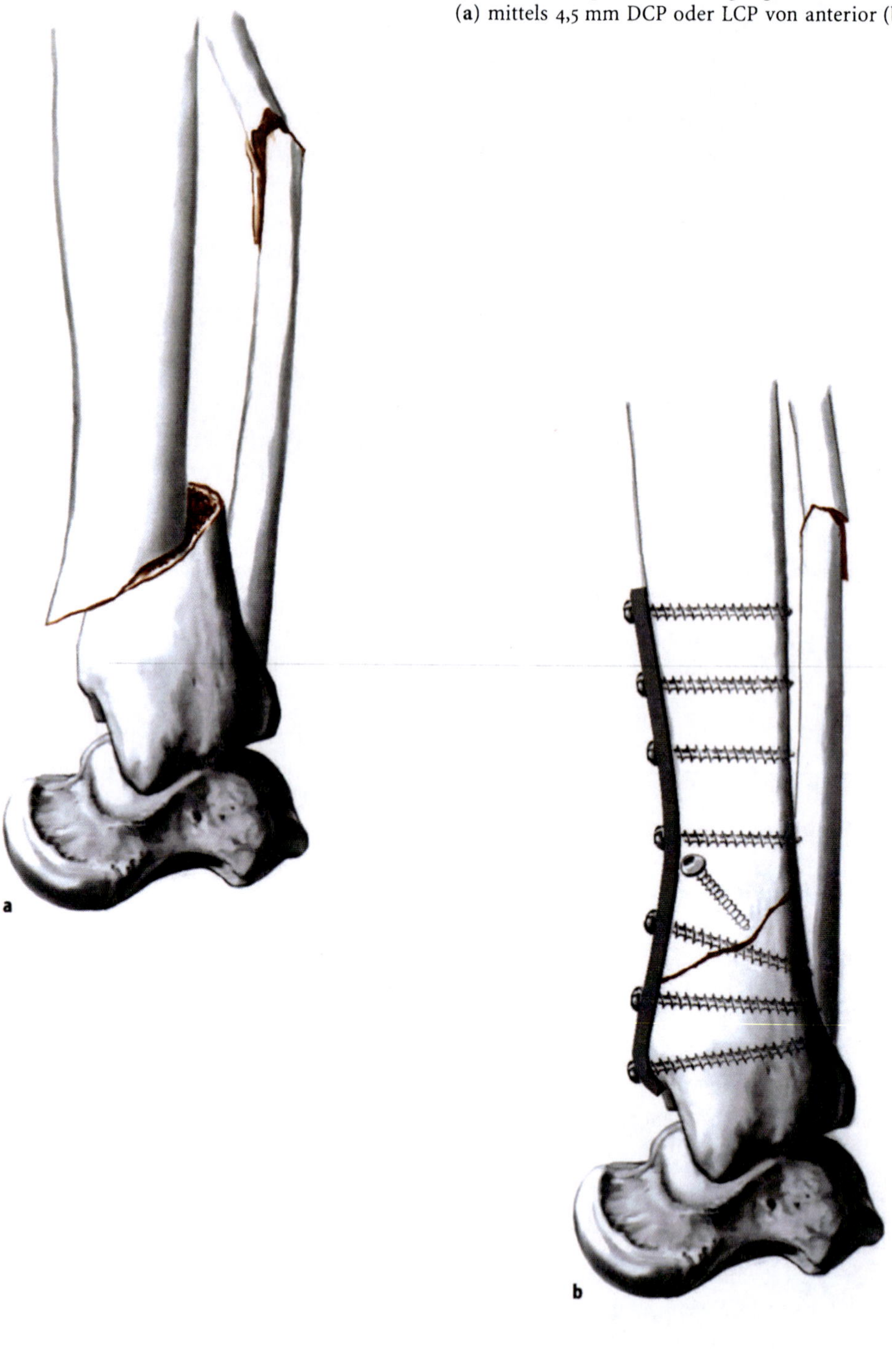


**Abb. 3.9 a, b.** Operative Versorgung einer Fraktur vom Typ A (**a**) mittels 4,5 mm DCP oder LCP von anterior (**b**)

**Abb. 3.10 a, b.** Operative Versorgung eines lateralen Spaltbruchs. **a** Lateraler Spaltbruch durch das Tuberculum tibiale Chaput verlaufend. **b** Stabilisierung mit zwei Kleinfragment-Spongiosaschrauben nach exakter Gelenkreposition

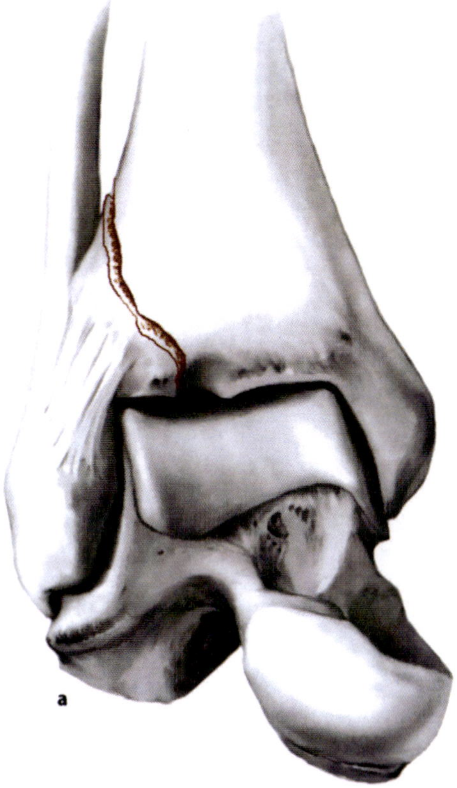

**a**

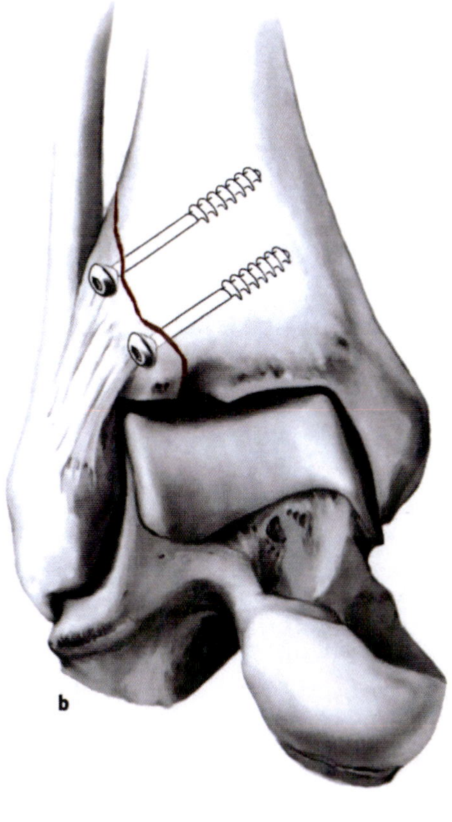

**b**

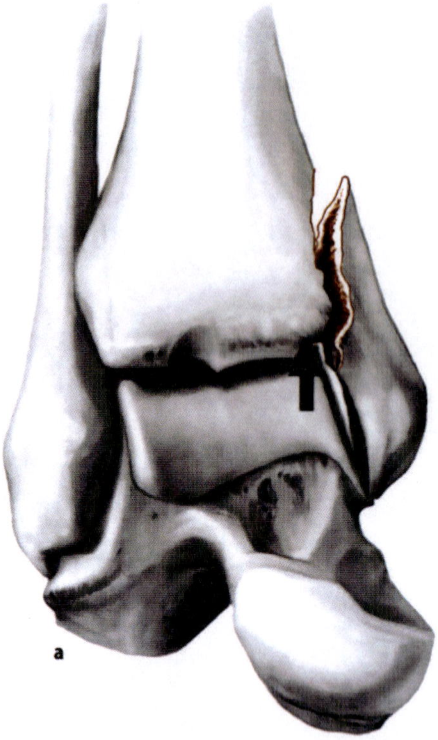

a

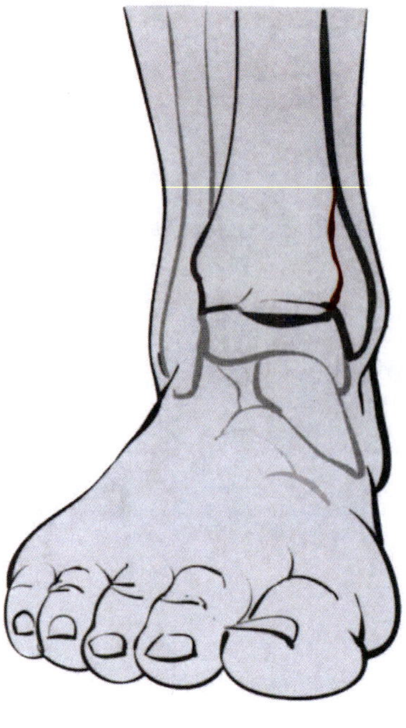

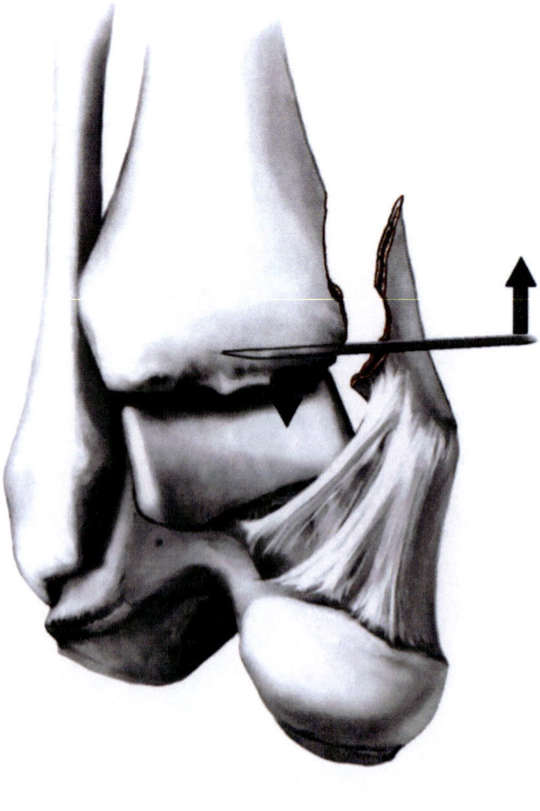

**Abb. 3.11 a–d.** Operative Versorgung eines medialen Spaltbruchs. **a** Medialer Spaltbruch am distalen Tibiaende mit Impressionszone *(Pfeil)*. **b** Hebung der Impressionszone. **c** Unterfütterung mit Spongiosa aus der distalen Tibiametaphyse. **d** Stabilisierung mit zwei parallel zur distalen Tibiafläche verlaufenden Kleinfragmentschrauben (evtl. Lochschrauben)

Abb. 3.11 c, d

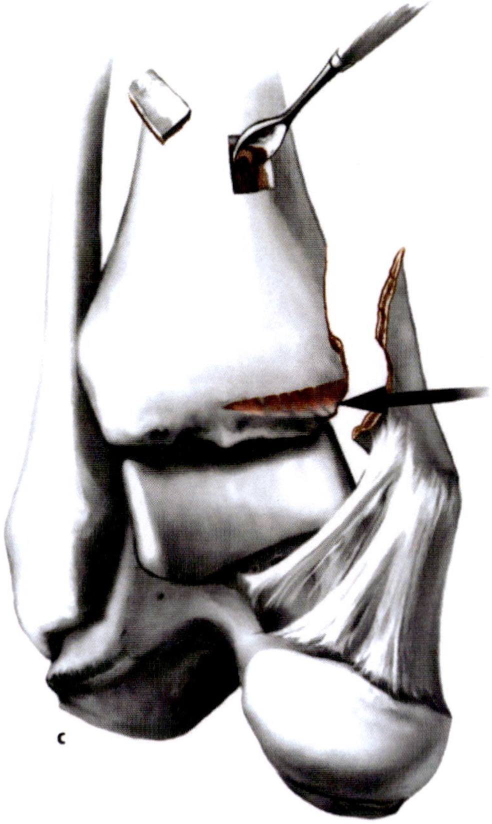

c

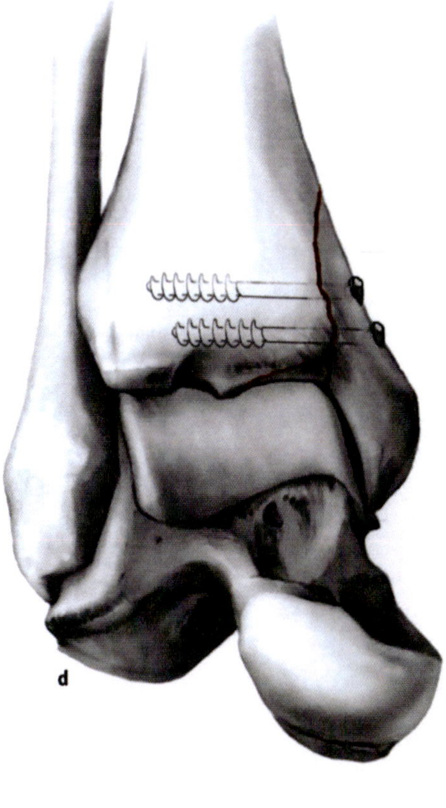

d

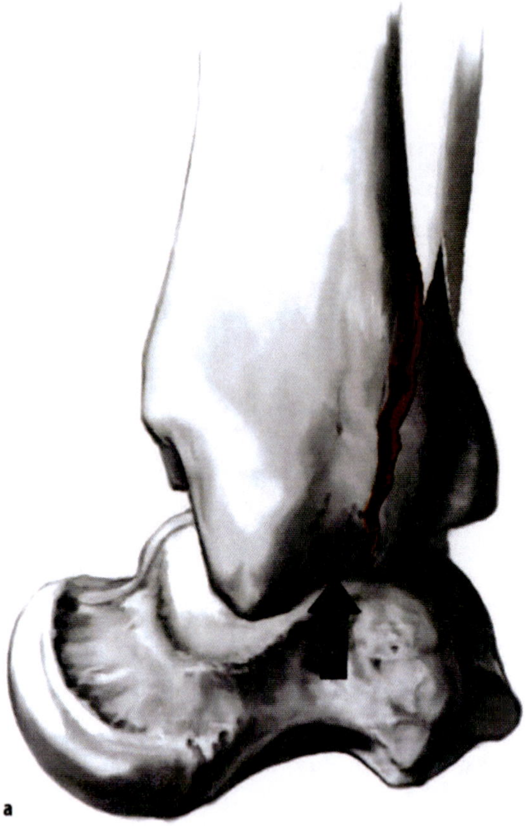

a

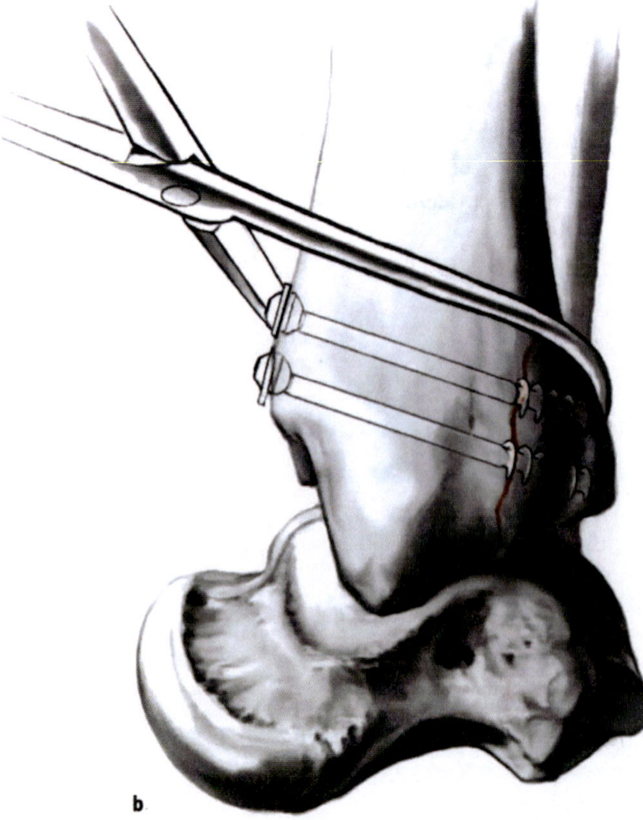

b

**Abb. 3.12 a, b.** Operative Versorgung eines dorsalen Spaltbruchs. **a** Impressionszone *(Pfeil)*. **b** Nach Reposition und primärer temporärer Fixation mit Knochenzange Stabilisierung durch zwei von ventral eingebrachte Kleinfragment-Spongiosaschrauben

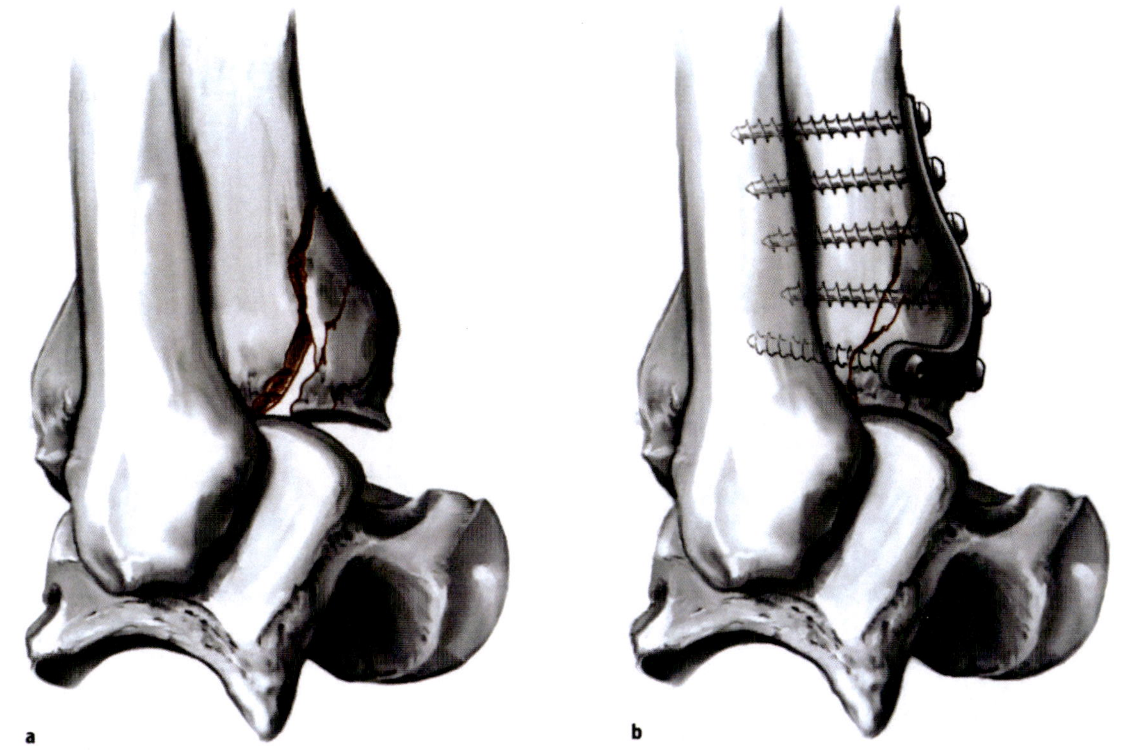

**Abb. 3.13.** **a** Ventraler Mehrfragmentbruch im Bereich der vorderen Tibiakante. **b** Stabilisierung mit einem T-Plättchen (KFI)

wirkt die Reposition des Talus zur intakten Tibiagelenkfläche. Danach wird die Tibiagelenkfläche auf mögliche Impressionen inspiziert, das anschließende Vorgehen entspricht dem oben beschriebenen.

### ■ Dorsaler Tibiaspaltbruch – Typ B2

Diese Frakturen betreffen die hintere Schienbeinkante (Abb. 3.12 a). Die Darstellung der Fraktur erfolgt über einen Hautschnitt knapp hinter dem Innenknöchel, er zieht bogenförmig um den Innenknöchel nach vorne (Abb. 3.8 a). Nach dem Freipräparieren der Sehne des M. tibialis posterior und der langen Beugesehnen, die nach dorsal gehalten werden, wird die Fraktur dargestellt (Abb. 3.8 b und Abb. 3.20).

Nach Reposition der in der Regel vorliegenden Impressionszone und Unterfütterung mit Spongiosa und temporärer Fixierung mittels Knochenhaltezange oder Kirschner-Draht wird der Keil mit Kleinfragment-Spongiosaschrauben, die von ventral her eingebracht werden – ev. perkutan – stabilisiert (Abb. 3.12 b). Alternativ ist auch eine Verschraubung von dorsal her möglich. Ausnahmsweise kann die Überprüfung der Reposition des dorsalen Tibiakeils durch die klaffende Fibulafraktur – vor ihrer Stabilisierung – erfolgen.

### ■ Vorderer Tibiakantenmehrfragmentbruch – Typ B3

Er betrifft die vordere Schienbeinkante. Oft besteht ein Mehrfragmentbruch mit Subluxation des Talus nach vorne, es besteht also ein hohes Risiko für die Entstehung einer posttraumatischen Arthrose (Abb. 3.13 a). Der Hautschnitt erfolgt knapp lateral der vorderen Tibiakante und wird in Richtung Innenknöchelspitze geführt (Abb. 3.6). Nach vorsichtiger Darstellung der Frakturzone wird ein Distraktor oder temporärer Fixateur externe eingebracht und vorsichtig distrahiert. Bei der sorgfältigen Reposition der frakturierten vorderen Tibiakeile werden diese mit Spickdrähten unter Erhaltung der Periost- und Kapselverbindungen und evtl. mit Kleinfragment-Spongiosaschrauben, die von vorne nach hinten eingebracht werden, stabilisiert. Oft ist eine Spongiosaunterfütterung und die Abstützung mit einer distalen Radiusplatte aus dem Kleinfragmentinstrumentarium empfehlenswert (Abb. 3.13 b).

### ■ Pilon-Trümmerbrüche – Typ C2 und C3

Sie sind die schwersten Brüche und stellen oft Problemfälle dar (Abb. 3.14 a). Bei ihrer Versorgung empfiehlt sich ein schrittweises Vorgehen [9, 21, 24]:

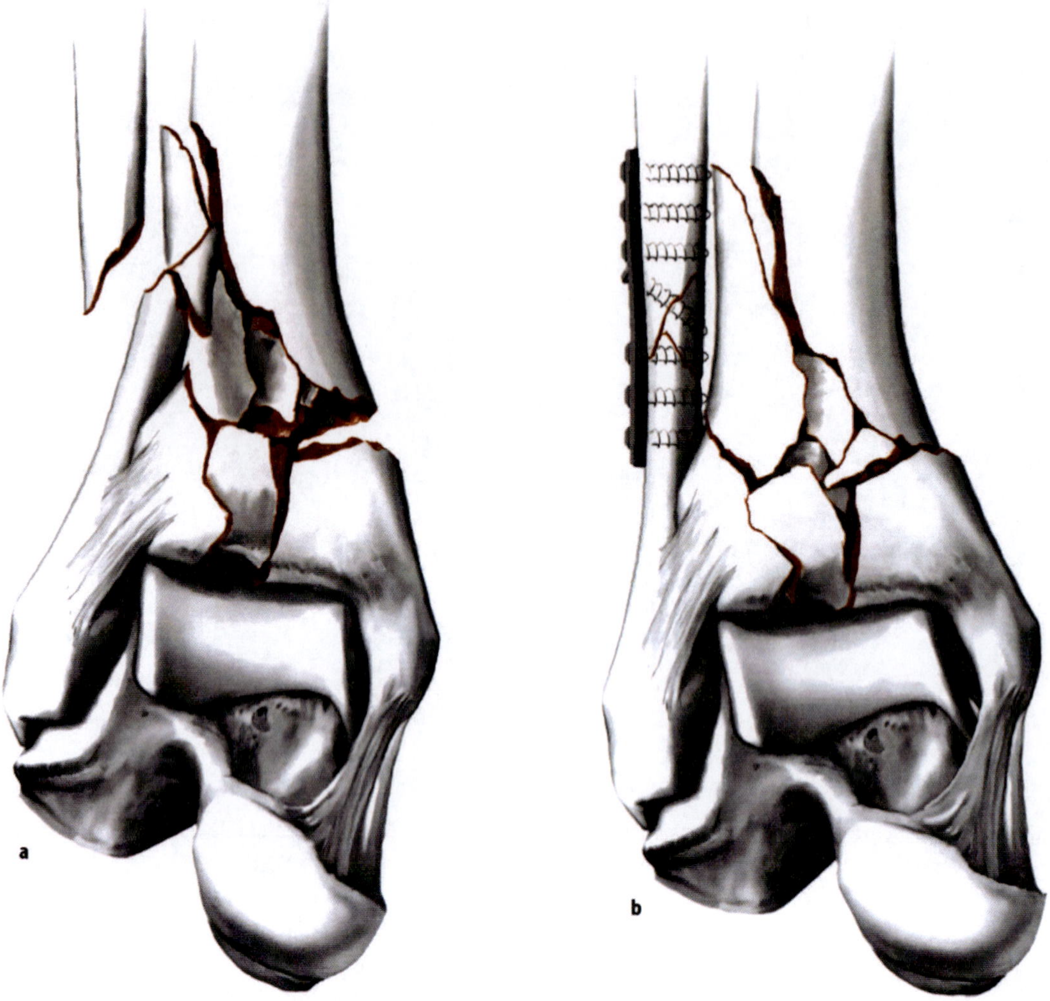


**Abb. 3.14 a, b.** Pilon-Trümmerbruch C3 (**a**), die Fibula wird in ihrer Länge hergestellt, der Bruch reponiert und stabilisiert, damit lässt sich die korrekte Lage und die Ebene der tibialen Gelenkfläche wiederherstellen (**b**)

- Reposition und Stabilisierung der Fibula,
- Rekonstruktion mit Aufbau der tibialen Gelenkfläche,
- mediale und/oder vordere Abstützung und Plattenosteosynthese, danach
- Auffüllung mit Spongiosa (dieser Schritt kann während des zweiten und dritten erfolgen).

Für dieses Vorgehen sind meistens zwei Zugänge (Abb. 3.6) notwendig. In der Regel wird zuerst die Fibula in ihrer Länge evtl. mit kleinem Distraktor oder Fibula-Drittelrohr-push-Technik [8] hergestellt und der Bruch wird stabilisiert (Abb. 3.14 b). Dieser Schritt hilft, die korrekte Ebene und Lage der impaktierten tibialen Gelenkfläche wiederherzustellen, führt zur teilweisen axialen Ausrichtung und lässt eine vorübergehende Fixation zu. Durch das Spalten der Extensorfaszie unter Beachtung der neurovaskulären Strukturen lässt sich auch das anterolaterale Tibiafragment darstellen (Abb. 3.7 b–d).

Im zweiten Schritt erfolgt die Wiederherstellung der tibialen Gelenkfläche, wobei das Tubercule-de-Chaput-Fragment zuerst mit Spickdrähten, dann mit einer oder zwei Schrauben an das Nachbarfragment fixiert wird. Sind die fibularen Bänder rupturiert, werden sie genäht. Der Wiederaufbau der tibialen Gelenkfläche wird über die anteromediale Inzision vorgenommen (Abb. 3.6).

Man muss immer daran denken, dass der zentrale Tibiaanteil und dessen Gelenkfläche geschädigt und oft z. T. imprimiert sind, nur die kortikale Randleiste !

erscheint intakt. Aus diesem Grund darf kein Knochenfragment mit Gelenkknorpel verloren oder verworfen werden.

Der Einbau dieser Fragmente ist – wenn auch extrem schwierig – oft möglich. Im Einzelnen wird folgendermaßen vorgegangen:

1. Fixation und Sicherung der wieder aufgebauten und zusammengefügten Frakturfragmente, vorübergehend mit Kirschner-Drähten und Knochenzangen (Abb. 3.15), gelegentlich teilweise, z. B. ohne Reposition des Innenknöchelfragmentes.
2. Reposition der vorderen kortikalen Impaktion durch von außen mit dem Raspatorium ausgeübten Druck, während der Fuß plantar flektiert wird; dann Verspickung (Abb. 3.16).
3. Zentrale Impaktionen werden mit einem Stößel vorsichtig in Gelenkflächen gerechter Stellung gebracht und temporär mit Spickdraht fixiert (Abb. 3.17).
4. Spaltlinien und Stufenbildungen in der sagittalen Ebene werden über medial und lateral ausgeübten Druck reponiert und fixiert. Danach wird das anterolaterale Tibiafragment reponiert (Abb. 3.18).
5. Durch das Weghalten des medialen Knöchelfragmentes oder des vorderen Keils kann die transversale Ebene der Gelenkfläche eingesehen und korrigiert werden (Abb. 3.19).
6. Zuletzt wird das posteromediale oder das Innenknöchelfragment unter Elevation der Sehne des M. tibialis posterior reponiert und verspickt (Abb. 3.20).

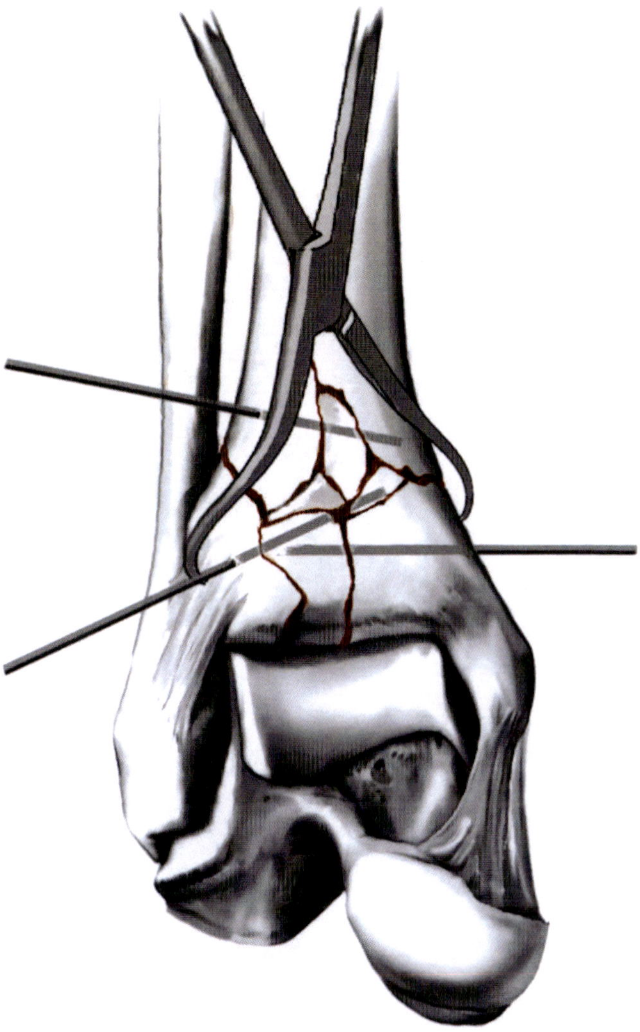

**Abb. 3.15.** Primäre Reposition, Fixation und Sicherung der Frakturfragmente mit Knochenzange und Spickdrähten

Unter Anwendung dieser Technik kann die Gelenkfläche, aber auch die axiale Stellung der Fraktur rekonstruiert und der Spongiosadefekt behoben werden. Zur Stabilisierung der reponierten Fraktur und der Impressionszonen wird eine Platte angelegt, wenn möglich medial (dies verhindert auch, dass die Fraktur in die Varusstellung abkippt), sonst von vorn.

Zur Stabilisierung verwendet man an der medialen Seite entweder eine Kleeblatt- oder eine 3,5- bzw. 4,5-mm-gerade-Platte. Für die ventrale Seite sollte eine Radius-T-Platte verwendet werden. Die LCP (»locked compression plate«) in verschiedenen Größen (vorzüglich in der 3,5-mm-Ausführung) ist besonders bei Osteoporose eine gute Alternative [2]. Auf die Verwendung der T- bzw. Löffelplatte wird heute aus Gründen der Massivität und all ihrer Folgen größtenteils verzichtet.

Um weichteilschonender und frakturschonender bei optimaler Stabilisierung vorgehen zu können, werden derzeit zur Versorgung distaler intraartikulärer Unterschenkelbrüche sowohl der Femurdistraktor [18] oder ein Fixateur externe temporär, als auch zwei neue Stabilisierungssystheme klinisch erprobt:

- LCP – distale Tibiaplatte:
  Diese locked compression plate hat den Vorteil, dass sie der anatomischen Form der distalen Tibia angepasst ist und mit winkelstabilen Schrauben fixiert werden kann ohne die Periostdurchblutung zu schädigen. Zudem ist sie für die minimalinvasive Insertionstechnik geeignet (Abb. 3.21).
- LCP – Pilon-Platte:
  Durch ihr spezielles Design, nämlich der im Pilon-Bereich angeordneten Fixationsmöglichkeiten, die

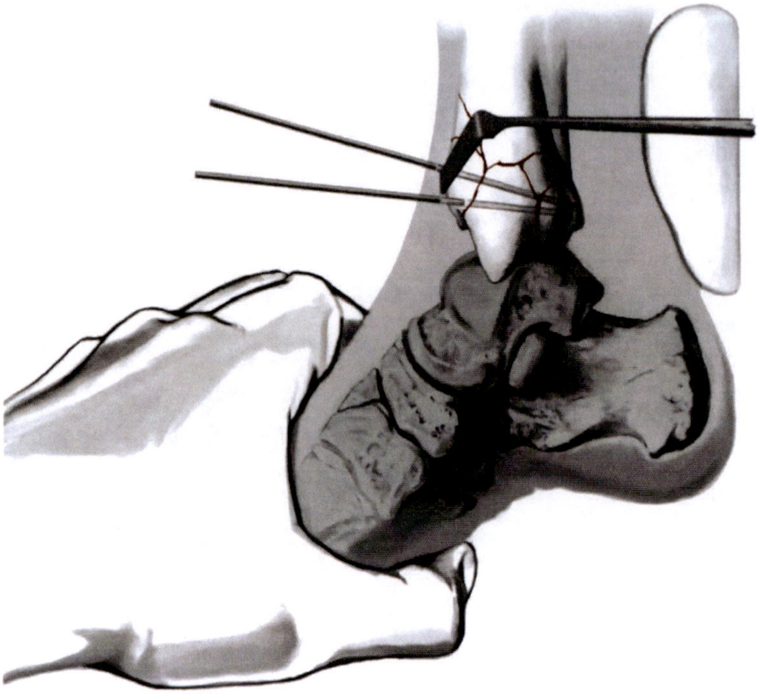

**Abb. 3.16.** Reposition der vorderen kortikalen Impaktion durch Druck mit kleinem Langenbeck-Haken oder Raspatorium bei plantar flektierten Fuß und anschließende Fixation mit zwei Spickdrähten

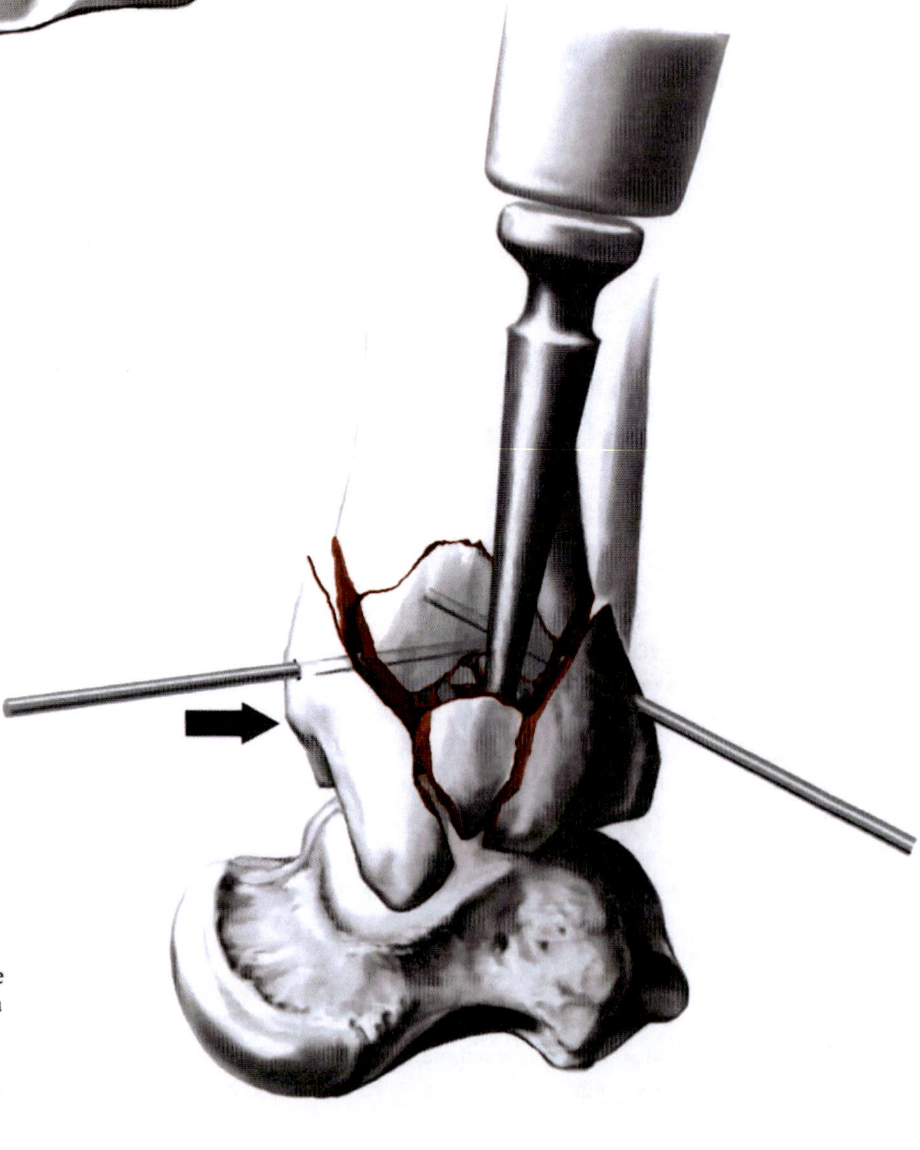

**Abb. 3.17.** Bei zentralen Impressionen erfolgt zuerst die Reposition der impaktierten Fragmente mit Stößel und anschließend die Fixation mit zwei Kirschner-Drähten

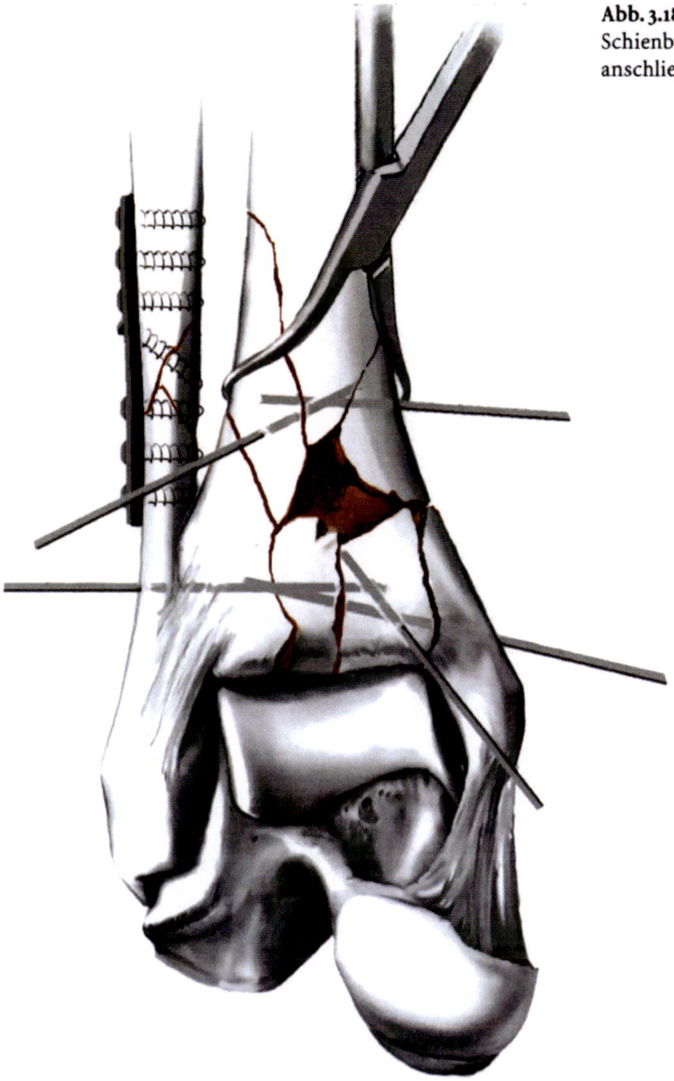

**Abb. 3.18.** Reposition der anterolateralen und medialen Schienbeinfragmente und Fixierung mit Kirschner-Drähten, anschließend mit Kleinfragmentlochschrauben

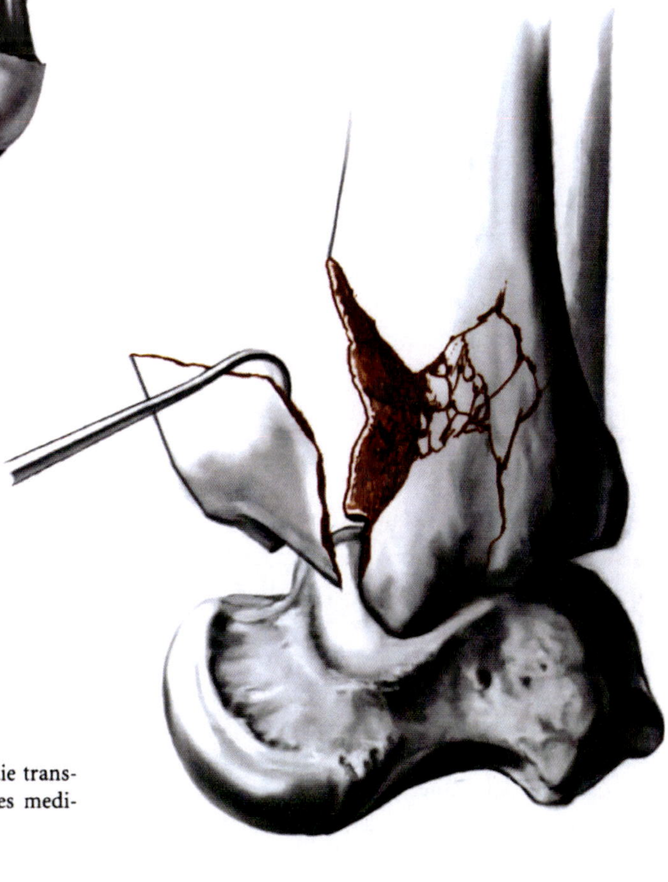

**Abb. 3.19.** Offene Korrektur und Einsichtnahme in die transversale Ebene der Gelenkfläche durch Weghalten des medialen Knöchelfragmentes bzw. des vorderen Keils

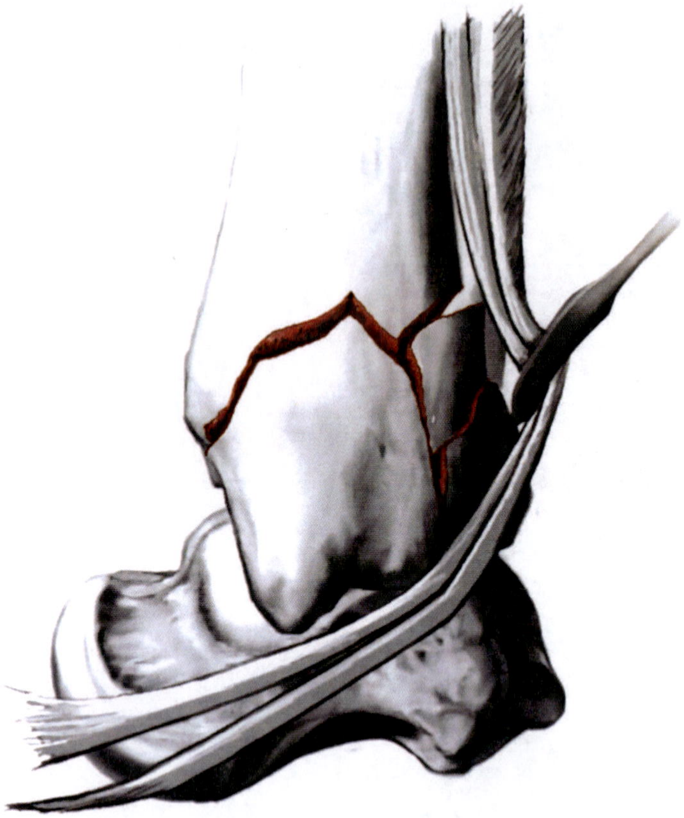

**Abb. 3.20.** Nach Weghalten der Sehnen des M. tibialis posterior und M. flexor digitorum kann das posteromediale Frakturfragment und das Innenknöchelfragment reponiert und verspickt werden

auch eine mediale bzw. vordere oder hintere Positionierung erlauben, bietet sie verschiedene Möglichkeiten der Stabilisierung bei komplexen Pilon-Frakturen. Außerdem kann die Platte entsprechend den Frakturanforderungen zugeschnitten werden (Abb. 3.22).

Erleichtert werden können und sollen Aufbau und Reposition der Pilon-Fraktur durch das Anlegen eines Femurdistraktors (Abb. 3.23 a, b) [17, 18, 22, 25], vor allem dann, wenn die Fibula intakt oder vorher aufgebaut worden ist. Dabei wird der proximale Fixationsbolzen senkrecht zur Tibiaachse perkutan eingebracht, so, dass er bei der definitiven Stabilisierung nicht hinderlich ist. Zur Darstellung der Eintrittstelle des distalen Haltebolzens wird der limitierte anteromediale Standardzugang etwas verlängert, durch eine Spaltung der vorderen Gelenkkapsel wird der Talushals dargestellt. Die Eintrittsstelle des Fixationsbolzens liegt etwas vor der Innenknöchelspitze zwischen dem Knorpelrand des Caput tali und dem Vorderrand des Innenknöchels im Talus. Nach Einbringen des distalen Haltebolzen – dabei soll der proximale Haltebolzen zwei Kortizes fassen – wird der Femurdistraktor montiert. Mit Hilfe des Distraktor kann man dann je nach Bedarf den Zug verstärken [18, 22] oder mindern, bis der Aufbau der Gelenkfläche und die Reposition der Fraktur erreicht und die temporäre Fixation mittels Kirschner-Drähten sowie die Spongiosaunterfütterung durchgeführt sind (Abb. 3.23 b). Nach Frakturstabilisierung (in der Regel wieder mit dünner Platte bzw. LCP) wird der Femurdistraktor abgenommen. Nach ausgiebiger Spülung des Operationsgebietes werden Redon-Drainagen eingelegt, die Haut darüber wird spannungsfrei verschlossen. Gelegentlich erfolgt nur eine Verschraubung und statt der Platte oder LCP wird ein Fixateur externe für sechs bis acht Wochen belassen (Abb. 3.23 c).

Ist eine Spongiosaplastik in Betracht zu ziehen, sollte präoperativ die Entnahmestelle festgelegt und simultan eine entsprechende Menge entnommen werden.

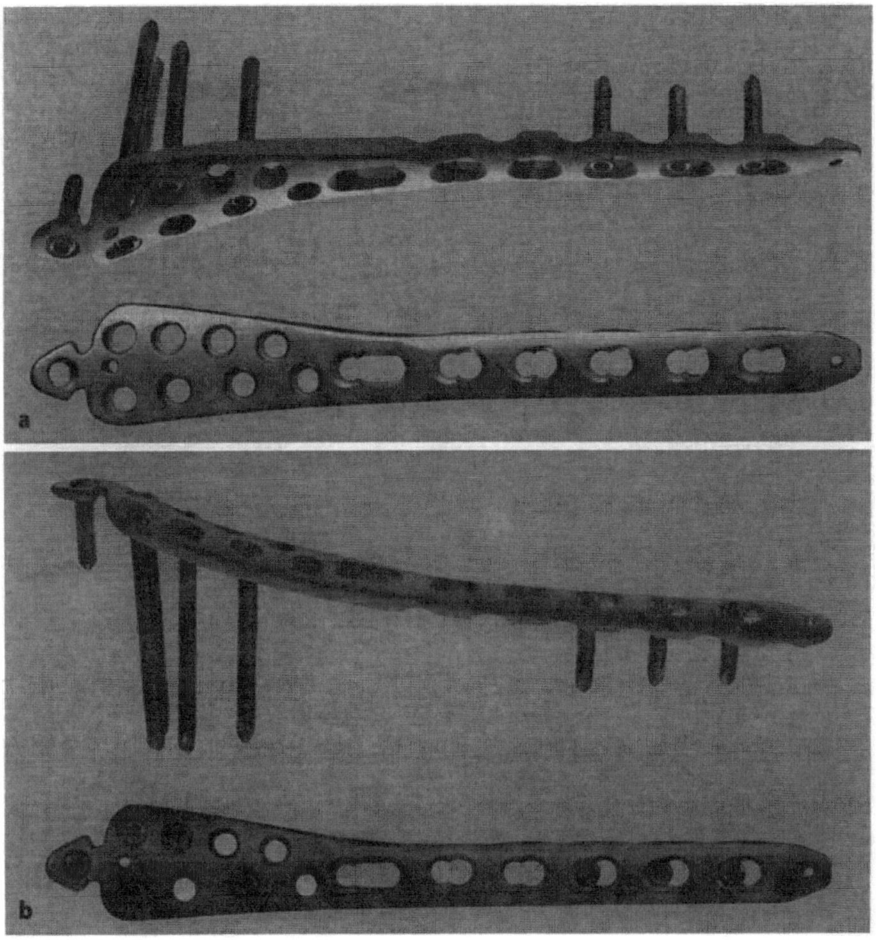

**Abb. 3.21 a, b.** Distale Tibiaplatte. **a** Anatomisches Plattendesign. **b** Schematische Lage der Platte an der distalen Tibia

## Frakturen mit Weichteilschädigung

Pilon-Frakturen mit Weichteilschädigung sind mit einer hohen Komplikationsrate (Hautnekrosen, Infektionen, Fehlstellungen, Arthrodesen und Amputationen) behaftet. Hinsichtlich der Beurteilung der Weichteilschädigung und der Erstellung des Therapiekonzeptes stellen sie hohe Anforderungen an den Unfallchirurgen: er muss den Zeitpunkt der operativen Intervention, die Art des Implantats, die Osteosynthesetechnik und schließlich auch die Art und Weise der Nachbehandlung bestimmen [3, 13].

Diese Entscheidungen werden in erster Linie von der Schwere der Verletzungen des die Fraktur umgebenden und benachbarten Weichteilmantels beeinflusst. Dies führt dazu, dass bei begleitender Weichteilschädigung mit unsicherer Prognose hinsichtlich der Hautdurchblutung nur ausnahmsweise eine offene Reposition und die Kombination mit einer primären medialen Plattenfixation empfohlen wird.

Um bei der Stabilisierung der Fraktur die verletzten Weichteile zu schonen und die erhaltene Perfusion zu sichern, bieten sich verschiedene Osteosynthesetechniken an in Kombination mit dem üblichen Fixateur externe, aber auch mit der Ilizarov-Technik.

### ■ Einzeitiges Vorgehen

Beim einzeitigen Vorgehen wird die Ausbehandlung der Tibiafraktur im Fixateur externe [2, 12] mit und ohne Fibulastabilisierung geplant. Dieses Verfahren nimmt Rücksicht auf den gefährdeten Weichteilmantel und wird auch den folgenden Behandlungszielen gerecht:

- minimale Devitalisierung des Weichteilmantels und der Knochenfragmente,
- einfaches und schonendes Operationsverfahren,
- gute Stellung der Gesamtachse und – durch die Ligamentotaxis – auch der Gelenkfläche,
- mögliche zusätzliche Verbesserung durch eine gedeckte oder minimale offene Reposition und minimal-invasive Stabilisierung (z. B. durch Lochschrauben) und

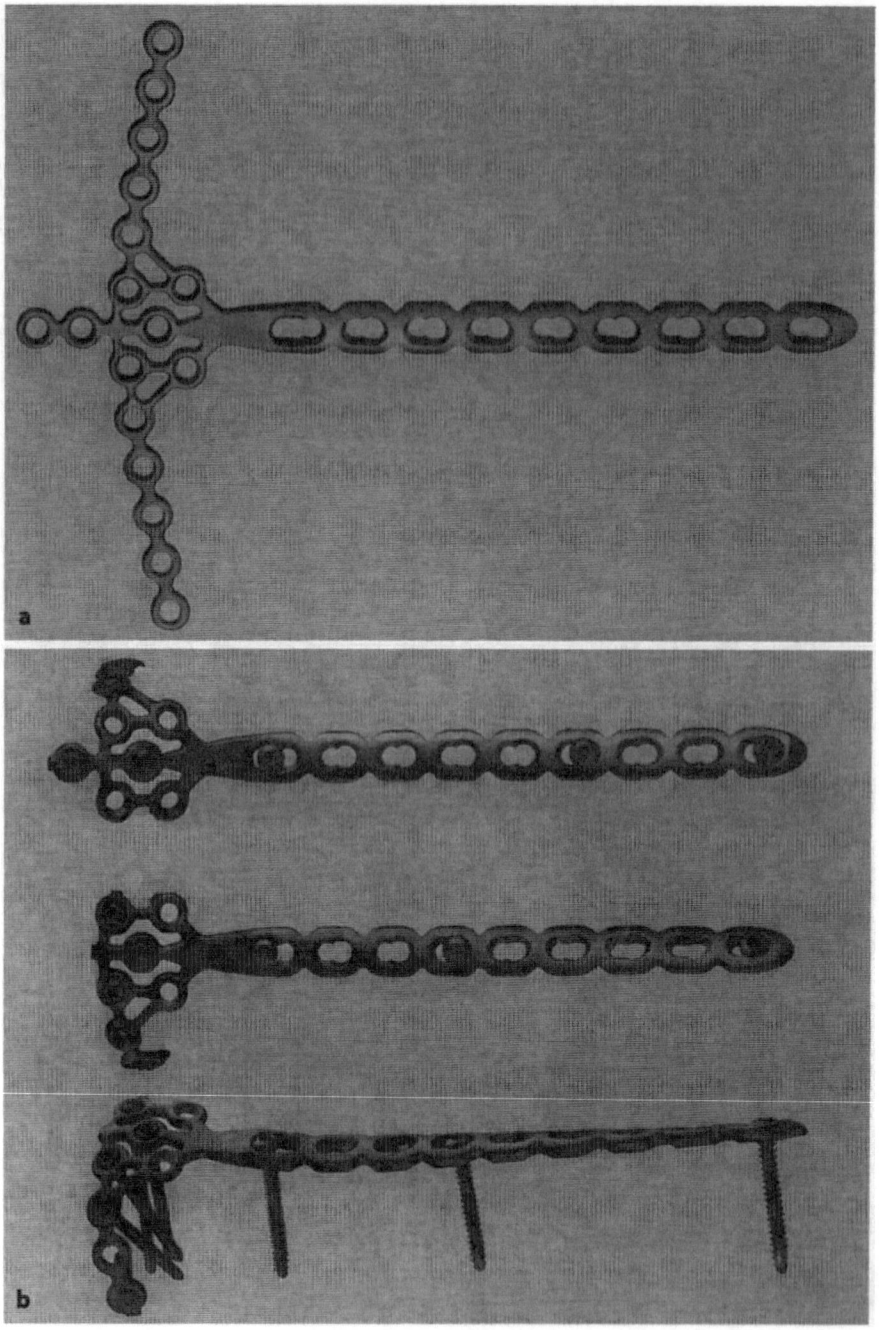

**Abb. 3.22 a, b.** Pilon-Platte. **a** Plattendesign. **b** Schematische Lage der Platte bei optimaler Stabilisierung des Pilon-Bereichs bei komplexen Brüchen

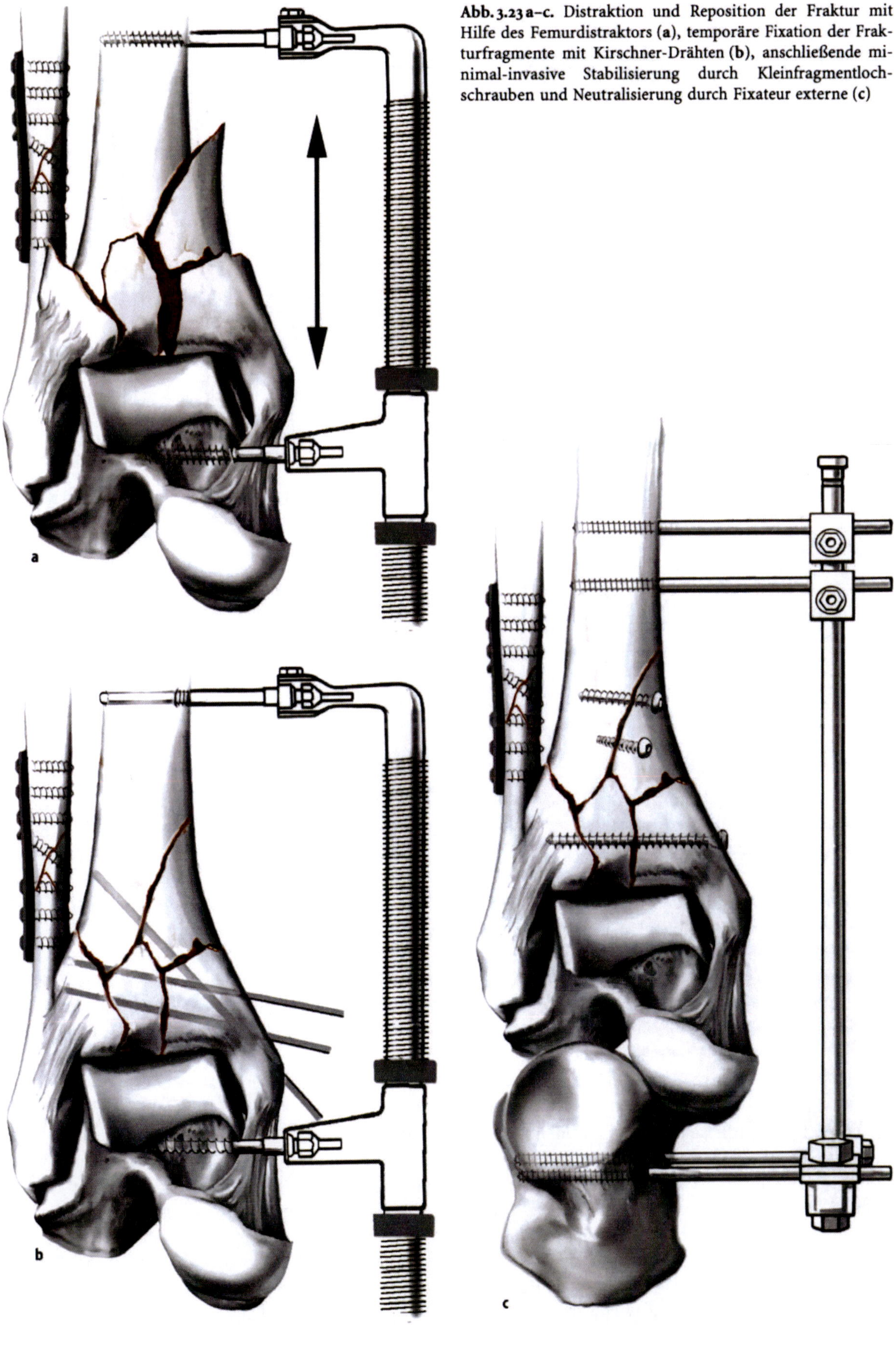


**Abb. 3.23 a–c.** Distraktion und Reposition der Fraktur mit Hilfe des Femurdistraktors (**a**), temporäre Fixation der Frakturfragmente mit Kirschner-Drähten (**b**), anschließende minimal-invasive Stabilisierung durch Kleinfragmentlochschrauben und Neutralisierung durch Fixateur externe (**c**)

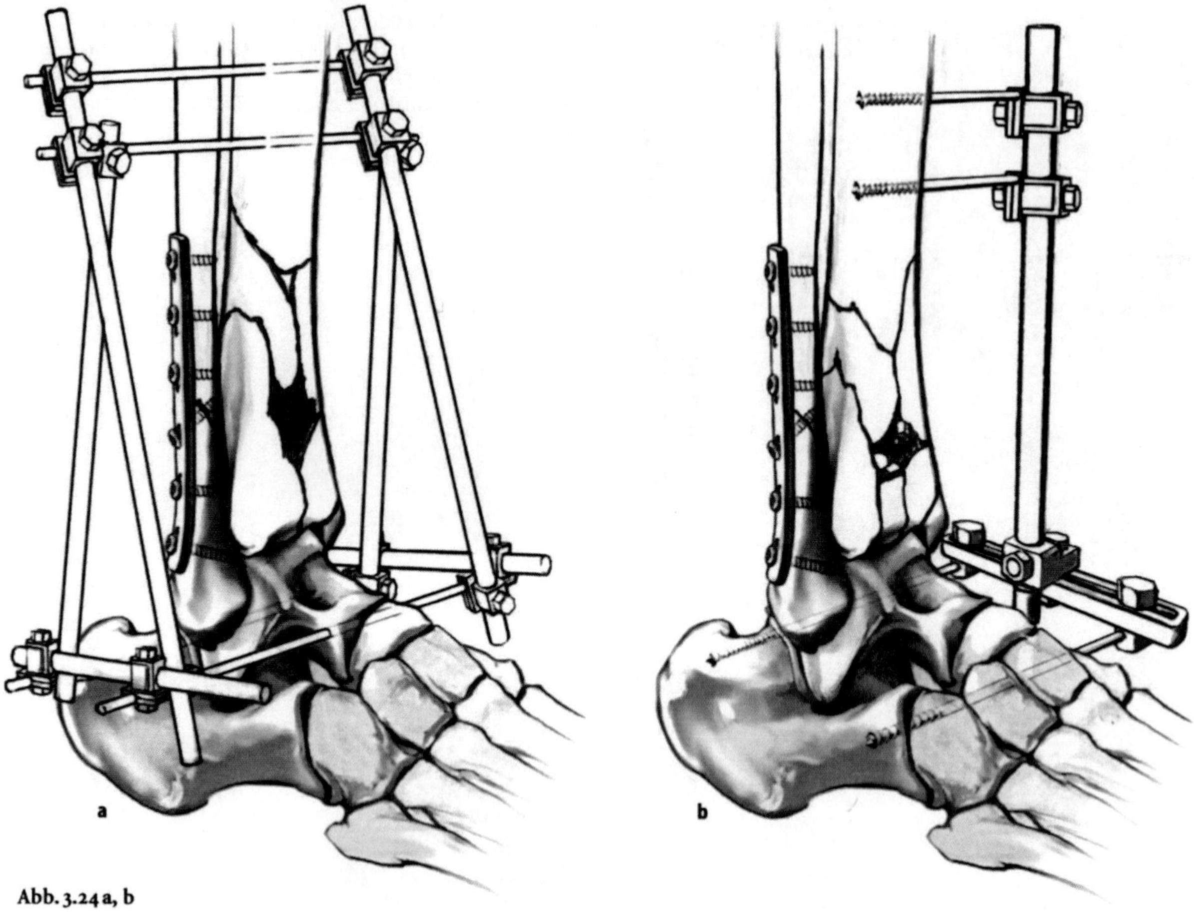

Abb. 3.24 a, b

- ausreichende Ruhigstellung je nach Notwendigkeit mit verschiedenen Fixateur externe Modifikationen (z. B. gelenküberbrückend oder nicht).

Die gedeckten bzw. perkutanen Repositionseingriffe werden mit Hilfe von Steinmann-Nägeln, Kirschner-Drähten mit Griffen (Joysticks) oder mit kleinen Knochenhaken und dem kleinen Raspatorium durchgeführt, wobei es häufig gelingt, den gelenktragenden Frakturanteil besser zu reponieren und zu rekonstruieren. Die Fixation kann zusätzlich mit kanülierten Schrauben über die gelegten Kirschner-Drähte erfolgen.

Nachteile der Ausbehandlung im gelenküberbrückenden Fixateur externe (Abb. 3.24 a–d) sind die unhandliche Größe und – da keine frühfunktionelle Behandlung im oberen Sprunggelenk möglich ist – eine erhebliche Reduktion der Gelenkfunktion.

Als Alternative zum gelenküberbrückenden Fixateur externe kann z. B. der kleine Handfixateur (Abb. 3.25) [30] oder der Ringfixateur nach Ilizarov (Abb. 3.26) [6, 15] nichtgelenküberbrückend eingesetzt werden, beides lässt eine frühfunktionelle Nachbehandlung im oberen Sprunggelenk zu. Dabei kommt es allerdings durch die Bewegung auch bei exakter Pflege und Antibiotikagabe häufiger zu Pin-Infektionen und Ringlockerungen.

Der Ilizarov-Fixateur ist als Behandlungshilfe bei Frakturen mit Weichteilschädigung unersetzlich, er ist universell am langen Röhrenknochen in der Behandlung verschiedener Frakturen und ihrer Komplikationen einsetzbar. Seine Vielseitigkeit erlaubt auch nach der Montage Korrekturen in allen Ebenen. Im Prinzip setzt er sich aus zwei Voll-, Halb- oder Dreiviertelringen zusammen, an denen die Drähte fixiert und gespannt werden, die vorher exakt im gewünschten präoperativ geplanten Knochenfragment perkutan verankert wurden. Der große Vorteil gegenüber Schanz-Schrauben oder Steinmann-Nägeln ist, dass die zarten Kirschner-Drähte kleinere Fragmente fassen können ohne sie zu sprengen. Zwei Fixierungsdrähte sollten senkrecht zueinander eingebracht werden, dabei muss

**Abb. 3.24 a–d.** Externe Fixationssysteme bei Weichteilschäden. **a** Rahmenfixateur externe, der Rahmen wird über Steinmann-Nägel, die in Tibia, Talus und/oder Kalkaneus eingebracht werden, fixiert. **b** Externe Fixation über eine medial gelegene Rohrstange und einen T-Träger, wobei die Schanz-Schrauben in Tibia und Kalkaneus zu liegen kommen. **c** Anteromedialer v-förmiger Fixateur externe im Bereich der Tibia mit zwei Rohrstangen und einer zusätzlichen gelenküberbrückender Fixation im Os metatarsale I als Spitzfußprophylaxe bis zur Weichteilerholung bei distaler extraartikulärer Unterschenkelfraktur oder bei Fissuren bis ins OSG. **d** Dreieckiger Rahmenfixateur zwischen Tibia und Kalkaneus mit zwei Rohrstangen. Zusätzliche Fixation im Os metatarsale I zur Sicherung der Stellung des Vorfußes im rechten Winkel

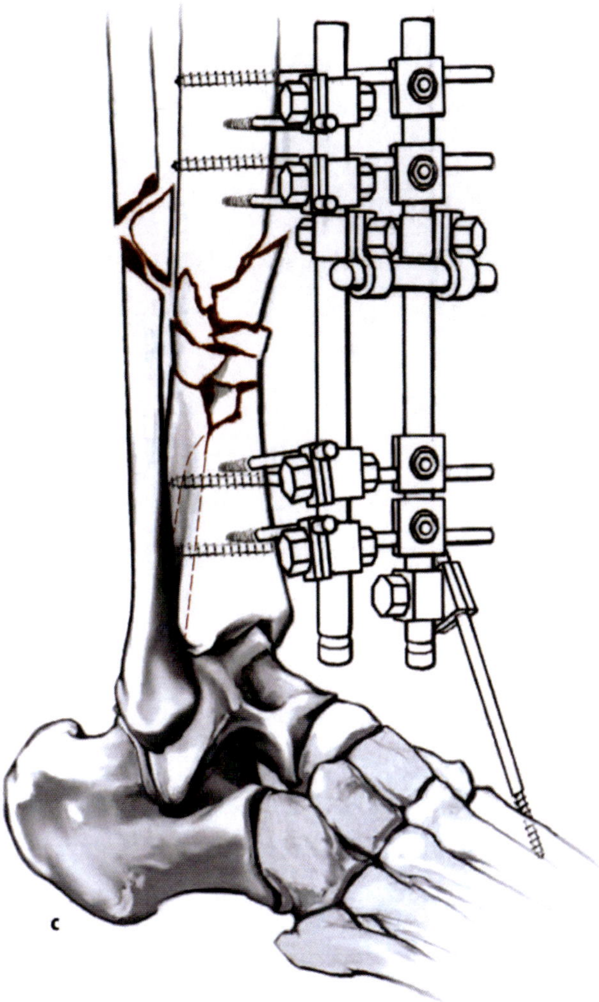

c

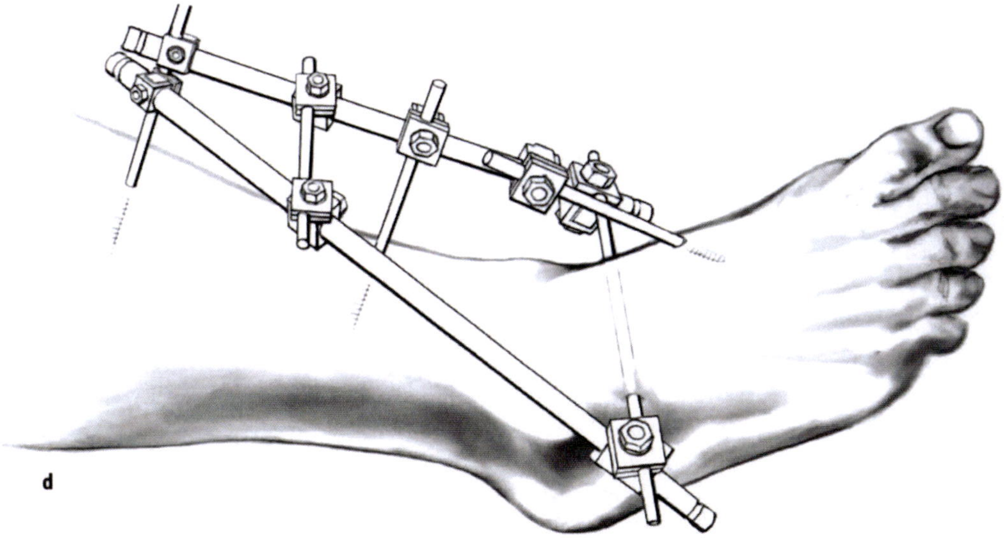

d

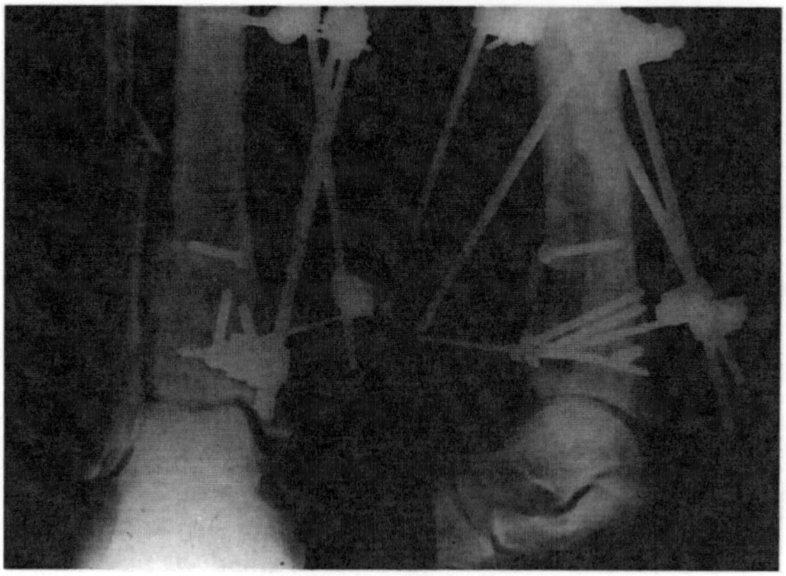

**Abb. 3.25.** Nichtgelenküberbrückender Handfixateur bei einer Fraktur vom Typ C1 und Fibulastückbruch mit zusätzlich perkutan in die Tibia eingebrachten Zugschrauben

darauf geachtet werden, dass der Ring parallel zur Gelenkfläche gehalten wird. Die Ringe werden miteinander durch Gewindestäbe und Teleskopstäbe verbunden, wobei darauf geachtet werden muss, dass die Stäbe am Ring immer den gleichen Abstand zueinander haben, um eine gleichmäßige Kraftübertragung zu gewährleisten.

Das Anlegen des Ilizarov-Fixateurs erfolgt nach präoperativer Zusammenstellung des »Ringzylinders« in Rückenlage, wobei zuerst der Zylinder mit Hilfe der Ilizarov-Drähte an der Tibiadiaphyse montiert wird bei einer Drahtspannung von bis zu 130 kg. Nach Reposition der Fraktur und der Frakturfragmente werden diese mit Hilfe von Drähten mit Stoppern oder Olive stabilisiert. Mit einem zweiten Draht distal knapp über dem oberen Sprunggelenk werden die Tibia bzw. ihre Fragmente ebenfalls unter Spannung mit dem Ring verbunden, auch ein dritter und, wenn notwendig, noch ein vierter Ring können verwendet werden. Bei jedem Draht muss selbstverständlich darauf geachtet werden, dass weder Nerven, Gefäße oder Sehnen angebohrt werden, die Technik ist also weder einfach noch gefahrlos. Nach erfolgter Montage nur in der Tibia ist eine frühfunktionelle Nachbehandlung möglich, wenn der Außenknöchelkomplex unverletzt ist.

Wie aus der Literatur ersichtlich ist, wird die Frage, ob eine zusätzlich vorhandene Fibulafraktur stabilisiert werden soll, kontrovers diskutiert: Manche Autoren bevorzugen die primäre Stabilisierung der Fibula, um die Länge der Tibia und Anhaltspunkte zur Rekonstruktion der tibialen Gelenkfläche zu bekommen, andere Autoren ziehen bewusst eine Verkürzung im Bereich der Fibula supramalleolar vor, aber parallel auch eine der Tibia im Bereich einer supramalleolaren Trümmerzone bis zu 10 mm, was zu einer besseren Durchblutung, rascheren Erholung der Weichteile und zu einer schnelleren Konsolidierung führt.

Ein Kompromiss bezüglich einer geringeren Implantation von Fremdkörpern und einer offenen, anatomischen Gelenkrekonstruktion ist folgendes Vorgehen bei leichter bis mittlerer Weichteilschädigung:

- Anteromedialer Zugang zum Pilon,
- anatomische offene Reposition der Tibiagelenksfläche,
- Verspickung und Verschraubung (evtl. Lochschrauben) des Gelenkblockes,
- Stabilisierung der metaphysären Fraktur
  - mittels gelenküberbrückendem oder
  - nichtgelenküberbrückendem Fixateur externe

  bei geringer Verkürzung von 0,5–1 cm,
- keine Fibulaosteoesynthese (möglich wäre allerdings auch eine Fibulaosteosynthese mit derselben Verkürzung, wie sie an der Tibia erwünscht und erzielt wurde.)

## ■ Zweizeitiges Vorgehen

Beim zweizeitigen Vorgehen wird die primäre Reposition und Retention mit gelenküberbrückendem Fixateur externe durchgeführt, die Fibulafraktur wird evtl. mittels Osteosynthese in anatomischer oder verkürzter Form – dem Einstauchungsgrad der Tibia entspre-

**Abb. 3.26 a, b.** Vordere (**a**) und seitliche (**b**) Ansicht eines nichtgelenküberbrückenden Ilizarov-Fixateur externe am Modell einer Pilon-Fraktur. Drähte mit Stoppern oder Olive erhalten die Stabilisation der meta- und epiphysären Frakturfragmente

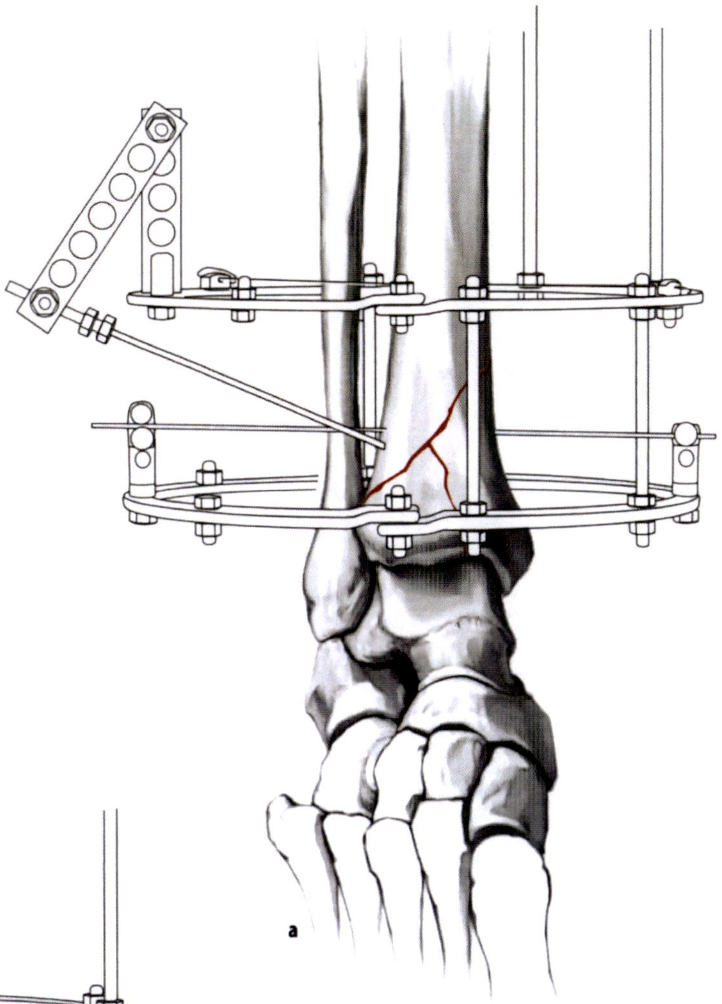

a

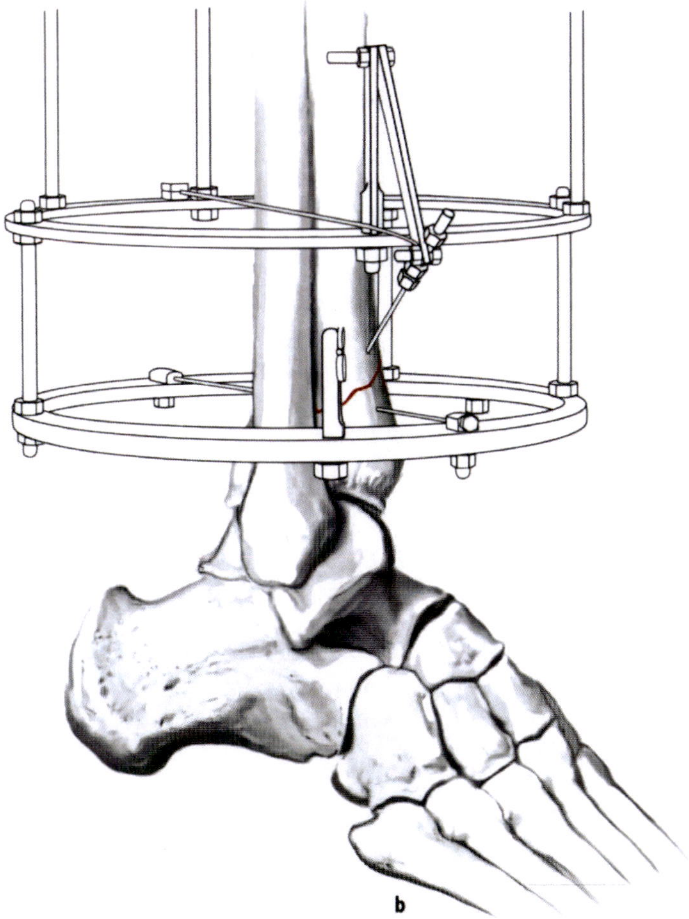

b

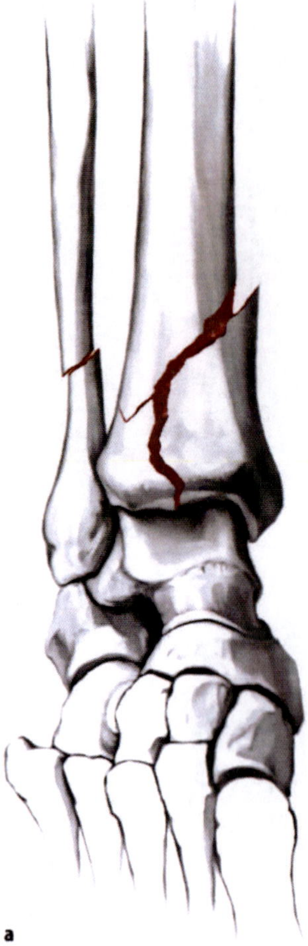

a

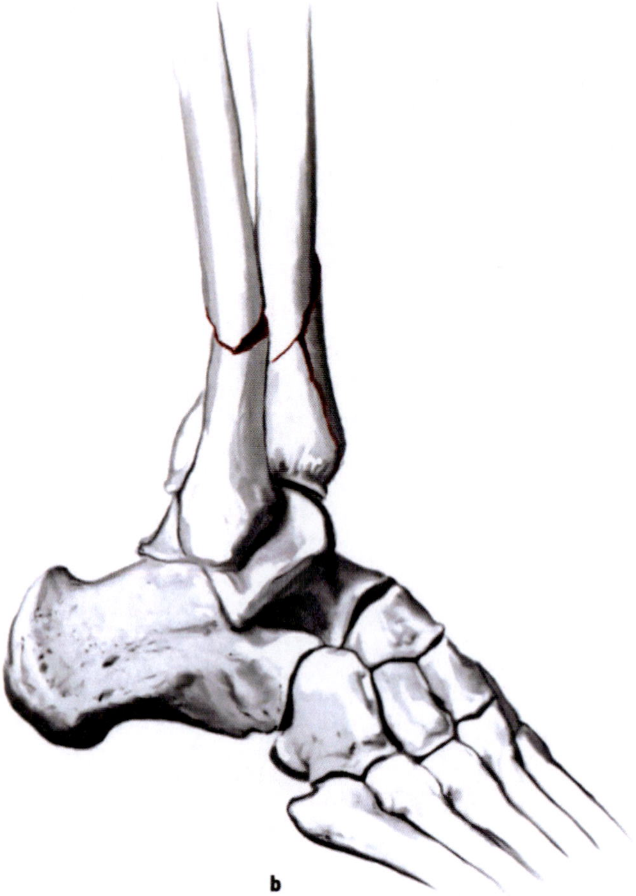

b

Abb. 3.27 a–d. Pilon-tibial-Fraktur Typ C1.3. Primäre Verplattung der Fibula, Reposition des Pilon mit perkutaner Verschraubung und transartikulärer externer Fixation. Diese könnte alternativ primär oder sekundär als nichtgelenküberbrückende angelegt werden

chend – stabilisiert. Sekundär wird, wenn sich die Weichteile erholt haben, die tibiale Stauchungsfraktur offen mittels Zugschrauben- oder Plattenosteosynthese oder gedeckt stabilisiert.

Im Prinzip ergeben sich folgende Möglichkeiten:

- Bei gutem lateralen Weichteilmantel wird – wenn notwendig – zuerst die Fibula wie üblich mittels Drittelrohrplatte stabilisiert. Nach Rekonstruktion des Gelenkes und Fixierung mittels Lochschraubenosteosynthese (bei nicht so schwerer Weichteilbeteiligung) erfolgt das Anlegen des gelenküberbrückenden Fixateur externe. Nach Beruhigung der Weichteilsituation wird die Tibiafraktur über einen anteromedialen Zugang mittels Zugschrauben- oder Plattenosteosynthese unter Verwendung eine Kleeblatt-Platte, einer 3,5- oder 4,5-mm-geraden-Platte oder LCP stabilisiert, danach wird der Fixateur abgenommen.

Auch bei uns hat sich diese zweizeitige, minimal-invasive Osteosynthesetechnik besonders zur Behandlung schwerer Pilon-Frakturen und ihrer begleitenden Weichteilschädigungen bewährt [4]. Dabei wird die Fibulafraktur offen reponiert und stabilisiert, die Reposition der Tibia und die Wiederherstellung der Gelenkflächen erfolgt geschlossen und wird mit Kleinfragment-Spongiosaschrauben und Fixateur externe gesichert (Abb. 3.27). Das Anlegen des Fixateur externe erfolgt t-förmig, wobei die distalen Schanz-Schrauben entweder im Os cuboideum oder im Os metatarsale I und IV, die proximalen Schanz–Schrauben senkrecht übereinander ventral

Abb. 3.27 c, d

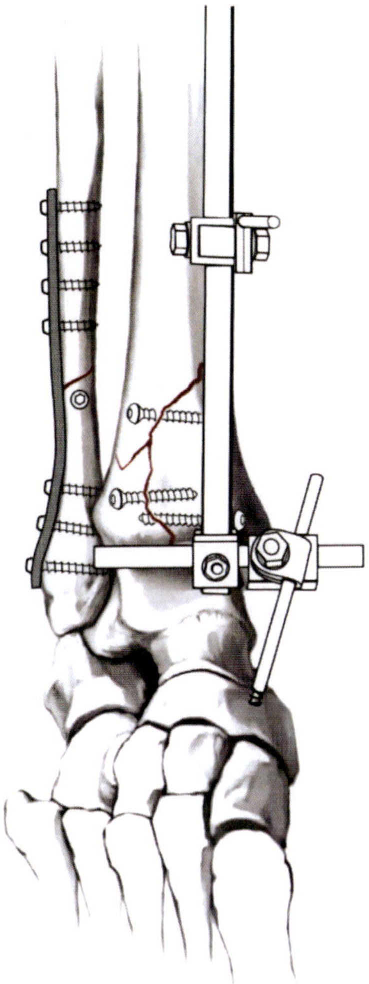

c

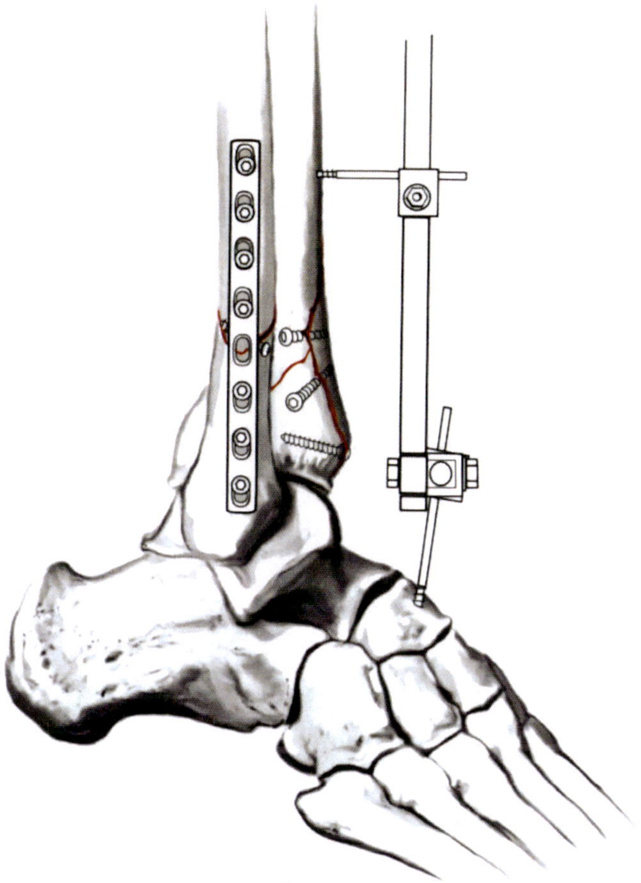

d

oberhalb der Fraktur an der Tibia platziert werden (Abb. 3.28). Liegen sekundär günstige Weichteilverhältnisse vor, wird der Fixateur entfernt und eine der distalen Tibiaform angepasste 4,5-LC-DC-Platte über eine kleine Inzision in der Höhe des Innenknöchels auf dem Knochen über der Fraktur nach oben geschoben und zum Teil über Stichinzisionen fixiert (Abb. 3.29 a–d). Diese Verplattung kann auch offen erfolgen. Bei Osteoporose ziehen wir die winkelstabilen Schrauben und die LCP vor.

- Es besteht selbstverständlich auch die Möglichkeit der weiteren Behandlung mit dem Fixateur externe nach sekundärer Rekonstruktion der Gelenkfläche offen oder gedeckt wie üblich. Auch die Fibula kann primär, sekundär oder gar nicht stabilisiert werden, wenn aber, dann in Abhängigkeit von der gewünschten Länge der Tibia. Der Fixateur externe kann primär oder sekundär gelenküberbrückend oder nicht gelenküberbrückend angelegt werden.

**Empfohlene Therapie**

Bei ausgedehnten Knorpeldefekten mit Zertrümmerung der distalen Tibiagelenkfläche, wenn eine Rekonstruktion der Gelenkfläche nicht mehr möglich ist oder nicht sinnvoll erscheint, ergibt sich die primäre oder früh sekundäre Arthrodese des oberen Sprunggelenks nach primärem Anlegen eines Fixateur externe als Therapie der Wahl. Dabei wird die distale Tibiagelenkfläche soweit als möglich rekonstruiert, sekundär angefrischt und mit einer mäßigen Verschiebung des Fußes nach dorsal mit Fixateur externe zwischen distaler Tibia und Talus und evtl. zusätzlichen (kanülierten) Großfragment-Spongiosaschrauben (7,3 mm) fixiert, um eine frühzeitige Arthrodese im OSG zu erreichen und ein schmerzfreies Gehen mit Vollbelastung.

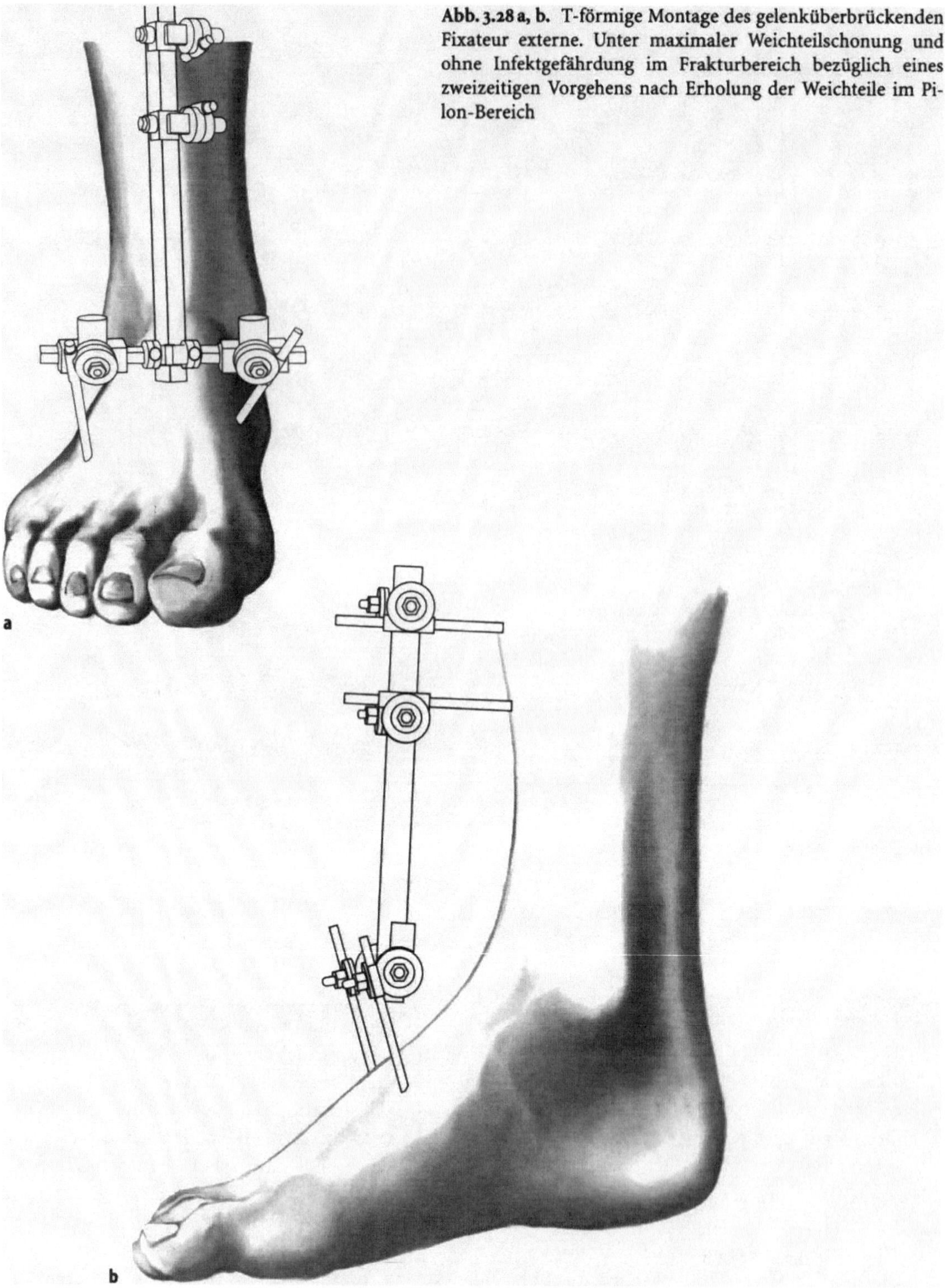

a b

**Abb. 3.28 a, b.** T-förmige Montage des gelenküberbrückenden Fixateur externe. Unter maximaler Weichteilschonung und ohne Infektgefährdung im Frakturbereich bezüglich eines zweizeitigen Vorgehens nach Erholung der Weichteile im Pilon-Bereich

**Abb. 3.29 a–d.** Minimal-invasive Applikation einer 4,5-LC-DC-Platte. **a** Legen einer medialen distalen Inzision und vorherige Modellierung der Platte. **b** Vorschieben der Platte nach proximal. **c** Besetzen der Plattenlöcher distal und proximal über Stichinzisionen, danach ist eine Kontrollaufnahme in zwei Ebenen unbedingt notwendig. **d** Wundverschluss ▷

**Abb. 3.29 a–d**

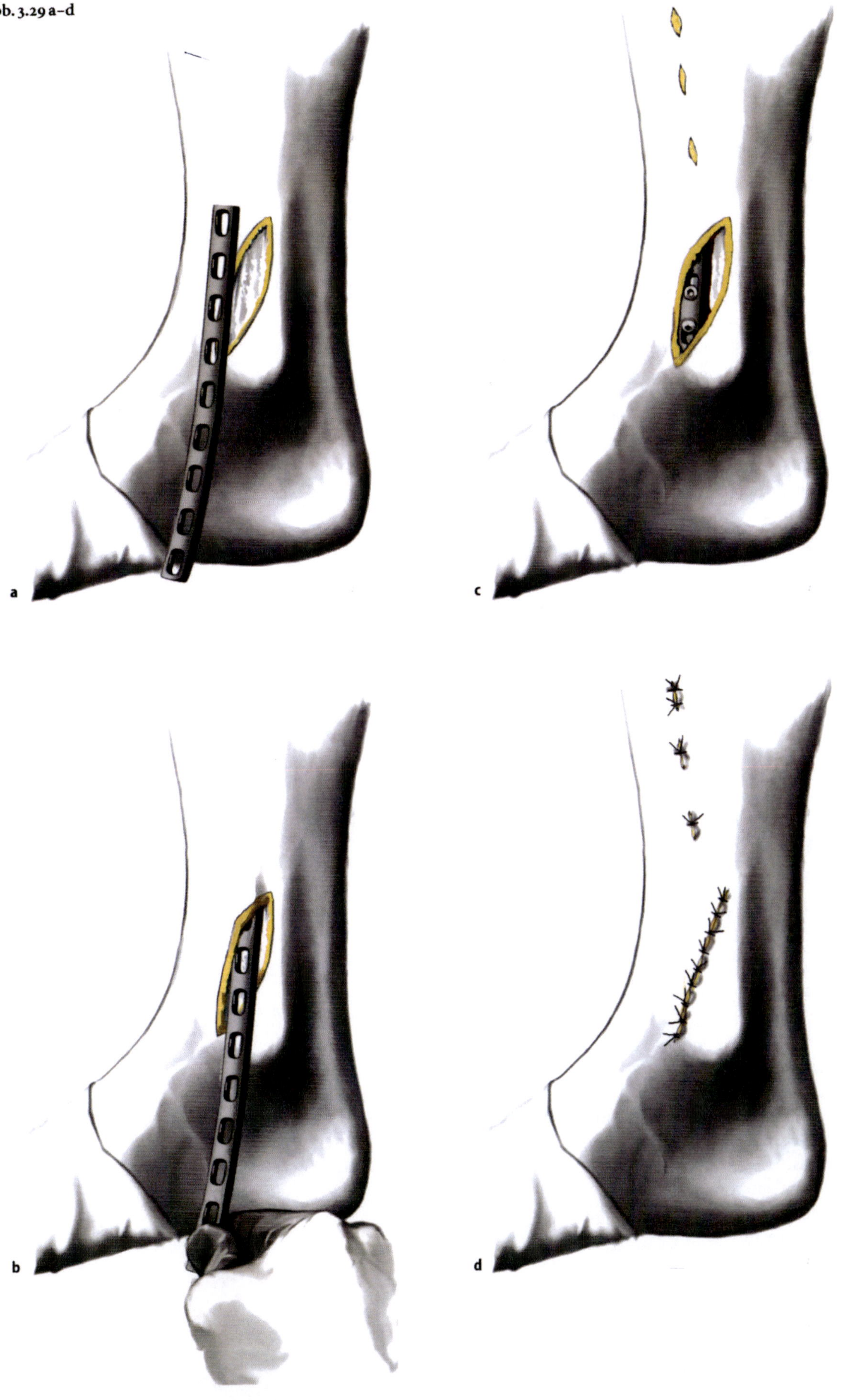

## 3.8 Nachbehandlung

Die postoperative Behandlung richtet sich nach der operativen Verfahrenswahl. Generell kann festgehalten werden, dass, wenn es die Fraktur und ihre Weichteilverhältnisse zulassen, ein Verfahren gewählt werden soll, das eine frühfunktionelle Behandlung, ggf. auf einer speziellen Sprunggelenkbewegungsschiene im Sinne einer »continuous passive motion« zulässt. Für die gesamte Trophik des Fußes sollte außerdem eine Belastung von 10 bis 15 kg und das Abrollen des Fußes angestrebt werden. Eine völlige Entlastung des Beines und damit des Fußes wirkt sich ungünstig aus.

Ist dies nicht möglich, sollte an das Anlegen eines Unter- oder Oberschenkelgehgipses und zunehmende Vollbelastung gedacht werden, was zu einer rascheren Rückkehr der Muskel- und Gelenkfunktionen und zu einer geringeren Osteoporose führt. Zusammen mit einer medikamentösen Thromboseprophylaxe ist dies auch die beste Vorbeugung gegen das Auftreten einer Beinvenenthrombose mit allen Komplikationen.

Um eine Spitzfußstellung zu verhindern, wird das Bein in den ersten postoperativen Tagen in Neutralstellung des Sprunggelenks in einem Unterschenkelspaltgipsverband oder in einer dorsalen Liegeschale gelagert. Es sollte möglichst nur zu physiotherapeutischen Bewegungsübungen herausgenommen und auf jeden Fall während der Nacht in der Schale gelagert werden. Die Durchblutung, Sensibilität und Motorik der Zehen wird postoperativ in regelmäßigen Abständen geprüft. Die aktive Bewegung der Hüft-, Knie- und Zehengelenke soll möglichst bald, bzw. schmerzabhängig erfolgen, spätestens einen Tag nach der operativen Intervention. Zur Entlastung der Weichteile erfolgt die Hochlagerung des Sprunggelenks und – etwas weniger – des Kniegelenks auf einem Braun-Bänkchen.

Nach dem ersten Verbandswechsel ein bis zwei Tage postoperativ wird der Patient mit Hilfe von zwei Unterarmstützkrücken mobilisiert, wobei auch, so es die operative Verfahrenswahl unter Beachtung der Wundheilung und der regionalen Schwellung zulässt, mit der Teilbelastung begonnen wird. Die Mobilisation erfolgt unter Beachtung einer Thromboseprophylaxe mit entsprechenden Stützstrümpfen und niedermolekularem Heparin, die so lange durchgeführt wird, bis eine zunehmende Teilbelastung des verletzten Beines möglich ist.

Die Nahtentfernung erfolgt in der Regel nach zwei Wochen. Danach kann auch – wenn notwendig – ein Unterschenkelgips angelegt werden. Die Gipsentfernung, aber auch die Vollbelastung ohne Gips erfolgt nach radiologischer Kontrolle der Bruchheilung zwischen der 12. und 16. Woche.

In ganz besonderen Fällen, in denen zusätzlich eine Spongiosaplastik notwendig war, kann dieser Zeitraum überschritten werden, nach der 20. Woche sollte jedoch bei regulärer Bruchheilung volle Belastung möglich sein.

## 3.9 Komplikationen

Bezogen auf die komplizierten Verhältnisse dieser Brüche kann es zu vielen Früh- und Spätkomplikationen kommen, aber auch zu Behandlungsfehlern. Indikationen zu frühen Korrekturen von objektiv (Rö, CT) nicht zufriedenstellenden Rekonstruktionen nach Pilon- oder Knöchelfrakturen sollen bei guten Haut- und Weichteilverhältnissen großzügig gestellt werden (Abb. 3.30 a–h).

### 3.9.1 Postoperative Komplikationen

Die Ursachen für ein Kompartmentsyndrom können im primären Trauma, einer zu langen Blutsperrezeit, aber auch in einer Nachblutung, einer zu starken Hochlagerung oder einem zu engen Verband bzw. gespaltenen Gips liegen. Das Kompartmentsyndrom ist ein bedrohlicher Notfall und erfordert die sofortige Entlastung der betroffenen Kompartments mittels Fasziotomie. Deshalb muss die Diagnose so rasch wie möglich gestellt werden.

! Bei jeglichen Verdacht auf ein Kompartmentsyndrom sind engmaschige klinische Kontrollen mit Messungen des Kompartmentdrucks notwendig. Dies betrifft nicht nur die Kompartments am Unterschenkel, sondern auch den Tarsaltunnel und die Fußkompartments.

Postoperativ auftretende Hämatome müssen so früh wie möglich entlastet bzw. ausgespült werden, um einer Infektion vorzubeugen. Die Ausräumung des Hämatoms erfolgt in Allgemeinnarkose bei angelegter Blutsperre unter antibiotischer Abschirmung. Dazu werden in der Regel einige oder alle Hautnähte geöffnet, seltener erfolgt die Entleerung des Hämatoms über eine separate Stichinzision. Das Hämatom wird mittels Kürette oder scharfen Löffel sorgfältig entfernt, dabei muss darauf geachtet werden, dass auch an der Subkutis haftende Hämatomanteile beseitigt und ausgespült werden. Einem Rezidiv wird durch exakte Blutstillung, das Einlegen einer Saugdrainage und durch eine kurzfristige Immobilisation (ein bis zwei Tage) vorgebeugt.

### 3.9.2 Frühkomplikationen

Lokale Hautnekrosen werden nicht nur durch das primäre Trauma (ohne präoperativ klar erkennbar zu sein), sondern auch durch die zusätzlichen Hautinzisionen, durch zu forsche intraoperative Repositionsmanöver und durch zu starken Hakendruck insbesondere an den Inzisionsrändern hervorgerufen. Auch zu enge Verbände vermindern die Hautdurchblutung und müssen – besonders bei Schmerzen – gelockert werden.

Hautnekrosen sind häufiger auf der tibialen Seite zu beobachten, im Bereich relativer Mangeldurchblutung, in dem auch spontan Unterschenkelgeschwüre entstehen, und werden durch den tibialen Zugang, von dem aus der Haupteingriff ausgeführt wird, hervorgerufen.

Auch voluminöse Implantate wie die T-Platte, die von innen Druck auf die gespannte Haut ausüben, Hämatome und/oder ein zu fest gewickelter elastischer oder zu eng angelegter Gipsverband von außen können in Grenzsituationen innerhalb der postoperativen Tage immer wieder zu Nekrosen führen, auch nach Durchführung adäquat erscheinender Gegenmaßnahmen wie z. B. Entfernung des Verbandes, Applikation gefäßerweiternder Medikamente, Heparinisierung und durchblutungsfördender Sauerstofftherapie etc.

Eine pneumatische Blutsperre sollte bei ungünstigen Haut- und Weichteilverhältnissen nur angelegt werden. Sie sollte aber nur wenn unbedingt nötig und nur kurzzeitig aufgeblasen werden und niemals länger als zwei Stunden so bleiben. Wird eine längere Blutsperre erwartet, soll zuerst die Fibula ohne Blutsperre stabilisiert werden, da ein Öffnen der Blutsperre während der Operation zu einer markanten Schwellung der Weichteile führt. Der Wundverschluss soll bei starker Schwellung durch Vakuumversiegelung oder Kunsthaut erfolgen; eine Second-look-Operation nach 24 bis 48 Stunden ist einzuplanen.

Restnekrosen und Hämatome sind zu entfernen, denn sie sind auch ein Nährboden für Infektionen. In vielen Fällen erscheinen nach ausgiebigem Débridement Defekte, die einen plastisch rekonstruktiven Eingriff notwendig machen (s. Kap. 2, S. 60).

Oberflächliche und tiefe Infektionen mit akuter Osteitis bzw. Osteomyelitis sind die wichtigsten Frühkomplikationen, die ein sofortiges ausgedehntes und radikales Débridement des nekrotischen und infizierten Gewebes einschließlich des beteiligten Knochens erfordern, in der Regel auch eine Weichteildeckung (s. Kap. 2.10.2, S. 71). Erst nach Abheilung der Infektion kann ein sekundärer Frakturaufbau durchgeführt werden.

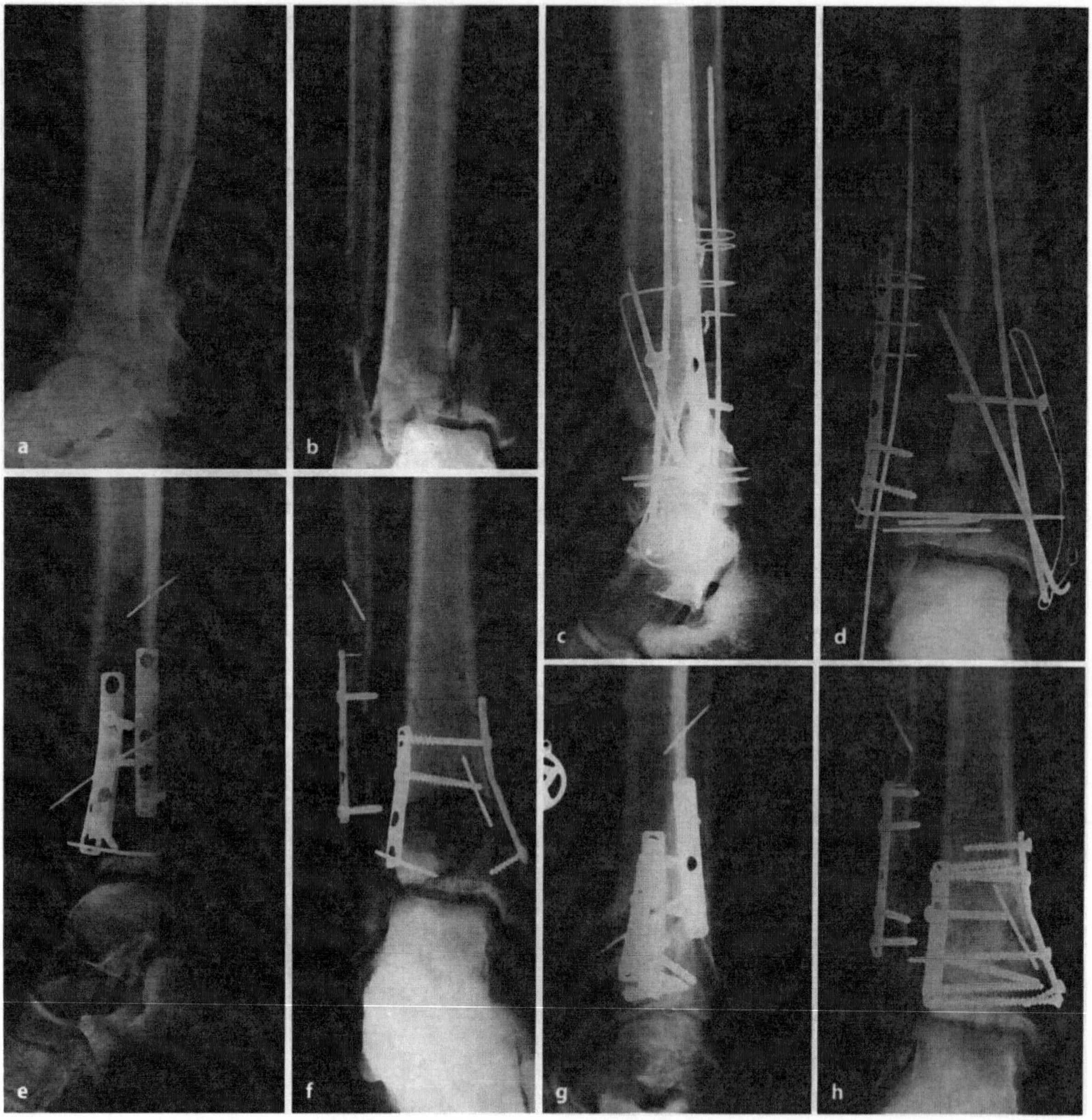


**Abb. 3.30 a–h.** 32-jähriger Patient mit geschlossener Pilontibial- und Fibulafraktur mit Subluxation des Talus nach vorne-medial (**a, b**). Insuffiziente, auswärts durchgeführte Osteosynthese mit Drähten, Schrauben und Platte (**c, d**). Intraoperative Röntgenkontrolle nach weitgehend anatomischer Reposition, sowohl der größeren Tibia- wie auch der Fibulafragmente und deutlich verbleibendem zentralen Defekt in der Tibia (**e, f**). Röntgen 3 Monate nach Verplattung, Verschraubung, Verspickung und Spongiosatransplantation und Beginn der zunehmenden Vollbelastung (**g, h**)

Nicht selten führt eine Infektion zu einer Arthrodese des OSG, manchmal sogar zu einer Amputation. Gelegentlich kann auch nach Heilung der Infektion durch eine Segmentverschiebung oder eine primäre Verkürzung und sekundäre Verlängerung mit der Ilizarov-Technik eine knöcherne Ausheilung erzielt werden.

Diese so besonders wichtigen Frühkomplikationen und deren Behandlung sind ebenso wie die Spätkomplikationen in einem eigenen Kapitel ausführlicher beschrieben und sollen hier nur gestreift werden (s. Kap. 7.6.2, S. 218).

### 3.9.3 Spätkomplikationen

Aseptische Komplikationen bezogen auf Knochen und Gelenke sind Störungen der Bruchheilung, die als sekundäre Komplikationen wie verzögerte Bruchheilung, Implantatversagen, Osteoporose bzw. als Sudeck-Knochendystrophie, Pseudarthrose, avaskuläre Nekrosen, posttraumatische Arthrosen und in Fehlstellung verheilte Fraktur in Erscheinung treten [12].

Durch die weichteilschonenden minimal-invasiven Operationstechniken auch im diaphysären und metaphysären Bereich haben Gelenkstufen, primäre wie sekundäre Varus- und Valgusfehlstellungen, aber auch Antekurvations-, Retrokurvations- und Rotationsfehlstellungen zugenommen. Ob, wann und wie Korrektureingriffe durchgeführt werden wird ebenfalls in einem eigenen Kapitel behandelt (s. Kap. 6).

Das Auftreten einer Spätinfektion, einer infizierten verzögerten Heilung bzw. einer infizierten Pseudarthrose gibt wieder Anlass zur grundsätzlichen Überlegung, ob ein oder mehrere Revisionseingriffe im knöchernen Gelenk bzw. Weichteilbereich oder eine Arthrodese bzw. Amputation günstiger erscheinen.

Prinzipiell ist darauf zu achten, dass alle nekrotischen und avitalen Gewebestrukturen entfernt werden. Da dadurch meistens auch ein Knochendefekt im Frakturbereich entsteht, werden Fraktur und Infektareal mittels Fixateur externe ruhig gestellt. Als Platzhalter im Knochendefektbereich kann bis zur endgültigen Sanierung z. B. eine PMMA-Kette eingelegt werden. Kleinere Defekte werden nach Abklingen der Infektion mit Spongiosa aufgefüllt und im Fixateur ausbehandelt. Bei größeren Defekten empfiehlt es sich, den Defekt mittels Segmentverschiebung zu schließen. Hautdefekte werden je nach Größe mittels Spalthaut- bzw. Lappenplastik versorgt.

Die als Spätkomplikationen auftretenden Nervenkompressionssyndrome (z. B. das Tarsaltunnelsyndrom) können relativ einfach und oft im Rahmen anderer Korrektureingriffe bzw. Materialentfernungen erfolgreich behandelt werden.

Die in der Regel schon durch das Trauma verursachten Knorpelquetschungen führen sehr oft zu unvermeidlichen Knorpelnekrosen und damit zu einer oft schmerzhaften posttraumatischen Arthrose mit sekundär kaum zu vermeidenden Subluxationen, welche die Arthrodese des OSG oder die Implantation einer Sprunggelenkendoprothese erforderlich machen.

## 3.10 Metallentfernung

Die Metallentfernung soll differenziert gesehen werden. Bestehen keine Beschwerden, belassen wir bei Patienten, die älter als 60 Jahre sind, die Implantate in situ, bei jüngeren Patienten belassen wir die Schrauben in situ, die Platten werden in der Regel entfernt. Häufiger stört die Platte an der Fibula. Selten kommt es zu chronischen Infektionen, Allergien oder Refrakturen nach Metallentfernung. Generell wird empfohlen, Platten erst zwei Jahre nach der Operation zu entfernen.

## Literatur


1. Bandi W (1974) Die distalen, intraartikulären Schienbeinbrüche des Schifahrers. Akt Traumatol 4: 1–6
2. Barbieri R, Schenk R, Koval K, Aurori K, Aurori B (1996) Hybrid external fixation in the treatment of tibial plafond fractures. Clin Orthop 332: 16–22
3. Bastian L, Blauth M, Thermann H, Tscherne H (1995) Verschiedene Therapiekonzepte bei schweren Frakturen des Pilon-tibiale (Typ C-Verletzungen). Unfallchirurg 98: 551–558
4. Bastian L, Blauth M, Lobenhofer P, Tscherne H (1997) Die zweizeitige, minimal invasive Osteosynthese (MIO) des Pilon-tibiale. Akt Traumatol 27: 39–42
5. Böhler L (1951) Technik der Knochenbruchbehandlung, 12.–13. Aufl. Maudrich, Wien
6. Craig I, Arkady A, Blyakher A (1991) Tibial Pilon-fractures: the Ilizarov method. Techniques Orthop Vol 6, 4: 208–212
7. Decoulx P, Razemon JP, Rouselle Y (1961) Fractures du Pilon-tibial. Rev Chir Orthop 47: 563
8. Destot E (1911) Traumatisme du pied et rayon X. Masson, Paris
9. Gay R, Evard J (1963) Les fractures e'centes du Pilon-tibial chez l'adulte. Rev Chir Orthop 49: 397
10. Gustilo RB, Anderson L (1976) Prevention of infection in the treatment of 1025 open fractures of long bones. J Bone Joint Surg 58A: 453–458
11. Heim U (1993) Morphological features for evaluation and classification of Pilon-tibial fractures. In: Tscherne H, Schatzker J (eds) Major fracture of the pilon, the talus and the calcaneus. Springer, Berlin Heidelberg New York Tokyo, pp 29–41
12. Heim U (1995) The Pilon-Tibial fracture – classification, surgical techniques, results. Saunders, Philadelphia London Toronto
13. Höntzsch D, Karnatz N, Jansen T (1990) Ein oder zweizeitige (mit Fixateur externe) Versorgung der schweren Pilon-Tibial-Fraktur. Akt Traumatol 20: 199–204
14. Jahna H, Wittich H, Hartenstein H (1979) Der distale Stauchungsbruch der Tibia. Hefte Unfallheilkd 137: 1
15. McDonald MG, Burgess RC, Bolano LE, Nicholls PJ (1996) Ilizarov treatment of Pilon-fractures. Clinical Orthop 325: 232–238
16. Lauge-Hansen N (1953) Fractures of the ankle: V. Pronation-dorsiflexion fracture. Arch Surg 67: 813
17. Mast J (1987) Reduction techniques in fractures of the distal tibial articular surface. Techniques Orthop 2 (3): 29–36
18. Mast JW, Spiegel PG, Pappas JN (1988) Fractures of the tibial pilon. Clin Orthop 230: 68–82
19. Müller ME, Allgöwer M, Schneider R, Willenegger H (1992) Manual der Osteosynthese. Springer, Berlin Heidelberg New York Tokyo
20. Müller ME, Nazarian S, Koch P, Schatzker J (1996) The comprehensive classification of fractures. Springer, Berlin Heidelberg New York Tokyo
21. Rüedi T, Matter P, Allgöwer M (1986) Die intraartikulären Frakturen des distalen Unterschenkels. Helv Chir Acta 35: 556
22. Rüedi TP, Murphy WM (2001) AO-principles of fracture management. Thieme, Stuttgart New York
23. Seggl W, Szyszkowitz R, Grechenig W (1999) Tibial Pilon-fractures. Current Orthopaedics 13: 42–52
24. Szyszkowitz R, Reschauer R, Seggl W (1988) Pilon-fractures of the tibia. In: Chapman MW et al. (eds) Operative orthopedics, Vol 3. Lippincott, Philadelphia
25. Szyszkowitz R (1991) Patella und Tibia. In: Müller ME, Allgöwer M, Schneider R, Willenegger H (eds) Manual of internal fixation, 3rd edn. Springer, Berlin Heidelberg New York Tokyo, pp 553–594
26. Trojan E, Jahna H (1960) Indikationsstellung und Behandlung der intraartikulären Stauchungsbrüche am distalen Unterschenkelende. Chir Praxis 3: 355
27. Tscherne H, Oestern HJ (1982) Klassifizierung des Weichteilschadens bei offenen und geschlossenen Frakturen. Unfallheilkd 85: 111–115
28. Tscherne H, Gotzen L (1984) Fractures with soft tissue injuries. Springer, Berlin Heidelberg New York Tokyo
29. Weber BG (1966, 1972) Die Verletzung des oberen Sprunggelenkes. Aktuelle Probleme der Chirurgie, Bd. 3. Huber, Bern, Stuttgart
30. Welz K (1992) Verfahrenswahl und Infektminimierung bei Osteosynthesen von Pilon-Frakturen. In: Rahnmanzadeh R, Meißner A (Hrsg) Fortschritte der Unfallchirurgie. Springer, Berlin Heidelberg New York Tokyo, S 377–382

# Kapitel 4

# Sprunggelenkfrakturen

4

M. Mähring und H. P. Hofer



## 4.1 Einleitung

Für eine ungestörte Funktion des oberen Sprunggelenks ist die exakte Führung des Talus in der Malleolengabel Voraussetzung, da nur so die hohen Druckbelastungen physiologisch übertragen werden können. Kommt es nach Außenknöchelbrüchen zur Subluxation des Talus (Abb. 4.1) um nur 1 mm nach lateral, ist die Kontaktfläche der Gelenkkörper auf ca. 50 % reduziert [26, 28] und es kommt durch eine unphysiologische Punkt- bzw. Überbelastung zu Knorpelschäden und damit zur Inkongruenzarthrose [22, 29]. Der Talus drängt unter Belastung stets nach lateral gegen die Fibula, die durch das vordere und hintere Syndesmosenband (Lig. tibiofibulare anterius und posterius) und die Membrana interossea mit ihrer distalen Verstärkung (Lig. tibiofibulare interosseum) stabil elastisch mit der Tibia verbunden ist. Bei Insuffizienz dieser drei kräftigen Syndesmosenbänder kommt es durch Gabelverbreiterung zur Subluxation des Talus nach außen, eine knöcherne oder ligamentäre Syndesmoseninsuffizienz stellt also einen bedrohlichen Zustand für die Gelenkmechanik dar. So sind auch die häufigen dorsolateralen Tibiakantenfragmente als dorsale knöcherne Ausrisse des Lig. tibiofibulare posterius prognostisch bedeutsam, denn die Bänder können ihre Funktionen nur unter normaler Spannung erfüllen.

Weber hat auf die Wichtigkeit des Außenknöchels für die korrekte Führung der Talusrolle hingewiesen und folgende Voraussetzungen für die »laterale Gabelstabilität« gefunden [35]:

- normale Länge der Fibula,
- normale Einpassung der distalen Fibula in die Incisura fibularis tibiae und
- Suffizienz der Syndesmosenbänder.

Kommt es im Rahmen einer Luxationsfraktur zu einer Dislokation des Außenknöchels, führt dies in nahezu allen Fällen als Folge der Gewalteinwirkung und des Muskeltonus zu einer Verkürzung durch Verschiebung des peripheren Fragmentes nach proximal. Da der Knöchel unterhalb des Syndesmosenbereiches breiter ist, passt er dann nicht mehr exakt in die Incisura fibularis tibiae und weicht nach lateral aus (Abb. 4.2), wodurch es zu einer Gabelverbreiterung mit Subluxation des Talus – auch bei intakten medialen Strukturen [5] – kommt. Dies ist die häufigste Ursache der posttraumatischen Arthrose im oberen Sprunggelenk.

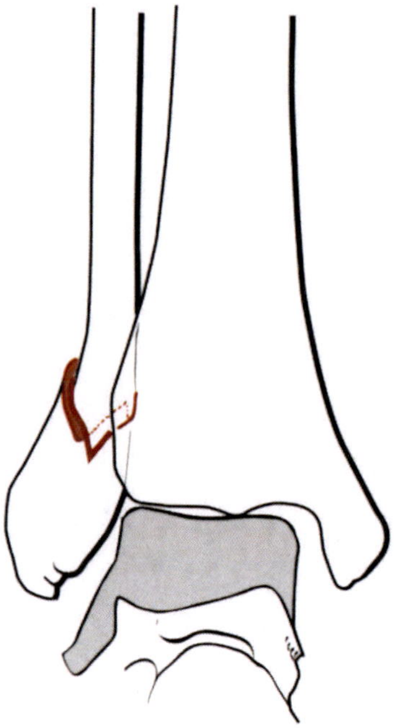

Abb. 4.1. Außenknöchelbruch in Höhe der Syndesmosenbänder (Typ B) mit Subluxation des Talus nach lateral und Verbreiterung des medialen Gelenkspaltes

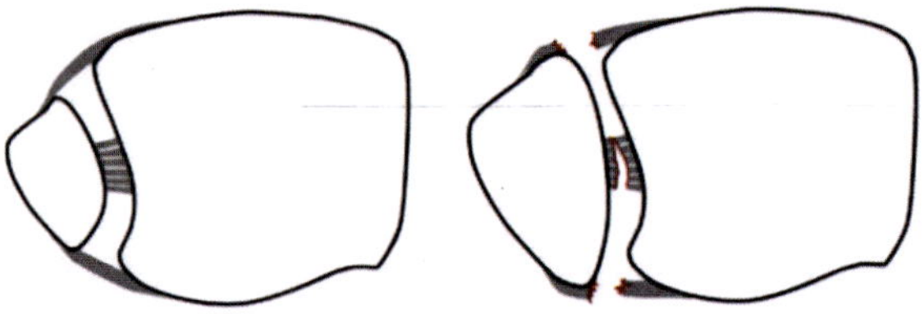

Abb. 4.2. Schematischer Horizontalschnitt durch den Unterschenkel in Höhe der tibiofibularen Bänder. Bei Luxationsfrakturen vom Typ B und C führt die Verkürzung und eine eventuelle Fehlrotation des Außenknöchels zur Gabelverbreiterung durch Inkongruenz des Außenknöchels in der Incisura fibularis tibiae

**Empfohlene Therapie**

Therapeutisches Ziel bei Knochen-Band-Verletzungen des oberen Sprunggelenks ist die stufenfreie Wiederherstellung der Gelenkflächen und die Rekonstruktion einer stabil-elastischen Knöchelgabel, welche die Talusrolle exakt führt. Dies wird erreicht durch

- exakte (Längen-Achsen-Rotations)-Rekonstruktion sowie Einpassen der Fibula in die Incisura fibularis tibiae,
- Stabilisierung einer insuffizienten Syndesmosenverbindung,
- stufenfreie Fixation des Innenknöchels und evtl. zusätzlicher Tibiafragmente und die
- Versorgung zerrissener Bandstrukturen außen und innen.

## 4.2 Klassifikation

Die Klassifikation nach Lauge-Hansen stützt sich in erster Linie auf die zu Grunde liegenden Verletzungsmechanismen.

Für die Indikationsstellung bei Frakturen des oberen Sprunggelenks ist jedoch neben der Verletzung knöcherner Strukturen die Diagnose ligamentärer Traumen – insbesondere der Syndesmosenbänder – entscheidend. Unter Beachtung der Pathologie im Bereich der Fibulasyndesmose hat Weber 1966 eine einfache »operative« Klassifikation dieser Verletzungen angegeben [35]. Seine Einteilung (s. S. 118; Abb. 4.3, 4.1, 4.4) basiert lediglich auf der Höhe der Fraktur des Außenknöchels. Hinsichtlich der Therapierelevanz ist sie früheren Klassifikationssystemen [6, 17] überlegen, da sich auch begleitende Bandverletzungen ableiten lassen.

- Typ A Malleolenbrüche mit Fibulafraktur distal der Syndesmosenbänder,
- Typ B Malleolenbrüche mit Fibulafraktur in Höhe der Syndesmosenbänder und
- Typ C Malleolenbrüche mit Fibulafraktur proximal der Syndesmosenbänder.

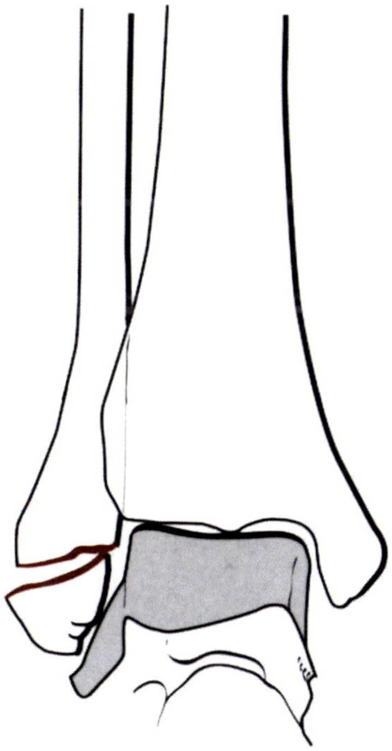

**Abb. 4.3.** Knöchelfraktur Typ A; für diesen Typ, eine Supinations-Adduktions-Verletzung, ist eine mehr oder minder quer verlaufende Außenknöchelfraktur charakteristisch. Diese ist als knöcherner fibularer Bandausriss zu betrachten, alternativ kann lateral eine fibulare Bandruptur vorliegen, die durch vergleichend in Supination gehaltene Röntgenaufnahmen nachgewiesen wird. Wie der Syndesmosenkomplex bleibt auch das Lig. deltoideum immer intakt, der Innenknöchel kann vertikal abgebrochen sein. Bisweilen hinterlässt die mediale Taluskante durch den Supinationsmechanismus eine umschriebene mediale Impression an der Abbruchkante des Innenknöchels (Abb. 4.20 b). Die Fibula liegt in allen Fällen anatomisch zur Tibia

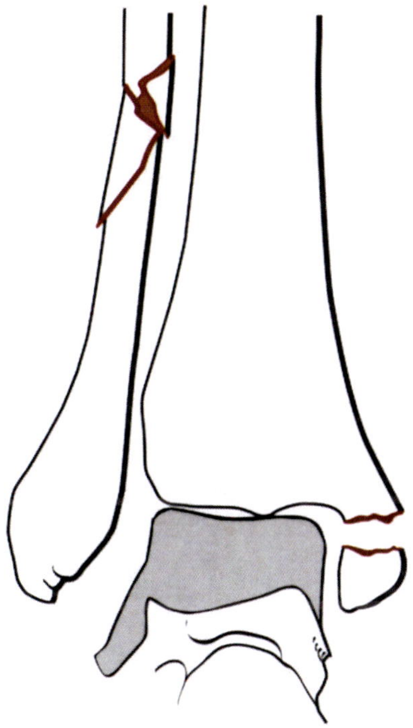

**Abb. 4.4.** Bimalleoläre Luxationsfraktur Typ C, Fibulafraktur proximal der Syndesmosenbänder mit Verkürzung des Außenknöchels, tibiofibularem Klaffen, Subluxation des Talus nach lateral und Innenknöchelbruch

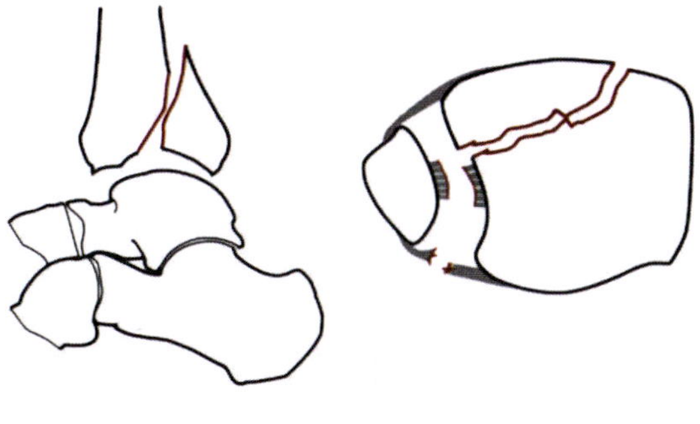

**Abb. 4.5.** Ausbruch eines dorsolateralen Tibiakantenfragmentes (Volkmann-Dreieck), es ist als knöcherner Ausriss des hinteren Syndesmosenbandes zu betrachten. An der Abbruchkante hinterlässt der Talus bisweilen eine Impressionszone (Querschnittfingerbreit über dem OSG)

**A Tibia, Malleolen; infrasyndesmale Läsion**

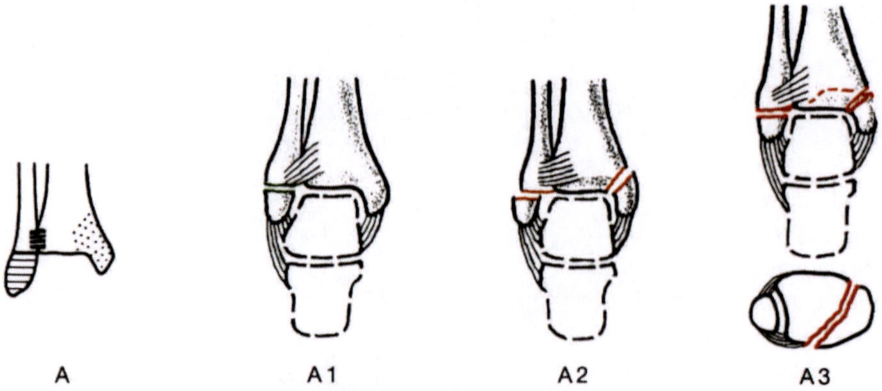


A1 ...., isoliert
A2 ...., mit Fraktur des Malleolus medialis
A3 ...., mit dorsomedialer Fraktur

**B Tibia, Malleolen; transsyndesmale Fibulafraktur**

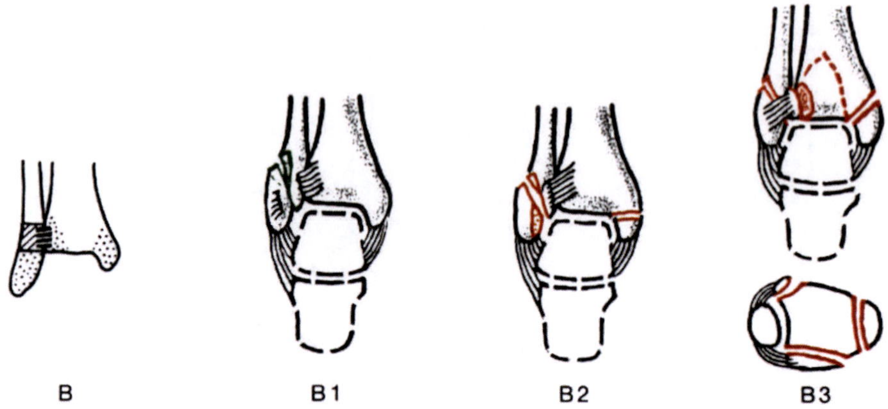


B1 ...., isoliert
B2 ...., mit medialer Läsion
B3 ...., mit medialer Läsion und Volkmann-Fraktur

**C Tibia, Malleolen; suprasyndesmale Läsion**

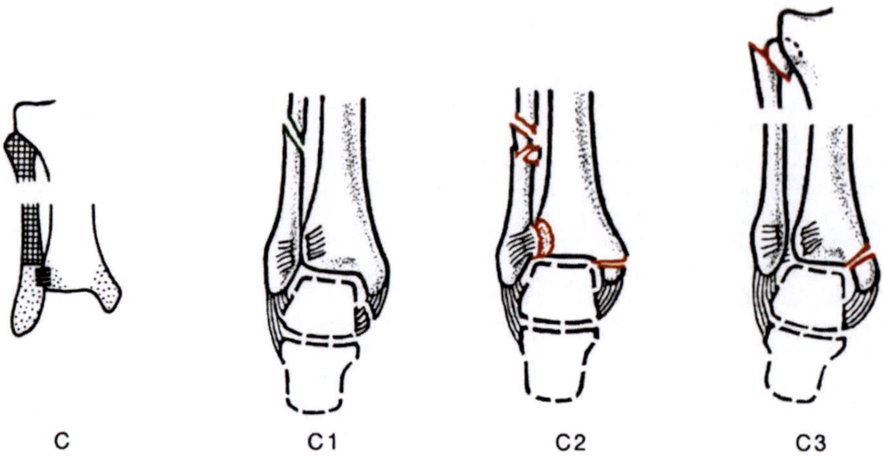


C1 ...., mit diaphysärer Fibulafraktur, einfach
C2 ...., mit diaphysärer Fibulafraktur, mehrfragmentär
C3 ...., proximale Fibulaläsion

**Abb. 4.6.** Klassifikation der Luxationsfrakturen des Sprunggelenks durch die Arbeitsgemeinschaft für Osteosynthesefragen (AO)

Beim Typ A (Abb. 4.3) sind die Syndesmosenbänder nie, beim Typ B (Abb. 4.1) gelegentlich, beim Typ C (Abb. 4.4) immer lädiert. Bei Frakturen vom Typ A und B ist die Membrana interossea nie verletzt, bei denen vom Typ C ist mit der Ruptur nach proximal bis auf Frakturhöhe zu rechnen [6, 23].

Bei einer Fraktur vom Typ B (Abb. 4.1), Folge einer Außenrotation des Fußes gegen den Unterschenkel, findet sich charakteristischerweise an der Fibula eine weitgehend frontal gelegene Schrägfraktur, welche deshalb bei geringen Dislokationen auf einer a.-p.-Röntgenaufnahme leicht zu übersehen, im Seitbild hingegen gut zu erkennen ist: Sie beginnt distal in Höhe des oberen Sprunggelenks und verläuft zwischen den Ansätzen des vorderen und hinteren Syndesmosenbandes (intersyndesmal) mehr oder minder schräg ansteigend bisweilen weit nach proximal dorsal.

Die Syndesmosenverbindung beim Typ B kann insuffizient sein, dies ist aber immer der Fall, wenn ein dorsolaterales Kantenfragment vorliegt, also ein knöcherner Ausriss des dorsalen Syndesmosenbandes. Medial können Zusatzverletzungen in Form eines Knöchelbruches oder einer Bandverletzung bestehen.

Beim Typ C (Abb. 4.4) kommt es durch Außenrotation und Lateralverschiebung des Fußes zu unregelmäßigen Frakturformen der Fibula, die sich von oberhalb der Syndesmosenbänder bis nach subkapital (Typ Maisonneuve) finden können. Selten besteht als Äquivalent einer Fibulafraktur eine Luxation oder Subluxation im proximalen Tibiofibulargelenk. Beim Typ C sind mediale Verletzungen obligat in Form von Bandzerreißungen oder Innenknöchelabrissbrüchen, die Syndesmosenbänder sind immer rupturiert oder knöchern ausgerissen. Die Tibiahinterkantenfragmente als knöcherne Ausrisse der Syndesmose (Abb. 4.5) können beträchtliche Ausmaße annehmen und große Teile der distalen Tibiagelenkfläche tragen (Volkmann-Dreieck).

In der AO-Klassifikation [24] bleibt für Frakturen des Sprunggelenks die Klassifikation nach Weber erhalten, in Abhängigkeit von Zusatzverletzungen wurden jedoch noch weitere Untergruppen vergleichbarer Schweregrade entwickelt, weshalb diese Klassifikation empfohlen wird (Abb. 4.6).

## 4.3 Behandlungsrichtlinien (Indikationen)

Aus den vorangegangenen Darstellungen wird klar, dass die Indikation zur Operation (abgesehen von den allgemeinen Kontraindikationen) wesentlich von der Höhe der Außenknöchelfraktur, dem Ausmaß der Dislokation und von den begleitenden Bandverletzungen abhängig ist.

Die Schwierigkeiten der geschlossenen Reposition und insbesondere der Aufrechterhaltung des Repositionsergebnisses nehmen mit ansteigender Höhe der Fibulafraktur zu, d. h. vom Typ A nach C [4, 32, 38, 39].

! Auch unter sorgfältiger konservativer Behandlung kann eine gute Reposition bei Frakturen vom Typ B und C nur bei jeder 2. bzw. 4. Fraktur bis zur Ausheilung aufrechterhalten werden [31]. Zwischen ungenügendem Repositionsergebnis und sekundärer Arthrose besteht eine fast vollständige Korrelation [29, 30, 38].

Abgesehen vom Typ A sind Frakturen des Außenknöchels mit Dislokation üblicherweise eine Operationsindikation, die offene Reposition mit stabiler Osteosynthese und Versorgung verletzter Bänder hat sich gegenüber der konservativen Therapie als überlegen erwiesen [2]. Die konservative Behandlung einer isolierten Innenknöchelfraktur nach guter Reposition ist die Regel, wobei minimale Inkongruenzen akzeptiert werden können. Gute Resultate mit konservativer Therapie lassen sich lediglich bei gar nicht oder wenig dislozierten Frakturen vom Typ A und bei nicht oder kaum dislozierten Typ B-Verletzungen erwarten.

Bei dislozierten Typ B-Verletzungen gelingt zwar oft eine gute Reposition, erfahrungsgemäß kommt es aber trotz konsequenter Gipsbehandlung zu Redislokationen mit Subluxation des Talus, die dann sekundär operiert werden müssen oder zur Arthrose führen.

Es ist verständlich, dass die Resultate bei dislozierten Luxationsfrakturen des Typ C mit der charakteristischen Zerstörung der distalen tibiofibularen Anatomie und den regelmäßigen Zusatzverletzungen nach operativer Therapie im Vergleich zur konservativen besonders positiv beeinflusst werden [22]. Bei unverschobenen Maisonneuve-Verletzungen ist allerdings eine konservative Therapie angezeigt, solange es nicht zu sekundären Dislokationen kommt.

Insgesamt können im höheren Alter und bei erhöhtem Operationsrisiko geringe Verschiebungen am Außen- oder Innenknöchel eher toleriert werden, denn die Entwicklung einer Arthrose verläuft hier relativ langsam; verschobene Volkmann-Dreiecke – besonders mit Subluxationen – dagegen führen rasch zu einer Arthrose [13].

## 4.4 Präoperative Reposition bei starken Fehlstellungen

Trotz zunehmender Ausdehnung flächendeckender Notarztsysteme gelangen immer wieder hochgradig dislozierte bzw. luxierte Sprunggelenke zur Aufnahme. In diesen Fällen ist der Fuß meist nach lateral und dorsal verschoben, und der Innenknöchel bzw. dessen Abbruchkante von der distalen Tibia ist medial durch die gespannte Haut zu tasten. Bei offenen Luxationsfrakturen findet sich medial eine meist quer verlaufende Wunde in Höhe des Sprunggelenks. Bei der Luxation des Talus aus der Gabel nach dorsal kommt es zum gefährlichen Druck auf die Haut durch die Tibiavorderkante.

**Empfohlene Therapie**

Derartige starke Fehlstellungen führen durch Fragmentdruck zu ischämischen Hautschäden, weshalb solche Dislokationen notfallmäßig, am besten am Unfallort, spätestens in der Notaufnahme, auf alle Fälle aber noch vor Zuweisung zur Röntgenuntersuchung – unter medikamentöser Analgesie – reponiert werden müssen. Durch Zug am Fuß und evtl. Druck auf die dislozierte distale Tibia gelingt in der Mehrzahl der Fälle eine weitgehende Reposition, die Hautdurchblutung und die Schmerzen bessern sich meist schlagartig. Darüber hinaus ist die Beurteilung des Röntgenbildes nach erfolgter Reposition wesentlich leichter als in luxiertem bzw. disloziertem Zustand.

Ist aufgrund von Schwellungszuständen oder Hautschäden eine sofortige Operation nicht möglich, kann die Redislokation durch zwei perkutan von der Ferse durch Kalkaneus und Talus in die distale Tibia eingebrachten Spickdrähte im Sinne einer temporären Transfixation verhindert werden und die definitive Versorgung kann nach Besserung des Lokalbefundes nachgeholt werden. Die Kirschner-Drähte müssen die ventrale Tibiakortikalis perforieren, dadurch finden sie guten Halt und lassen sich im Falle eines Drahtbruches leichter entfernen.

! Redislokationen in Folge hochgradiger Instabilität können bei konservativer Behandlung, insbesondere durch zusätzlichen Gipsdruck zu Druckstellen und Hautschäden führen.

Als Alternative zur geschilderten Spickdraht-Transfixation kommt bei instabilen Sprunggelenksverletzungen die externe tibiotarsale oder die trianguläre Transfixation zur Anwendung. Bei Letzterer werden Tibia, Kalkaneus und Metatarsus durch je eine von medial oder – seltener – von vorne eingebrachte Schanz-Schraube im Sinne eines Klammerfixateurs in Repositionsstellung durch Rohre verspannt. Der Vorteil dieser einfachen Montage liegt in der Stabilität ohne Tangierung der Gelenkflächen, nachteilig ist besonders bei geplanter sekundärer Osteosynthese die Infektionsgefahr an den Eintrittsstellen der Pins, weshalb diese besonders sorgfältig zu pflegen sind.

## 4.5 Konservative Behandlung

Wird eine Operation aufgrund der Frakturform, einer bereits zu starken Schwellung oder wegen anderer Kontraindikationen zumindest primär nicht durchgeführt, muss die richtige konservative Therapie [4, 14] eingeleitet werden. Nach allfällig nötiger Reposition, evtl. in Narkose unter Bildwandlerkontrolle wird ein Unterschenkel-Spaltgips angelegt und das Bein zur besseren Abschwellung hochgelagert, evtl. werden Medikamente zur Abschwellung bzw. Schmerzlinderung gegeben. Eine Thromboseprophylaxe mit niedermolekularem Heparin wird durchgeführt.

**Repositionstechnik.** Bei Typ A-Verletzungen kann durch Supination eine Distraktion über den fibularen Bandapparat (Ligamentotaxis) auf den dislozierten Außenknöchel ausgeübt werden und dieser – und bei Bedarf auch der Innenknöchel – durch Druck eingerichtet werden. Den typischen Repositionshandgriff für Frakturen vom Typ B zeigt Abb. 4.7.

Die Ruhigstellung im Spaltgips erfolgt in Neutralstellung. Anschließend ist eine Röntgenkontrolle in zwei Ebenen obligat. In den folgenden Tagen wird das Bein zur Abschwellung hochgelagert.

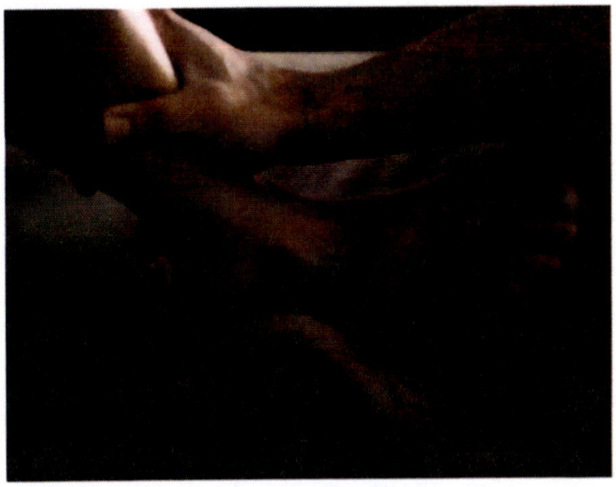

**Abb. 4.7.** Typisches Repositionsmanöver bei einer Typ B-Fraktur am rechten Fuß: Das Bein ist durch ein gepolstertes Bänkchen unter dem Knie unterstützt. In mäßiger Supination wird die Ferse mit der linken Hand nach vorne und medial geführt und dadurch der nach proximal und dorsal dislozierte Außenknöchel adaptiert. Eine Subluxation des Talus wird durch gleichzeitigen Druck mit der rechten flachen Hand auf den distalen Unterschenkel von medial behoben. Der sparsam gepolsterte Spaltgips ist besonders dorsal an den Außenknöchel gut anzumodellieren

Beim Typ C wird zunächst unter Längszug am Fuß eine Verkürzung ausgeglichen und bimanuell durch verteilten Druck auf Innen- und Außenknöchel eine Subluxation des Talus reduziert bzw. aufgehoben.

Nach Rückgang der Schwellung wird ein Unterschenkel-Gehgips in Rechtwinkelstellung angelegt. In wöchentlichen Abständen erfolgen ambulante Röntgenkontrollen, eine Thromboseprophylaxe mit niedermolekularem Heparin ist bis zur Gipsabnahme angezeigt.

Bei drohender Subluxation mit oder ohne abgebrochenem Volkmann-Dreieck, wenn also aufgrund bestehender Kontraindikationen konservativ vorgegangen werden muss, ist eine Entlastung oder Teilbelastung mit 10 bis 15 kg im Unterschenkelgipsverband bis zur vierten Woche anzuraten. In den letzten zwei bis drei Wochen wird auf einen Gehgips gewechselt. Üblicherweise sind die Bruchformen, die für eine konservative Therapie geeignet sind, in sechs bis acht Wochen konsolidiert. Nach der Gipsabnahme erfolgt eine genaue Anleitung für Bewegungsübungen, eine Gangschulung unter physiotherapeutischer Aufsicht ist zu empfehlen.

Bei nichtdislozierten stabilen Frakturformen setzt sich zunehmend die funktionelle Behandlung mit entsprechenden Bandagen oder Schuhen durch; diese Therapieform erfordert allerdings kooperative Patienten und engmaschige Kontrollen.

## 4.6 Operative Behandlung

### 4.6.1 Operationszeitpunkt

Grundsätzlich ist die Primärversorgung anzustreben, da die Weichteile noch nicht ödematös, sondern elastisch und unvernarbt sind, dies ermöglicht ein schonenderes Operieren. Die späte Sekundärosteosynthese [8] ist technisch schwieriger, mit Problemen bei der anatomischen Fibularekonstruktion behaftet, erfahrungsgemäß auch mit mehr Weichteilproblemen. Verspätete Operationen bedingen auch einen längeren Krankenhausaufenthalt mit höheren Kosten.

**Empfohlene Therapie**

Bei zu starker Schwellung verbietet sich eine primäre Operation: Nach etwa sechs bis acht Stunden hat sich zusätzlich zum Frakturhämatom ein Ödem ausgebildet, das einen spannungsfreien Wundverschluss – Voraussetzung für eine ungestörte Heilung – nicht mehr zulässt. Rasch, vor dieser Zeit aufgetretene, kleine oder massive Schwellungen sind neben einer Fehlstellung hauptsächlich Folge des Frakturhämatoms und demnach keine Kontraindikation für eine primär operative Versorgung; nach Hämatomentleerung und anatomischer Rekonstruktion lassen sich die Hautinzisionen gut verschließen.

Für eine primär operative Versorgung spricht weiter die unabwendbare Besiedelung mit nosokomialen Keimen schon in den ersten Tagen des stationären Aufenthaltes. Deswegen sollte besonders beim Vorliegen frischer Exkoriationen oder oberflächlicher Weichteilschäden, die beide ideale Nährböden für Keime sind, primär operiert und möglichst gipsfrei nachbehandelt werden. Liegen aber bereits Spannungsblasen, feuchte Exkoriationen, schwere Hautkontusionen oder Hautnekrosen vor, muss deren trockene Abheilung abgewartet werden, was erfahrungsgemäß mindestens eine Woche dauert.

Die meist medial offenen Knöchelbrüche sind ebenfalls eine dringliche Operationsindikation. Bei Vorliegen einer Kontraindikation wird zumindest durch Débridement, Einlegen einer Saugdrainage und Wundverschluss eine offene Verletzung verschlossen, danach wird vorerst nach den Regeln der konservativen Behandlung verfahren. Ausnahmsweise sind am Innenknöchel durch die Weichteilsituation bedingte Kompromisse in Erwägung zu ziehen, z. B. eine perkutane Spickdrahtfixation oder Lochschrauben, ausnahmsweise kann eine Vakuumversiegelung der nicht verschließbaren Wunde vorgenommen werden.

Kontraindikationen gegen eine primär operative Versorgung können auch im Rahmen einer arteriellen Mangeldurchblutung oder eines Polytraumas bestehen, wenn andere Verletzungen höhere Priorität haben. Aber auch in diesen Situationen sollte man die Vorteile der operativen Erstversorgung einer Sprunggelenkverletzung (möglichst durch Simultanoperationen) und zumindest die temporäre perkutane Verspickung des reponierten Talus nicht außer Acht lassen.

### 4.6.2 Lagerung

Abgesehen von der direkten Verschraubung eines dorsalen Tibiakantenfragmentes, bei der in Bauch- oder Seitenlage von dorsal vorgegangen wird, erfolgt die Operation in Rückenlage. Auf der zu operierenden Seite ist ein Keilkissen unter das Gesäß zu legen, um einen besseren Zugang zum Außenknöchel zu haben. Auch in Rückenlage ist bei gebeugter Hüfte und gebeugtem Kniegelenk durch Innenrotation ein dorsaler Zugang zum Außenknöchel gut möglich, die Option für eine dorsale Fibulaplattenlage ist also auch bei dieser Lagerung gegeben.

Eine Blutsperre wird grundsätzlich angelegt, bei schwerer Weichteilschädigung oder vorbestehender Mangeldurchblutung bleibt der Tourniquet tunlichst offen. Im Normalfall wird durch Hochhalten des Beines für etwa eine Minute und Aufblasen des Tourniquets auf 300 mmHg die Blutsperre für maximal zwei Stunden verwendet, um ein gut übersichtliches Operationsfeld zu haben.

! Zu warnen ist vor dem Wickeln des Beines mit einer elastischen Esmarch-Binde; besonders bei Sekundäroperationen kann dies durch das Ausmassieren von Thromben zu schweren Embolien führen.

Die Höhe der Abdeckung wird durch den Typ der Fibulaverletzung bestimmt und liegt proximal der Unterschenkelmitte. Die generelle Folienabdeckung der Operationsregion bringt keine Reduktion der Infektionsquote, sie erscheint ausschließlich zur Isolierung potentiell infizierter Hautschäden außerhalb des direkten Operationsbereiches sinnvoll.

### 4.6.3 Allgemeine Operationstechnik

Grundsätzlich sind die Weichteile, vor allem die Haut, beim Zugang wie auch bei allen weiteren Operationsschritten mit ganz besonderer Sorgfalt zu behandeln, denn vom Zustand der Weichteile hängt die Knochendurchblutung ab, und sie sind die entscheidende Infektbarriere und damit die wesentlichste Voraussetzung für eine komplikationslose Konsolidierung.

Hautschnitte sind gut zu planen und genügend lang anzulegen. Der Zugang soll in die Tiefe führen ohne dass in den Schichten übermäßig viel Präparieren notwendig ist. Große Venen werden ligiert oder weggehalten, Hautnerven sollen stets weggehalten werden (z. B. N. peronaeus superficialis oder N. saphenus). Durch Haken sollen die Hautränder lediglich aufgehalten, jedoch niemals stark gezogen werden. Der Operateur hat darauf zu achten, dass der Hakenzug bei Bedarf nachgelassen und die Hakenposition häufiger geändert wird, um Wundrandnekrosen zu vermeiden. Diese resultieren nicht selten aus dem Einsatz des Hohmann-Hebels am vorderen Wundrand, denn aufgrund der Hebelverhältnisse entstehen große umschriebene Druckeinwirkungen auf die Wundränder. Die Hautränder dürfen – wenn überhaupt – nur kurz mit feinen Pinzetten gefasst, besser mit einer Pinzettenbranche weggehalten werden.

An der Weichteilbehandlung ist ein wirklich guter Operateur zu erkennen: Eine fehlerhafte Osteosynthese lässt sich bei Bedarf korrigieren, bei geschädigten nekrotischen Weichteilen hingegen ist das Schicksal des Sprunggelenks oft besiegelt!

Bei der Darstellung der Fraktur ist die Knochendurchblutung durch sparsames Abpräparieren der Weichteile zu erhalten, das ist besonders wichtig bei ausgebrochenen Knochenfragmenten, damit keine avitalen Fragmente entstehen. Die Frakturränder werden nur auf 1 bis 2 mm vom Periost befreit, um die Reposition genau beurteilen zu können. Die Frakturflächen werden vom Hämatom oder eingeschlagenen Weichteilen gesäubert, dazu ist es oft nötig, die Fragmente zu dislozieren, um die Fraktur einsehen zu können. Dies bietet auch eine gute Gelegenheit, sich den Verlauf der Bruchflächen einzuprägen, etwa um Zugschrauben nach erfolgter Reposition ideal platzieren zu können. Nach Darstellung der Fraktur erfolgt eine ausgiebige Spülung, welche während des Operationsverlaufs öfter wiederholt werden muss.

### 4.6.4 Operative Zugangswege

Für die Darstellung des Außen- und Innenknöchels sind getrennte Zugänge zu wählen. Von lateral wird die distale Fibula bzw. der Außenknöchel, das vordere Syndesmosenband, der fibulare Bandapparat, die Tibiavorderkante und die anterolaterale Talusrolle dargestellt (Abb. 4.8). Dabei ist auf den N. peronaeus superficialis bzw. dessen Endäste zu achten [16]: Der sensible Nerv durchsetzt die Fascia cruris etwa handbreit oberhalb des Außenknöchels, ca. fingerbreit vor der Fibula und verläuft dann in der Subkutis medial des vorderen Syndesmosenbandes nach distal, es gibt aber viele Varianten. Variköse Venen werden ligiert, man gelangt direkt auf den Außenknöchel.

Durch Verlängerung des Hautschnittes und Faszienspaltung könnte die Fibula beliebig weit nach proximal freigelegt werden. In der Praxis geht man selten über die distale Hälfte nach oben, da hohe Fibulafrakturen (Maisonneuve) indirekt stabilisiert werden.

Von medial werden der Innenknöchel, dorsale Tibiakantenfragmente und evtl. das Lig. deltoideum dargestellt und versorgt (Abb. 4.9).

Für die Darstellung dorsaler Tibiakantenfragmente (Abb. 4.10) spalten wir die Sehnenscheide des M. tibialis posterior so, dass eine Lippe stehen bleibt (Abb. 4.10 a) und gehen dann streng subperiostal nach dorsal vor (Abb. 4.10 b), wobei die Nachbarschaft der A. tibialis posterior und des N. tibialis zu beachten ist (Abb. 3.8 b). Sehnen, Gefäße und Nerven werden von Periost und Weichteilen geschützt mit einem Hohmann-Hebel abgehoben.

Ein dorsaler Zugang lateral der Achillessehne ist in Bauch- und in Seitenlage (Abb. 4.11) möglich, bei gebeugtem Hüft- und Kniegelenk aber auch in Rückenlage. Dabei muss der N. suralis präpariert bzw. geschont werden. Dieser Zugang ist nur selten zur Darstellung und direkten Fixation eines dorsalen Tibiakantenfragmentes angezeigt [12], etwa wenn ein unversorgt gebliebenes hinteres Tibiakantenfragment sekundär isoliert verschraubt wird, oder wenn bei lateraler Weichteilschädigung von dorsal eingegangen und die Platte dorsal an der Fibula angelegt werden muss. In Bauchlage ist die Außenknöchelversorgung dabei erschwert, die vordere Syndesmosenregion kann nicht eingesehen werden.

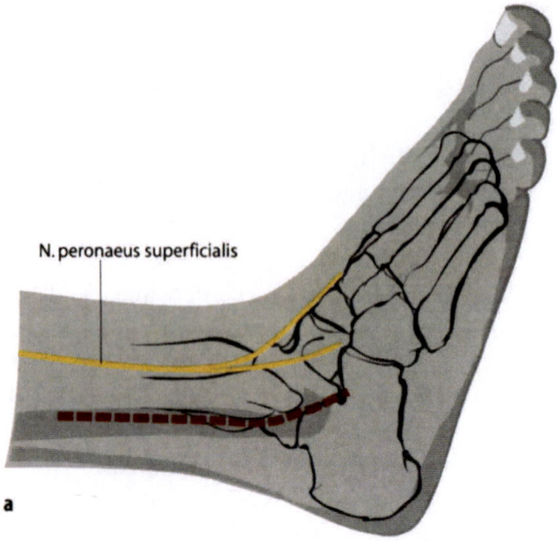


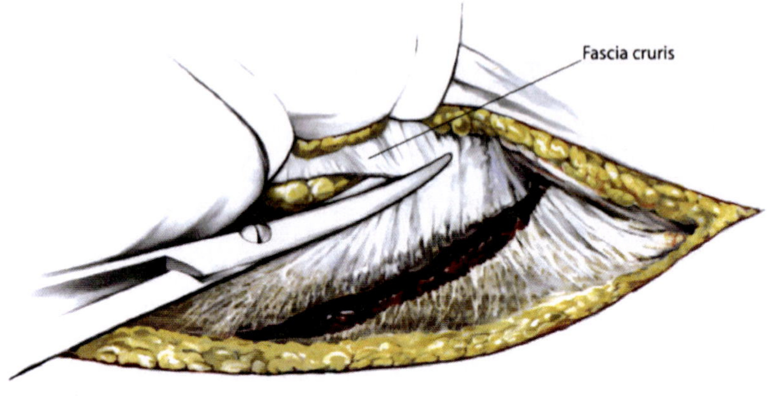


**Abb. 4.8 a–d.** Lateraler Zugang. **a** Die Hautinzision verläuft knapp dorsal der Fibula beginnend nach distal und um die Knöchelspitze nach vorne in Richtung auf die Basis des Os metatarsale V. **b–d** Darstellung und Beurteilung des vorderen Syndesmosenbandes bei einer Luxationsfraktur vom Typ B. Das Syndesmosenband ist durch den M. extensor digitorum longus und die quergefaserte Fascia cruris gedeckt, weshalb diese am Vorderrand der Fibula mit der Schere nach distal gespalten werden muss. Bei der Präparation ist der R. perforans der A. peronaea zu beachten. Dieses Gefäß, das zeitweise erhebliche Kaliber aufweist, verläuft über dem Syndesmosenband am Vorderrand der Fibula und muss entweder geschont oder ligiert werden, andernfalls kommt es zu ausgeprägten postoperativen Hämatomen. **c** Der lange Zehenstrecker wird stumpf von der Tibia nach vorne mobilisiert, digital wird entlang der Tibia nach distal vorgegangen, bis man an die Rolle des Talus gelangt. **d** Durch Beiseitehalten des langen Zehenstreckers mit einem Muskelhaken ist das vordere Syndesmosenband bzw. knöcherne Ausrisse desselben von der Tibia oder Fibula gut einzustellen, dorsal und proximal leistet ein kleiner Hohmann-Hebel gute Dienste. Diese Präparation schützt vor Verwechslung des vorderen Syndesmosenbandes mit den in dieser Höhe starken Zügen der Fascia cruris, dem Retinaculum mm. extensorum superius. Um Einblick in das obere Sprunggelenk zu erhalten wird ein schmaler Muskelhaken distal des vorderen Syndesmosenbandes nach vorne eingesetzt, so gelangt man in den Winkel zwischen Tibia, Talusrolle und Knöchelvorderkante, danach wird durch Supination der vordere Gelenkabschnitt von lateral einsehbar

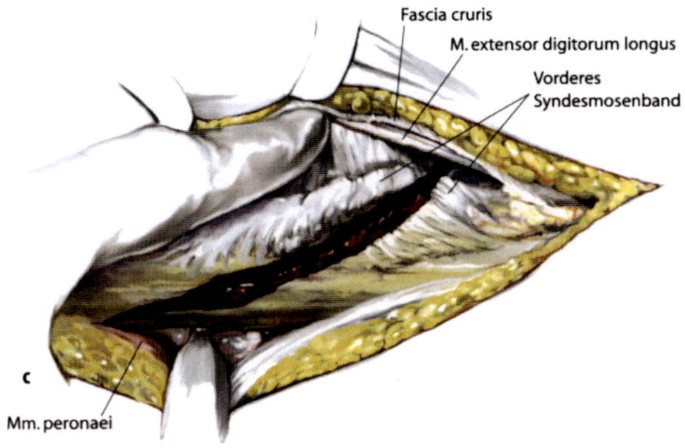
Fascia cruris
M. extensor digitorum longus
Vorderes Syndesmosenband
c
Mm. peronaei

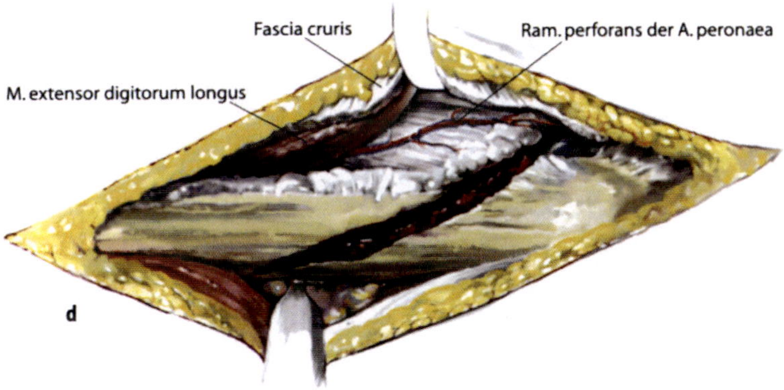
Fascia cruris
Ram. perforans der A. peronaea
M. extensor digitorum longus
d

Abb. 4.8 c, d

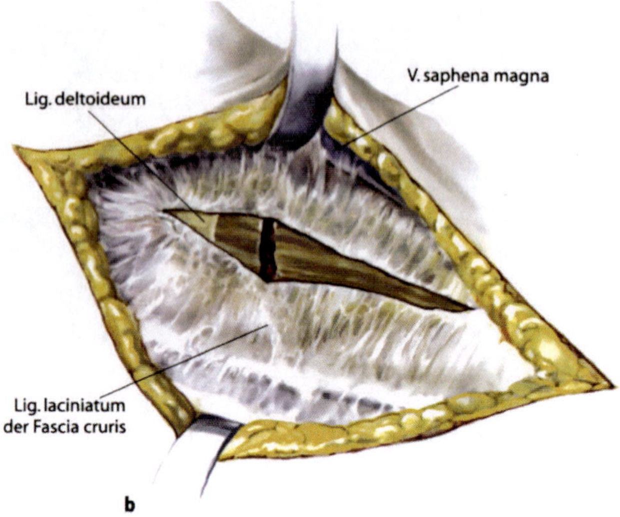


b

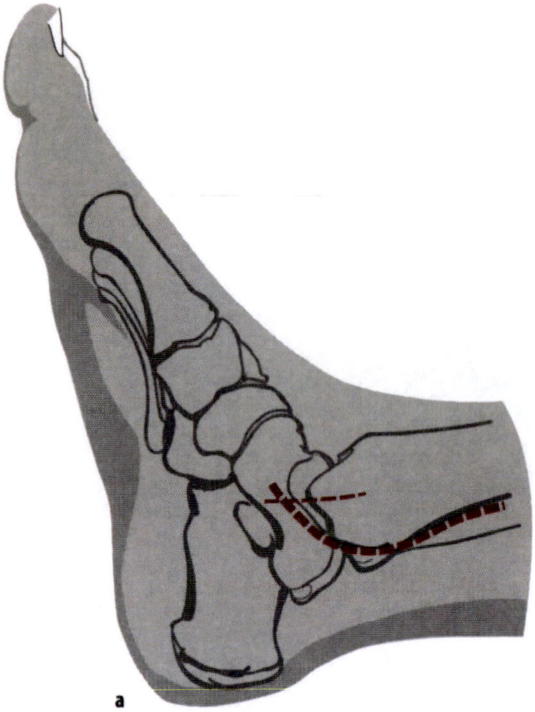

a

**Abb. 4.9 a–c.** Medialer Zugang. **a** Der Hautschnitt zur Darstellung eines Volkmann-Dreieckes verläuft an der Hinterkante der distalen Tibia entlang bogenförmig um den Innenknöchel nach vorne in Richtung des Großzehenstrahls, wobei die V. saphena magna zu schonen ist, kleinere Nebenäste werden ligiert. Isolierte Innenknöchelbrüche werden von einem direkten Längsschnitt aus über dem Innenknöchel dargestellt. **b** Subkutan darf das Lig. laciniatum, eine quergefaserte Verstärkung der Fascia cruris, welche oft in die Innenknöchelfraktur eingeschlagen ist, nicht mit dem Lig. deltoideum verwechselt werden, welches erst nach Längsspalten des Lig. laciniatum in der nächsten Schichte zu erkennen ist. **c** Durch Einsetzen eines schmalen Muskelhakens am Vorderrand des Innenknöchels kann durch die meist zerrissene Gelenkkapsel die anteromediale Talusrollenkante und der mediale Gelenkanteil eingesehen werden. Bei Innenknöchelbrüchen muss diese »Gelenkecke« dargestellt werden, d. h. der Winkel, wo der Innenknöchel nach vorne und in die distale Tibiagelenkfläche übergeht: Es ist dies jene Stelle, die dank der kortikalen Knochenstruktur immer den besten Anhaltspunkt bei der Innenknöchelreposition bietet

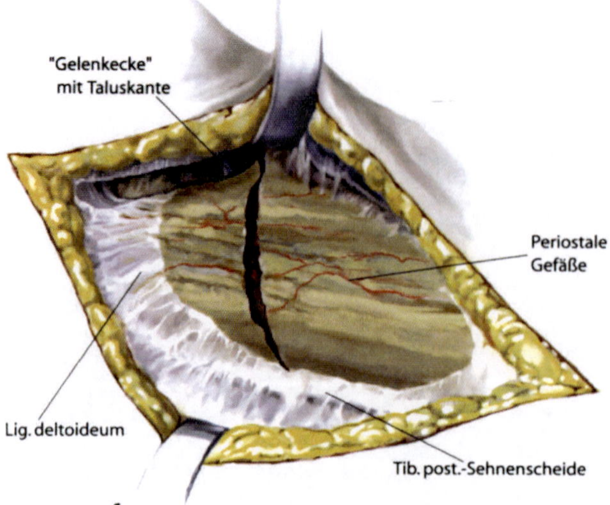


c

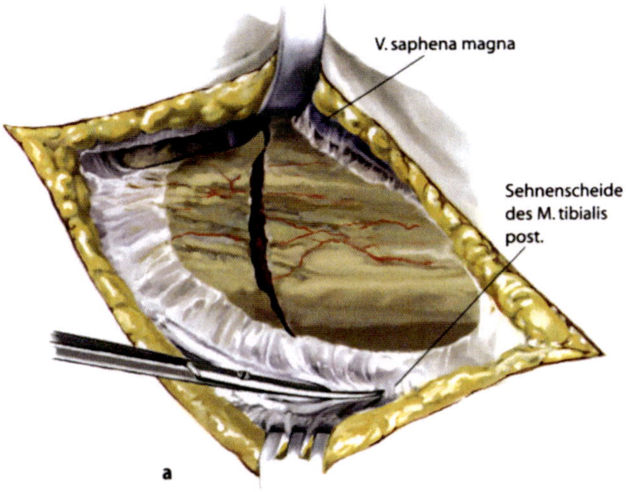


a

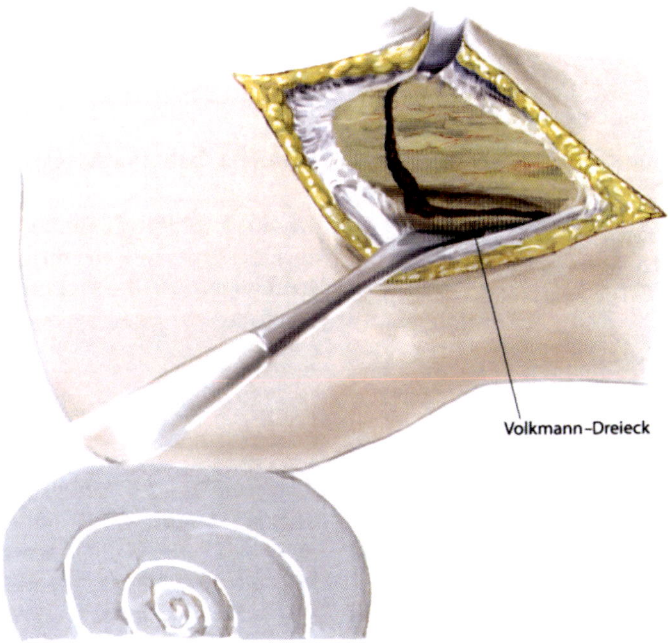


b

**Abb. 4.10 a, b.** Darstellung dorsaler Tibiakantenfragmente (Volkmann-Dreiecke). **a** Spalten der Sehnenscheide des M. tibialis posterior scharf in deren Mitte unter Belassung einer vorderen Lippe. **b** Subperiostale Präparation mit dem Raspatorium von proximal nach distal und lateral. Der Operationsmantel liegt dabei unter der Ferse, wodurch die Weichteile besser nach dorsal, am besten mit dem Raspatorium oder/und einem stumpfen Haken, weggehalten werden können. Besonders die proximale Spitze dorsaler Kantenfragmente sowie die korrespondierende Abbruchstelle an der Tibia und die nach medial ziehende Frakturlinie sind exakt darzustellen, um eine perfekte Reposition zu erreichen

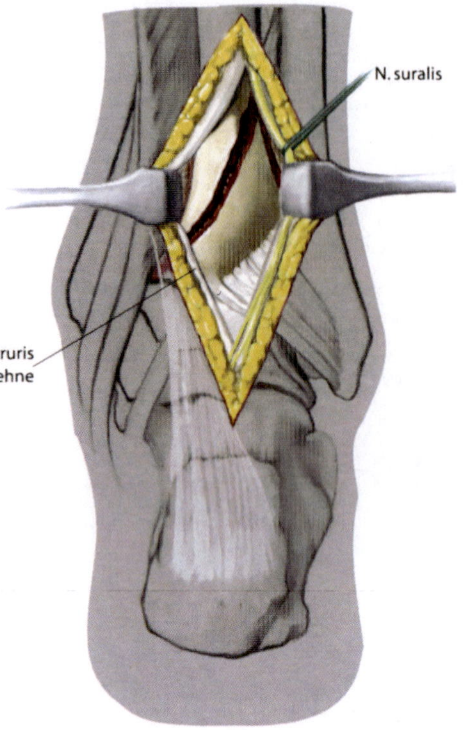


**Abb. 4.11.** Dorsaler Zugang zur distalen Tibia in Bauch- oder Seitenlage. Nach Hautinzision lateral der Achillessehne und Darstellung des N. suralis, der nach lateral weggehalten wird, geht man nach Spalten der Fascia cruris unter überwiegend stumpfer Präparation zwischen M. flexor hallucis longus und M. peronaeus brevis auf die Tibiahinterfläche ein

### 4.6.5 Reihenfolge der Versorgung von Einzelläsionen

Üblicherweise beginnt der Eingriff mit der Osteosynthese des Außenknöchels bzw. der Fibula, es folgt die Versorgung eines Volkmann-Dreieckes und einer Innenknöchelfraktur, dann eine eventuelle Stellschraube und zuletzt allfällige Bandnähte [27].

Entscheidend für die Prognose nach Luxationsfrakturen ist die anatomische Wiederherstellung der Fibula: Die Außenknöchelosteosynthese führt bei gleichzeitigem Volkmann-Dreieck meist auch zu einer spontanen Teilreposition, wodurch dessen evtl. nachfolgende Versorgung erleichtert wird.

Trotz der offensichtlich geringeren Bedeutung der medialen Gelenkregion wurde anfangs in allen Fällen bei nachgewiesener Ruptur die mediale Bandnaht gefordert [2, 7, 35], sie ist jedoch bei sachgerechter Fibularekonstruktion nicht entscheidend für die Gesamtstabilität [11]. Die Naht vor der Außenknöchelosteosynthese kann deswegen auf die Fälle mit vermuteter medialer Bandinterposition beschränkt werden: Das sind primär schwer dislozierte Brüche vom Typ B und C, die konservativ bzw. intraoperativ nicht vollständig reponibel waren, bei denen also eine Talussubluxation bestehen blieb. Bei einer über die übliche Lateralverschiebung des Talus in der Gabel hinausgehenden zusätzlichen Kippung des Talus besteht außerdem der Verdacht auf die Interposition der Sehne des M. tibialis posterior in den medialen Gelenkspalt, dies sollte bei intraoperativen Schwierigkeiten bezüglich der Fibulawiederherstellung und des Gabelschlusses ebenfalls bedacht werden und eine unverzügliche Revision medial veranlassen.

In unserem Patientengut fand sich dreimal bei jeweils medial weit offenen Typ C-Verletzungen eine Interposition der Sehne des M. tibialis posterior in die Incisura fibularis tibiae (Abb. 4.12): sie äußerte sich dadurch, dass nach Osteosynthese der Fibula eine ausgeprägte tibiofibulare Diastase – trotz revidierten medialen Seitenbandes – bestehen blieb die sich erst nach Reposition der Sehne schließen ließ [19].

### 4.6.6 Spezielle Osteosynthesetechniken am Außenknöchel

Da die Luxationsfrakturen vom Typ A, B und C oft charakteristische Bruchformen zeigen, wird die Osteosynthesetechnik für Frakturen des Außenknöchels im Folgenden für jeden Typ separat besprochen.

#### Typ A

Zur Versorgung der fibularen Bandläsionen ist unter Kap. 5.1 (S. 149) nachzuschlagen. Am Außenknöchel überwiegen quere oder kurze Schrägbrüche (Abrissbrüche). Begleitende Innenknöchelbrüche sind meist vertikal eingestellt, es können aber auch größere Fragmente ausbrechen, die in die Tibiagelenkfläche hineinreichen (A3.3-Frakturen). Selten zeigt sich ein isoliertes mediales Tibiahinterkantenfragment oder eine Impressionszone in der distalen Tibiagelenkfläche medial [31]. Dabei handelt es sich um Übergangsverletzungen zu Pilon-Frakturen (Kap. 3.7.2).

Man beginnt am Außenknöchel, dessen Spitze unter Erhaltung des Bandursprungs darzustellen ist. Durch Supination des Fußes wird die Fraktur einsehbar, bei größeren Fragmenten kann die laterale Taluskante auf Verletzungen (osteochondrale Fragmente; [42]) kontrolliert werden: Isolierte Knorpelfragmente werden entfernt, bei größeren Knorpeldefekten kann die Refixation mit Fibrinkleber versucht werden [34, 40].

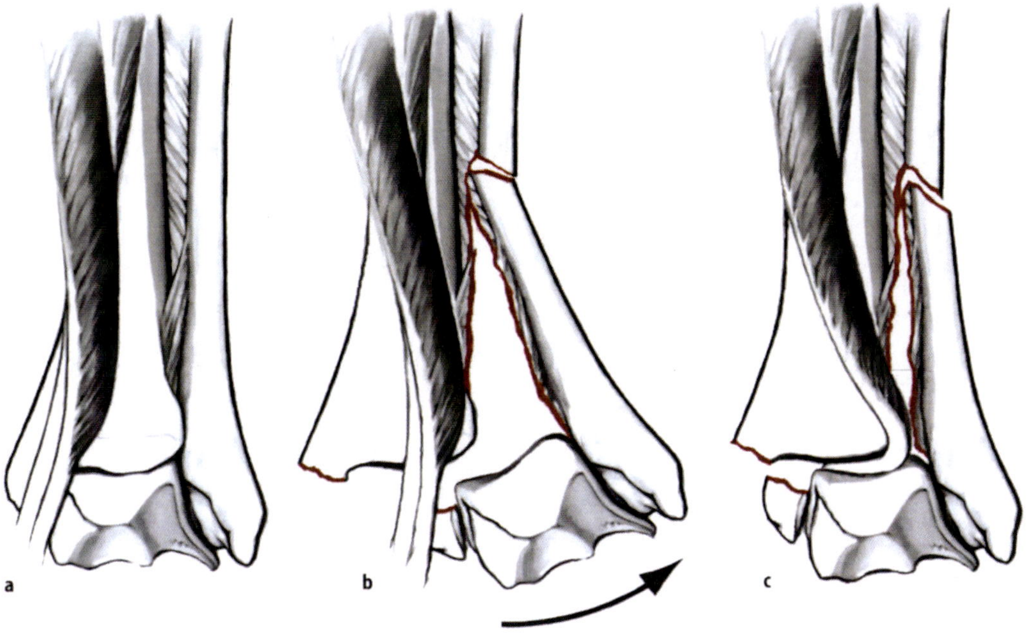


Abb. 4.12 a–c. Pathomechanismus der Interposition der Sehne des M. tibialis posterior in die Incisura fibularis tibiae bei Ansicht von dorsal

Osteochondrale Taluskantenfragmente werden mit Stiften aus resorbierbarem Kunststoff, die seltenen großen Fragmente mit versenkten Schrauben – evtl. aus resorbierbarem Material – refixiert.

Nach Reposition und temporärer Fixation (Abb. 4.13 a,b) erfolgt bei kleinen Außenknöchelfragmenten die definitive Fixation vorzugsweise durch eine Zuggurtung (Abb. 4.13 c, d) [10, 23, 33].

Bei einem größeren Außenknöchelfragment und guter Knochenstruktur kann die Fixation durch eine Zugschraube (3,5-mm-Kortikalisschraube, kleine 4-mm-Spongiosaschraube bzw. kanülierte Schrauben) erfolgen. Ein besonders guter Halt der Schraube wird erreicht, wenn das Gewinde in der Kortikalis oberhalb der Fraktur fasst. Beim Durchbohren der Kortikalis mit dem 2,5-mm-Bohrer besteht die Gefahr des Bohrerbruchs, da dieser von innen schräg auf die harte Fibulakortikalis trifft und leicht abgleitet.

! Am Ende jeder Osteosynthese wird durch intraoperative Supination die Stabilität der Osteosynthese geprüft, bzw. vor Hautverschluss röntgenologisch kontrolliert.

### Typ B

Lateral finden sich charakteristischerweise mehr oder weniger frontal eingestellte, intersyndesmal gelegene Frakturen, welche alle Übergänge von kurzen bis zu langen Schräg- bzw. Mehrfragmentbrüchen zeigen.

Die Osteosynthese erfolgt bei guter Knochenstruktur und genügend langen Frakturflächen entweder mit Zugschrauben allein oder in Kombination mit einer Drittelrohrplatte. Die Syndesmosenbänder können intakt, zerrissen oder knöchern von Tibia oder Fibula ausgerissen sein. Deshalb ist die Fraktur in ihrer gesamten Ausdehnung darzustellen und immer auch das vordere Syndesmosenband [41]. Durch leichte Außenrotation des Fußes öffnet sich die Fraktur etwas, die Bruchfläche kann gereinigt, gespült und memoriert werden.

Durch eine Fibula-Fraktur dieses Typs kann bisweilen die intraartikuläre Stufe eines Volkmann-Dreiecks von lateral her eingesehen werden: Bei prekären medialen Weichteilverhältnissen ist eine Verschraubung von anterolateral möglich. Die Befestigungspunkte des vorderen Syndesmosenbandes werden auf ossäre Läsionen überprüft.

**Reposition, temporäre Fixation und Verschraubung.** Erster Schritt ist das Einpassen des spitzen proximalen Knöchelspießes dorsal in dessen Abbruchstelle (Abb. 4.14 a). Diese Region ist genau zu präparieren und durch einen kleinen breiten Hohmann-Hebel einzustellen. Ein Mantel liegt unter der Ferse, so dass die

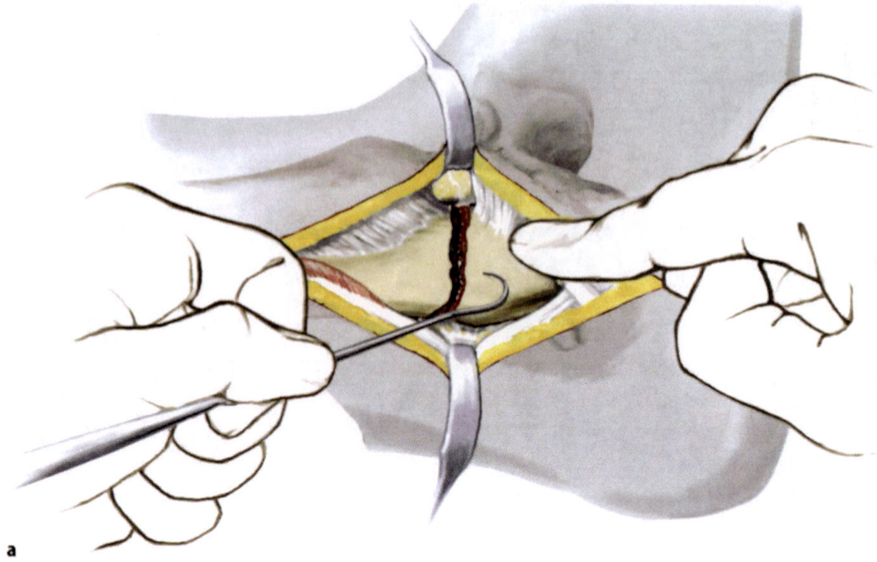

a

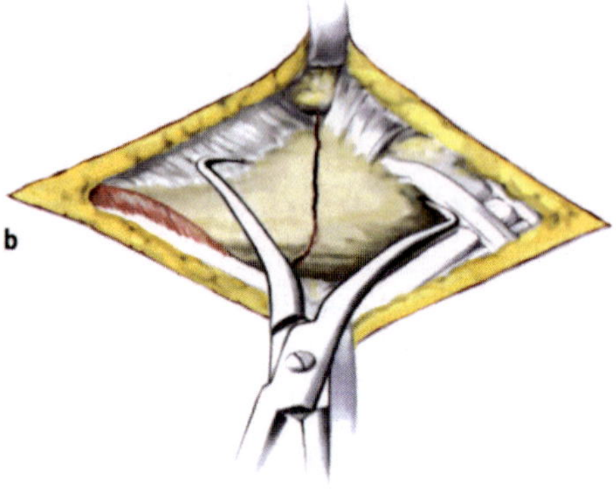

b

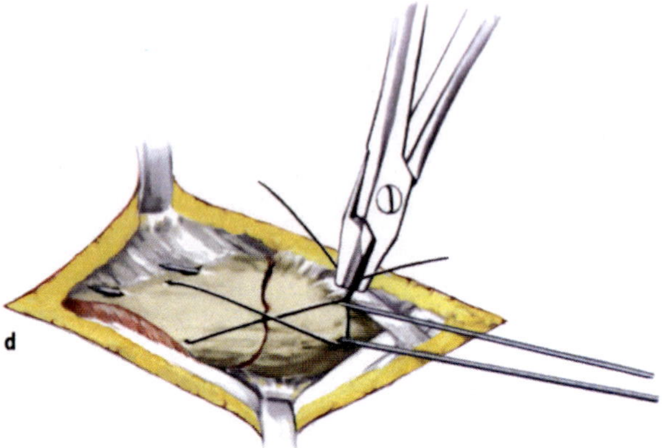

d

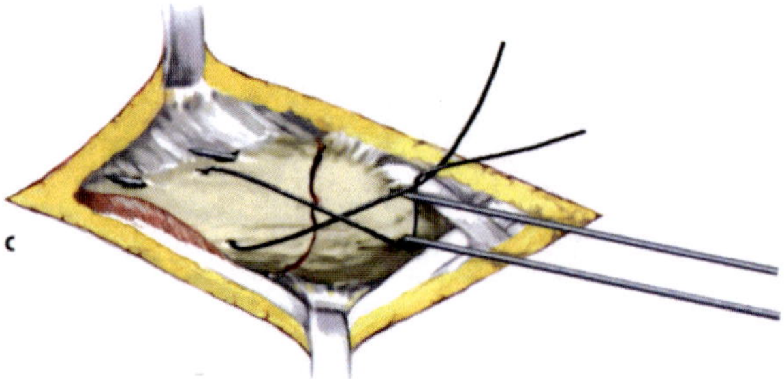

c

**Abb. 4.13 a–d.** Reposition, temporäre Fixation und Zuggurtung einer Typ A-Fraktur am Außenknöchel. **a** Zur Reposition wird der fibulare Bandapparat durch Pronation des Fußes entspannt, das abgebrochene Fragment lässt sich dann leicht einpassen. Da der Außenknöchel in dieser Höhe relativ weich ist, sollte der Einsatz von Knochenklemmen beim Repositionsvorgang möglichst unterbleiben, das Fragment wird mit den Fingern oder einem zarten Einzinkerhaken manipuliert. **b** Vor der definitiven Stabilisierung erfolgt immer eine temporäre Fixation der Fraktur. Dazu eignet sich bei guter Knochenstruktur eine Backhausklemme, andernfalls ein Kirschner-Draht. **c** Zuggurtungsosteosynthese: Die zwei ca. 1,2-mm-Kirschner-Drähte sollten parallel liegen und die Fraktur etwa im rechten Winkel kreuzen, ihre Spitzen perforieren proximal der Fraktur die Fibulakortikalis, dadurch werden die Kirschner-Drähte gut verankert, ein sekundäres Herauswandern, wie dies häufig auftritt, wenn die Spitzen der Kirschner-Drähte frei im Markraum liegen, wird verhindert. Um eine axiale Kompression der Fraktur zu erreichen wird eine Drahtschlinge durch ein sagittales 2-mm-Bohrloch etwa 2 cm proximal der Fraktur gezogen und gekreuzt über die Fraktur und um die distal vorstehenden Kirschner-Drähte geführt. Erfahrungsgemäß werden zu dicke Zerklagedrähte verwendet, welche sich durch ihre Starrheit nicht gut anspannen lassen und unnötig auftragen. **d** Die Drahtenden werden mit einer Flachzange durch Zug gespannt und erst dann verquirlt. Durch eine ausreichende Spannung des Zerklagedrahtes konvergieren die ursprünglich parallel eingebrachten Spickdrähte etwas. Der Quirl soll in der Nähe und vor der Knöchelspitze liegen, so ist die spätere Metallentfernung durch eine kleine Inzision möglich. Ein zweiter Drahtquirl ist bei sorgfältiger Technik unnötig und erschwert die Metallentfernung erheblich. Die Kirschner-Drähte werden umgebogen, abgezwickt und etwas versenkt

Weichteile im Frakturgebiet nach dorsal fallen, wodurch die Einsicht auf den proximalen Frakturbereich verbessert wird. Die beste Knochenstruktur am Außenknöchel findet sich am dorsal nach proximal reichenden Spieß, weshalb Repositionszangen hier angesetzt werden sollen. Durch Supination und Distraktion erfolgt zunächst eine Überkorrektur, durch kleine Einzinkerhaken oder eine scharfe Ahle und Fingerdruck wird die Fehlrotation und Lateralverschiebung ausgeglichen und das Fragment mit dem Nachlassen des Zuges am Fuß reponiert (Abb. 4.14b). Die definitive Stabilisierung erfolgt bei langen Schrägbrüchen mit zwei evtl. drei Kleinfragment-Zugschrauben, bei gutem Knochen und korrekter Schraubenplatzierung lässt sich damit eine perfekte Stabilität erzielen, eine Platte erübrigt sich demnach (Abb. 4.14c).

Nicht selten findet sich bei Typ B-Frakturen die Bruchebene am Außenknöchel nicht rein frontal, sondern etwas nach medial gedreht eingestellt (Abb. 4.14d), so dass nicht alle Zugschrauben von vorne her eingebracht werden können: Die proximale Schraube muss dann von dorsolateral am stark innenrotierten Fuß nach anteromedial gebohrt werden (Abb. 4.14e).

Ist der Schrägbruch so kurz, dass nur eine Zugschraube eingebracht werden kann, bei mehreren Fragmenten und/oder schlechter Knochenqualität muss dorsolateral zusätzlich eine Drittelrohrplatte angebracht werden (Abb. 4.14f).

Platten sind der Oberfläche der distalen Fibula bzw. des Außenknöchels durch Anbiegen und Schränken genau anzupassen (Abb. 4.15). Gefährlich ist ein zu starkes Biegen der Platte, da dies Valgusfehlstellungen und Hautdrucknekrosen erzeugen kann. Drittelrohrplatten im Bereich des Außenknöchels sollten grundsätzlich nicht rein lateral, sondern möglichst dorsolateral angelegt werden: dies ist technisch etwas schwieriger, biomechanisch aber vorteilhaft im Sinne einer »Antigleitplatte«, und es kommt seltener zu Hautirritationen.

Vor dem Wundverschluss erfolgt die Stabilitätsprüfung der Syndesmosenbänder (s. Abschnitt 4.6.7) und eine Röntgenkontrolle. Bei Typ B-Verletzungen ist in seltenen Fällen eine Stellschraube zur Syndesmosensicherung erforderlich, sie kann durch eine dorsolateral befestigte Platte proximal der Syndesmosenregion durch ein unbesetztes Plattenloch in einem Winkel von ungefähr 30° nach vorne in die Tibia eingebracht werden. In diesen Fällen verwenden wir eine 3,5-mm-Kortikalisschraube. Bei rein lateraler Plattenlage könnte eine Stellschraube aufgrund der relativ dorsalen Position der Fibula nicht in die Tibia eingebracht werden.

**Typ C**

Die wichtigsten Ziele der Behandlung dieser oft komplizierten und technisch anspruchsvollen Brüchen sind:

- exakte Rekonstruktion der Fibulalänge in korrekter Rotation und Achse und
- eine stabile tibiofibulare Bandverbindung.

**Direkte Fibulastabilisierung.** Eine direkte Osteosynthese, d.h. mit Freilegung der Fraktur, erfolgt bei Brüchen im distalen Fibuladrittel, gelegentlich auch bei Brüchen in der distalen Hälfte. Einfache Schrägbrüche werden nach temporärer Fixation mit Knochenzangen durch eine Zugschraube sowie eine zusätzliche Drittelrohrplatte stabilisiert. Bei Mehrfragmentbrüchen werden größere Fragmente durch Zugschrauben oder dünne Zerklagen evtl. temporär fixiert, um möglichst anatomische Verhältnisse, zumindest aber einen Anhaltspunkt für die anatomische Position zwischen proximalem und distalem Hauptfragment zu bekommen.

Bei langstreckigen Frakturen führt die Manipulation der Fragmente zu einer weitgehenden Weichteildenudierung, weshalb hier das Prinzip der Überbrückungsosteosynthese zur Anwendung kommt [20, 33] (Abb. 4.16).

Trümmer- bzw. Defektbrüche erfordern dann eine Spongiosaplastik, wenn einzelne Fragmente zu sehr denudiert wurden (bei der indirekten Repositionstechnik und Überbrückungsosteosynthese ist eine Knochentransplantation nicht erforderlich). Die erforderlichen Spongiosamengen sind in der Regel gering, sie werden aus der distalen Tibia entnommen, größere Mengen können aus dem Schienbeinkopf entnommen werden.

Um die Entstehung von Synostosen zu vermeiden, ist die Spongiosa jeweils möglichst fern der Membrana interossea anzulagern. !

### 4.6.7 Stellschraube

Nach erfolgter Osteosynthese am Außen- und Innenknöchel muss die Stabilität der tibiofibularen Syndesmosenbänder beurteilt und über die Notwendigkeit einer suprasyndesmalen Stellschraube entschieden werden. Zweck einer Stellschraube bei Syndesmoseninsuffizienz ist es, die Fibula gegen die Tibia in exakter Distanz einzustellen: Dadurch können die tibiofibularen

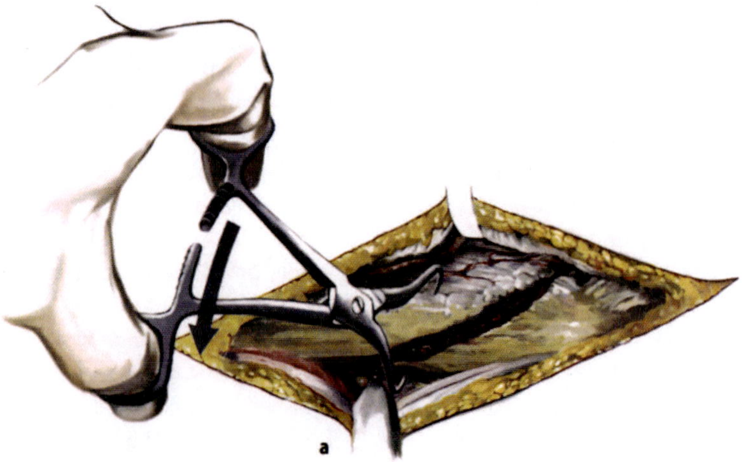

a

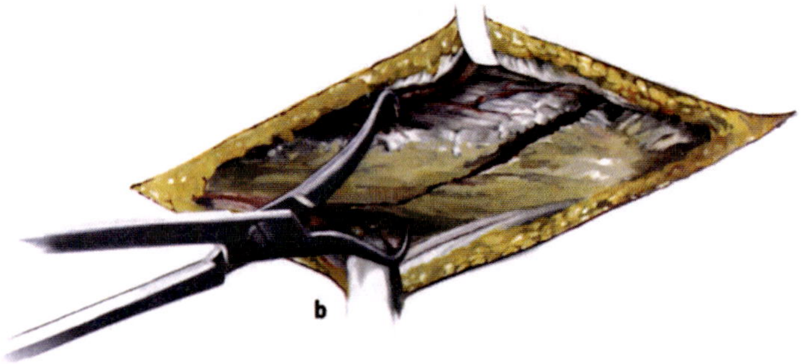

b

**Abb. 4.14.** Repositionstechnik und temporäre Fixation am Außenknöchel bei Typ B-Frakturen. **a** Bei längeren Schrägfrakturen und guten Knochenstrukturen lässt sich mit einer scharfen Backhausklemme in einem »Schuh-Auszieh-Manöver« sehr gut sowohl eine Reposition als auch eine temporäre Fixation vornehmen: Die geöffnete Klemme wird mit je einer Zacke am harten dorsalen Spieß und an der Vorderkante der Fibula unter leichtem Schluss der Klemme angesetzt, wodurch die scharfen Spitzen etwas in den Knochen eindringen. **b** Durch Senken der Klemme und gleichzeitige Rotation um ihre Längsachse und Zug am Fuß kann der dorsale Spieß eingepasst und durch festen Schluss der Klemme temporär fixiert werden. Ein restliches Klaffen der Fraktur vorne distal lässt sich durch eine zweite Klemme schließen. Bisweilen muss eine Backhausklemme bei der Reposition an der Knöchelspitze angesetzt werden, um den Knöchel besser manipulieren zu können. **c** Außenknöchelverschraubung: Durch die Fibulavorderkante werden senkrecht zur Frakturebene im distalen Frakturbereich eine 3,5-mm-Kortikalisschraube, proximal die 3,5-oder 2,7-mm-Kortikalisschraube eingebracht. Querschnitt (**d**) und Seitenansicht (**e**) des Außenknöchels bei nach medial gedrehter Frakturebene beim Typ B. Die proximale 3,5-mm-Kleinfragmentzugschraube soll in diesem Fall von dorsolateral eingebracht werden, um biomechanisch korrekt genau im Zentrum des Fragmentendes zu liegen, und darf nicht zu lang sein. Die 4-mm-Spongiosaschraube mit kurzem Gewinde soll nur im spongiösen Bereich des Knöchels eingesetzt werden, da es im harten Knochen zur Knochensprengung bzw. bei der Schraubenentfernung zu Schrauben- und Gewindeabbrüchen kommen kann. **f** Außenknöchelstabilisierung mit einer Drittelrohrplatte: Die Schrägfraktur ist mit einer 3,5-mm-Kortikalisschraube als Zugschraube stabilisiert, die Platte wird unter Verwendung von zwei Flachzangen genau der Knöcheloberfläche angepasst und proximal und distal mit mindestens je zwei Kleinfragment-Kortikalisschrauben fixiert. Im spongiösen Bereich wird das Gewinde nur angeschnitten, die distalen Schrauben dürfen den Gelenkspalt zwischen Fibula und Talus nicht tangieren, im Zweifelsfall ist eine a.-p.-Röntgenaufnahme bzw. Bildwandlerkontrolle angezeigt. Bei weichem Knochen wird der Schraubenhalt verbessert, wenn man den für die 3,5-mm-Kortikalisschraube üblichen 2,5-mm-Bohrer durch den 2-mm-Bohrer ersetzt und das Gewinde lediglich anschneidet. Auch durch distal hakenförmiges Umbiegen einer Drittelrohrplatte wird die Fixation bei Osteoporose verbessert. Eine Platte mit entsprechender Lochzahl wird in Höhe eines Loches gekürzt und rechtwinklig abgebogen, wodurch zwei scharfe Krallen entstehen, die sich in die Knöchelspitze einpressen lassen und so die Stabilität erhöhen (»Krallenplatte«). Ein knöchernes Syndesmosenfragment wird dann eingepasst, temporär mit Backhausklemme oder Kirschner-Draht und definitiv z. B. mit einer kleinen Spongiosa- oder Lochschraube, ein sehr kleines Fragment evtl. nur durch eine transossäre Naht fixiert

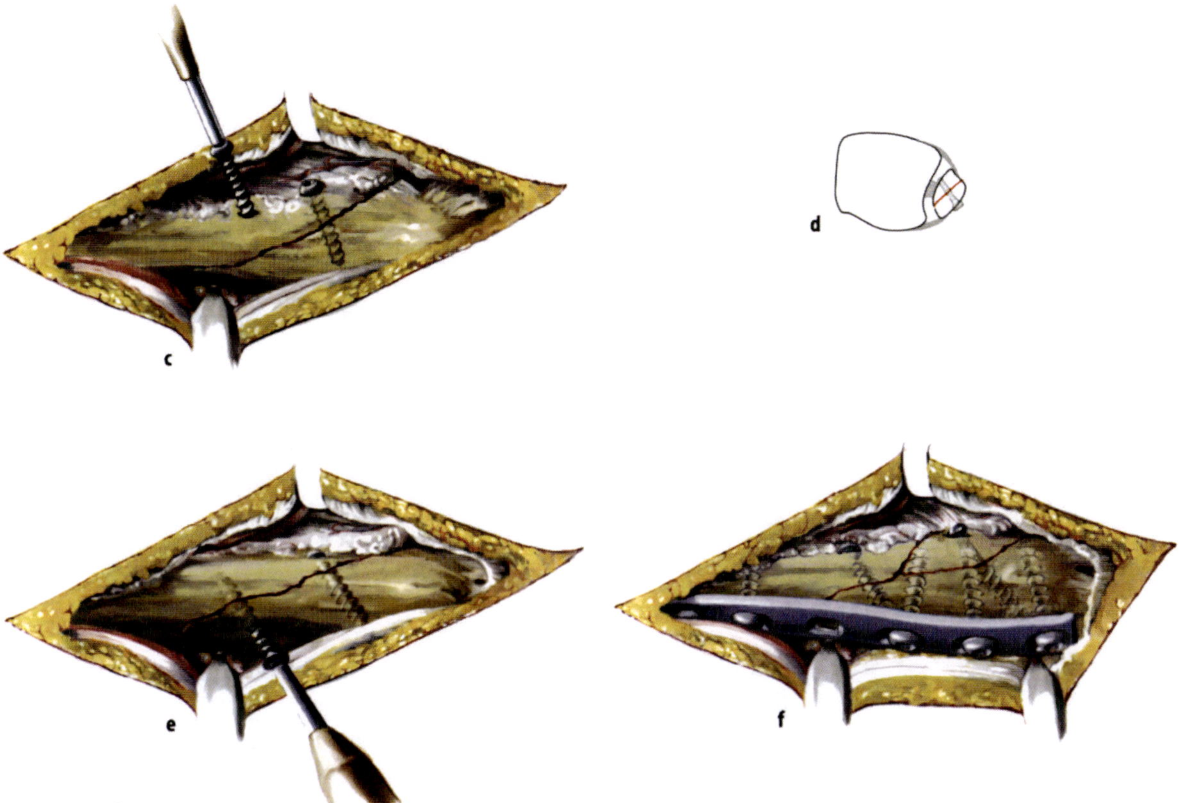


**Abb. 4.14 c–f**

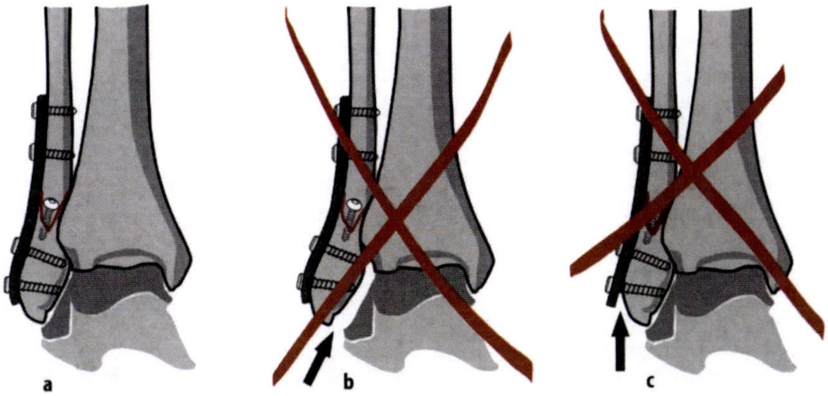


**Abb. 4.15 a–c.** Anpassung der Platte an den Außenknöchel. **a** Die Platte ist der Oberfläche der distalen Fibula bzw. dem Außenknöchel durch Anbiegen genau anzupassen. **b** Durch zu starkes Biegen der Platte besteht die Gefahr, dem Außenknöchel eine Valgusfehlstellung mit Subluxation des Talus aufzuzwingen. **c** Die Platte muss distal dem sich konvex verjüngenden Außenknöchel genau angebogen werden, da das abstehende Plattenende und der distale Schraubenkopf besonders bei rein lateraler Plattenlage durch Druck von innen sehr leicht Hautnekrosen und Druckschmerzen verursachen können

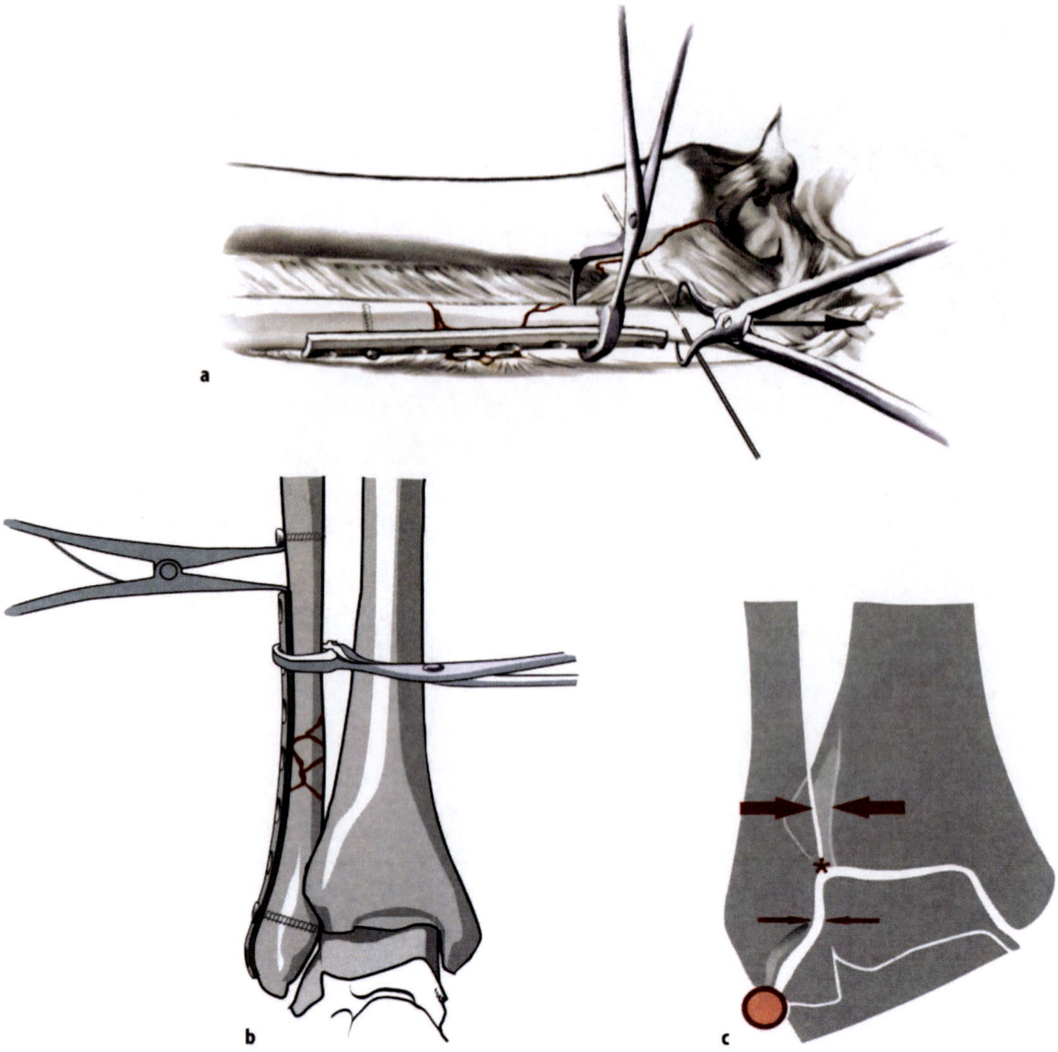

**Abb. 4.16 a–c.** Überbrückungsosteosynthesen bei Mehrfragmentbrüchen des Typ C in zwei verschiedenen Techniken. **a** Die Drittelrohr-Überbrückungsplatte wird zunächst nur mit einer Schraube proximal fixiert, die Reposition der distalen Fibula erfolgt unter Längszug und Rotation mit einer Backhausklemme auf die in der Längsachse ausgerichtete Platte. Vor dem definitiven Anschrauben werden ventral randgebende Fragmente durch Zangendruck ohne Schraubenfixation eingepresst, wodurch eine Denudierung weitgehend vermieden werden kann. Stellungskorrekturen sind anschließend meist im Sinne einer vermehrten Außenknöcheldistraktion notwendig. Im Zweifelsfall wird der Knöchel wie bei der indirekten Stabilisierung einer Maisonneuve-Fraktur mit einem queren transsyndesmalen Spickdraht temporär fixiert, es folgt eine intraoperative Röntgenaufnahme in 20° Innenrotation zur Beurteilung der Fibulalänge und des Gabelschlusses (s. Abb. 4.16 c). Die endgültige Verschraubung erfolgt im distalen und proximalen Hauptfragment mit je 2 bis 3 Schrauben; wenn danach noch der knöcherne Syndesmosenausriss an der Tibia verschraubt wird, ist die Stabilität des Syndesmosenkomplexes hergestellt, eine Stellschraube erübrigt sich. **b** Nachdem eine entsprechend vorgebogene Platte distal mit einer Schraube fixiert wurde, erfolgt die Distraktion mittels einer Spreizzange, als deren Widerlager eine Kleinfragmentschraube oberhalb des Plattenendes dient. Anschließend Reponieren bzw. Einpressen der Fragmente. Nach radiologisch kontrollierter Längenkorrektur (s. Abb. 4.16 c) erfolgt die definitive Schraubenfixation der »Überbrückungsplatte«. **c** Zur Beurteilung der Fibulalänge und der tibiofibularen Kongruenz sind im Röntgenbild in 20° Innenrotation die Weber-Landmarken hilfreich: 1. Durchgehend parallele Begrenzung des Gelenkspaltes im oberen Sprunggelenk: Innenknöchel – Tibia – Außenknöchel. 2. Die »Weber-Nase«, ein in dieser Projektion gut sichtbarer kleiner Knochenerker (*), zeigt den kongruenten Übergang der fibularen Begrenzung des Gelenkspaltes in den der distalen Tibia und erlaubt am besten die Längenbeurteilung des Außenknöchels. 3. Der »Weber-Zirkel«, ein Kreis am Processus fibularis des Talus, tangiert die Außenknöchelspitze bei korrekter Länge der Fibula. 4. Für die exakte tibiofibulare Kongruenz ist die »ligne claire« nach Chaput oder der »clear space« ein wertvoller Anhalt, die Begrenzungen sind die mediale Fibulakontur und der laterale Rand der dorsalen Tibia. Die Distanz dieser beiden Landmarken sollte ca. 1 cm oberhalb des Sprunggelenks gemessen 5–6 mm nicht überschreiten [41], im Zweifelsfall sind vergleichende Röntgenaufnahmen vorzunehmen

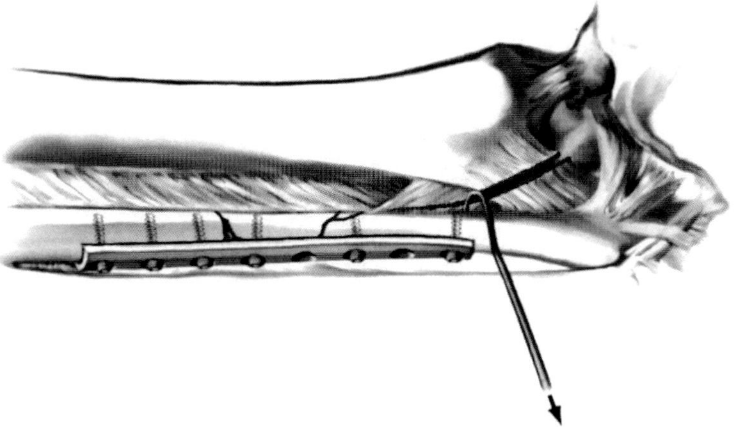

**Abb. 4.17.** Intraoperative Stabilitätsprüfung der Syndesmosenbänder. Nach Abschluss der Osteosynthese lateral und medial führt der Zug an der Fibula mittels kleinem Einzinkerhaken zum deutlichen tibiofibularen Klaffen (d.h. mehr als 2 mm - auch die Verschiebung der Fibula nach vorne oder nach hinten darf nicht mehr als 2 mm betragen). Ein Loch in der dorsolateral liegenden Drittelrohrplatte wurde für eine Stellschraube freigelassen

Bänder und die Fibulafraktur konsolidieren, beides dauert etwa 6 Wochen. Nach ca. 8 Wochen wird die Stellschraube entfernt, meist ambulant in Lokalanästhesie. Dadurch werden die beim Gehen ohne Gips mit Vollbelastung zwangsläufigen Rotations-Translations-Bewegungen der Fibula nicht länger als nötig blockiert, und ein Schraubenermüdungsbruch wird vermieden.

Bei Typ B-Verletzungen mit medialen Läsionen ist eine Stellschraube sehr selten nötig, beim Typ C ist der tibiofibulare Bandkomplex immer insuffizient und eine Stellschraube häufig nötig.

Der intraoperative Nachweis einer abnormen tibiofibularen Instabilität erfolgt nach abgeschlossener lateraler und medialer Osteosynthese am besten durch eine passive Pronations-Außenrotations-Bewegung des Fußes gegen den Unterschenkel oder durch Zug an der Fibula nach lateral (mit dem Einzinkerhaken; Abb. 4.17). Nur bei eindeutiger Instabilität ist eine Stellschraube angezeigt, d.h. wenn die Fibula sich um mehr als 2 mm nach lateral, bzw. nach vorne oder hinten bewegen lässt.

Wurde ein knöcherner Ausriss des vorderen Syndesmosenbandes (Tubercule de Chaput) oder ein Volkmann-Dreieck verschraubt, erübrigt sich meist eine tibiofibulare Sicherung; ist eines der beiden Syndesmosenbänder am distalen Fibulafragment intakt, genügt nach erfolgter Frakturstabilisierung dieses intakte Syndesmosenband, eine Stellschraube ist nicht erforderlich. Erfahrungsgemäß werden Stellschrauben von unerfahrenen Operateuren zu oft bzw. ohne echte Indikation eingesetzt!

**Empfohlene Therapie**

**Hohe Fibulafrakturen bei Luxationsfrakturen vom Typ C (Maisonneuve) oder eine Luxation im proximalen Tibiofibulargelenk werden indirekt fixiert, d.h. die Fraktur bzw. Luxation wird wegen der Gefahr der Läsion des N. peronaeus nicht freigelegt: der Außenknöchel wird nach distal gezogen, in die Inzisur eingepasst und durch eine suprasyndesmale Stellschraube gegen die Tibia fixiert (Abb. 4.18).**

Bei der indirekten Stabilisierung ist die Verwendung einer 4,5-mm-Großfragment-Kortikalisschraube empfehlenswert, sie soll durch beide Tibiakortices reichen, nach direkter Fibulaosteosynthese ist eine 3,5 mm-Kleinfragment-Kortikalisschraube ausreichend.

Bei allen Schritten ist darauf zu achten, dass die Stellschraube die Gabel wirklich in idealer Stellung und nicht in einer Fehlstellung fixiert und dass die keinesfalls als Kompressionsschraube wirkt. Die intraoperative a.-p.-Röntgenaufnahme muss absolute Kongruenz im oberen Sprunggelenk zeigen (Abb. 4.16c), die tibiofibulare Gelenklinie darf keine Stufenbildung aufweisen. Im Zweifelsfall postoperativ oder im Behandlungsverlauf ist eine horizontale CT-Untersuchung im Syndesmosenbereich durchzuführen. !

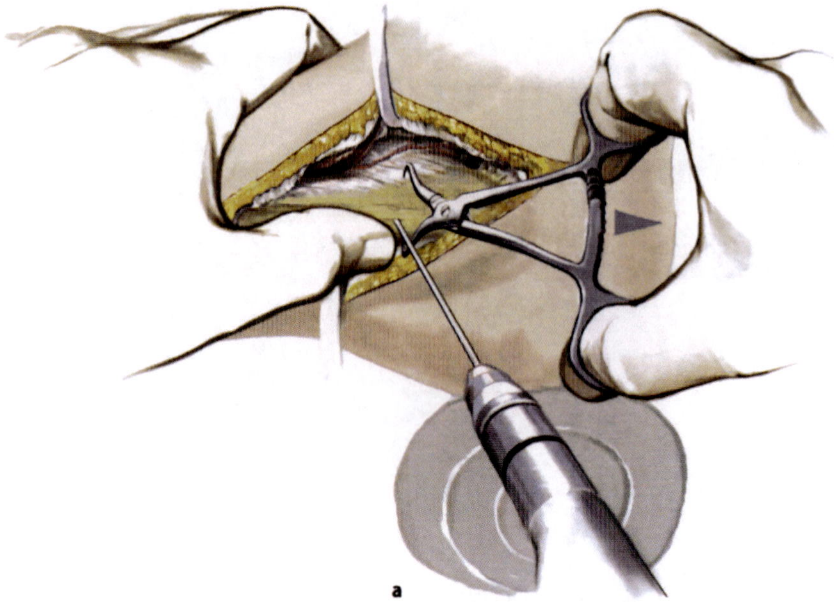

a

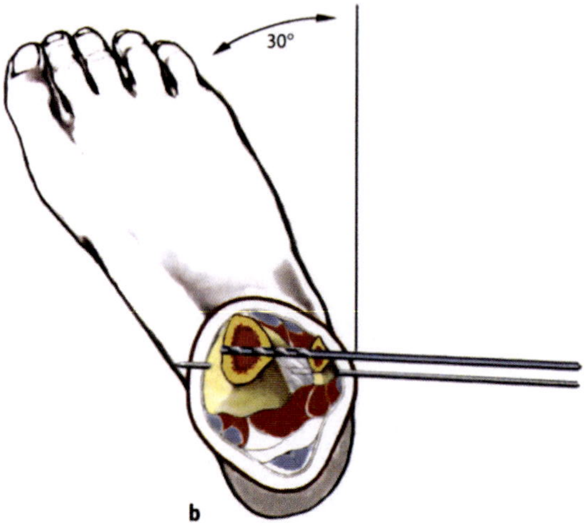


b

**Abb. 4.18 a, b.** Indirekte Stabilisierung einer Maisonneuve-Verletzung durch eine suprasyndesmale Stellschraube. **a** Nach exakter Präparation der Syndesmosenregion wird eine Backhausklemme angesetzt. Unter kräftigem Längszug und gleichzeitigen Rotationsbewegungen und Daumendruck lässt sich meist unschwer die korrekte Position der Fibula in der Inzisur herstellen. Die temporäre Fixation erfolgt durch einen in Höhe der Syndesmose quer eingebrachten Kirschner-Draht. Eine a.-p.-Röntgenaufnahme mit Zentralstrahl auf das obere Sprunggelenk und evtl. noch auf die Fibulafraktur gestattet die Beurteilung von Fibulalänge und korrektem Gabelschluss (die exakte Position der Fibula in der Inzisur kann vom Erfahrenen auch durch direkte Sicht der Knorpel-Knochen-Grenze des Außenknöchels zur korrespondierenden Tibiakante erfolgen). Erst dann darf die definitive Stabilisierung mit der Stellschraube erfolgen. **b** Mit dem 3,2- bzw. 2,5-mm-Bohrer, je nachdem ob eine Klein- oder Groß-Fragment-Kortikalisschraube geplant ist, wird 2 bis 3 cm proximal der Syndesmose am stark innenrotierten Unterschenkel um 30° von dorsal nach ventral zielend gebohrt, um nicht dorsal an der Tibia abzugleiten. Die Bohrrichtung entspricht etwa dem Verlauf des vorderen Syndesmosenbandes.

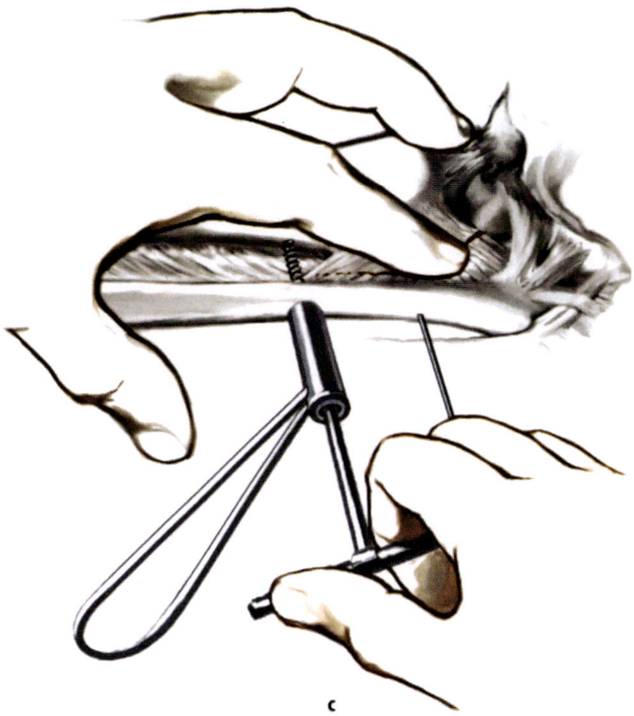

c

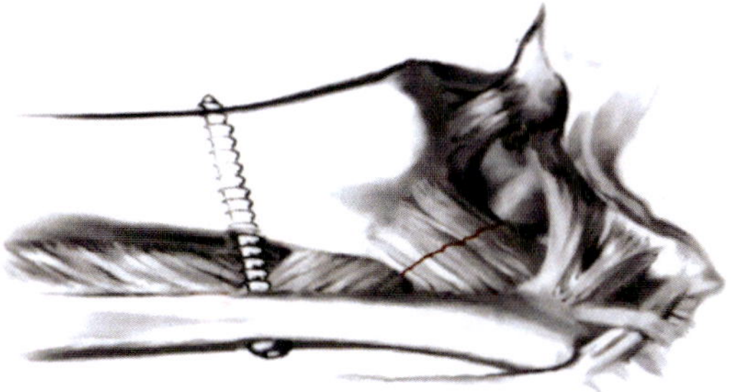

d

**Abb. 4.18 c, d.** c Nach Längenmessung erfolgt das Schneiden der Gewinde in Fibula und Tibia, d.h. es darf kein Gleitloch gebohrt werden, da andernfalls eine unerwünschte Kompression entsteht. Beim Gewindeschneiden besteht die Gefahr, dass die Spitze des Gewindeschneiders neben dem Bohrloch auf der Tibiaoberfläche anläuft, weiteres Drehen des Gewindeschneiders führt dann zum Herauswandern der Fibula aus der Inzisur trotz liegenden Kirschner-Drahtes. Wenn man den Finger leicht auf das vordere Syndesmosenband legt, spürt man – eher als dass man es sieht – das Herauswandern der Fibula aus der Inzisur. Gleiches kann auch beim Eindrehen der Schraube passieren, diese wird nur ganz leicht angezogen. **d** Nach exakter Einpassung der Fibula in die Inzisur liegt das vordere Syndesmosenband anatomisch, wir »streicheln« dieses mit dem Finger in der Verlaufsrichtung aus, wodurch sich eine ideale Ausrichtung der Fasern ergibt. Wir führen hier keine Bandnaht durch, denn eine stabile Versorgung durch Nähte ist ohnehin nicht möglich und führt lediglich zur Verwerfung des Bandes

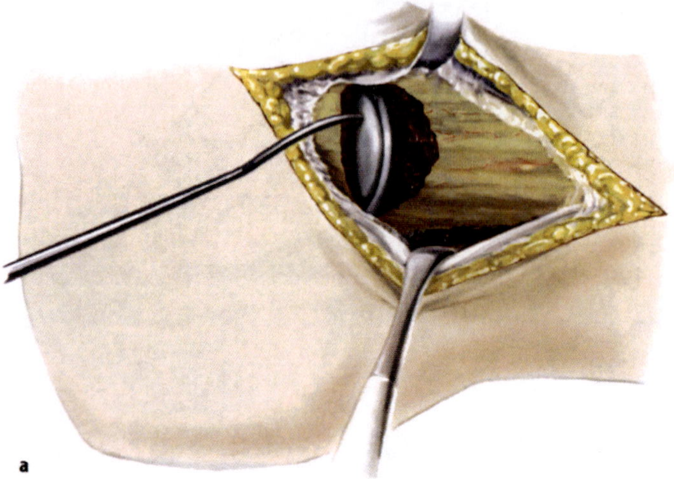

a

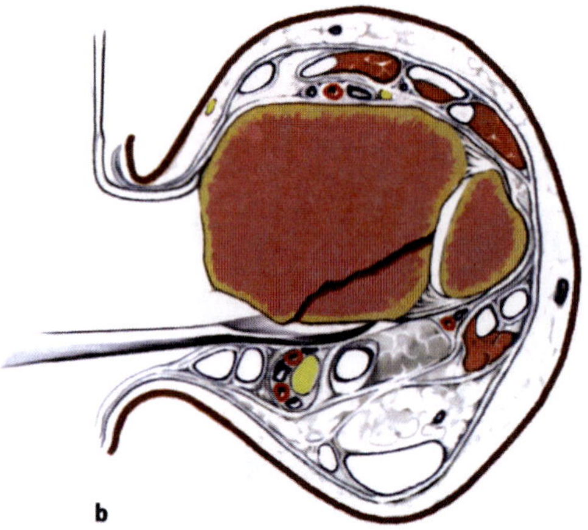

b

**Abb. 4.19 a–e.** Repositionstechnik und indirekte Verschraubung eines Volkmann-Dreiecks. **a** Beim gleichzeitigen Vorliegen von Innenknöchelbrüchen wird vorteilhaft erst der hintere Keil versorgt, denn ein nach medial weggeklappter Innenknöchel entsprechender Größe erlaubt einen Blick auf die distale Tibiagelenkfläche. Dies erleichtert die sichere Reposition hinterer Kantenfragmente, die Hebung umschriebener Impressionen mit dem Raspatorium und die Unterfütterung mit Spongiosa. **b** Schematischer Querschnitt durch den Unterschenkel knapp oberhalb des Sprunggelenks. Durch streng subperiostale Präparation mit dem breiten Raspatorium werden Sehnen und Gefäß-Nerven-Bündel schonend nach dorsal gehalten. **c** Durch die subperiostale Darstellung der Fragmentspitze und der medialen Abbruchkante (Abb. 4.10) gewinnt man genügend Anhaltspunkte zur Reposition. Mit einem Einzinkerhaken oder mit der Ahle wird das Fragment nach distal manipuliert bis dessen Spitze stufenfrei einrastet, eine Wellerzange sichert die Länge. Eine evtl. verbleibende Verkippung in der Frontalebene wird durch exakte Einpassung der medialen Abbruchlinie korrigiert und evtl. durch eine zweite Wellerzange temporär gehalten. Es folgt das temporäre Einbringen eines Kirschner-Drahtes ca. 1 cm proximal des Gelenks von vorne nach dorsal in den Keil, wobei dorsal ein breites Raspatorium als Weichteilschutz eingebracht ist. Auf jeden Fall wird ein Seitbild angefertigt, um die Reposition beurteilen und die Schraube ideal platzieren zu können. **d** Korrekte Platzierung einer großen Spongiosaschraube mit kurzem Gewinde und Metallunterlagscheibe. Wird die Schraube etwas nach dorsal abfallend eingebracht, fasst sie den hinteren Keil an seiner stärksten Stelle, das Seitbild mit liegendem Spickdraht hilft, diese ideale Schraubenlage zu finden. **e** Wird hingegen die Schraube genau in a.-p.-Richtung eingebracht, fasst sie den Keil im oberen dünneren Anteil, überdies kreuzt hier das Gewinde eher die Fraktur, es kann dann keine interfragmentäre Kompression ausgeübt werden. Alternativ ist die Verschraubung eines kleineren Volkmann-Dreieckes mit zwei bis drei 4-mm-Spongiosaschrauben mit kurzem Gewinde und Beilagscheiben möglich, evtl. mit Lochschrauben nach Röntgenkontrolle der Spickdrähte

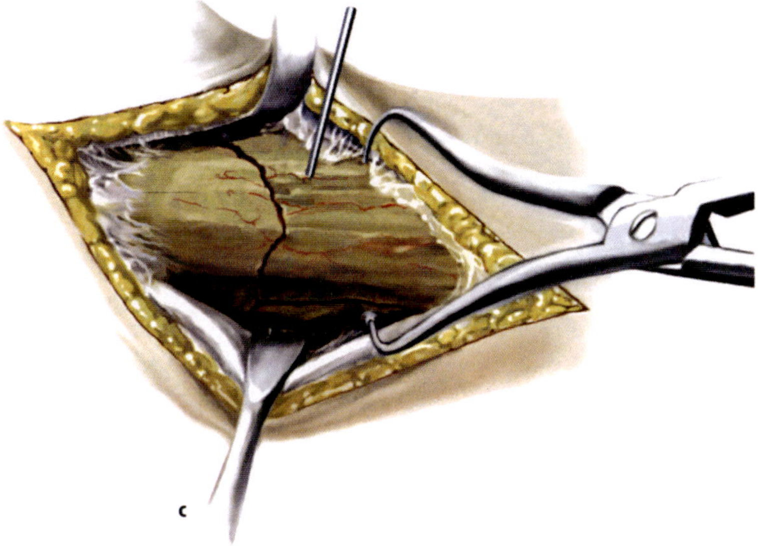

c

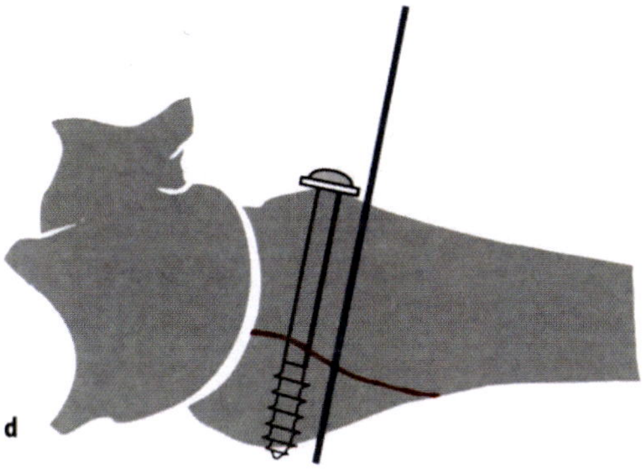

d

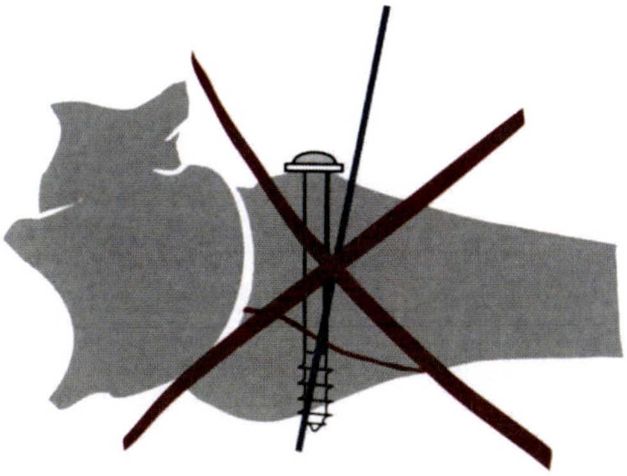

e

Abb. 4.19 c–e

### 4.6.8
### Versorgung dorsaler Tibiakantenfragmente (Volkmann-Dreieck)

Dorsale Tibiakantenfragmente sind meist knöcherne Ausrisse des Lig. tibiofibulare posterius. Trägt ein hinteres Tibiakantenfragment im Seitbild mehr als ca. 25% der Gelenkfläche, wird es als Volkmann-Dreieck bezeichnet (Abb. 4.5), sonst als hintere Schale (Schälchen). Liegt ein Volkmann-Dreieck vor, ist dessen Osteosynthese angezeigt. Die anatomische Reposition und Refixation auch kleiner Kantenfragmente (hintere Schale) verbessert tibiofibulare Instabilitäten [12], wodurch dann häufig der Verzicht auf eine Stellschraube möglich wird. Üblicherweise erfolgt die Verschraubung indirekt (Abb. 4.19), d. h. von vorne. Die Reposition erfolgt durch Längszug unter Dorsalflexion des Fußes, Verspickung, Röntgenkontrolle und Einbringen von gelochten Spongiosaschrauben. Nur selten ist eine direkte Verschraubung durch einen isolierten dorsalen Zugang nötig. Sehr weit medial gelegene Tibiakantenfragmente können von dorsomedial über die mediale Inzision direkt verschraubt werden.

Um den dorsalen Keil in seiner größten Ausdehnung mit dem Schraubengewinde zu fassen, muss die Schraube etwa 10 mm oberhalb des Gelenks nach dorsal und leicht nach distal gekippt verlaufen und die hintere Kortikalis des Keiles eben durchsetzen (Abb. 4.19 d). Um den Zugschraubeneffekt zu erzielen, muss das Gewinde jenseits der Fraktur, d. h. vollständig im Keil liegen. Deshalb verwendet man bei großen Fragmenten große Spongiosaschrauben mit kurzem

Gewinde mit Unterlagscheiben oder zwei bis drei kleine Spongiosaschrauben, welchen Beilagscheiben unterlegt werden. Reicht der Keil weit nach proximal, wird zusätzlich oberhalb eine kleine Zugschraube eingebracht. In jedem Fall wird intraoperativ eine seitliche Röntgenaufnahme angefertigt.

Wurde zuvor am Außenknöchel eine Drittelrohrplatte angelegt, ist die intraartikuläre Abbruchstelle des dorsalen Keiles bzw. dessen Reposition durch Metallüberlagerung im Seitenbild meist nicht mehr genau beurteilbar. Plant man die Verschraubung eines Volkmann-Dreiecks, sollte man daher anstreben, den Außenknöchel vorerst nur mit Zugschrauben zu fixieren und erst nach erfolgter Keilversorgung bei Bedarf endgültig mit einer Drittelrohrplatte.

Hält man die Versorgung einer medialen Bandläsionen, z. B. bei knöchernen Ausrissen für angezeigt, wird diese als letzter Operationsschritt vorgenommen, andernfalls könnten die Bandnähte durch weitere Manipulationen gelockert werden.

## 4.6.9 Verletzungen des Innenknöchels und Wundverschluss

Bei der Präparation des Innenknöchels ist die »Gelenkecke« zwischen Innenknöchel und vorderer Tibiakante genau darzustellen (Abb. 4.9 c), da der scharfe vordere Spieß des Innenknöchelfragmentes stets der beste Anhaltspunkt zur Reposition ist. Vor der Reposition wird die Fraktur etwas disloziert, die Frakturflächen sind zu reinigen, dann kann durch die Fraktur (Abb. 4.20 a) die mediale Taluskante auf Flakes und die distale Tibiagelenkfläche auf Impressionen [30, 34] inspiziert werden (Abb. 4.20 b). Die Frakturflächen sind zu memorieren, um Zugschrauben oder Zuggurtung nach temporärer Fixation mit dem Kirschner-Draht oder - einfacher - mit einer Backhausklemme gut platzieren zu können.

Kleine Abrissfragmente werden genau reponiert, temporär fixiert und entweder mit einer kleinen Spongiosaschraube oder durch Zuggurtung befestigt, die auch bei Mehrfragmentbrüchen gute Stabilität gibt (Abb. 4.20 c).

Bei den häufigen größeren Fragmenten verwenden wir nahezu ausschließlich zwei, selten drei kleine Spongiosa-, evtl. Lochschrauben (Abb. 4.20 d–f). Bei osteoporotisch veränderten Knochen verhindern Beilagscheiben das Einsinken der Schraubenköpfe.

**Wundverschluss.** Nach der Durchführung einer röntgenologischen Abschlusskontrolle in beiden Ebenen – wenn nicht schon vorher kontrolliert wurde - und einer ausgiebigen Spülung und Einlegen von je einer Saugdrainage medial und lateral wird nur die Haut durch atraumatische Nähte verschlossen, gespaltene Faszienräume bleiben immer offen, um nicht Kompartmentsyndrome und Nekrosen zu provozieren. Bei zu starker Spannung werden die Hautränder durch intrakutane, resorbierbare Nähte adaptiert, bleibende Defekte werden mit synthetischer Haut gedeckt oder vakuumversiegelt. Der endgültige Wundverschluss ist meist nach einigen Tagen möglich.

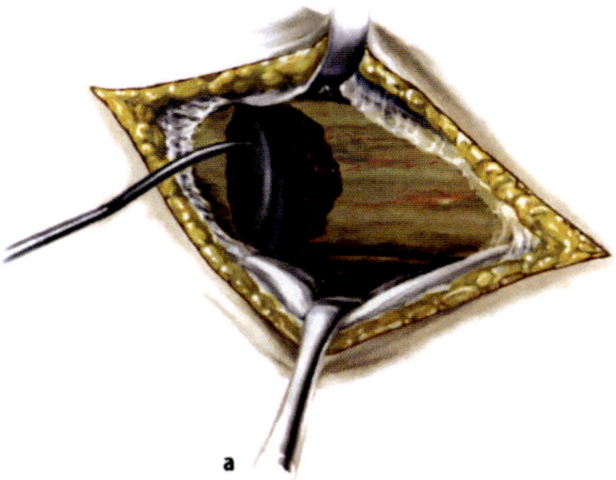

a

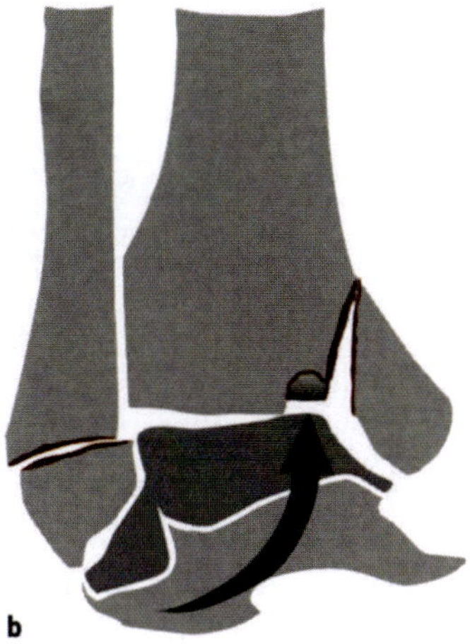

b

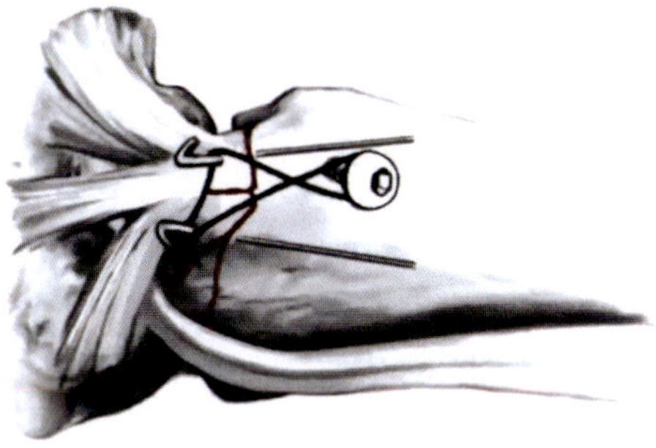

c

**Abb. 4.20 a–f.** Osteosynthesetechnik bei Frakturen des Innenknöchels. **a** Durch Wegklappen des Innenknöchels kann die mediale Taluskante und die distale Tibiagelenkfläche auf Verletzungen inspiziert werden. **b** Schon bei Typ A-Verletzungen bestehen nicht selten umschriebene Impressionen an der distalen Tibia am Übergang zum Innenknöchel, sie entstehen durch Einpressen der medialen Taluskante im Moment der maximalen Supination. Nach Herausklappen des Innenknöchels werden die Impaktionen gehoben (dabei dient der Talus als Modell) und mit etwas Spongiosa unterfüttert (s. Kap. 3.7.2, Abb. 3.11 c). **c** Mehrfragmentbruch des Innenknöchels. Die Fragmente sind eingepasst und durch Zuggurtung fixiert, die übliche sagittale Bohrung für den Zerkladraht 2 bis 3 cm proximal der Fraktur erfordert eine relativ weite Freilegung dieser Region, da die Tibiafläche hier wenig gewölbt ist und deshalb ein langer Bohrkanal anzulegen ist. Die Drahtschlinge wird daher entweder durch eine V-förmige Bohrung oder um den Kopf einer Kleinfragmentschraube geführt. **d–f** s. S. 142

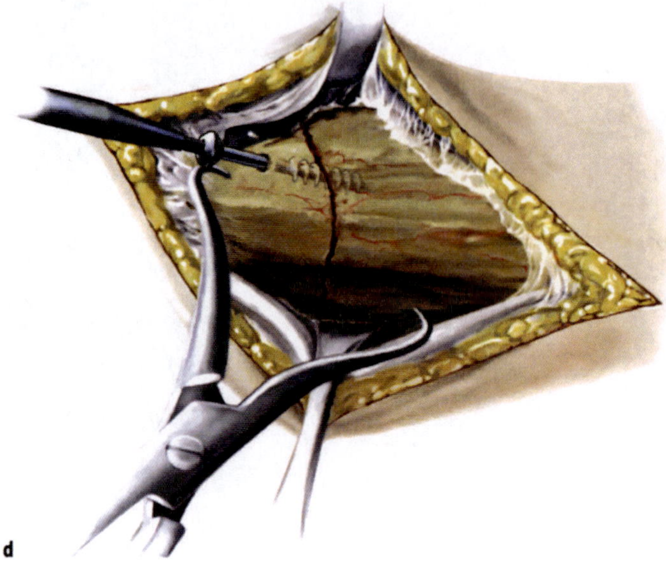

d

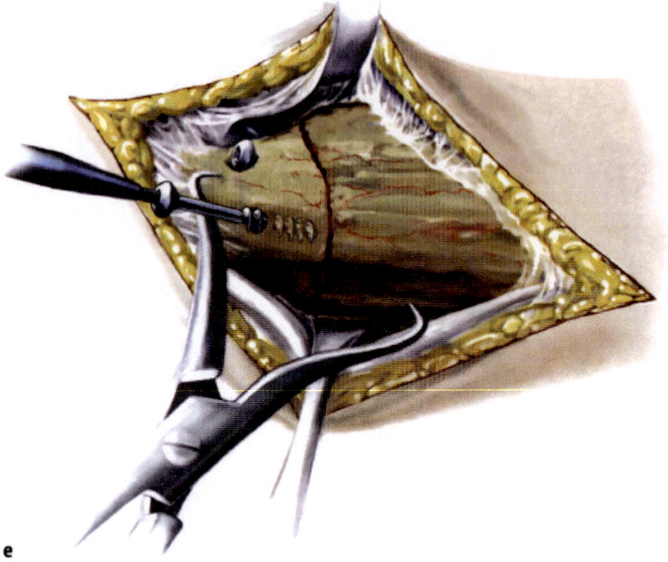

e

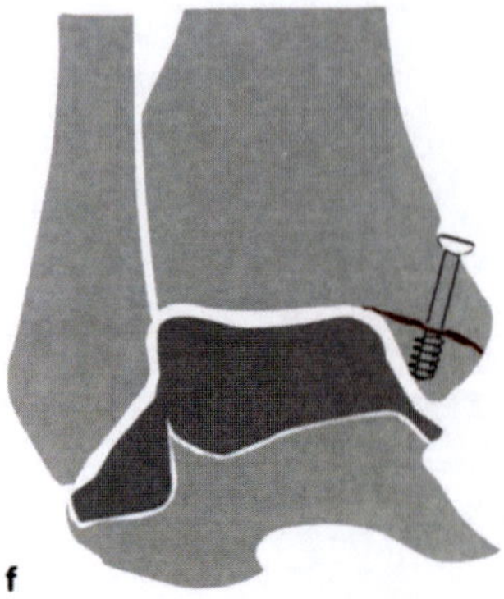

f

**Abb. 4.20. d, e** Ein schmaler runder Haken ist nach vorne durch die zerrissene Kapsel eingesetzt und erlaubt beim Bohren den Einblick in das Gelenk, wodurch intraartikuläre Schraubenlagen verhindert werden, die Schrauben verlaufen meist etwas nach dorsal. Wegen der Rotationsstabilität sind meist zwei Schrauben nötig. **f** In seltenen Fällen verläuft die Abbruchlinie am Innenknöchel von der »Gelenkecke« nach distal und medial, also umgekehrt zum üblichen Verlauf (»reverse fracture«), so dass eine Fixation von distal schwer möglich ist. Diese Frakturen werden von proximal her verschraubt, dabei ist mit einer Kugelfräse genügend Platz für den Schraubenkopf in der distalen Tibiakortikalis zu schaffen, sonst kann die kleine Spongiosaschraube ausbrechen

## 4.7 Frakturen mit Weichteilschädigung

Der offene Verrenkungsbruch des Sprunggelenks ist eine anerkannte Notfallindikation zur primären Reposition und Osteosynthese. Die typische, mehr oder weniger quer verlaufende Wunde über dem Innenknöchel entsteht durch Durchspießung und Aufplatzen und ist selten stärker verschmutzt, das Wunddébridement kann sparsam gehandhabt werden. Durch mehrfache Spülungen, evtl. unter Verwendung der Jet-Lavage und Gabe von Antibiotika muss ein Infekt vermieden werden. Gelegentlich ist medial eine Sehne, Periost oder das Lig. laciniatum interponiert, dies muss beseitigt werden. Die laterale Osteosynthese sollte in diesen Fällen als Minimalosteosynthese erfolgen, allenfalls nötige Plättchen sind möglichst dorsal anzulegen, um eine Weichteildeckung zu sichern.

In Ausnahmefällen (z. B. Trümmerzone, Osteoporose) ist der Außenknöchel in korrekter Länge, Achse und Rotation – ähnlich wie bei der indirekten Stabilisierung von Maisonneuve-Frakturen – in die Inzisur einzupassen und durch zwei bis drei Spickdrähte transsyndesmal gegen die Tibia zu fixieren. Zuletzt erfolgt eine Markraumschienung durch zwei längs eingebrachte Kirschner-Drähte.

Bei ungünstigen Hautverhältnissen kann auf die Innenknöchelosteosynthese zunächst verzichtet werden. Nach temporärer Versorgung des Hautdefektes mit Hautersatzmittel oder Vakuumversiegelung erfolgt am zweiten Tag eine Second-look-Operation. Zur weiteren Wundpflege bzw. für den »third look« ist evtl. wieder ein Vakuumverband in Erwägung zu ziehen. Die Versorgung des Innenknöchels kann beim definitiven Wundverschluss nachgeholt werden. Bei deutlicher Instabilität kann eine temporäre Verspickung von plantar angezeigt sein (s. Kap. 4.4, S. 120).

Bei größeren Weichteildefekten, auch nach ausgiebigem Débridement ist ein frühzeitiger Hautverschluss durch plastische Verfahren erforderlich. Neben Nahlappenplastiken sind in Ausnahmefällen gestielte Muskellappen (medial der M. abductor hallucis und lateral der M. abductor digiti minimi [21]) bzw. freie Lappen geeignet.

Vor einem primären Wundverschluss durch Verschiebe- oder Rotationslappen ist zu warnen, er ist zu diesem Zeitpunkt mit einer hohen Komplikationsrate behaftet und erschwert die »second look-OP«.

## 4.8 Sprunggelenkbeteiligung bei Tibiafrakturen

Bei der Fibulafraktur im Rahmen eines Unterschenkelbruches ist die Malleolengabel meist nicht direkt beteiligt, d. h. die Membrana interossea unterhalb der Fraktur und die Syndesmosenbänder sind intakt, eine Subluxation des Außenknöchels liegt demnach nicht vor.

Unterschenkelfrakturen können jedoch mit jeder Sprunggelenkverletzung kombiniert sein: Oft finden sich unverschobene Frakturen, die bis in das obere Sprunggelenk verlaufen; bei intraartikulären Fehlstellungen sind diese wie jede andere Sprunggelenkverletzung zu versorgen. Unproblematisch ist auch die begleitende Innenknöchelfraktur beim distalen Unterschenkelbruch, die entsprechend den angegebenen Indikationen und Prinzipien versorgt wird.

Die perkutane Verschraubung eines unverschobenen Volkmann-Dreiecks mittels Lochschraube ist bei Marknagelung empfehlenswert, sie ist auch dann in Erwägung zu ziehen, wenn eine Tibiaosteosynthese eine frühfunktionelle Nachbehandlung möglich macht. S. auch Kap. 1.7: Komplementärverletzungen (S. 27) und Kap. 3.7.2: Spaltbrüche der distalen Tibia (S. 87).

## 4.9 Nachbehandlung und Metallentfernung

Noch am Operationstisch legen wir einen gepolsterten Unterschenkel-Spaltgips, eine gepolsterte Gips-U- oder eine dorsale Liegeschale zur ersten Spitzfußprophylaxe in Rechtwinkelstellung an. Postoperativ wird das Bein hochgelagert. Liegen übungsstabilen Verhältnissen vor, wird der Gips beim ersten Verbandwechsel am zweiten Tag tagsüber abgenommen, der Patient wird zu Dorsalflexions-Übungen im Sprunggelenk angeleitet. Wenn der Verband durchgeblutet ist, oder der Patient über möglicherweise durch den Verband verursachte Schmerzen oder Druckgefühl klagt, wird er schon früher gewechselt.

Nach Entfernung der Naht legen wir meistens einen Unterschenkel-Gehgips an, der bis zur sechsten postoperativen Woche bei voller Belastung getragen wird. Während dieser Zeit sollte auf den Einsatz von Gehhilfen (z. B. Stock) tunlichst verzichtet werden, um ein korrektes Gangbild zu sichern. Bei schlechten Hautverhältnissen und schlechter Beweglichkeit ist die weitere funktionelle Nachbehandlung unter Abrollen mit 15 kg Teilbelastung möglich. Eine Alternative zum Unterschenkelgehgips sind spezielle Schuhe, die eine funktionelle Behandlung erlauben und so die sonst obligate Thromboseprophylaxe entfallen lassen.

Trägt ein Volkmann-Dreieck ein Drittel oder mehr der Tibiagelenkfläche, ist auch nach stabiler Verschraubung eine Teilbelastung von 15 kg für sechs Wochen zu empfehlen, da es unter Vollbelastung auch im Gips zu Redislokationen kommen kann.

Stellschrauben werden einige Tage nach Gipsabnahme, wenn sich die Hautverhältnisse normalisiert haben, ambulant in Lokalanästhesie entfernt. Laterale Platten werden nach etwa einem Jahr entfernt, aber nur, wenn sie Beschwerden verursachen, gleiches gilt für isolierte Schrauben.

## 4.10 Kindliche Frakturen

Hier kommt zum Problem der Gelenkinkongruenz das der drohenden Wachstumsstörung durch Beteiligung verletzter Epiphysenfugen. Bis zum 8. Lebensjahr treten, abgesehen von fibularen Bandrupturen, die häufig als knöcherne Ausrisse vorliegen, kaum eigentliche Sprunggelenkfrakturen auf [36]. Reine Epiphyseolysen sind dagegen häufig und betreffen vor allem die distale Tibia. Die Behandlung der Lyse und Aitken I-Verletzung ist in der Regel konservativ, geringe Fehlstellungen werden akzeptiert. Gegen Ende des Längenwachstums sollte keinerlei Fehlstellung mehr toleriert werden, da die Spontankorrektur ausbleibt.

Die typischen medialen Läsionen entsprechen dem Verletzungstyp Aitken II und III. Die Operationsindikation ist großzügig zu stellen, für die Indikation ist die Computertomographie hilfreich, besonders wenn zwischen einer »two-plane fracture« und einer »triplane fracture« unterschieden werden muss: Diese Übergangsfrakturen sind vom Lebensalter her an die unterschiedlichen Phasen fortschreitender Verknöcherung im Bereich der distalen Tibiawachstumsfuge gebunden [15, 18].

Für alle Untergruppen der Übergangsfrakturen ist der knöcherne Ausriss eines mehr oder weniger nach medial reichenden anterolateralen epiphysären Fragmentes charakteristisch. Bei der meist konservativ zu behandelnden »two-plane fracture« ist dies die einzige Läsion, bei der »tri-plane fracture« kommt eine metaphysäre Beteiligung hinzu.

Eine ausführliche Beschreibung von Diagnostik und Therapie der Sprunggelenkverletzungen am wachsenden Skelett ist in einem speziellen Band über kindlichen Frakturen geplant (Hahn, M, Weinberg, A (in Vorbereitung) »Tscherne Unfallchirurgie - Verletzungen im Kindesalter«. Springer, Berlin Heidelberg New York Tokyo).

## 4.11 Peri- und postoperative Komplikationen

Falsche Schraubenlagen und Fixationen in Fehlstellung sind durch technisch einwandfreie intraoperative Röntgenkontrollen zu vermeiden. In Zweifelsfällen sind intraoperative Bildwandlerkontrollen empfehlenswert.

Unversorgte größere Tibiahinterkantenfragmente in Fehlstellung können in einem isolierten Eingriff sekundär direkt von dorsal verschraubt werden. Sollte sich im Röntgen oder CT eine in der eigenen Abteilung oder auswärts durchgeführte nicht zufriedenstellende Rekonstruktion von Knöchel- oder Pilonfrakturen nachweisen lassen, sollen die Korrekturen bei guten Haut- und Weichteilverhältnissen frühzeitig durchgeführt werden (Kap. 3, Abb. 3.30).

Während der ganzen Operation ist die Haut mit größter Vorsicht zu behandeln, ein länger andauernder Druck oder Zug durch Haken führt zu Wundrandnekrosen.

Um postoperative Hämatome zu vermeiden, die evtl. in Narkose auszuspülen und zu drainieren sind, sind sichtbare Blutungen zu stillen. Bei der Entscheidung, ob ein revisionsbedürftiges Hämatom besteht, ist eine Sonographie hilfreich.

Beim manifesten Frühinfekt besteht die Therapie in:

- Eröffnung der gesamten Inzisionen,
- Abstrichentnahme,
- Débridement des subkutanen Gewebes und schlecht durchbluteter Anteile,
- ausgiebiger Spülung
- und Drainage.

Implantate, die für die Stabilität unerlässlich sind, werden zunächst belassen.

Beim chronischen Infekt mit Knochennekrosen können sehr ausgedehnte Resektionen erforderlich werden. Ist der Wundverschluss nicht leicht zu erzielen, erfolgt die Vakuumversiegelung. Dem Patienten sind Verhaltensmaßnahmen in verständlicher Form mitzuteilen, damit Redislokationen durch »unerlaubte« Belastungen vermieden werden können.

Stellschrauben sind nach sechs bis acht Wochen zu entfernen, andernfalls können sich diese lockern oder brechen.

Sekundäre Fehlstellungen durch Implantatlockerungen, insbesondere eine Insuffizienz des Syndesmosenbandes durch unterlassene Stellschraubenfixation, Verkürzungen oder Valgusfehlstellungen des Außenknöchels, erfordern eine Reosteosynthese. Dabei sind die Frakturränder durch das Abpräparieren von Kallus darzustellen, verschobene Fragmente sind vorsichtig so weit zu mobilisieren, dass die Frakturflächen von Narbengewebe befreit werden können. Damit werden Anhaltspunkte für eine Reposition gewonnen. Pseudarthrosen am Innenknöchel lassen sich meist durch eine technisch korrekte Verschraubung oder Zuggurtung unter Druck setzen und heilen dann aus, gelegentlich ist auch eine Spanüberbrückung indiziert.

Die Situation beim Spätinfekt ist günstiger als beim akuten Infekt, da das Geschehen häufiger auf das Plattenbett beschränkt ist. Chirurgisches Débridement, Antibiotikagabe, frühzeitige Metallentfernung und evtl. kurzfristige Ruhigstellung im Gips können zur folgenlosen Ausheilung führen.

Bei Osteitis mit Sequesterbildung muss unbedingt ganz radikal debridiert, nekretomiert und sequestrektomiert werden. Nach Implantatentfernung und Einlage kleiner Antibiotikaketten und evtl. externer Stabilisierung mit einem Minifixateur externe erfolgt die definitive Korrektur mit Knocheninterposition im Sinne eines zweizeitigen oder mehrzeitigen Vorgehens. Ausführlichere Hinweise bezüglich der verschiedenen Infektionen bzw. deren Sanierung sind in Kap. 7.6 zu finden.

## 4.12 Korrektureingriffe

Bei Redislokationen mit nicht akzeptablen Fehlstellungen [37] und evtl. bei Pseudarthrosen [1, 3] sind Korrektureingriffe bei erwachsenen und kindlichen Patienten angezeigt. Sie sind dringlich bei Störungen im Bereich der Fibulasyndesmose, wobei die Korrektur nicht über zwei Monate verzögert werden sollte [9], da die schnell eintretende Sekundärarthrose bald irreversible Schäden verursacht.

Die Osteotomie und Reposition eines unter Stufenbildung konsolidierten größeren Volkmann-Dreiecks ist nach Innenknöchelosteotomie auch jenseits der Frühkorrektur operativ technisch möglich und daher empfehlenswert.

Die Indikation für die Verschraubung, Zuggurtung oder/und Span-Überbrückung [9, 10] einer isolierten Innen- oder Außenknöchelpseudarthrose ergibt sich einerseits aus der zu erwartenden lokalisierten Arthrose, andererseits aus der manifesten klinischen Symptomatik.

Hinsichtlich weiterer Korrektureingriffe im malleolären und supramalleolären Bereich wird auf Kap. 6.7.4 (S. 192) verwiesen.

## Literatur

1. Banks SW (1949) The treatment of non-unions of fractures of the medial malleolus. J Bone Joint Surg Am 31: 658–662
2. Bauer M, Bergström B, Hemborg A, Sandegard J (1985) Malleolar fractures – non operative versus operative treatment: a controlled study. Clin Orthop 119: 17–27
3. Beck E (1978) Pseudarthrosen des oberen Sprunggelenks. Hefte Unfallheilkd 133: 64–77
4. Böhler L (1929, 1957) Technik der Knochenbruchbehandlung. Maudrich, Wien
5. Close JR (1956) Some applications of the functional anatomy of the ankle joint. J Bone Joint Surg Am 38: 761–781
6. Danis R (1949) Theorie et pratique de l'osteosynthese. Desoer et Masson, Liège Paris
7. Decker S (1977) Technik und Ergebnisse der operativen Behandlung der Luxationsfrakturen des oberen Sprunggelenkes. Unfallheilkd 80: 249–256
8. Fogel GR, Morry BF (1987) Delayed open reduction and fixation of ankle fractures. Clin Orthop 215: 187–195
9. Friedebold G (1978) Ergebnisse der Spätversorgung von Luxationsfrakturen des oberen Sprunggelenkes. Hefte Unfallheilkd 131: 76–88
10. Heim U, Pfeiffer KH (1972) Periphere Osteosynthesen. Springer, Berlin Heidelberg New York
11. Heim U (1978) Die Verletzung des medialen Bandapparates am oberen Sprunggelenk und ihre Behandlung. Hefte Unfallheilkd 131: 129–136
12. Heim U (1982) Indikation und Technik der Stabilisierung des hinteren Kantendreieckes nach Volkmann bei Malleolarfrakturen. Unfallheilkd 85: 388–394
13. Heim U (1986) Arthrosehäufigkeit nach Osteosynthese des Volkmann'schen Dreiecks bei Malleolarfrakturen. Z Unfallchir Vers med Berufskr 79: 99–113
14. Jahna H, Wittich H (1985) Konservative Methoden der Frakturbehandlung. Urban und Schwarzenberg, Wien München Baltimore
15. Laer von L (1986) Frakturen und Luxationen im Wachstumsalter. Thieme, Stuttgart New York
16. Lanz T, Wachsmuth W (1972) Praktische Anatomie, Bein und Statik. Springer, Berlin Heidelberg New York
17. Lauge-Hansen N (1949) »Ligamentous« ankle fractures. Diagnosis and treatment. Acta Chir Scand 97: 544
18. Linhart WE, Höllwarth ME (1987) Operationstechnik bei Frakturen des distalen Unterschenkels. In: Operationsindikation bei Frakturen im Kindesalter. Gustav Fischer, Stuttgart New York, S 250–254
19. Mähring M, Peicha G (1993) Interposition of the posterior tibial tendon between the tibia and fibula in fracture dislocations of the ankle; a predictor of poor outcome: Report of three cases. Int J Orthop Trauma 3: 129–133
20. Mast J, Jakob R, Ganz R (1989) Planing and reduction technique in fracture surgery. Springer, Berlin Heidelberg New York London Paris Tokyo
21. Mathes SJ, Nahai F (1982) Clinical applications for muscle and musculocutaneous flaps. Mosby, St. Louis Toronto London
22. Müller J, Plaas U, Willenegger H (1971) Spätergebnisse nach operativ behandelten Malleolarfrakturen. Helv Chir Acta 38: 329–337

23. Müller ME, Allgöwer M, Willenegger H (1963) Technik der operativen Frakturbehandlung. Springer, Berlin Heidelberg New York
24. Müller ME, Allgöwer M, Schneider R, Willenegger H (1990) Manual der Osteosynthese, 3. Aufl. Springer, Berlin Heidelberg New York Tokyo
25. Müller ME, Nazarian S, Koch P (1987) Classification AO des fractures. Springer, Berlin Heidelberg New York Tokyo (Deutsche Ausgabe 1989)
26. Preiser G (1908) Gelenkflächeninkongruenz als Ursache von Arthrosis deformans. Verh Ges dtsch Naturf Ärzte 80: 199
27. Ruedi TP, Murphy WM (2001) AO-principles of fracture management. Thieme, Stuttgart New York
28. Seiler H (1986) Biomechanik des oberen Sprunggelenkes. Orthopäde 15: 415–422
29. Simon WH, Friedenberg S, Richartson S (1973) Joint congruence: a correlation of joint congruence and thickness of articular cartilage in dogs. J Bone Joint Surg Am 55: 1614–1620
30. Souza De LJ, Gustilo RB, Meyer TJ (1985) Results of operative treatment of displaced external rotation-abduction fractures of the ankle. J Bone Joint Surg Am 67: 1066–1074
31. Stampfel O, Mähring M (1982) Stauchungsmechanismen bei Luxationsfrakturen des oberen Sprunggelenks. Zbl Chir 107: 536–540
32. Tauber J, Landolt M, Willenegger H (1971) Spätergebnisse nach konservativ behandelten Knöchelbrüchen. Helv Chir Acta 38: 323–329
33. Tile M (1987) Fractures of the ankle. In: Schatzker J, Tile M (eds) The rationale of operative fracture care. Springer, Berlin Heidelberg New York Tokyo, pp 371–405
34. Trentz O, Oestern HJ (1978) Therapie der traumatischen Knorpelläsion am oberen Sprunggelenk. Hefte Unfallheilkd 131: 252–258
35. Weber BG (1972) Die Verletzungen des oberen Sprunggelenkes, 2. Aufl. Huber, Bern Stuttgart Wien
36. Weber BG, Süssenbach F (1978) Frakturen der Malleolengegend. In: Weber BG, Brunner CH, Freuler F (Hrsg) Die Frakturbehandlung bei Kindern und Jugendlichen. Springer, Berlin Heidelberg New York
37. Weller S (1984) Indikation und Technik der Korrektur-Osteotomie an der distalen Tibia und der Knöchelgabel. In: Hierholzer G, Müller KH (Hrsg) Korrekturosteotomien nach Traumen an der unteren Extremität. Springer, Berlin Heidelberg New York Tokyo
38. Willenegger H (1961) Behandlung der Luxationsfrakturen des oberen Sprunggelenkes nach biomechanischen Gesichtspunkten. Helv Chir Acta 28: 225–239
39. Willenegger H, Weber BG (1965) Malleolarfrakturen. Langenbecks Arch Chir Clin 313: 489–502
40. Willenegger H (1971) Spätergebnisse nach konservativ und operativ behandelten Malleolarfrakturen: Einführung. Helv Chir Acta 38: 321–322
41. Wuest TK (1997) Injuries to the distal lower extremity syndesmosis. J Am Acad Orthop Surg 3: 172–181
42. Zilch H (1983) Diagnose und Therapie chondraler Frakturen im Bereiche des oberen Sprunggelenkes. Unfallheilkd 86: 153–160

# KAPITEL 5

# Bandverletzungen des oberen Sprunggelenks

5

H. P. HOFER und M. MÄHRING



## 5.1 Frische fibulare Kapsel-Band-Ruptur des oberen Sprunggelenks

### 5.1.1 Einleitung

Akute Bandverletzungen des oberen Sprunggelenks (OSG) gehören zu den häufigsten muskuloskeletären Beschwerden in der traumatologischen Praxis [35]. Sie nehmen in der Sporttraumatologie einen großen Raum ein und spielen sozioökonomisch eine bedeutende Rolle, da sie vorwiegend junge, auszubildende und berufstätige Menschen betreffen [15]. Nach Watson ist der »sprained ankle« mit 31 % die häufigste Verletzung beim Sport [37].

Voraussetzung für das Verständnis einer daraus resultierenden Sprunggelenkinstabilität ist die Kenntnis der mechanischen Eigenschaften der Bandstrukturen wie auch der normalen Funktion der Sprunggelenkbänder [15, 16].

### 5.1.2 Anatomie

Die das Sprunggelenk umgebenden Bandstrukturen bilden eine komplexe funktionelle Einheit (Abb. 5.1).

Der Bandapparat des lateralen OSG besteht aus
- dem Lig. talofibulare anterius (TFA; einer Verdickung der vorderen Gelenkkapsel),
- dem Lig. calcaneofibulare (CF) und
- dem Lig. talofibulare posterius (TFP).

Den Bandstrukturen muss neben der Sicherung des Gelenks gegen pathologische Bewegungen eine wichtige Rolle in der Gelenkführung zugeschrieben werden [15]. Jedem der Außenbänder kommt, abhängig von der Flexionsstellung des Fußes, eine unterschiedliche Rolle in der Stabilisierung des Sprunggelenks zu. Das TFA gilt als Hauptstabilisator des OSG, es verhindert die Translation des Fußes nach vorne und wirkt einer Varisierung entgegen [38]. Das CF überbrückt beide Sprunggelenke und limitiert die Taluskippung, das TFP vermindert die Translation des Fußes nach hinten.

Die Seitenbänder besitzen neben ihren mechanischen zusätzliche propriozeptive Funktionen.

Die Mm. peronaei repräsentieren dynamisch die »aktiven Außenbänder« des OSG, sie leisten 75 % der Gesamtarbeit bei der Pronation [6]. Die lateralen Sprunggelenksbänder alleine können ohne die Unterstützung der Peronealmuskulatur keine komplette Stabilisierung des OSG garantieren [23].

Nach Freeman ist der Eigenreflexbogen von zentraler Bedeutung für die dynamische Stabilisierung des OSG [9]: Die in Gelenkkapseln und Bändern lokalisierten afferenten Nervenfasern rupturieren eher als die kollagenen Fasern, dadurch wird der Eigenreflexbogen

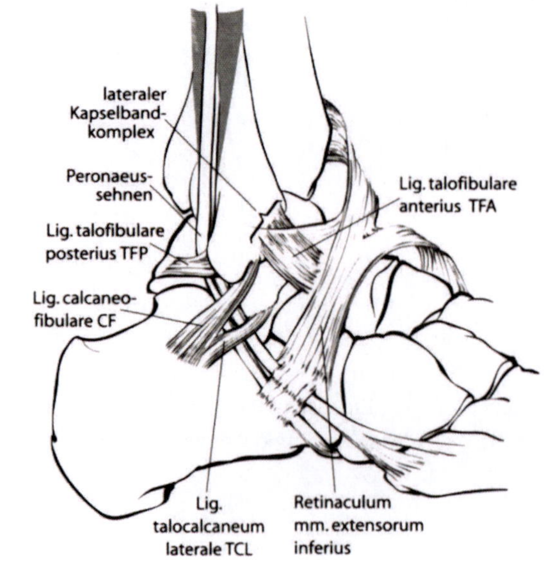


**Abb. 5.1.** Der laterale Kapsel-Band-Komplex des OSG. (Nach Liu 1995 [24])

unterbrochen und es entsteht - auch ohne mechanische Instabilität - das sog. »giving way«. Wiederholte Distorsionen können also in einer funktionellen Instabilität resultieren, dann kann ein erneutes Supinationstrauma zur Ruptur der Bänder führen und so zu einer mechanischen Instabilität.

### 5.1.3 Ätiologie und Pathomechanik

Der Pathomechanismus der akuten anterolateralen Rotationsinstabilität (ALRI) wurde erstmals 1933 exakt von Dehne definiert [7, 40, 42, 43]. Bei der Ruptur des TFA und/oder des CF führt ein Adduktions-Supinations-Stress des Fußes zu drei charakteristischen Dislokationen des Talus:

- in der Frontalebene zur *Varuskippung*,
- in der Sagittalebene zum *Schubladensymptom* und
- in der Transversalebene zur *abnormen Innenrotation* des Talus.

Beim klassischen Supinationstrauma (Plantarflexion-Inversion-Adduktion) des Fußes reißen die lateralen Bandstrukturen in folgender Sequenz: laterale Gelenkkapsel - TFA - CF - TFP. Bei fibularer Bandruptur ist das TFA in 99% rupturiert, davon in zwei Dritteln der Fälle intraligamentär komplett zerrissen. In 60% ist auch das CF rupturiert, in 24,5% elongiert.

Beim reinem Inversionstrauma (Fuß in Neutralposition) kann eine partielle Ruptur des CF auftreten [8]. Das TFP reißt als stärkstes Band nur sehr selten (4,2%). Die isolierte Verletzung des Innenbandes ohne Außenknöchelfraktur ist extrem selten [13].

Eine forcierte Inversion des Fußes kann sich nach Ruptur des TFA auch über die vordere Gelenkkapsel nach medial hin erstrecken und das Lig. deltoideum involvieren [10]. Bröstrom fand in 20% kombinierte Verletzungen des TFA und CF, isolierte CF-Rupturen bestanden selten [4].

### 5.1.4 Klassifikation

*Grad I-Verletzungen* sind definiert als leichte Bandverletzungen, bei denen einige Fasern überdehnt sind (Zerrung, Distorsion), die ligamentäre Integrität aber gewahrt bleibt [35]. Klinisch bestehen leichte Schwellung und Schmerzen.

*Grad II-Verletzungen* beinhalten makroskopisch sichtbare [21] Teilrupturen von Faserbündeln des CF sowie des TFA mit Zeichen einer geringen Instabilität [35]. Die Aufklappbarkeit beträgt mehr als 5° gegenüber der anderen, gesunden Seite.

*Grad III-Verletzungen* bedeuten eine komplette Ruptur des CF sowie des TFA mit ausgedehnter Schwellung und Ekchymose (Abb. 5.2). Das OSG ist instabil [35]. Die Aufklappbarkeit beträgt mehr als 15° gegenüber der anderen, gesunden Seite.

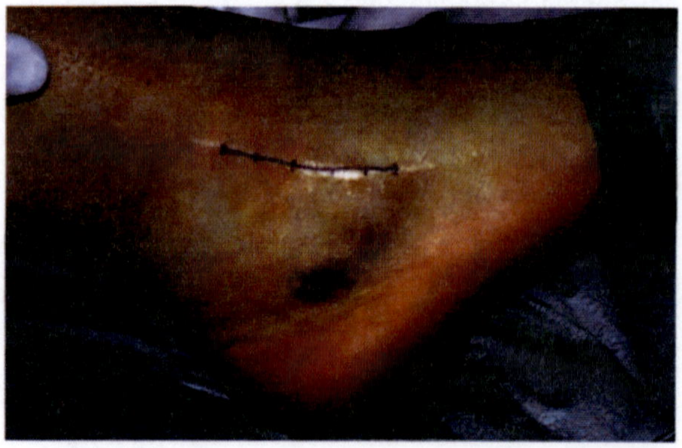

**Abb. 5.2.** Fibulare Bandruptur, klinisches Bild: Perimalleoläres Hämatom, geplante Inzisionslinie blau vorgezeichnet. Zustand nach bereits operativ versorgter OSG-Bandinstabilität)

Eine Taluskippung in der Frontalebene über 30° muss als *Luxatio pedis supinatortia* angesehen werden (Abb. 5.3, 5.4).

Bei zusätzlich auslösbarem anteromedialen Schubladensymptom besteht der unmittelbare Übergang zur *Luxatio pedis cum talo* [43] (eine vollständige Verrenkung des Fußes mit dem Sprungbein aus der Gabel heraus, ein extrem seltenes Unfallgeschehen), bei der sämtliche lateralen Bandstrukturen zerreißen und anschließend - bei fortgesetzter Gewalt durch Schub nach vorne oder hinten - die medialen Bandstrukturen [43].

## 5.1.5 Diagnostik

Die Ruptur ist mit einem Gelenkkapselriss, begleitendem Hämarthros des OSG und einer konsekutiven Ekchymose subkutan assoziiert (Abb. 5.2). Anamnestisch wegweisend sind das »Umkippen« mit dem sog. »Rissphänomen« (das Gefühl des Patienten, als sei etwas - manchmal hörbar - im Sprunggelenk gerissen) und das meist ausgeprägte dolente perimalleoläre Hämatom mit eingeschränkter Beweglichkeit [35, 43].

**Empfohlene Diagnostik**

**Zur Basisdiagnostik bei instabilen OSG genügt eine eingehende klinische Untersuchung (typisch sind stärkste Druckschmerzen meist im Bereich des gerissenen Bandes) und eine konventionelle Röntgendarstellung in zwei Ebenen zum Ausschluss von Frakturen und/oder osteochondralen Absprengungen [21, 30].**

Bei akuter Verletzung lassen die klinischen Stabilitätstests, wie Talusvorschub und -kippung sowie die gehaltenen Aufnahmen des OSG beidseits in zwei Ebenen (unter Leitungsanästhesie) eindeutig zwischen stabiler Läsion (Zerrung) und instabiler Verletzung (Ruptur) unterscheiden [17] (Abb. 5.3, 5.4). Zur besseren Standardisierung der gehaltenen Röntgenaufnahmen finden Halteapparate Verwendung [26, 31] oder Schlingen mit standardisiertem Gewicht.

Als radiologische Parameter für eine Instabilität gelten: Taluskippung >7°, Talusvorschub >7 mm oder >5°/>5 mm gegenüber der unverletzten Seite [43]. Umfasst die Taluskippung weniger als 15°, ist das TFA allein rupturiert, beträgt sie 15–30°, weist dies auf

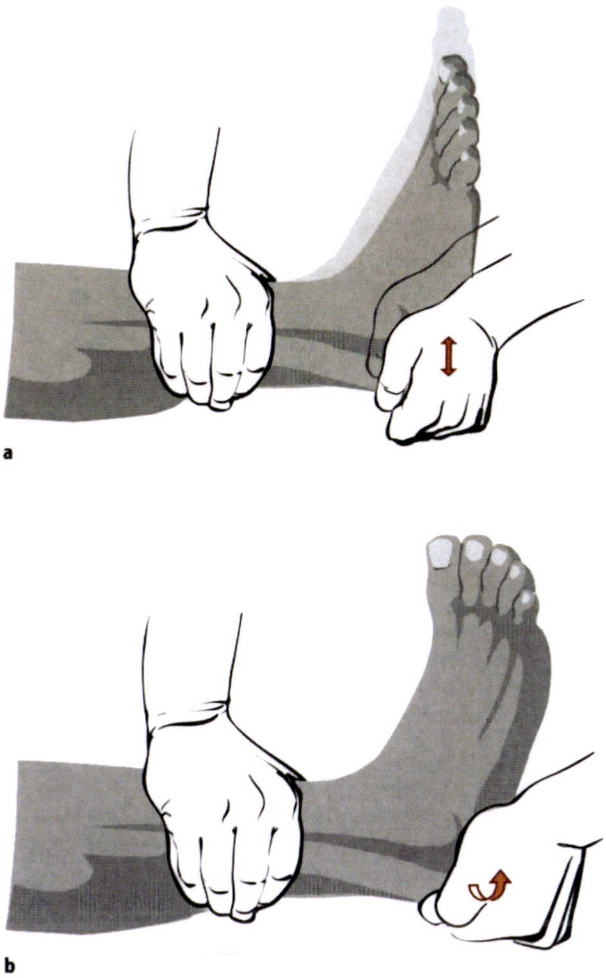

**Abb. 5.3 a, b.** Klinische Tests zur Untersuchung der fibularen Bandinstabilität. **a** Prüfung des Talusvorschubs in sagittaler Richtung. **b** Taluskippung in der Frontalebene. (Nach Zwipp 1994 [43])

eine Läsion von TFA und CF hin. Mehr als 30° Taluskippung bedeutet eine Ruptur von TFA, CF und TFP [34].

Von manchen Untersuchern werden Stressuntersuchungen bei akuten Verletzungen jedoch zunehmend abgelehnt, um eine mögliche zusätzliche Bandschädigung zu vermeiden [20]. Stresstests bedeuten eine gewisse Wiederholung des stattgehabten Traumas!

Zur Prüfung des *Schubladenphänomens oder -symptoms* (Abb. 5.3 a) wird der Kalkaneus gegenüber der Knöchelgabel nach vorn und hinten bewegt. Eine dabei an der lateralen Seite oder an der Vorderseite des Sprunggelenks entstehende Eindellung beweist eine Vorne-rückwärts-Instabilität, d.h. eine Instabilität der Seitenbänder. Die Taluskippung wird getestet wie in Abb. 5.3 b dargestellt [43].

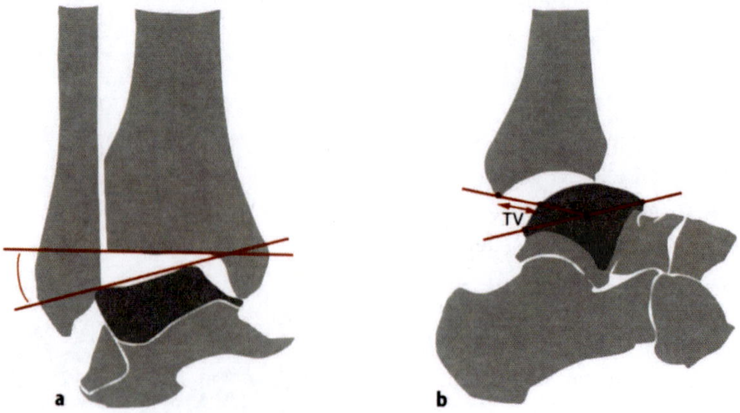


**Abb. 5.4 a, b.** Radiologische Ausmessungen. **a** Gehaltene Röntgenaufnahme im a.-p.-Strahlengang in 30° Innenrotation des Fußes und Spitzfußstellung zur Feststellung der *Taluskippung*. Einzeichnen von zwei Tangenten, die eine entspricht dem tibialen, die andere dem talaren Plateau. Der gebildete Winkel beschreibt die Taluskippung. **b** Gehaltene Röntgenaufnahme im seitlichen Strahlengang zur Feststellung des *Talusvorschubs* in sagittaler Richtung. Am Talus wird von der ventralen zur dorsalen Korpel-Knochen-Grenze eine Linie gezogen und halbiert, vom Halbierungspunkt wird eine Linie zur Tibiahinterkante gelegt. Die Strecke von diesem Punkt an der Tibiahinterkante bis zum Schnittpunkt mit der Talusrolle wird als Talusvorschub in Millimetern gemessen *(↔)*. (Nach Jäger 1978 [17])

Ist eine Fraktur radiologisch ausgeschlossen und der Knöchel wegen einer beträchtlichen Schwellung schwer zu untersuchen, ist es wichtig, einige Tage Ruhe, Kryotherapie, Hochlagerung und evtl. eine leichte Bandagierung bzw. Schienung zu verordnen, um die Abschwellung zu fördern. Danach lässt sich das Sprunggelenk besser untersuchen.

! Eine präzise durchgeführte rein klinische Diagnostik bietet eine Spezifität von 84% bei einer Sensitivität von 96% [36].

In den letzten Jahren haben etablierte, standardisierte diagnostische Maßnahmen wie gehaltene Aufnahmen, Arthrographie oder Tenographie an Bedeutung verloren, da sie weder die Störung der Mechanik noch die wahrscheinlich für eine symptomatische Instabilität maßgebliche Rotationsinstabilität nachweisen können [15, 16]. Bei entsprechendem klinischen Verdacht und der Notwendigkeit einer weiteren Abklärung können Funktionsaufnahmen, Magnetresonanztomographie (MRT) und Arthrographie zusätzliche Anhaltspunkte für das Ausmaß der Instabilität geben [30]. Zusätzlich liefern sie Aufschluss über eventuelle Zusatzverletzungen. Die MRT kann wohl einen möglichen Zustand der OSG-Bänder widerspiegeln, kann aber keine Hinweise auf ihren funktionellen Zustand geben [16, 39]. Die Anwendung diverser Techniken zur Abklärung der akuten Instabilität bleibt fragwürdig, solange akute Ligamentverletzungen am OSG konservativ wie operativ mit gleichem Erfolg behandelt werden können [19].

Die Sonographie besitzt in der Basisabklärung jedoch einen Stellenwert als Mittel der Wahl, sie ist einfach durchzuführen, wenig schmerzhaft, kostengünstig und liefert Aufschluss über Verletzungsmuster und -ausmaß, Bandkontinuität, Kapseldeformierungszeichen sowie über Hämatome.

### 5.1.6 Konservative Behandlung

*Grad I- und II-Verletzungen* sind konservativ zu behandeln, in der Regel problemlos mit Kühlung, geschützter Vollbelastung durch Schienung und Bandagen (bzw. Taping). Der Therapiezeitraum richtet sich nach den Schmerzen und dem klinisch zu beurteilenden Fortschritt bei zunehmender Belastung. Die Periode der Immobilisation bzw. der geschützten Vollbelastung wird – je nach Wunsch und individueller Erwartung – gefolgt von einem Physiotherapieprogramm mit Bedacht auf Eigenreflextraining [35, 43].

Grad III-Verletzungen, frische Außenbandrupturen, werden zum Teil noch immer unterschiedlich behandelt. Nachdem sich die Erkenntnis durchgesetzt hat, dass die primär konservative Behandlung zu vergleichbaren Resultaten wie die primär operative Behandlung führt [19], liegt heute eine Vielfalt von Vorschlägen zur frühfunktionellen Behandlung vor [15]. Das Therapiekonzept hat sich in den letzten Jahren von der chirurgischen Behandlung weg hin zu vermehrter Gewichtung der konservativen Therapie mit intensiver Physiotherapie entwickelt [35].

**Empfohlene Therapie**

**Das Vorgehen besteht bei der Erstruptur wie folgt in: 3 bis 5 Tage Unterschenkelspaltgips, Thromboseprophylaxe mit niedermolekularem Heparin, Hochlagerung, Antiphlogistikagabe, Eiskühlung, danach Anlegen einer Orthese mit Vollbelastung (eine medikamentöse Thromboseprophylaxe ist dann nicht mehr erforderlich) bei Schmerzfreiheit [43]. Eine Immobilisation gegen Verkippung bzw. eine sehr gut geschützte Vollbelastung sollte in jedem Falle für vier bis sechs Wochen erfolgen. Wenn das Gelenk durch die Orthese in Neutralposition gehalten wird, können die geschädigten Ligamente unter axialer Vollbelastung zunehmend bei erlaubter Flexion und Extension entsprechend heilen.**

Bei jeder Therapieform kommt der adäquaten Physiotherapie unbestritten eine zentrale Funktion zu [35], wobei die Wichtigkeit des peronealen Trainings unterstrichen wird [9]. Ein gezieltes Training zur Behebung oder Verminderung der neurophysiologischen Defizite sollte vorrangige Grundlage jeder Therapie sein. Da unterschiedliche propriozeptive Qualitäten betroffen sind, sollte bezüglich des Trainings ein umfassendes, physiotherapeutisches Konzept verfolgt werden [18].

Da für alle Therapieformen (operativ mit Gipsimmobilisierung, Gipsimmobilisierung allein, frühfunktionelle kontrollierte Mobilisierung) ausgezeichnete und gute Langzeitresultate vorliegen [19], sollte die Indikation zur Operation sehr individuell gestellt werden und im Normfall Sportlern oder berufsbedingt körperlich sehr aktiven Patienten mit hohen Erwartungen bezüglich rascher Wiederherstellung vorbehalten bleiben [35]. Immerhin liefern sekundäre Rekonstruktion und verzögerte operative Versorgung bei dem verbleibenden Kollektiv, das eine Operation benötigt (ca. 10 bis 20 % der Verletzungen), auch noch sehr gute und gute Resultate [21].

Die Therapie der *Luxatio pedis cum talo* erfolgt operativ durch Bandnähte und ev. temporärer Verspickung, um – zusammen mit einer intensiven, anschließenden Physiotherapie – eine möglichst weitgehende Wiederherstellung zu erzielen [43].

### 5.1.7 Operative Behandlung

**Operationszeitpunkt.** Die primäre Bandnaht ist sicher die günstigste operative Behandlungsmethode [27]. Nach eigenen Erfahrungen ist die Versorgung grundsätzlich aber auch noch zu einem späteren Zeitpunkt möglich, bei akzeptablen Weichteilverhältnissen auch nach acht Stunden. Meist besteht dann zusätzlich zu einem mäßiggradigem Ödem ein Hämatom, welches sich nach der Inzision entleert. Die Haut lässt sich daher nach stattgehabter Bandnaht spannungsfrei adaptieren. Die direkte Bandnaht ist noch bis ca. 10 Tage nach dem Trauma praktizierbar, danach jedoch sind gerissene Bandanteile häufig geschrumpft [27] und schlechter darstellbar.

**Lagerung.** Die Versorgung wird in Allgemein- oder Regionalanästhesie durchgeführt, der Patient befindet sich in Rückenlage. Unter das Gesäß auf der betroffenen Seite sollte ein Keil gelegt werden, um eine Innendrehung des Außenknöchels zu bewirken. Zusätzlich kann der Operationstisch zum nicht verletzten Bein hin gekippt werden. Eine Blutsperre mit 200–250 mmHg ist zur besseren Darstellung der Bandstrukturen günstig, die Manschette wird jedoch oft erst während der Operation aufgeblasen.

**Operationstechnik.** Die Schnittführung sollte immer epimalleolär sein [43], d.h. bogenförmige knapp vor der Fibulaspitze [14] (Abb. 5.5). Nach Spalten von Haut und Subkutis ist die Lage des ventral verlaufenden N. cutaneus dorsalis intermedius (Ast des N. peronaeus superficialis) zu beachten. Nach Spaltung des unteren Anteiles des Retinaculum mm. extensorum gelangt das TFA zur Ansicht [1] (Abb. 5.1).

Während der Darstellung der rupturierten Gelenkkapsel bzw. der Bandstümpfe entleert sich zunächst ein Teil des Hämarthros, welcher – oft zusammen mit Knorpelflakes – vollständig ausgespült wird [14].

Meist stellen sich die Stümpfe des rupturierten TFA zuerst dar, nach Beiseitehalten der Peronealsehnen mit teilmobilisierter Sehnenscheide sollte die Exploration und die evtl. notwendige Versorgung jedoch mit dem TFP beginnen, da dieses nur bei klaffendem Gelenk zugänglich ist [43]. Die Fixation erfolgt entsprechend dem anatomischen Verlauf. Die Fäden werden zunächst nur vorgelegt und erst danach, wie auch die Nähte des CF und TFA einzeln geknüpft.

Bei Versorgung des CF sollte der N. cutaneus dorsalis lateralis (Ast des N. suralis), der in der Regel dicht

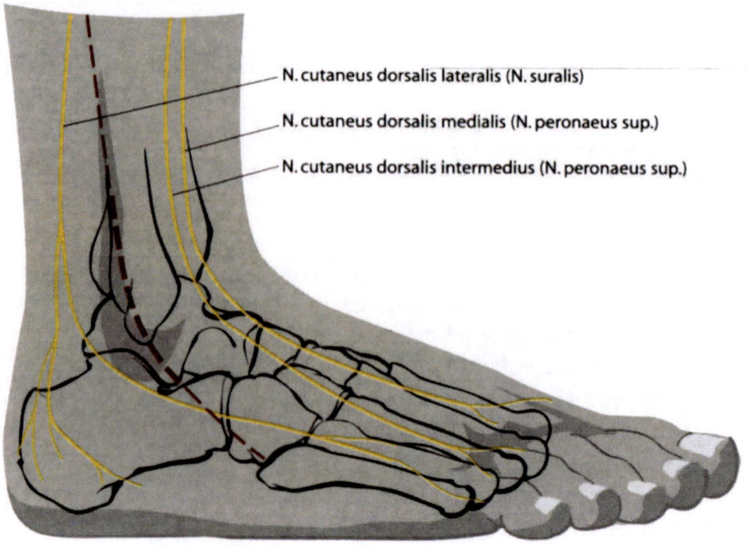


**Abb. 5.5.** Operativer Zugang – Versorgung der fibularen Bandruptur, Exploration und Rekonstruktion *(fett gestrichelt)*, Erweiterung bei ggf. notwendiger Periostlappen - oder Bandplastik *(fein gestrichelt)*. (Nach Zwipp 1984 [41])

dorsalseitig der Peronealsehnenscheide verläuft, sicher geschont werden. Periostale Ausrisse werden nach Aufrauen der Rissstelle transossär refixiert, hierbei empfiehlt sich das Legen von Bohrkanälen oder Ankernähten. Bestehen bei intraligamentären Rissen Stümpfe, werden selbige mit resorbierbaren Nähten durchflochten (Abb. 5.6 a, b).

Bei Versorgung des TFA (Abb. 5.6 c, d) werden periostale Abrisse am Talus oder an der Fibula nach Aufrauen des Bandanheftungsbereiches mit transossär geführten Nähten readaptiert [14, 43]. Alternativ dazu finden heutzutage auch industriell vorgefertigte Ankernähte Verwendung.

Die intraligamentäre Ruptur sowie der Riss der anterolateralen Kapsel werden mit U-Nähten versorgt. Alle vorgelegten, resorbierbaren Fäden werden dann in Pronations-Eversions-Stellung des Fußes geknüpft. Bestehen sehr dünne insuffiziente Bandreste, können diese zusätzlich zu ihrer direkten Versorgung mit der Periostlappenplastik augmentiert werden (s. Kap. 5.2.3, Abb. 5.8, S. 160).

Bei der *Luxatio pedis cum talo* sind zusätzlich zur Stabilisierung der fibularen auch die medialen Bandstrukturen zu versorgen. Dies geschieht über einen gesonderten epimalleolären medialen Schnitt unter Schonung des N. saphenus und – wenn möglich – auch der V. saphena magna. Dabei ist besonders das Lig. tibiotalare posterius operativ zu sichern [43].

Für die Bandnähte am OSG empfiehlt sich atraumatisches, resorbierbares Nahtmaterial der Stärke 2. Bei medialer und lateraler Bandverletzung werden nach Legen sämtlicher Fäden zuerst unter fortgesetzter Haltung des Fußes in Pronation/Eversion die lateralen Fäden geknotet, dann in Neutralstellung die medialen. Um eine vordere Schublade zu vermeiden, muss darauf geachtet werden, dass die Ferse zu keinem Zeitpunkt der Operation aufliegt [43]. Der Fuß sollte auf einer Rolle im Bereich der Achillessehne gelagert werden.

Nach erfolgter Bandnaht wird vorsichtig durch intraoperative Supination die Stabilität geprüft. Bei verbleibender Instabilität erfolgt die temporäre Verspickung.

Nach Spülung und Einlegen eines Saugdrainage erfolgt die Adaptation der Subkutis mit resorbierbarem atraumatischen Nahtmaterial (Stärke 3/0). Der Hautverschluss erfolgt wie nach Osteosynthesen im OSG-Bereich üblich.

### 5.1.8 Komplikationen

Sie umfassen intraoperativ die Gefahr der Verletzung des N. peronaeus superficialis, bzw. des N. saphenus, postoperativ revisionspflichtige Hämatome und Infektionen [14] (s. Kap. 4.11, S. 145).

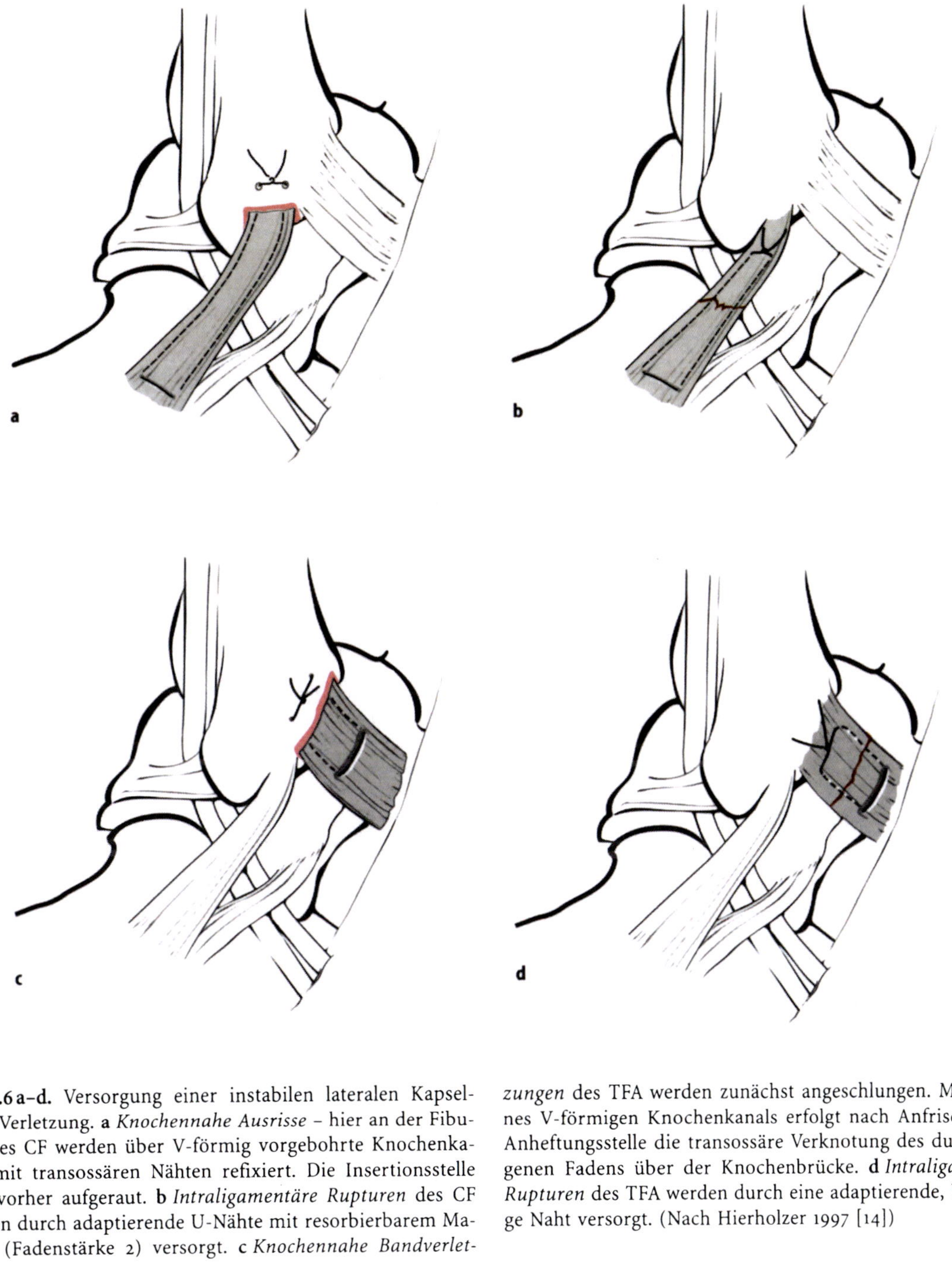

**Abb. 5.6 a–d.** Versorgung einer instabilen lateralen Kapsel-Band-Verletzung. **a** *Knochennahe Ausrisse* – hier an der Fibula – des CF werden über V-förmig vorgebohrte Knochenkanäle mit transossären Nähten refixiert. Die Insertionsstelle wird vorher aufgeraut. **b** *Intraligamentäre Rupturen* des CF werden durch adaptierende U-Nähte mit resorbierbarem Material (Fadenstärke 2) versorgt. **c** *Knochennahe Bandverletzungen* des TFA werden zunächst angeschlungen. Mittels eines V-förmigen Knochenkanals erfolgt nach Anfrischen der Anheftungsstelle die transossäre Verknotung des durchgezogenen Fadens über der Knochenbrücke. **d** *Intraligamentäre Rupturen* des TFA werden durch eine adaptierende, U-förmige Naht versorgt. (Nach Hierholzer 1997 [14])

### 5.1.9 Nachbehandlung

Es empfiehlt sich, einen gut gepolsterten Unterschenkelspaltgips oder eine thermoplastische dorsale Unterschenkelkunststoffschale in rechtwinkliger Stellung zum OSG noch am Operationstisch anzulegen. Das Bein wird postoperativ hochgelagert, die Thromboseprophylaxe erfolgt mit niedermolekularem Heparin, weiter folgt Antiphlogistikagabe und Eiskühlung.

Nach der Entlassung bzw. nach Nahtentfernung wird weiter behandelt mit einer Sprunggelenksorthese, die bei Vollbelastung (auf die Heparingabe kann ab dann verzichtet werden) für sechs Wochen postoperativ getragen werden muss.

Anschließend sollte der Patient in ein physiotherapeutisches Nachbehandlungsschema integriert werden, wobei die Wichtigkeit des peronealen Trainings im Anschluss an die Bandheilung neuerlich unterstrichen wird [9].

## 5.2 Chronische Bandinstabilität des oberen Sprunggelenks

### 5.2.1 Einleitung

Die chronische Sprunggelenksinstabilität (CSGI) ist ein Zustand, der charakterisiert ist durch häufige Distorsionen des OSG sowie oft mit Schmerzen verbundenes »Umknöcheln«, »Umknicken« oder »Überkippen« beim Gehen und Laufen auf unebenem Gelände [25], zum Teil auch ohne Schwellung oder Hämatombildung (sog. funktionelle Instabilität).

Die CSGI ist häufig ein Folgezustand insuffizient ausgeheilter Bandläsionen des OSG [28], gelegentlich bildet sie sich auch aus nach operativer Therapie von Kapsel-Band-Verletzungen [14].

Es wird von mehreren Autoren vermutet, dass eine verzögerte propriozeptive Reaktionsfähigkeit auf rasche Winkelveränderungen im Sprunggelenk eine der möglichen Ursachen der CSGI sein könnte [25]. Jerosch sieht das propriozeptive Defizit überhaupt als eine der Hauptursachen für die funktionelle Instabilität [18].

Um das Risiko für das Entstehen einer CSGI minimal zu halten, ist es wichtig, dass nach einer Sprunggelenkbandläsion oder Malleolarfraktur so früh wie möglich mit dem muskulären und propriozeptiven Training begonnen wird [25]. !

### 5.2.2 Diagnostik

Segesser beschreibt folgende Beschwerdesymptomatik:

- subjektives Instabilitätsempfinden,
- klinisch objektivierbare Instabilität,
- Belastungsschmerzen bei entsprechendem klinischen Befund und entsprechender Anamnese,
- Begleitbeschwerden wie Achillodynie etc. sowie
- schlechte muskuläre Stabilisierbarkeit [33].

Zusätzlich wird häufig über eine intermittierende Schwellneigung berichtet [24].

Betroffen sind oft Personen, die Sportarten nachgehen, die das OSG belasten.

Zur Diagnosestellung dienen Anamnese, klinische Stabilitätstests, sowie Stress-Röntgenaufnahmen in zwei Ebenen (s. Abb. 5.4 a, b). Letztere zeigen ein vermehrtes sagittales Schubladenphänomen und eine verstärkte Taluskippung [24]. Im Spätstadium sind radiologisch oft arthrotische Veränderungen nachweisbar. MRT und Arthroskopie besitzen hierbei einen gewissen Stellenwert zur Beurteilung einer Arthrose und zum Auffinden – bzw. Entfernen – evtl. vorhandener freier Gelenkkörper.

### 5.2.3 Behandlung

Chronische Subluxationen des Talus werden dann operativ behandelt, wenn klinisch oder radiologisch eindeutig ein mechanisches Problem diagnostiziert wird, d.h. wenn aufgrund einer insuffizienten Bandführung die Mobilität des Gelenks über die physiologischen Bewegungsgrenzen hinausgeht [28].

Zwipp fordert zur Wiederherstellung eines chronisch instabilen Sprunggelenks einerseits ein Höchstmaß an Stabilität, andererseits ein Mindestmaß an Funktionseinbuße [41]. Ausgehend von dieser Forderung sollte sich das operative Vorgehen bei der Behandlung der CSGI gestalten.

In der Literatur sind hierzu mehr als 80 Verfahren und deren unterschiedliche Modifikationen publiziert worden, die sich grob in anatomisch rekonstruktive Verfahren und Tenodesen einteilen lassen [21, 32]. Da bisher keine Operationsmethode in allen Beziehungen vollständig überzeugen konnte, werden immer wieder neue Verfahren vorgeschlagen. Im Hinblick auf die operative Behandlung der CSGI stellt sich also die Frage, wann und nach welchen Kriterien welches Verfahren indiziert ist [32].

**Empfohlene Therapie**

Allgemein empfehlenswert und anzustreben ist das von Zwipp vorgeschlagene Stufenkonzept. Hierbei wird ein abgestufter, oft erst intraoperativ festzulegender Algorithmus gefordert, der beinhaltet: direkte Bandrekonstruktion – Periostlappenplasik – Tenodese [41]. Ein modernes Konzept der operativen Behandlung der CSGI beinhaltet auf jeden Fall den Versuch der anatomischen Rekonstruktion der Bänder entweder durch Raffung und Neuinsertion der Bandstümpfe oder mittels Periostlappenplastik; anatomische Rekonstruktionen sind in jedem Fall vorzuziehen [3, 16, 21].

Einfache Tenodesen mögen als logische und technisch leichte Verfahren gelten, sie sind aber eine nicht zu unterschätzende Gefahr für das physiologische Zusammenspiel der Gelenkkette: Zahlreiche Studien belegen, dass einfache Tenodesen im Prinzip gravierende biomechanische Funktionsstörungen, insbesondere der subtalaren Beweglichkeit zur Folge haben [21], und die Langzeitauswirkungen sind noch nicht voll erforscht. In einigen Longitudinalstudien über jeweils 10 Jahre konnte gezeigt werden, dass der Grad der OSG-Arthrose nach Tenodese zunimmt und dass mit einer weiter zunehmenden Verschlechterung des Gesamtergebnisses gerechnet werden muss [3].

*Freie anatomische Präparate* als Bandersatz, z.B. Streifen autogener Fascia lata, sind eine mögliche Alternativvariante [32].

Als Methode der Wahl und auch als Standardverfahren wird von Zwipp bei kurzdauerndem Krankheitsverlauf, mäßiger Instabilität und biomechanisch fehlverheilten Bändern die *direkte Bandrekonstruktion* nach Bröstrom empfohlen [41].

#### Die Operation nach Bröstrom

Gute Ergebnisse mit diesem Standardverfahren wurden u.a. von Bröstrom bzw. Hamilton beschrieben [5, 12] (Abb. 5.7). Der Vorteil im Vergleich zu den Tenodesen liegt im Erhalt der peronealen Funktion, damit ist dieses Verfahren verbunden mit einer insgesamt geringeren Funktionseinbuße (wichtig z.B. für Spitzenathleten [21]).

Das Prinzip der Operation besteht in

- der Readaptation von noch vorhandenem, suffizientem Bandgewebe,
- der Raffung des elongierten TFA und CF auf ihre physiologische Länge und
- anatomisch-topographischer Refixation.

**Technik.** Der Hautschnitt erfolgt entlang des ventralen Fibularandes am Außenknöchel leicht bogenförmig. In der Tiefe werden, wie bei der operativen Versorgung der frischen fibularen Bandruptur beschrieben (s. Abschn. 5.1.7), das elongierte TFA und CF dargestellt (Abb. 5.7a), begonnen werden soll mit der Rekonstruktion des CF. Bei der Präparation imponieren die lädierten Strukturen oft verdünnt, verlagert und elongiert. Bei Kontinuitätsunterbrechung finden sich manchmal an den originären Ansätzen der beiden Bänder manschettenförmige Restbandstrukturen, die anatomische Anhaltspunkte für die Refixation darstellen. Die Ligamente sollten gerafft und refixiert werden; besteht Kontinuitätsunterbrechung werden die Bandenden angefrischt und insuffizientes Narbengewebe entfernt (Abb. 5.7b). Die Nahtfixation kann End-zu-End, über-

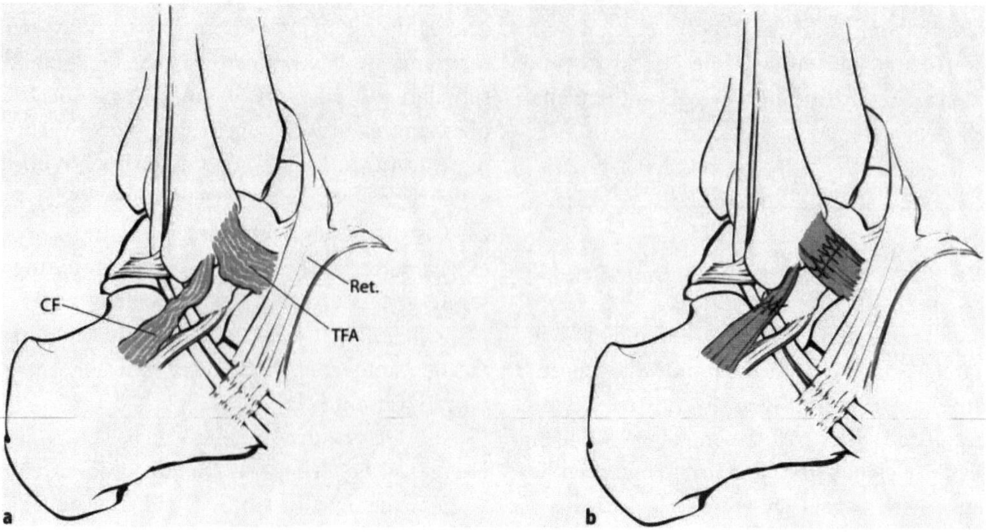


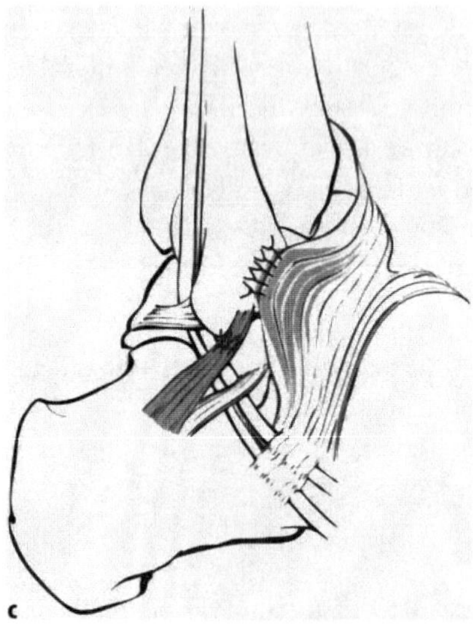


**Abb. 5.7 a–c.** Chronische Instabilität des OSG, Verfahren nach Bröstrom bzw. Modifikation nach Gould. **a** Situs des elongierten TFA und CF, Retinaculum mm. extensorum inferior *(Ret)*. **b** Readaptation von noch vorhandenem suffizientem Bandgewebe, Raffung von TFA und CF auf ihre physiologische Länge und anatomisch-topographische Refixation. **c** Gould empfiehlt zur Augmentation zusätzlich die Teilmobilisierung des Retinaculum mm. extensorum (lateraler Anteil) und Fixation desselben an die Außenknöchelspitze. (Nach Hamilton 1994 [12])

lappend oder – je nach Bedarf – transossär (evtl. mit Ankernähten) erfolgen. Wir bevorzugen resorbierbares Nahtmaterial der Stärke 2. Bei periostalen Ausrissen ohne Bandrest sollte die Kortikalis zur transossären Refixation aufgeraut bzw. angefrischt werden.

Gould empfiehlt zur Augmentation zusätzlich die Teilmobilisierung des Retinaculum mm. extensorum (lateraler Anteil) und Fixation desselben an die Außenknöchelspitze (»modifizierter Bröstrom-repair« [11, 12]; Abb. 5.7 c).

**Nachbehandlung.** Nach der Nahtentfernung wird der postoperativ angelegte Unterschenkelspaltgips bzw. die dorsale Unterschenkelschale durch einen Unterschenkelgehgips ersetzt. Dieser sollte drei bis vier Wochen postoperativ getragen werden. Danach empfiehlt sich die Applikation einer Sprunggelenksorthese für einen weiteren Monat. Mit geführten Bewegungsübungen und isometrischem peronealem Training kann begonnen werden. Sportausübung in vollem Ausmaß sollte jedoch nicht vor der 10. bis 12. postoperativen Woche erfolgen, bzw. erst nach Wiedererlangung der vollen Funktion der peronealen Stabilisierung [12].

### Die Periostlappenplastik

Der Vorteil der Periostlappenplastik (PLP) besteht darin, dass es sich um eine einfache und sichere Methode handelt, falls distal ein adäquat dickes Fibulaperiost vorhanden ist.

Im Folgenden dargestellt wird die PLP nach Kuner, modifiziert von Rudert, Wülker und Wirth [22, 29] (Abb. 5.8). Das Periostgewebe, welches sich initial als mechanisch schwach erweist, fungiert als Wegbereiter für die histologische ligamentäre Transformation [22, 29]. Mit der PLP können auch insuffiziente, genähte Bänder im Bedarfsfall augmentiert werden.

**Prinzip.** Perioststreifen der Fibula werden als ortsständiges Ersatzmaterial anatomisch regelrecht verlaufend in den Bandsitus eingebracht.

**Technik.** Die Hautinzision verläuft bogenförmig über der Fibula leicht nach dorsal konvex geschwungen. Zwei ca. 10 × 5 mm rechteckige Periostlappen werden von der Fibula von proximal nach distal gehoben (Abb. 5.8 a). Durch die Fibulaspitze werden in Richtung des Verlaufs des TFA und des CF zwei Löcher (4,5 mm im Durchmesser) gebohrt, deren scharfe Ränder abgerundet werden (Abb. 5.8 b). Durch diese Löcher werden die Perioststreifen geführt. Sowohl am Kalkaneus (ehemalige Insertionsstelle des CF) als auch am Talus (ehemalige Insertion des TFA) wird je ein kortikaler Block (1 × 1 cm) gehoben. Dann werden die Periostzügel unter Vorspannung in das vorgefertigte Knochenbett gelegt und unter den kortikalen Block geklemmt. Dieser wird danach mit Kleinfragmentschrauben oder Staples refixiert (Abb. 5.8 c).

Alternativ dazu wird der alleinige Ersatz des TFA empfohlen [14] (Abb. 5.9 a–c). An der spongiösen angefrischten Insertionsstelle am Talus kann der gedoppelte Periostlappen auch mit Ankertechniken oder transossär geführten Nähten fixiert werden.

**Nachbehandlung.** Das Tragen einer Sprunggelenksorthese bei Vollbelastung für 6 Wochen postoperativ wird empfohlen. Peroneales Training und konditionierendes Eigenreflextraining ist obligatorisch, das OSG belastende Sportarten (z. B. Fußball, Handball, Squash, Tennis, Badminton) dürfen drei Monate nicht ausgeübt werden.

### Die Tenodesetechniken

Auf diese sollte erst zurückgegriffen werden, wenn eine direkte Bandrekonstruktion nicht mehr möglich ist und wenn zwei Bänder ersetzt werden müssen, bzw. bei langjährigem Krankheitsverlauf und schweren Instabilitätsformen [32]. Ihre Nachteile wurden bereits auf S. 157 dargestellt.

In den letzten Jahrzehnten hat das Prinzip der lateralen Verspannung des Außenknöchels mit Hilfe der Peronealsehnen oder Teilen davon unzählige Varianten und Modifikationen erfahren [42]. Gemäß einer bundesweiten Umfrage 1994 wird in deutschen Kliniken das Tenodeseprinzip nach Watson-Jones bevorzugt [32], beispielgebend wird es im Folgenden ausführlicher beschrieben.

#### ▪ Operation nach Watson-Jones

**Prinzip.** Es besteht in der Stabilisierung des oberen (und unteren) Sprunggelenks mittels distal gestielter Sehne des M. peronaeus brevis (Abb. 5.10). Allen Variationen dieses Prinzips gemeinsam ist eine Talusfixation in den Sehnenverlauf, sie unterscheiden sich aber im eigentlichen Verlauf des Sehnentransplantats und letztendlich auch in der Fixation der Sehnenenden [32].

**Technik.** Die Schnittführung zieht von der Hinterkante der Fibula über den Außenknöchel [2]. Es folgt die

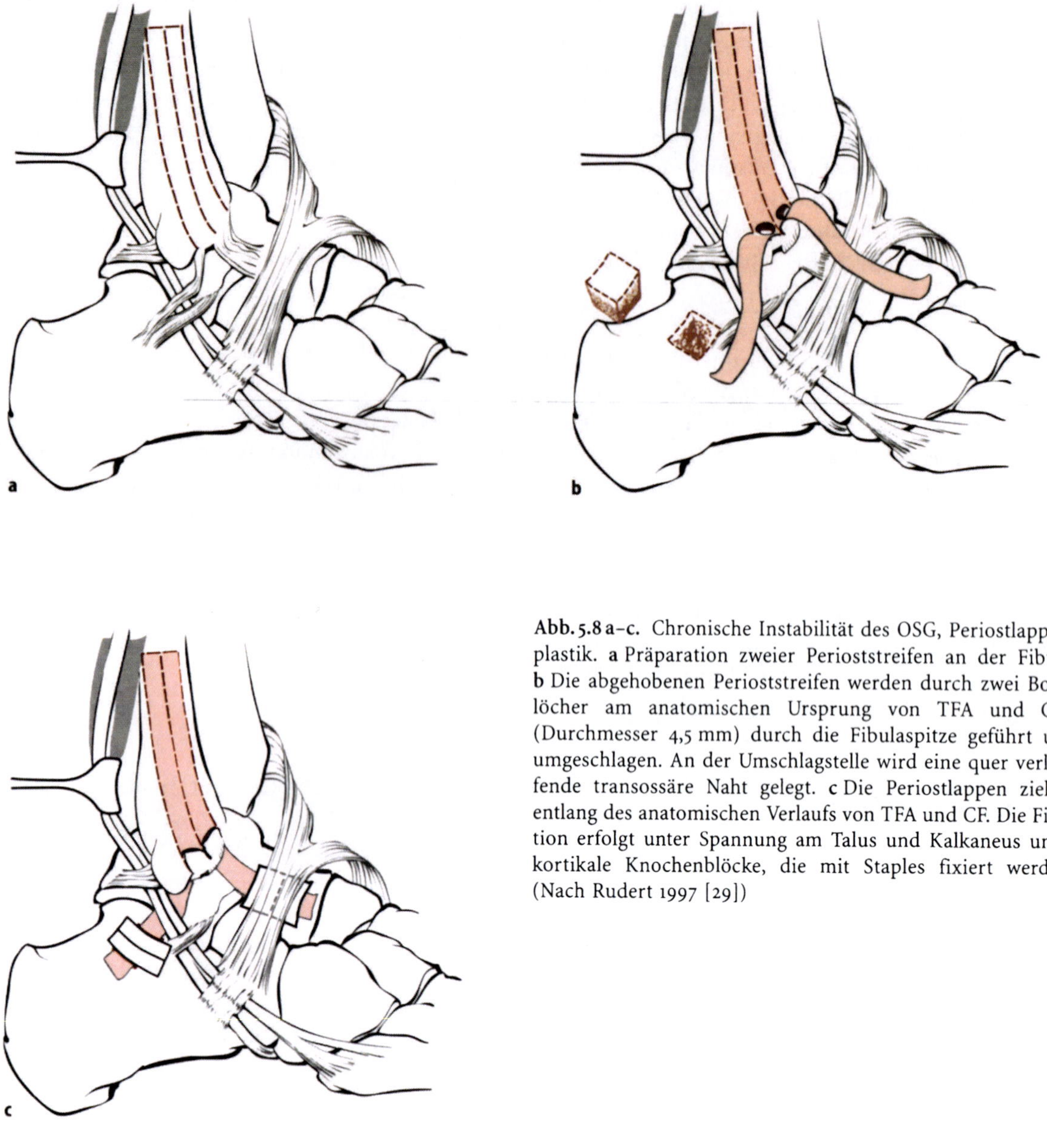


**Abb. 5.8 a–c.** Chronische Instabilität des OSG, Periostlappenplastik. **a** Präparation zweier Perioststreifen an der Fibula. **b** Die abgehobenen Perioststreifen werden durch zwei Bohrlöcher am anatomischen Ursprung von TFA und CFA (Durchmesser 4,5 mm) durch die Fibulaspitze geführt und umgeschlagen. An der Umschlagstelle wird eine quer verlaufende transossäre Naht gelegt. **c** Die Periostlappen ziehen entlang des anatomischen Verlaufs von TFA und CF. Die Fixation erfolgt unter Spannung am Talus und Kalkaneus unter kortikale Knochenblöcke, die mit Staples fixiert werden. (Nach Rudert 1997 [29])

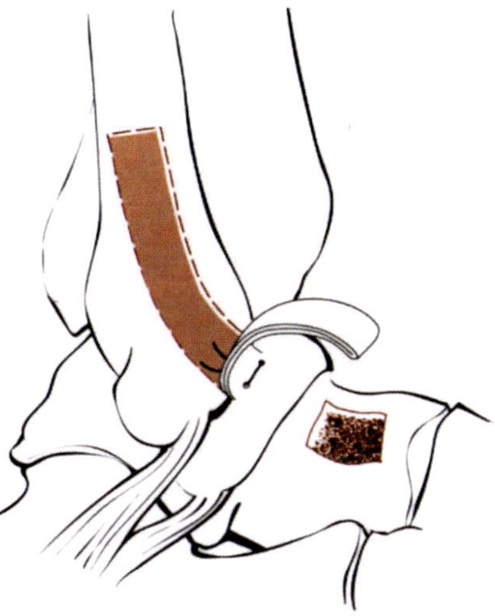

a

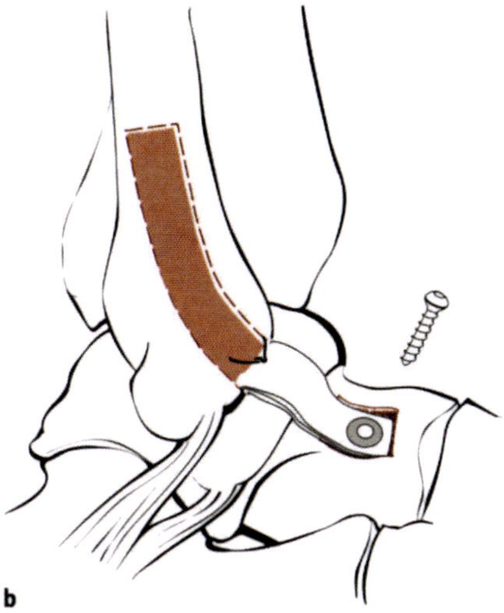

b

**Abb. 5.9 a–c.** Alleiniger Eratz des TFA. Ein gedoppelter Perioststreifen wird mit einer Kleinfragment-Spongiosaschraube über eine Unterlagscheibe am mit einem Meißel angefrischten Talusbett fixiert. Die Umschlagsfalte wird durch eine quere transossäre Naht an der Fibula augmentiert. (Nach Hierholzer 1997 [14])

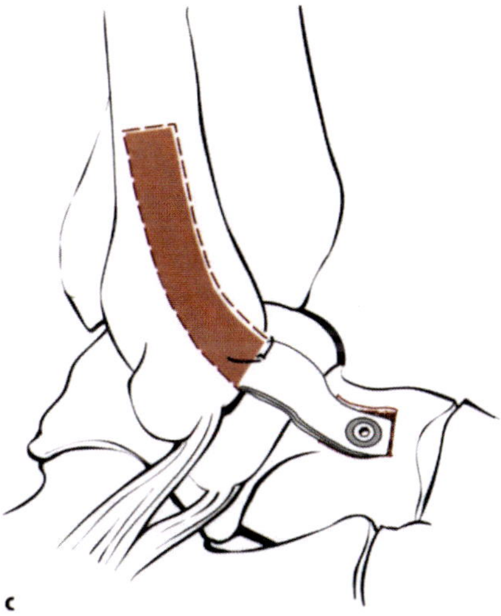

c

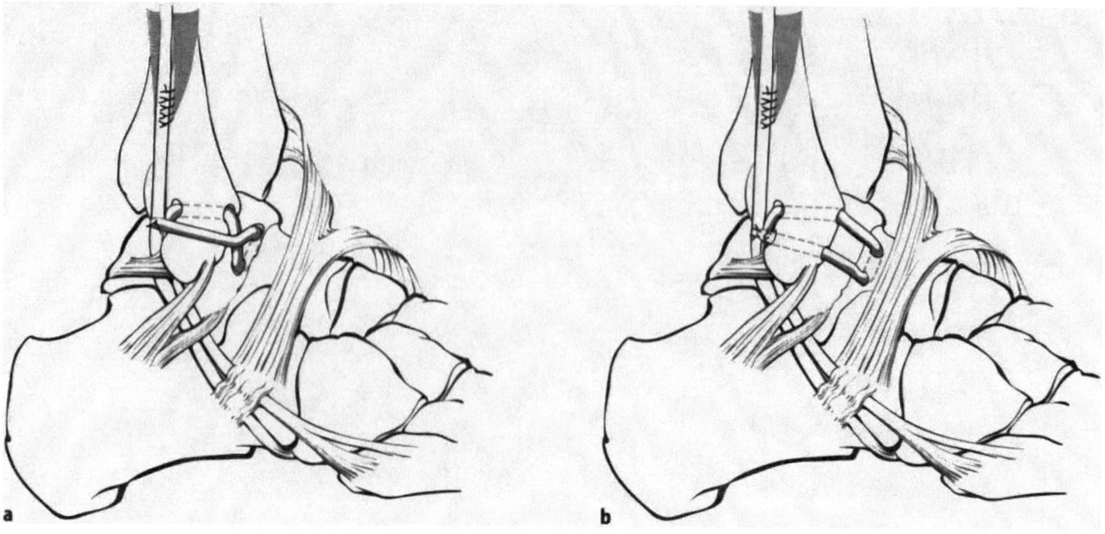


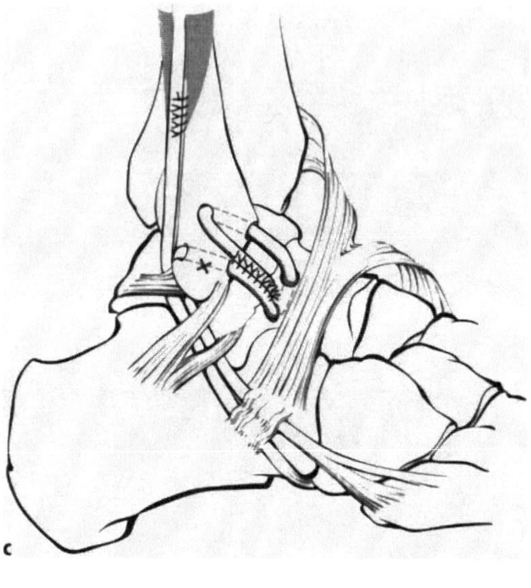


**Abb. 5.10 a–c.** Chronische Instabilität des OSG, Tenodesetechnik. **a** Peronaeus-brevis-sive-longus-Plastik (Watson-Jones modifiziert), schematische Darstellung der Sehnenverlagerung. **b** Alternatives Verfahren: Bohren eines zweiten transossären Kanals durch die Fibula. **c** Eigene Modifikation: Ein zweiter, fibularer kurzer Bohrkanal wird über dem ersten angelegt. In leichter Supinationsstellung wird durch eine transossäre Naht im kaudalen Kanal in der Fibula die durchgezogene, longitudinal halbierte Sehne des M. peronaeus brevis transfixiert *(x)*; dadurch bleibt das untere Sprunggelenk relativ unbeteiligt. Nach Durchführen durch den talaren und kranialen fibularen Kanal wird die Sehne Seit-zu-Seit fixiert, die Tenodese betrifft somit vorwiegend das OSG. (Nach Jäger 1978 [17]; Bauer 1995 [2])

Darstellung der Gelenkkapsel und der Bandstümpfe des TFA und CF, danach der Sehne des M. peronaeus brevis nach proximal und proximale Durchtrennung selbiger am Übergang in ihren Muskelbauch. Der M. peronaeus brevis wird mit seinem muskulären Anteil auf den M. peronaeus longus genäht. In den Außenknöchel ca. 2,5 cm oberhalb der Knöchelspitze wird ein Loch von 4,5 mm Durchmesser leicht von ventral nach dorsal ansteigend gebohrt. Zusätzlich werden in den Talushals knapp oberhalb der unteren Sprunggelenksfläche zwei V-förmige Bohrkanäle (4,5 mm Durchmesser) angelegt, alle Bohrkanäle werden abgerundet. Danach wird das freie Ende der Peronealsehne von dorsal nach ventral durch die Fibula gezogen, dann durch die V-förmige Bohrung des Talus, schließlich trifft das freie Ende der Sehe auf den ursprünglichen Sehnenverlauf (Abb. 5.10 a). Die Adaptation erfolgt mit resorbierbaren Nähten. Alternativ dazu können auch zwei Kanäle in die Fibula gebohrt werden (Abb. 5.10 b).

■ **Modifiziertes Verfahren**

Ein eigenes klinisch erfolgreich praktiziertes Verfahren (Schleifer P, persönliche Mitteilung 2000) geht vor wie folgt (Abb. 5.10 c):

- Verwendung der distal gestielten, longitudinal halbierten Sehne des M. peronaeus brevis (s. oben), danach wird
- ein Bohrloch (4,5 mm) in die distale Fibula in a.-p.-Richtung gelegt.
- Ein V-förmiger Bohrkanal wird angelegt im anatomischen talaren Ansatzbereich des TFA, danach
- ein zweiter, fibularer kurzer V-förmiger Bohrkanal kranial des ersten.
- Die Sehne wird durch die Knochenkanäle geführt, von dorsal kommend: Fibula kaudal – Talus – Fibula kranial.
- In leichter Supinationsstellung wird die durchgezogene Sehne im kaudalen Fibulakanal durch eine transossäre Naht transfixiert. Das untere Sprunggelenk bleibt also relativ unbeteiligt.
- Nach Durchführen der Sehne durch die Knochenkanäle wird diese abschließend Seit-zu-Seit fixiert, die Tenodese betrifft somit in erster Linie das OSG. Die Spannung im ehemaligen Verlauf des TFA kann individuell variiert werden.

## 5.2.4 Komplikationen

Diese sind im Wesentlichen dieselben wie bei der operativen Versorgung der frischen fibularen Bandruptur, außerdem besteht das Risiko einer Beweglichkeitseinschränkung.

## 5.2.5 Nachbehandlung

Postoperativ sollte für vier bis sechs Wochen ein Unterschenkelgehgips – bei Vollbelastung und Thromboseprophylaxe mit Low-dose-Heparin für diese Zeitspanne – getragen werden. Anschließend empfiehlt sich das Tragen einer Sprunggelenkorthese für weitere vier Wochen. Die Wichtigkeit eines umfassenden physiotherapeutischen Trainings der Propriozeption muss neuerlich unterstrichen werden (s. Abschn. 5.1.6).

## Literatur


1. Bauer R, Kerschbaumer F, Poisel S (1986) Operative Zugangswege in Orthopädie und Traumatologie. Thieme, Stuttgart New York
2. Bauer R, Kerschbaumer F, Poisel S (1995) Orthopädische Operationslehre. Thieme, Stuttgart New York
3. Becker HP, Rosenbaum D (1996) Funktionsstörungen des Fußes nach Tenodesen: Ist die Methode noch zeitgemäß? Sportverl Sportschaden 10: 94–99
4. Bröstrom L (1964) Sprained ankles. I: Anatomic lesions in recent sprains. Acta Chir Scand 128: 483–495
5. Bröstrom L (1966) Sprained ankles. VI: Surgical treatment of »chronic« ligament ruptures. Acta Chir Scand 132: 551–556
6. Castaing J, Le Chevalier PL, Meunier M (1961) Entorse a repetition ou subluxation recidivante de la tibiotarsienne. Une technique simple de ligamentoplastie externe. Rev Chir Orthop 47: 598–608
7. Dehne E (1933) Die Klinik der frischen und habituellen Adduktionssupinationsdistorsion des Fußes. Dtsch Z Chir 242: 40–61
8. Dias LS (1979) The lateral ankle sprain: an experimental study. J Traumatol 19: 266–269
9. Freeman MAR (1965) Treatment of ruptures of the lateral ligament of the ankle. J Bone Joint Surg Br 47: 661–668
10. Glasgow M, Jackson A, Jamieson AM (1980) Instability of the ankle after injury to the lateral ligament. J Bone Joint Surg Br 62: 196–200
11. Gould N, Seligson D, Gassmann J (1980) Early and late repair of lateral ligament of the ankle. Foot Ankle 1: 84–89
12. Hamilton WG (1994) Ankle instability repair. The Bröstrom-Gould repair. In: Johnson KA (ed) Master techniques in orthopaedic surgery. The foot and ankle. Raven, New York, pp 437–447
13. Hofer M, Kastner A, Reschauer R (1993) Diagnose und Therapie der fibularen Bandruptur am oberen Sprunggelenk. In: Szyszkowitz R, Seggl W (Hrsg) Verrenkungsbrüche der Hüftpfanne und Beckenverletzungen. Hans Huber, Bern Göttingen Toronto Seattle, S 211–214
14. Hierholzer G, Platzer W, Weller S (1997) Untere Extremität, Teil 1. Thieme, Stuttgart New York, S 422–429
15. Hintermann B (1996) Bandverletzung der Sprunggelenke (Teil 1). Sportverl Sportschaden 10: 47
16. Hintermann B (1996) Bandverletzung der Sprunggelenke (Teil 2). Sportverl Sportschaden 10: 75
17. Jäger M, Wirth CJ (1978) Kapselbandläsionen. Biomechanik, Diagnostik und Therapie. Thieme, Stuttgart New York, S 202
18. Jerosch J, Thorwesten L (1996) Ist Proprioception eine unidimensionale Größe? Orthopädie – Informationen BVO – Mitteilungen DGOT 4: 372
19. Kannus P, Renstrom P (1991) Treatment for acute tears of the lateral ligaments of the ankle. Operation, cast, or early controlled mobilization. J Bone Joint Surg Am 73: 305–312
20. Katcherian D (1994) Soft-tissue injuries of the ankle. In: Lutter LD, Mizel MS, Pfeffer GB (eds) Foot and ankle. AAOS, Rosemont, pp 241–254
21. Klenerman L (1998) The management of sprained ankle. J Bone Joint Surg Br 80: 11–12
22. Kuner EH (1978) Der gestielte Periostzügel als Möglichkeit des Außenbandersatzes. Hefte Unfallheilkd 133: 191–193
23. Lindenfield TN (1988) The differentiation and treatment of ankle sprain. Orthopedics 2: 203–206
24. Liu SL, Jacobson KE (1995) A new operation for chronic lateral ankle instability. J Bone Joint Surg Br 77: 55–59
25. Löfvenberg R, Kärrholm J, Sundelin G (1996) Die propriozeptive Reaktion beim gesunden und beim chronisch instabilen Sprunggelenk. Sportverl Sportschaden 10: 79–83
26. Noesberger B (1976) A fixation apparatus for differential indication on fibular band lesions. Helv Chir Acta 43 (1–2): 195–203
27. Rabl CRH, Nyga W (1994) Orthopädie des Fußes. Enke, Stuttgart, S 231–232
28. Renström P, Theis P (1993) Die Biomechanik der Verletzung der Sprunggelenkbänder. Sportverl Sportschaden 7: 29–35
29. Rudert M, Wülker N, Wirth CJ (1997) Reconstruction of the lateral ligaments of the ankle using a regional periosteal flap. J Bone Joint Surg Br 79: 446–451
30. Schäfer D, Hintermann B (1996) Bildgebende Diagnostik der Sprunggelenksinstabilität. Sportverl Sportschaden 10: 55–57
31. Scheuba G, Vosskohler E (1983) Diagnosis of ligament injuries of the upper ankle joint. Unfallchir 9 (6): 341–344
32. Schmidt R, Becker HP, Gerngroß H (1997) Die operative Behandlung der chronischen Sprunggelenksinstabilität – Variantenvielfalt in deutschen Kliniken. Sportverl Sportschaden 11: 21–26
33. Segesser B, Goesele A (1996) Fibuläre Bandplastik mit Plantarissehne nach Weber modifiziert nach Segesser. Sportverl Sportschaden 10: 88–93
34. Seligson D, Voos K (1997) The primary management of musculoskeletal trauma. Lippincott-Raven, Philadelphia New York, pp 145–146
35. Sommer CJ (1996) Das instabile OSG. Die Behandlung der frischen Bandruptur – eine Literaturübersicht. Sportverl Sportschaden 10: 76–78
36. VanDijk CN, Lim LSL, Bossuyt PMM, Marti RK (1996) Physical examination is sufficient for the diagnosis of sprained ankles. J Bone Joint Surg Br 78: 958–962
37. Watson AWS (1984) Sports injuries during one academic year in 6799 irish school children. J Sports Med 12: 65–71
38. Weiglein A (1993) Funktionelle Anatomie des oberen Sprunggelenks. In: Szyszkowitz R, Seggl W (Hrsg) Verrenkungsbrüche der Hüftpfanne und Beckenverletzungen. Hans Huber, Bern Göttingen Toronto Seattle, S 206–208
39. Zanetti M, De Simoni C, Hodler J (1996) Magnetresonanztomographie (MRT) bei ligamentären Verletzungen des oberen Sprunggelenks. Sportverl Sportschaden 10: 58–62
40. Zwipp H (1984) Die antero-laterale Rotationsinstabilität des oberen Sprunggelenkes. Med. Habilitationsschrift, Universität Hannover
41. Zwipp H, Tscherne H (1984) Zur Behandlung der chronischen anterolateralen Instabilität des oberen Sprunggelenkes: direkte Bandrekonstruktion-Periostlappenplastik-Tenodese. Hefte Unfallheilkd 87: 405–415
42. Zwipp H (1986) Die antero-laterale Rotationsinstabilität des oberen Sprunggelenkes. Hefte Unfallheilkd 177: 28–106
43. Zwipp H (1994) Chirurgie des Fußes. Springer, Berlin Heidelberg New York Tokyo

# Kapitel 6

# Posttraumatische Fehlstellungen am Unterschenkel 6

A. Kaminski



## 6.1 Einleitung

Korrekturen von Achsenfehlstellungen des Skelettsystems gehören zum festen Repertoire der rekonstruktiven Chirurgie. Sowohl die Indikation zur Korrektur als auch die Auswahl von geeigneten Verfahren sind von zahlreichen Faktoren abhängig und müssen individuell entschieden werden. Eine exakte präoperative Planung ist unerlässlich und beeinflusst unmittelbar das Operationsergebnis. Die operative Umsetzbarkeit muss gegenüber der Erwartungshaltung des Patienten kritisch abgewogen werden.

## 6.2 Ätiologie

Posttraumatische Fehlstellungen des Unterschenkels können durch *biologische* und *mechanische* Faktoren bedingt sein. Ein Beispiel einer biologischen Störung sind Epiphysenfrakturen mit Schädigung der Wachstumsfuge, insbesondere solche vom Typ Aitken II und III/Salter III und IV, die über eine umschriebene Verknöcherung in konsekutive Wachstumsdysbalance münden können.

Die weitaus häufigeren mechanischen Faktoren werden hauptsächlich iatrogen verursacht. Trotz effizienter und kontinuierlich in Entwicklung begriffener Behandlungsmöglichkeiten sind posttraumatische Achsenabweichungen des Unterschenkels ebenso wie tibiale Pseudarthrosen vielfach Folgen nicht optimal versorgter frischer Verletzungen [21]. Ungenügende Repositionsergebnisse werden gerade bei den zunehmenden minimal invasiven Verfahren oft nicht erkannt und/oder die Stabilität einer unzureichenden Osteosynthese wird überschätzt. Die Wahl des Osteosynthesematerials wird gelegentlich nicht der Knochenqualität angepasst.

Längendifferenzen hingegen resultieren eher aus traumabedingten substantiellen Verlusten ossärer Matrix und müssen im Rahmen der Primärversorgung bewusst in Kauf genommen werden. Traumatische, bei offenen Frakturformen häufig anzutreffende Fragmentnekrosen oder Trümmerzonen werden primär reseziert, die Frakturfragmente werden zur Vermeidung der Diastase eingestaucht. Die je nach Bruchform unumgänglichen Längendifferenzen werden sekundär ausgeglichen.

## 6.3 Epidemiologie

Ausschließlich diaphysäre Fehlstellungen sind seltener anzutreffen als proximale oder distale in den gelenknahen epi- und metaphysären Abschnitten lokalisierte Achsenabweichungen [37]. Vor allem komplexe Trümmerbrüche sind für die Entwicklung von korrekturbedürftigen Achsenfehlstellungen prädisponiert.

## 6.4 Biomechanik und Pathophysiologie

Allein die Diagnose einer posttraumatischen Deformität rechtfertigt einen Korrektureingriff nicht. Für die Einschätzung des für die Indikation zum invasiven Vorgehen entscheidenden Krankheitswertes ist die Kenntnis sowohl der im Bereich der unteren Gliedmaßen vorherrschenden biomechanischen Gesetzmäßigkeiten als auch der für Statik und Funktion resultierenden Konsequenzen ihrer traumabedingten Modifikationen von elementarer Bedeutung.

Als übergeordnete Behandlungsziele werden

- die Beseitigung funktioneller Beeinträchtigungen und
- die Prävention arthrotischer Spätschäden

definiert. Die Ausrichtung von posttraumatischen Achsenfehlstellungen ist bis zum Beweis des Gegenteils als dreidimensional aufzufassen, dies ist in den diagnostischen Schritten bzw. bei der präoperativen Planung zu berücksichtigen.

Unter physiologischen Bedingungen kreuzt die als *Traglinie* bezeichnete, Hüftkopf- und Talusmitte verbindende Gerade auch den zentralen Anteil des Kniegelenks (Abb. 6.1) [17]. Diese Ausrichtung behält auch in der sagittalen Ebene ihre Gültigkeit. Kostuik et al. haben gezeigt, dass bereits einstellige *varisierende* bzw. *valgisierende Gradabweichungen* dieser Achse zu einer kompletten Entlastung des lateralen bzw. medialen Kniegelenkkompartimentes führen können [16].

**!** Als Faustregel gilt: Ein Zentimeter Differenz der Traglinie von der Kniegelenkmitte entspricht 4° Abweichung in der Frontalebene.

Unter dynamischen Bedingungen beim Gehen verläuft die physiologische *Belastungsachse* dem axialen Kraftvektor entsprechend ohnehin durch das mediale Kniegelenkkompartiment [4]. Bereits aus dieser Feststellung resultiert, dass eine Varusdeformität mit einem schwerer wiegenden Krankheitswert behaftet ist als eine Valgusdeformität, da die Druckbeanspruchung medial deutlich überrepräsentiert ist. Die gegenregulativen Mechanismen der anterolateralen Oberschenkelmuskulatur und des Tractus iliotibialis sind begrenzt. Die Kompensation einer Valgus- oder Varusfehlstellung ist infolge der mangelnden Ad- und Abduktionsfähigkeit im Kniegelenk nicht möglich. Im Sprunggelenk lässt sich infolge der Supinationsfähigkeit eine Valgusfehlstellung partiell kompensieren. Da die Pronation bedingt durch die Enge zwischen Außenknöchel und Processus lateralis tali wesentlich geringer ist, werden Varusfehlstellungen rascher zur Dekompensation neigen. Bereits bei einer Varusstellung von 7° ist die Kompensation über die Pronation im oberen Sprunggelenk erschöpft. Die Verkippung der talaren Gelenkfläche in der Frontalebene muss jedoch in jedem Falle als präarthrotischer Status verstanden werden. Eine Überkorrektur eines traumabedingten Genu varum in eine leichte Valgusstellung von ca. 3° ist aus den oben genannten Gründen im Hinblick auf das funktionelle Ergebnis und auf die Prognose sogar sinnvoll, ein Genu valgum hingegen darf nicht in die Varusposition überkorrigiert werden. Diesen grundsätzlichen Gesichtspunkten ist bei der operativen Planung Rechnung zu tragen.

Bedingt durch die Scharnierfunktion der angrenzenden Gelenke können *Torsionsfehler* des Unterschenkels nicht kompensiert werden. Das Knie- und das obere Sprunggelenk weisen lediglich eine limitierte Rotationstoleranz auf. Die einzige, wohl begrenzte Kompensationsmöglichkeit besteht in den Rotationsbewegungen des proximal vorgeschalteten Hüftgelenks. Die Grenzen dieses Kompensationsmechanismus werden mit zunehmender Flexion des Hüftgelenks immer enger. Neben der funktionellen Beeinträchtigung des Innen- oder Außendrehgangs ist im Longitudinalverlauf die Prädisposition zur Entwicklung gonarthrotischer Prozesse gegeben [39, 40]. Durch tibiale Drehfehler bewegen sich beim Gehen die Scharnierachsen des Kniegelenks und des oberen Sprunggelenks in verschiedene Richtungen. Da subjektiv der Fuß nach vorne geführt wird, gerät die Knieachse in die inkorrekte Streckposition mit entsprechender Überlastungssymptomatik. Innentorsionen werden im Hinblick auf die zu erwartende Schmerzsymptomatik und die degenerativen Spätfolgen als schwerwiegender bewertet [7, 43].

*Antekurvationsfehlstellungen* im Kniegelenk bzw. distal des Kniegelenks sind infolge des Streckverlustes häufig mit einer wesentlichen Behinderung der Gehfä-

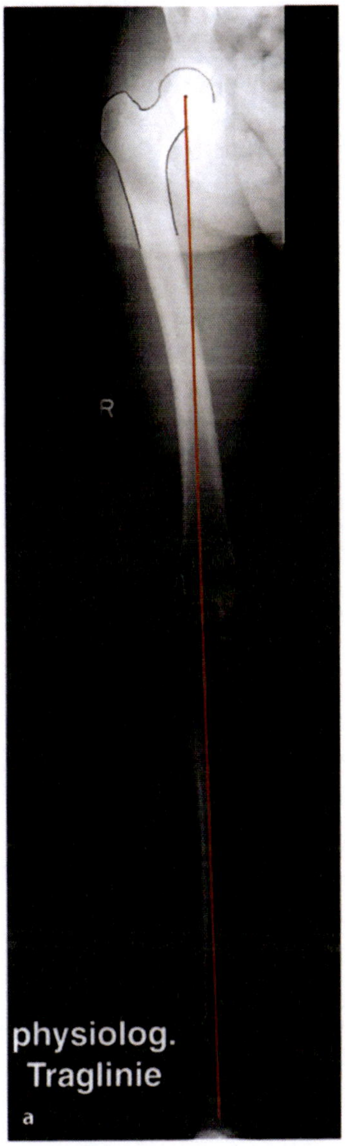


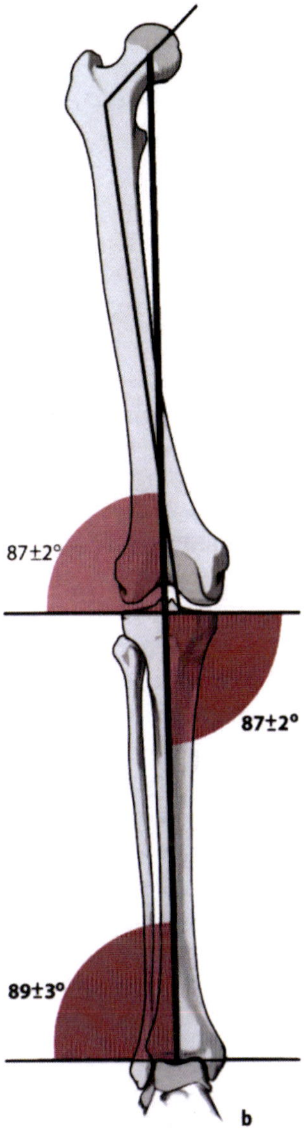


**Abb. 6.1 a, b.** Unter physiologischen Bedingungen liegen die Mittelpunkte des Hüftkopfes, des Knie- und des Sprunggelenks auf einer Geraden. Zu beachten ist der annähernd parallele Verlauf der Basislinien des Knie- und des Sprunggelenks

higkeit vergesellschaftet, obgleich die Stabilität des Gelenks durch kräftige gelenkübergreifende Muskelgruppen selbst bei relativer Bandinsuffizienz meist gewahrt bleibt. Auch eine gesteigerte Druckbelastung im patellofemoralen Gelenk ist in ihrer pathogenen Bedeutung zu berücksichtigen.

*Rekurvationsstellungen* des Kniegelenks bzw. des Unterschenkels werden in der Regel zumindest subjektiv besser vertragen. Ossäre Ursachen von Fehlstellungen des Kniegelenks in der Sagittalebene äußern sich in der Verkippung des Kniebasiswinkels, der unter physiologischen Bedingungen eine Retroversion von 80-85° zeigt [38].

*Beinlängendifferenzen* kleineren Ausmaßes (≤1 cm) zeigen sich in der Regel klinisch stumm. Strecker et al. [35] ermittelten, dass die intraindividuellen Längentoleranzen (99. Perzentile) bei gesunden Probanden im Rechts-links-Seitenvergleich 1,2 cm für den Oberschenkel und 1,0 cm für den Unterschenkel betragen können. Mit zunehmender einseitiger Verkürzung kommt es zu Störungen der Gangbildes mit Auswirkungen auf Schrittlänge und -frequenz sowie zu deformierenden Prozessen der Wirbelsäule.

! Vor einem längekorrigierenden Eingriff ist die Irreversibilität einer Skoliose unbedingt abzuklären. Auch funktionell verkürzende, weichteilbedingte Gelenkkontrakturen müssen ausgeschlossen werden.

Nicht selten werden bei klinisch relevanten Verkürzungen Spitzfußstellungen mit Verkürzung der Achillessehne beobachtet. Das Erkennen und Einbeziehen solcher weichteilbedingter Funktionsstörungen ist mit entscheidend für den Therapieerfolg.

## 6.5 Behandlungsrichtlinien (Indikationen)

Biomechanische Überlegungen, funktionelle Störungen, subjektive Beschwerden und nicht zuletzt kosmetische Gesichtspunkte müssen in die Indikationsstellung einbezogen werden. Diese Teilaspekte werden einzeln gewichtet und schließlich vergleichend einander gegenübergestellt. In besonderem Maße begünstigen im Bereich der belasteten unteren Extremität Fehlbelastungen und -funktionen die Induktion von arthrotischen Vorgängen, deren Prävention mit der Wiederherstellung anatomischer Achsenverhältnisse realisiert werden kann. Eine manifeste Arthrose kann hingegen eine Kontraindikation für gelenkerhaltende Eingriffe darstellen. Bei Destruktionen des Kniegelenks müssen Arthroplastiken, bei Arthrosen des Sprunggelenks eher Arthrodesen eingeplant werden. Hierbei ist insbesondere im Bereich des Kniegelenks eine subtile Beurteilung aller Gelenkkompartimente von wesentlicher Bedeutung. Beispielsweise kann eine isolierte Varusgonarthrose bei intakter Morphologie des lateralen Kompartimentes suffizient einer valgisierenden Osteotomie zugeführt werden (Abb. 6.2). Sprunggelenkarthrosen werden nach einer Tibiakorrektur in ihrer Progredienz behindert.

Während ausgeprägte subjektive Beschwerden des Patienten die Notwendigkeit einer therapeutischen Intervention implizieren, kann bei Achsenfehlstellungen, die mit einer relevanten mechanischen Fehlbelastung einhergehen, auch bei Fehlen einer subjektiven Beschwerdesymptomatik die Indikation zur Korrektur im präventiven Sinne gegeben sein. Letzteres muss insbesondere bei jüngeren Patienten berücksichtigt werden. Schließlich können auch kosmetische Gesichtspunkte, besonders posttraumatische Verkürzungen, die Indikation zur Korrektur bekräftigen. Den hohen Aufwand der Verlängerungsoperation mit mehrmonatiger Heilungsdauer und multipler Revisionspflichtigkeit sind viele Patienten bereit zu akzeptieren, um ihrer physischen wie psychischen Isolation zu entkommen [20]. Die Indikationsstellung muss hier jedoch besonders streng erfolgen, sie setzt eine ausgezeichnete Patientencompliance voraus, und das Risiko einer letztlich iatrogen induzierten Komplikation muss streng abgewogen werden. Wenn die Indikation nicht dezidiert gestellt werden kann, sind inzwischen ausgereifte orthopädische Hilfsmittel vorzuziehen.

Die in der Tabelle 6.1 aufgeführten graduellen Grenzen von Achsenfehlstellungen, bei deren Überschreitung die Indikation zum Korrektureingriff gegeben

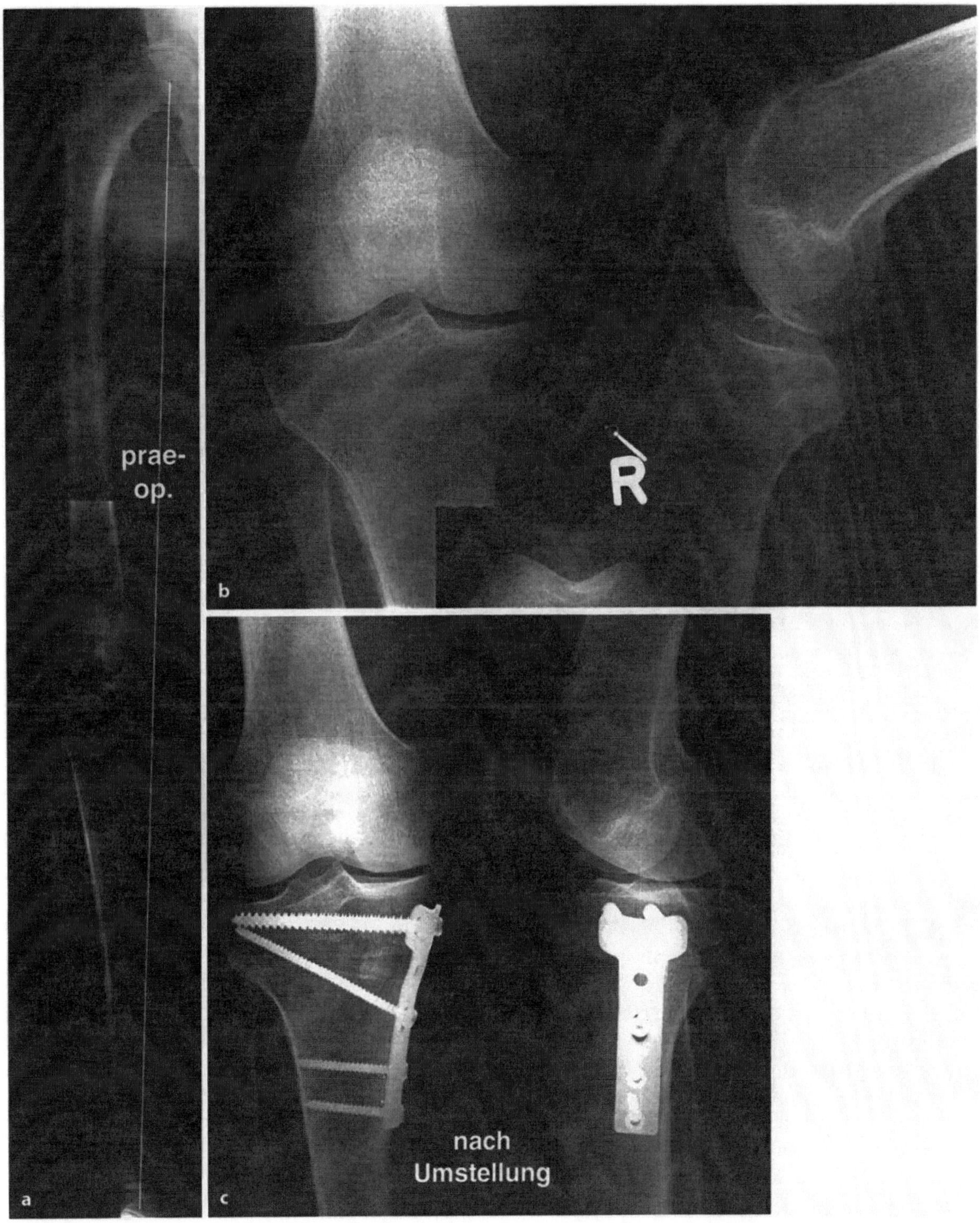


**Abb. 6.2 a–c.** Patient, 60 Jahre. **a, b** Isolierte Varusgonarthrose, Zustand nach Innenmeniskusresektion. **c** Additive valgisierende Tibiakopfosteotomie

**Tabelle 6.1.** Richtwerte zur Korrektur von posttraumatischen Unterschenkeldeformitäten

| | | |
|---|---|---|
| Frontalebene | Varus | ≥ 7° |
| | Valgus | ≥10° |
| Sagittalebene | Antekurvation | >10° |
| | Retrokurvation | >10° |
| Torsionsdifferenz | | >15° |
| Längendifferenz | | > 2 cm |

ist, sind von relativer, nicht von absoluter Gültigkeit. Allenfalls stellen sie Richtwerte dar, die bei multiplanen Fehlstellungen noch enger zu fassen sind. Nicht zuletzt spielt auch die Höhe der Deformität eine bedeutende Rolle. Eine proximal lokalisierte Fehlstellung der Tibiaschaftes in der Frontal- und/oder Sagitallebene hat eine weitaus größere Deviation des körperfernen Extremitätenabschnitts von der physiologischen Achse zufolge als eine distal gelegene, numerisch und graduell identische Fehlstellung. Aus den experimentellen Studien von McKellop et al. [18] ist bekannt, dass eine Varusdeformität im proximalen Tibiadrittel von 10° eine definierte Druckbeanspruchung des medialen Kniegelenkkompartimentes herbeiführt, die bei körperfernen Varusabweichungen erst bei 15° erzielt wird. Die in Tabelle 6.1 aufgeführten Richtwerte gelten für die kniegelenknahe Region.

Grundsätzlich ist bei der Indikationsstellung der Allgemeinzustand des Patienten, Alter, Anamnese sowie Leistungsfähigkeit und -bereitschaft zu berücksichtigen. Bei einer Varusfehlstellung am Unterschenkel von bereits 7° sollte eine operative Korrektur in Betracht gezogen werden. Valgusfehlstellungen von weniger als 10° hingegen werden in der Regel keiner operativen Therapie unterzogen. Dies gilt auch für Achsenfehlstellungen in der Sagittalebene. Bei den Torsionsverhältnissen ist noch ein weiterer Aspekt zu beachten: Während bei der Extremitätenausrichtung in der Frontal- und der Sagittalebene im Allgemeinen eine Seitensymmetrie angenommen wird, die gesunde Gegenseite also als Referenz dient, muss diese vereinfachende Vorstellung insbesondere bei der Torsion kritisch betrachtet werden. Es gibt Arbeiten, die auch bei gesunden Individuen erhebliche intraindividuelle Seitendifferenzen in den Torsionsverhältnissen der unteren Gliedmaßen feststellen [10, 27, 35]. Tatsächlich sind Torsionsfehler von weniger als 15° in der Regel funktionell nicht bedeutsam und nicht korrekturpflichtig. Beschwerden treten meist dann auf, wenn die rotatorische Neutralposition nach der Neutral-Null-Methode nicht erreicht wird und der Fehler sich somit als eine endständige Malposition darstellt, oder wenn ein rotatorischer Nulldurchgang nach beiden Seiten von weniger als 5° vorhanden ist [15].

Beinverkürzungen von weniger als 2 cm sind eine Domäne konservativer Behandlung mittels orthopädischer Hilfsmittel. Elegante Lösungen in Form von Schuheinlagen, in die Schuhabsätze eingearbeiteten unauffälligen Erhöhungen oder kombinierten Verfahren lassen sich mit geringem Aufwand verwirklichen.

## 6.6 Diagnostik und Planung

Bei der klinischen Untersuchung ermöglicht die Inspektion am stehenden Patienten von vorn, von hinten und von der Seite die orientierende Abschätzung von sagittal und frontal ausgerichteten Achsenfehlern. Auf die Divergenz der Kondylen und Innenknöchel ist zu achten. Auch Beinlängendifferenzen lassen sich bei Betrachtung des Beckenstandes und beim Höhenvergleich der Gesäßfalten erkennen, eine exakte Bestimmung des Längenunterschieds sollte mit der Brettchenmethode vorgenommen werden (Abb. 6.3). Der Längenausgleich wird beim Beckengradstand erreicht. Die exakte Dokumentation erfolgt mittels einer Beckenübersichtsaufnahme im Stehen, wobei der Kassettenrand parallel zum Fußboden ausgerichtet ist.

Zur Festlegung der Torsionswinkeldifferenzen empfiehlt es sich, die Zeigerfunktion des Fußes zu nutzen. Die Betrachtung sollte im Stehen und – speziell für den Unterschenkel – auch im Sitzen, also am hängenden Bein erfolgen (Abb. 6.4).

Die Dokumentation des Gesamtbewegungsausmaßes für Rotationsbewegungen ist bei gebeugtem Hüft- und Kniegelenk (90°) vorzunehmen. Auch etwaige ligamentäre Insuffizienzen müssen erfasst werden, da deren Korrektur unter Anwendung von intraligamentären Osteotomieformen erreicht werden kann [26].

Die Basis der bildgebenden Diagnostik bilden die Röntgenaufnahmen des Unterschenkels mit angrenzenden Gelenken in zwei Ebenen sowie die Ganzbeinaufnahmen im Seitenvergleich und Frontalprojektion. Sowohl Längenunterschiede als auch Deformitäten in der Frontal- und Sagittalebene können auf diese Art und Weise erkannt, quantifiziert und dokumentiert werden. In Ausnahmefällen, bei isolierten distalen Unterschenkelfehlstellungen, kann auf die Ganzbeinaufnahme verzichtet werden, denn eine annähernde Pa-

**Abb. 6.3.** Brettchenmethode zur Bestimmung der Beinlängenunterschiede. Der Ausgleich der Femurverkürzung (hier links) wird beim Beckengradstand erreicht. Die Dokumentation erfolgt mit einer Beckenübersichtsaufnahme im Stehen, wobei der Kassettenrand parallel zum Fußboden ausgerichtet ist

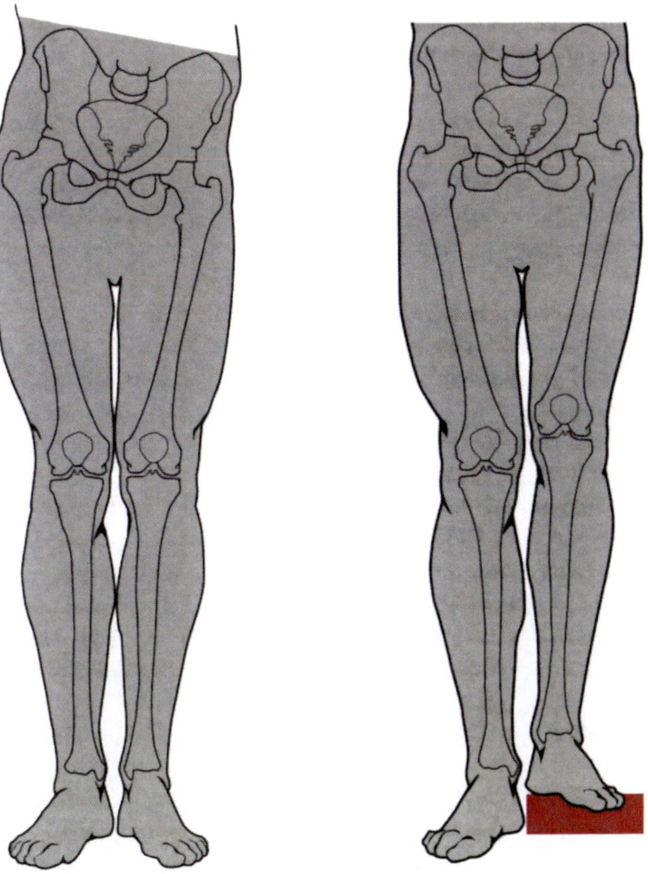

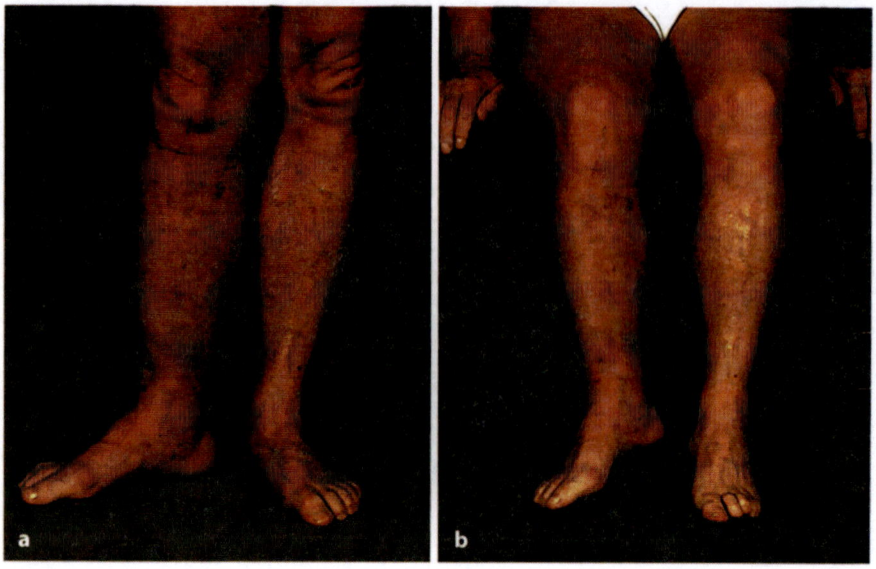

**Abb. 6.4.** Patient, 64 Jahre. Verkürzung und Außentorsion bei Zustand nach distaler Unterschenkelfraktur rechts. Primäre Versorgung mit einem Verriegelungsnagel

rallelität der Kniegelenk- und der Talusbasislinie als Referenz wird angenommen und eine gerade Ausrichtung der Tibia wird angestrebt. Der Scheitelpunkt der Fehlstellung lässt sich leicht bestimmen, da er in aller Regel im Bereich der ehemaligen Fraktur zu liegen kommt. Liegt die Ursache der Achsenfehlstellung nicht im diaphysären, sondern im gelenkbildenden Skelettanteil, sind Zielaufnahmen in zwei Ebenen unerlässlich, speziell im Bereich des Kniegelenks auch die Darstellung der patellofemoralen Komponente. Die Gelenke sind hinsichtlich etwaiger arthrotischer Veränderungen sorgfältig zu prüfen, und diese radiologischen Befunde sind mit der klinischen Symptomatik zu vergleichen.

! Im Zweifelsfall können weiterführende kernspintomographische Untersuchungen der Gelenke hilfreich sein. Diese ersetzen in der Regel die Notwendigkeit einer diagnostischen Arthroskopie.

Torsionsfehler entziehen sich bei konventionellen Röntgenaufnahmen einer exakten, insbesondere einer quantitativen Bestimmung. Hinweisend können Verkippungen der Talusbasislinie sein: eine Außenrotation ist mit einem valgischen, eine Innenrotation mit einem varischen Verlauf derselben vergesellschaftet [11]. Bei klinischen Verdacht auf Torsionsfehler sind computertomographische Untersuchungen erforderlich, die Torsionsverhältnisse werden anhand von axialen Schichtaufnahmen standardisiert und reproduzierbar quantifiziert (Abb. 6.5) [43].

Neben dem diagnostischen Gewinn sind die Röntgenaufnahmen auch eine Grundlage für die weitere zeichnerische Planung. Im nächsten Schritt gilt es, die Höhe der Osteotomie zu ermitteln. Im Allgemeinen wird die Korrektur am Scheitelpunkt des Achsenfehlers vorgenommen, der im Bereich der ehemaligen Frakturzone zu liegen kommt. Die Wahl dieser biomechanisch zu bevorzugenden Lokalisation kann insbesondere sowohl durch die Verhältnisse des umliegenden Weichteilmantels als auch durch pathologische ossäre Prozesse, wie beispielsweise ausgeprägte Sklerosierungszonen nach abgelaufenen Infekten, limitiert sein. Bei der Entscheidung für die Lokalisation der Osteotomie ist zu bedenken, dass bei gleicher Fehlstellung eine distal gewählte Korrekturhöhe einen wesentlich größeren Korrekturwinkel erforderlich macht als eine proximale, kniegelenknah gelegene Höhe (Abb. 6.6). Dies ist in dem exponentiellen Verlauf der Funktion zwischen Größe des Korrekturwinkels und Abstand der Osteotomiehöhe von der Kniegelenkbasis begründet [23]. Die Festlegung des Korrekturwinkels erfolgt über die Ermittlung des Schnittpunktes der über die Kniegelenkebene verlängerten Oberschenkelachse mit der horizontal eingezeichneten Osteotomiehöhe. Anschließend wird eine Gerade zwischen festgelegtem Schnittpunkt und Talusmitte gezogen (Abb. 6.7). Der Winkel zwischen dieser Geraden und der verlängerten Oberschenkelachse ist als Korrekturwinkel aufzufassen und entspricht dem Winkel der Fehlstellung [24].

! Die präoperative Planung auf transparentem Zeichenpapier ist als obligat anzusehen und nicht zuletzt aus forensicher Hinsicht sinnvoll.

Der Korrektureingriff ist auf diese Art und Weise zweidimensional zu simulieren. Schließlich kann die

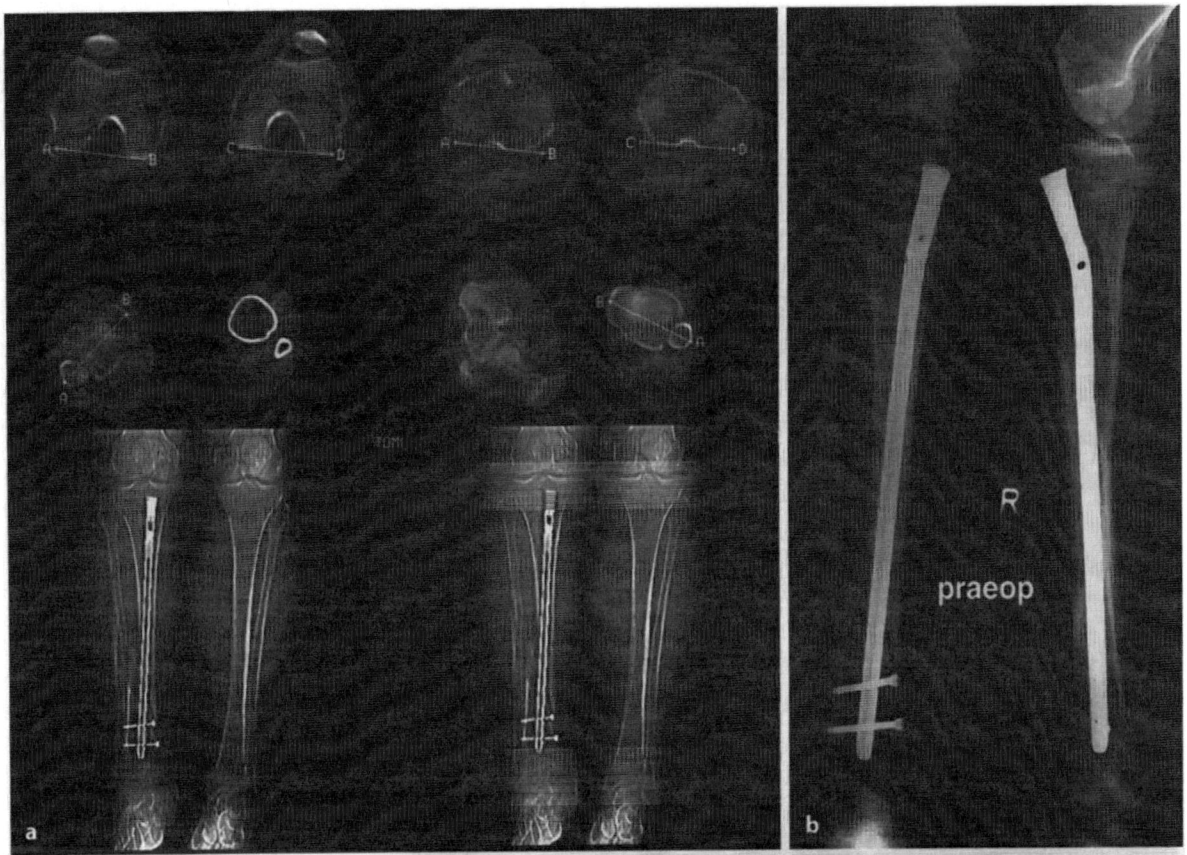


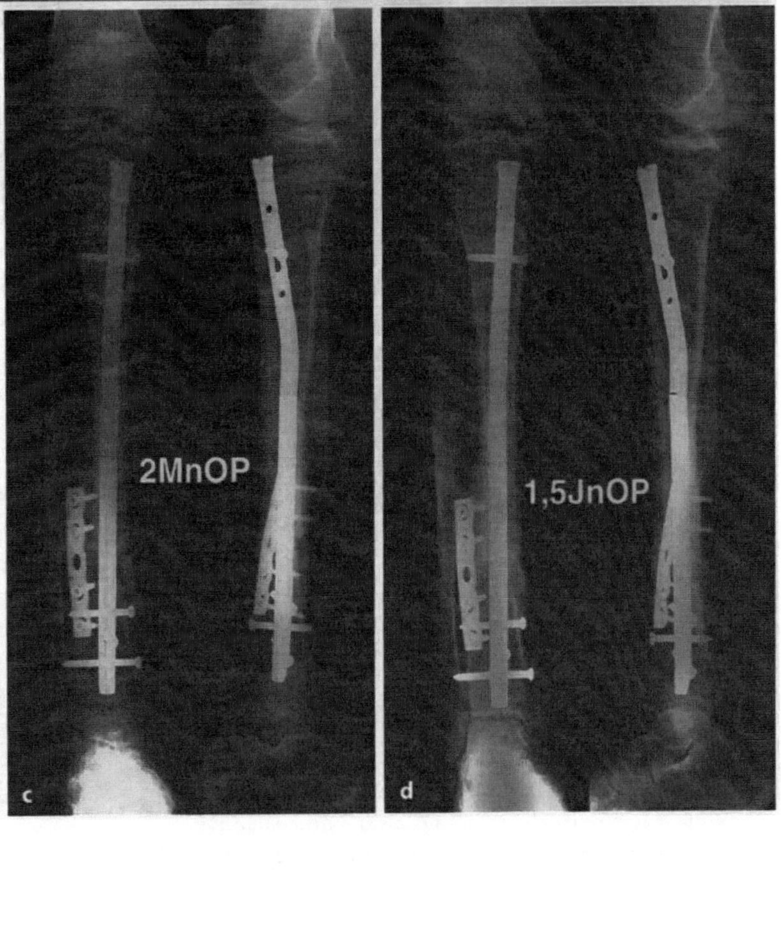


**Abb. 6.5 a–d.** Patient, 64 Jahre (s. auch Abb. 6.4). **a, b** Verkürzung 1,5 cm und Außentorsion 31° bei Zustand nach distaler Unterschenkelfraktur rechts. Primäre auswärtige Versorgung mit einem Verriegelungsnagel. **c** Quere Derotationsosteotomie, Osteosynthese mit gebohrtem AO-Nagel 350 mm lang, 12 mm Durchmesser und vorgebogener 5-Loch-Antirotationsplatte. **d** Endergebnis nach 1,5 Jahren

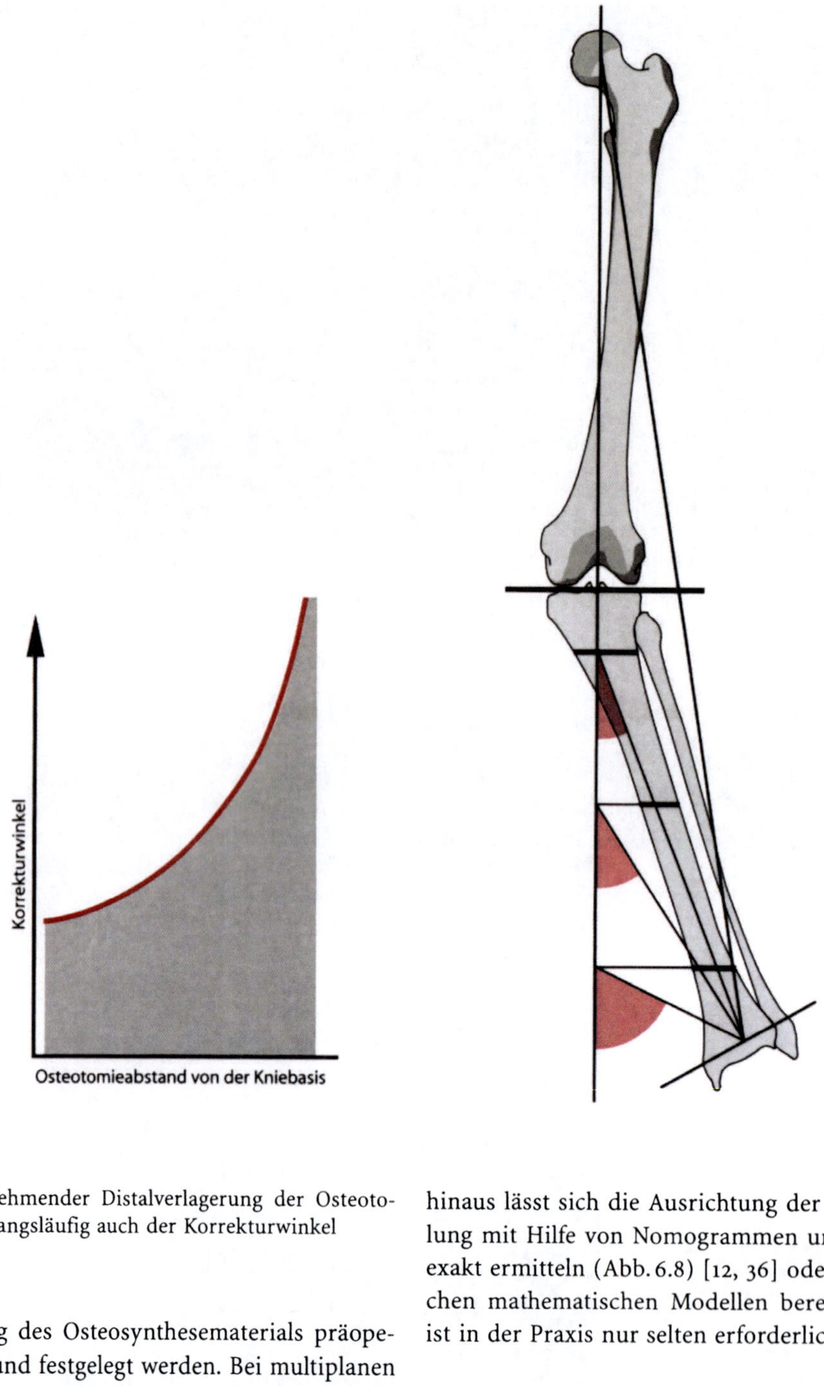


**Abb. 6.6.** Mit zunehmender Distalverlagerung der Osteotomiehöhe steigt zwangsläufig auch der Korrekturwinkel

Dimensionierung des Osteosynthesematerials präoperativ angepasst und festgelegt werden. Bei multiplanen Achsenfehlstellungen sind die Ebenen zunächst einzeln zu beurteilen. Hierbei ist zu berücksichtigen, dass das Maximum der Deformität natürlich nicht zwangsläufig in den üblichen seitlichen und a.-p.-Projektionen zur Darstellung kommen muss. Die wahre Fehlstellung, deren Ausmaß in der Ebene der maximalen Ausprägung gleichzeitig als Korrekturziel definiert werden muss, ist mit Hilfe des Bildwandlers unter Durchleuchtung einfacher zu visualisieren und zwar immer dann, wenn der Zentralstrahl senkrecht auf die Ebene der abzubildenden Deformität gerichtet wird [28]. Darüber hinaus lässt sich die Ausrichtung der wahren Fehlstellung mit Hilfe von Nomogrammen und Vektoranalyse exakt ermitteln (Abb. 6.8) [12, 36] oder mit umfangreichen mathematischen Modellen berechnen [29], dies ist in der Praxis nur selten erforderlich.

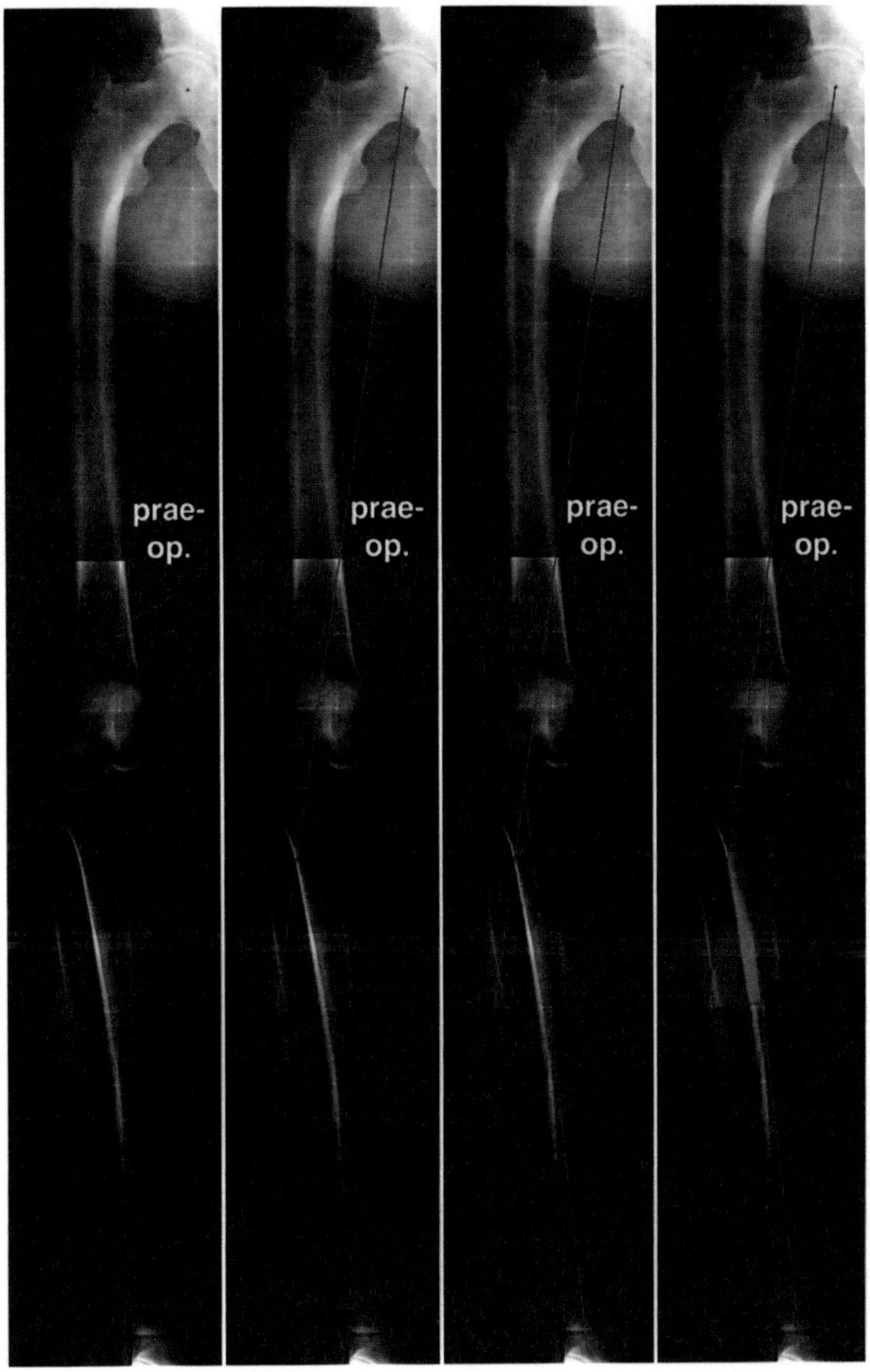


**Abb. 6.7.** Bestimmung des Korrekturwinkels: *1.* Festlegung der Osteotomiehöhe. *2.* Verlängerung der Femurachse über die Kniegelenkebene hinaus und Ermittlung des Schnittpunktes der verlängerten Femurachse mit der horizontal eingezeichneten Osteotomiehöhe. *3.* Einzeichnung der Geraden zwischen festgelegtem Schnittpunkt und Talusmitte. *4.* Der Winkel zwischen dieser Geraden und der verlängerten Femurachse entspricht dem Korrekturwinkel

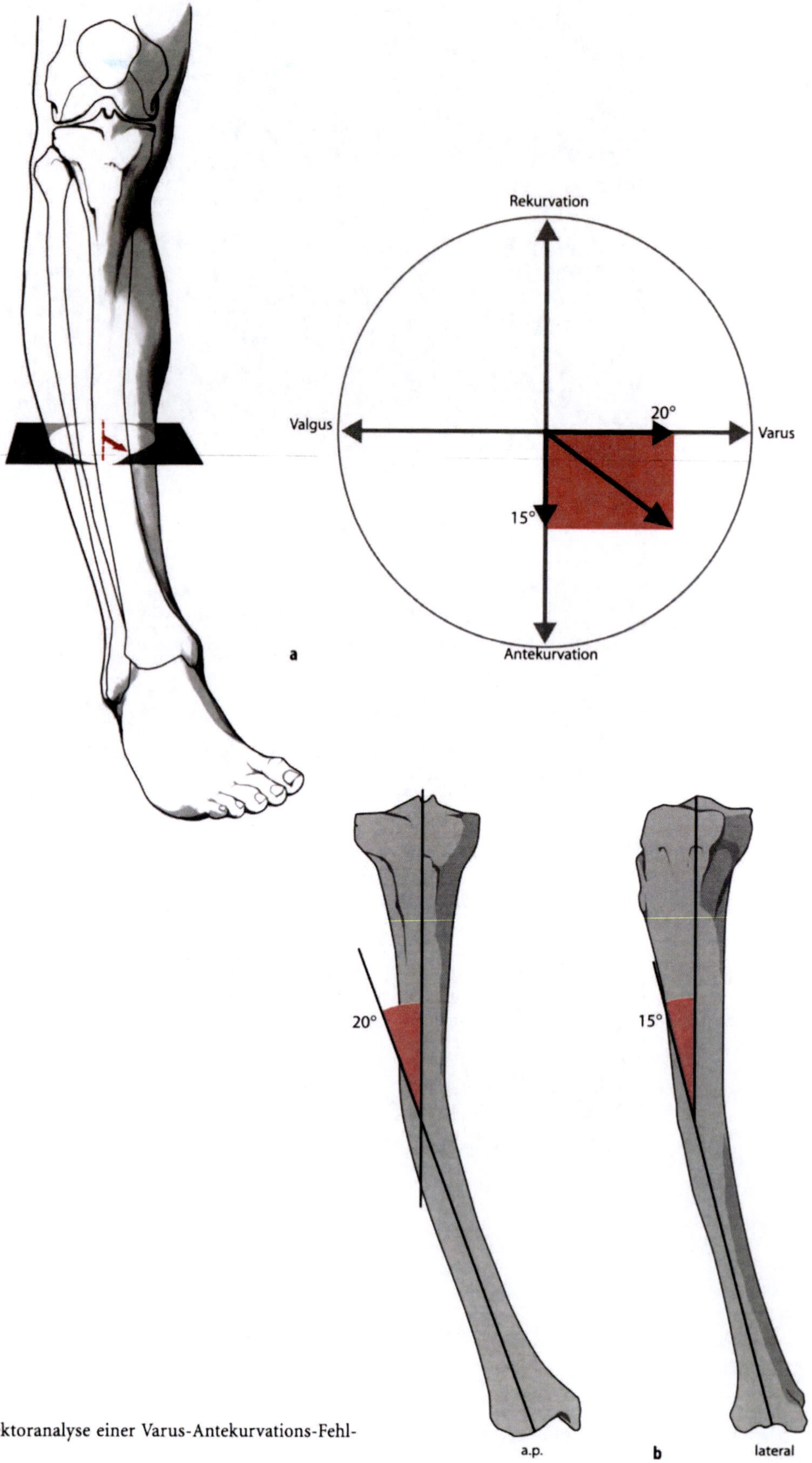


**Abb. 6.8.** Vektoranalyse einer Varus-Antekurvations-Fehlstellung

## 6.7 Operative Behandlung

Die Korrektur eines Achsenfehlers sollte grundsätzlich am Ort der maximalen Fehlstellung angestrebt werden. Fehlerferne Korrekturen können biomechanisch ungünstige und arthrosefördernde Verkippungen von Basislinien des Sprung- und Kniegelenks unter Aufhebung ihrer annähernden Parallelität provozieren [14], die ihrerseits wiederum das Ausmaß der auf die Gelenke einwirkenden Scherkräfte erhöhen.

Eine Ausnahme stellen isolierte kallusdistraktive Verlängerungsoperationen dar, die vorzugsweise im Bereich der weichteilummantelten proximalen Tibia zum Einsatz kommen (Abb. 6.9). Hierbei werden die frontalen und sagittalen Dimensionen nicht modifiziert. Die parallele Ausrichtung der Gelenkbasislinien bleibt erhalten.

Zur Prävention von arthrotischen Sekundärschäden sollte der Zeitpunkt eines Korrektureingriffs so früh wie möglich gewählt werden. Keineswegs sollte der Abschluss einer in Fehlstellung fixierten Frakturheilung abgewartet werden. Dies gilt noch mehr für intraartikuläre Frakturformen: Inkongruenzen und Stufenbildungen der artikulierenden Gelenkflächen sind nur einer Frühkorrektur gut zugänglich. Eine der wesentlichen Voraussetzungen zur Optimierung des Heilungsergebnisses ist die Maßgabe der Wiederherstellung eines strukturtragenden und adäquat perfundierten Weichteillagers. Bei offenen Frakturen mit strukturellen Verlusten müssen die Chancen und Möglichkeiten von lokalen und transferierten Lappenplastiken frühzeitig genutzt werden.

Korrektureingriffe des fehlgestellten Unterschenkels unterscheiden sich in Abhängigkeit von der geplanten Osteotomiehöhe sowie der zu erzielenden uni- oder multiplanen Modifikation. Frontale und sagittale posttraumatische Fehler sind heutzutage am häufigsten in den metaphysären Regionen anzutreffen; dementsprechend werden Korrekturen derselben auch dort vorgenommen. Seit dem breiten Einsatz intramedullärer Osteosynthesetechniken und dem weitläufigen Rückgang konservativer Behandlungsmethoden sind ausschließlich diaphysär lokalisierte Fehler in der frontalen und sagittalen Projektion seltener geworden, inzwischen dominieren Torsionsfehler und Verkürzungen in den diaphysären Abschnitten, letztere insbesondere bei ossären Substanzverlusten. Nach Marknagelungen wird eine Tendenz zur Außentorsionsfehlern beschrieben, Plattenosteosynthesen hingegen ziehen eher Innentorsionsfehler nach sich [34]. Das liegt an der Lagerungstechnik: am hängenden Unterschenkel erhöht sich die Gefahr der Außenrotation, die Verwendung des Extensionstisches erhöht das Risiko der Innenrotation.

Eine Vielzahl von Osteotomieformen findet bei den Korrektureingriffen am Unterschenkel Anwendung. In Tabelle 6.2 sind Vor- und Nachteile der einzelnen Methoden zusammengefasst. Fast immer ist – unabhängig vom angewandten Verfahren – zur Realisierung des »realignment« eine schräge Fibulaosteotomie erforderlich. Diese darf nicht im proximalen Drittel durchgeführt werden. Die Durchtrennung der Fibula erfolgt in der Regel 3–4 cm peripher der tibialen Osteotomie. Zur Schonung des N. peroneus ist ein dorsales Umfahren mit Hohmann-Haken vor Osteotomie von wesentlicher Bedeutung.

**!** Die Indikation zur Stimulation der osteogenen Potenz im tibialen Osteotomiebereich mittels Dekortikation (Abb. 6.10) sollte bei den im Folgenden angeführten operativen Verfahren immer großzügig gestellt werden.

Die Dekortikation wird vor der Osteotomie durchgeführt, nur bei atrophen Knochenverhältnissen oder Knochendefekten sind Spongiosaplastiken angezeigt.

### 6.7.1 Lagerung

Der Patient befindet sich in Rückenlage. Das betroffene Bein wird bis zum Beckenkamm beweglich abgedeckt. Flache und weiche Kissen unter dem Knie und der distalen Tibia sorgen für eine leichte Flexion, dienen der Rekurvationsprävention und erleichtern intraoperative Manipulationen. Die Operation kann in Blutsperre erfolgen. Die Möglichkeit intraoperativer Röntgenkontrollaufnahmen oder einer Durchleuchtung muss gewährleistet sein. Das Abdecken der kontralateralen Seite ist bei vorausgesetzter Befolgung der sorgfältigen operativen Planung nicht erforderlich. Korrekturzeichnung und Instrumente zur Winkelbestimmung müssen vorhanden sein.

### 6.7.2 Kniegelenknahe Korrekturen

Der Tibiakopf stellt eine häufige Osteotomiezone dar, im weitesten Sinne müssen auch valgisierende Tibiakopfumstellungen nach vorausgegangenen traumatischen chondralen Defekten und vorbestehender varischer Veranlagung zu den Korrekturoperationen ge-

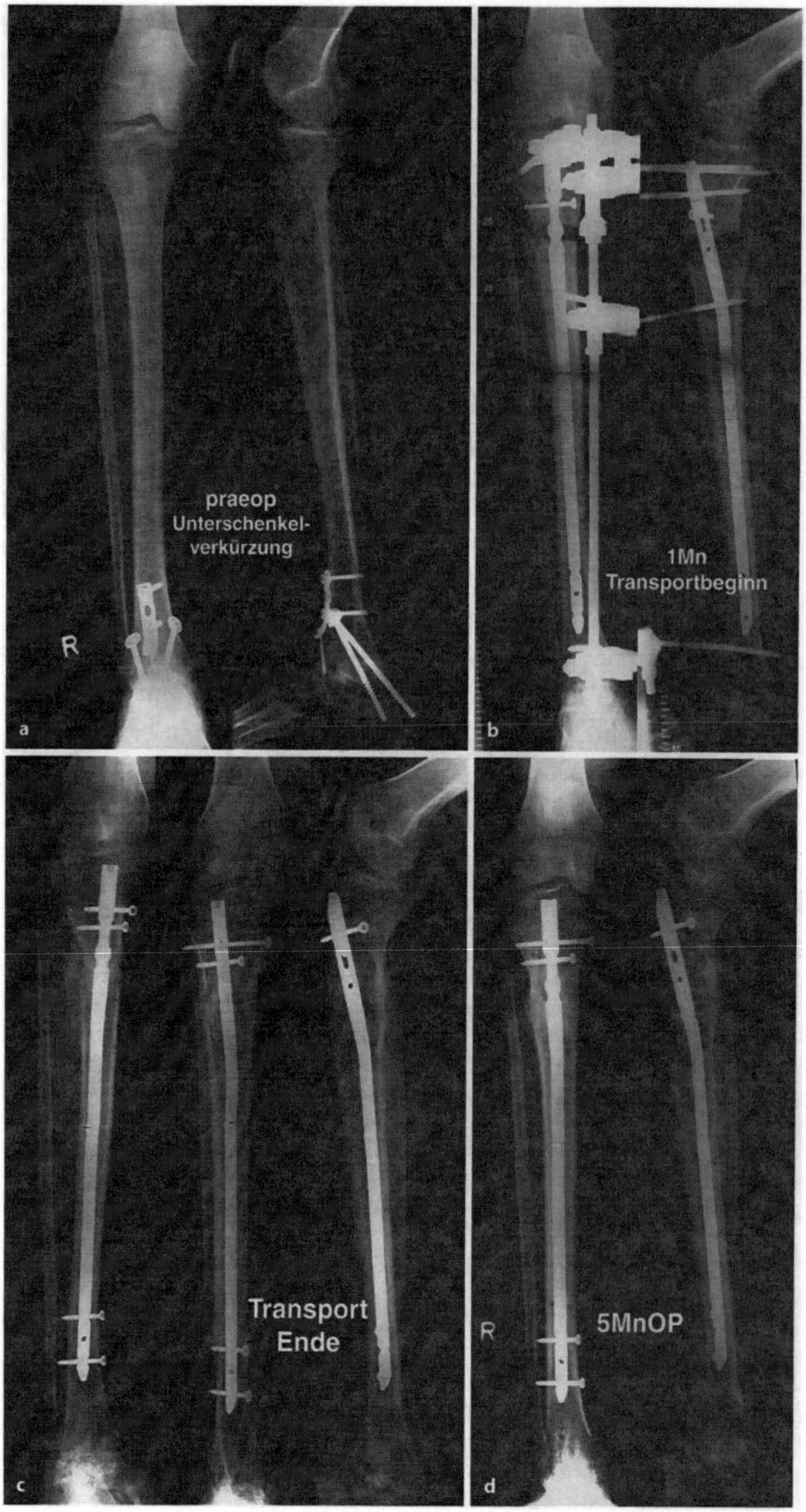
praeop
Unterschenkel-
verkürzung
R
a
1Mn
Transportbeginn
b
Transport
Ende
c
R
5MnOP
d

Abb. 6.9 a–d

**Tabelle 6.2.** Vor- und Nachteile der verschiedenen Osteotomietechniken am Unterschenkel

| Methode | Vorteil(e) | Nachteil(e) |
|---|---|---|
| Subtraktive Osteotomie | Multiplane Korrektur möglich<br>Gute Heilungstendenz<br>Weichteilentlastung<br>Einfache Methode<br>Interfragmentäre Kompression/ Zugschraube möglich<br>Diaphysär gut realisierbar | Beinverkürzung<br>Evtl. ligamentäre Lockerung |
| Additive Osteotomie | Multiplane Korrektur möglich<br>Interfragmentäre Kompression/ Zugschraube möglich<br>Evtl. ligamentäre Straffung | Gefahr der Spanresorption, besonders bei kritischen Weichteil- und schlechten Perfusionsverhältnissen<br>Beinverlängerung<br>Aufwändiger als subtraktive Osteotomie<br>Im Vergleich zur subtraktiven Technik eher weichteilbelastend<br>Diaphysär bedingt realisierbar |
| Quere Osteotomie | Einfachste Technik | Reduzierte Kontaktfläche |
| Schräge Osteotomie (»Scheibenwischer«) | Multiplane Korrektur möglich<br>Großflächiger interfragmentärer Kontakt<br>Besonders effektive interfragmentäre Kompression möglich<br>Gute Heilungstendenz | Technisch anspruchsvoller |
| Domosteotomie | Großflächiger interfragmentärer Kontakt | Technisch anspruchsvoller<br>Schwierige operative Umsetzung<br>Nur uniplane Korrektur möglich |
| (Treppenosteotomie | Für femorale Eingriffe besser geeignet) | |

◁ **Abb. 6.9 a–d.** Patient, 32 Jahre. **a** Beinverkürzung rechts 2,5 cm bei Zustand nach Arthrodese des oberen Sprunggelenks. **b** Einen Monat nach Kortikotomie und Transportbeginn mit Regazzoni-Fixateur über liegendem UTN. **c** Distale Verriegelung bei komplettierter Verlängerung, 2,5 Monate nach Kortikotomie. **d** Endergebnis 5 Monate nach Kortikotomie

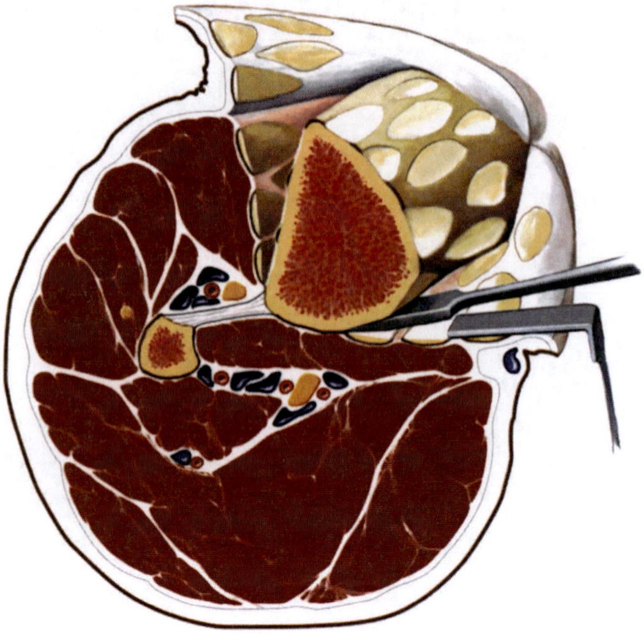

**Abb. 6.10.** Das Prinzip der Dekortikation. Vor der geplanten Osteotomie werden in einer Ausdehnung von über 5 cm Länge und zwei Drittel der Zirkumferenz kleine, periostal anhaftende Kortikalislamellen mit dem Meißel abgeschlagen, die so mit dem umgebenden Weichteilmantel in Verbindung bleiben und wie eine Spongiosaplastik wirken

zählt werden (Abb. 6.2). Hiervon sind die häufigen kondylären Sinterungsfrakturen zu unterscheiden, die im Rahmen einer Spätreposition einer aufrichtenden monokondylären Osteotomie zugänglich sind.

Metaphysäre Osteotomieverfahren sind gegenüber den diaphysären in Bezug auf die Heilungstendenz und die Pseudarthrosenrate insgesamt als vorteilhafter zu werten, zum einen wegen der ausgedehnteren knöchernen Kontaktfläche, zum anderen wegen der Präsenz von spongiösem Material.

Bei den frontalen und sagittalen Fehlstellungen kommen die klassischen additiven und subtraktiven Umstellungsosteotomien am häufigsten zum Einsatz. Varisierende, valgisierende, extendierende und flexierende Abwandlungen der tibialen Ausrichtung, aber auch multiplane Korrekturen können präoperativ übersichtlich geplant und operativ meist einzeitig umgesetzt werden [14]. Die additiven Korrekturen mit Einsetzen von kortikospongiösen Spänen stellen höhere Anforderungen an das umgebende Weichteillager und die Qualität der tibialen Knochenkomponente. Auch ist bei dieser Technik ein kurzstreckiger verlängernder Effekt zu berücksichtigen, der durch das Einbringen des Knochentransplantats bedingt ist. Bei kritischen ossären und Weichteilverhältnissen ist die subtraktive Technik zu bevorzugen, sonst besteht die Gefahr einer Spanresorption. Bei Varusdeformitäten ist eine leichte Überkorrektur in eine Valgusstellung von ca. 3° indiziert, eine Valgusdeformität hingegen darf aus den oben genannten biomechanischen Überlegungen nicht in eine Varusstellung überkorrigiert werden. Unterkorrekturen sind bei Implantationen vom unikondylären Oberflächenersatz angezeigt.

Der Zugang zum Tibiakopf kann lateral s-förmig, vom Kondylus nach distal entlang der Schienbeinvorderkante erfolgen (z. B. bei den häufigen valgisierenden Subtraktionen) oder anteromedial realisiert werden. Die Eröffnung des Kniegelenks ist bei beiden Zugängen möglich. Medial müssen die Sehnenzüge des Pes anserinus geschont und zur Seite gehalten werden, ihre Ablösung ist jedoch manchmal unumgänglich. Zur Visualisierung der Kniegelenkebene wird ein Kirschner-Draht subchondral eingeführt. Auch die Kennzeichnung der Osteotomieebene sollte mit zuvor eingebrachten Kirschner-Drähten erfolgen. Die erste Osteotomie wird parallel zur tibialen Gelenkfläche ausgeführt. Ist im Rahmen eines subtraktiven Eingriffs eine Keilentnahme notwendig, so wird diese distal der ersten Osteotomie ansteigend vollzogen. Zur Protektion der A. poplitea wird die dorsale Kortikalis nur in Flexionsstellung des Kniegelenks und unter Anwendung eines Meißels durchtrennt. Bei eindimensionalen Fehlern sollte die Kortikalis der von der Keilbasis abgewandten Seite zur Entfaltung der stabilisierenden antirotatorischen und antitranslatorischen Scharnierwirkung erhalten werden (inkomplette Osteotomie). Osteosynthetisch bieten sich im Bereich des Tibiakopfes anmodellierte T- und L-Platten an. Zunächst erfolgt die Befestigung des proximalen T-Schenkels mit zwei langen, subchondral zu platzierenden Spongiosaschrauben. Nach Verschluss des Osteotomiespaltes durch axiale Kompression werden die distalen Plattenschaftlöcher mit Kortikalisschrauben besetzt. Zusätzlich kann interfragmentär eine schräg verlaufende und ansteigende Spongiosaschraube eingesetzt werden (Abb. 6.2, 6.11). Bei den additiven Verfahren erfolgt die Spanentnahme gewöhnlich vom vorderen Beckenkamm. Hierbei ist auf Erhalt oder Rekonstruktion der Crista iliaca zu achten, z. B. mit einer Drittelrohrplatte. Alternativ können anstelle eines autologen Knochenspans auch synthetische Knochenersatzmaterialien eingesetzt werden. Die ermutigenden Ergebnisse nach dem Einsatz von $\beta$-Trikalziumphosphat ($\beta$-TCP) in der Wirbelsäulenchirurgie [22] sind auch vielversprechend für die Anwendung am metaphysären Tibiaanteil. Die Osteoinduktion und Resorbierbarkeit von polykristallinem $\beta$-TCP sind dabei willkommene Eigenschaften, Langzeiterfahrungen müssen jedoch erst gesammelt werden.

Inzwischen sind sowohl für den Bereich des medialen als auch für den des lateralen Tibiakopfes winkelstabile Retentionssysteme verfügbar, die auf dem Prinzip des Fixateur interne und der LCP (»locking compression plate«) basieren [33]. Die Konstruktion des Loches in der LCP besteht dabei aus zwei verschiedenen Anteilen: Der mit konischem Gewinde ausgestattete Lochanteil erlaubt die Platzierung einer Kopfverriegelungsschraube ohne Zugwirkung, während über den übrigen Lochteil, der keine Gewindestruktur aufweist, eine dynamische Kompression mit einer Standardschraube erzielt werden kann (TomoFix).

Das Prinzip der Korrektur von fehlverheilten monokondylären Sinterungsfrakturen unterscheidet sich nicht wesentlich von der Primärversorgung dieser Verletzungen. Nach Darstellung des Gelenks erfolgt die Anhebung des Meniskus und die Präparation des artikulären Frakturspaltes. Die Osteotomie sollte im Idealfall durch den alten Frakturspalt erfolgen. Der Meißel ist der oszillierenden Säge vorzuziehen. Nach Aufrichtung und Spongiosaunterfütterung erfolgt die osteosynthetische Versorgung in oben dargestellter Art und Weise. Bis zur definitiven Fixierung der L- bzw. der T-Platte wird das Repositionsergebnis mit Kirschner-Drähten gesichert. Problematisch ist diese Art der Versorgung bei stark osteoporotischem Knochen. In Aus-

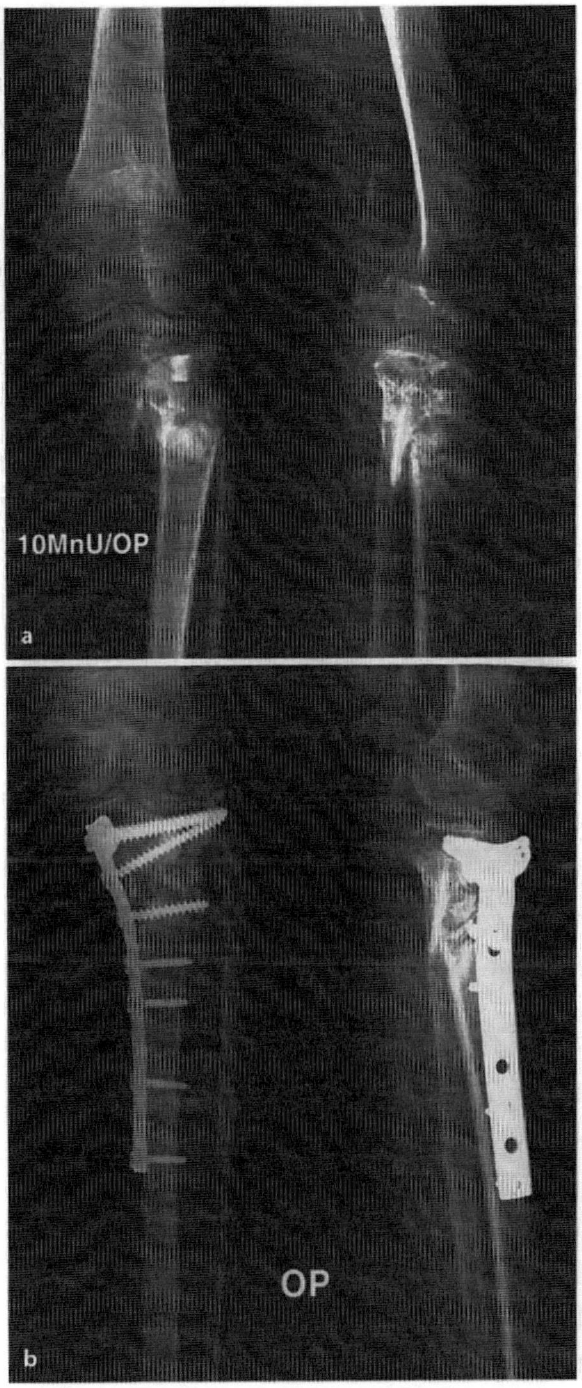


**Abb. 6.11 a, b.** Patientin, 55 Jahre. **a** Aufnahmebefund, 10 Monate nach Unfall und primärer auswärtiger Versorgung. In Varusstellung und Verkürzung konsolidierte Fraktur. **b** Valgisierende Korrektur mit Spongiosaplastik

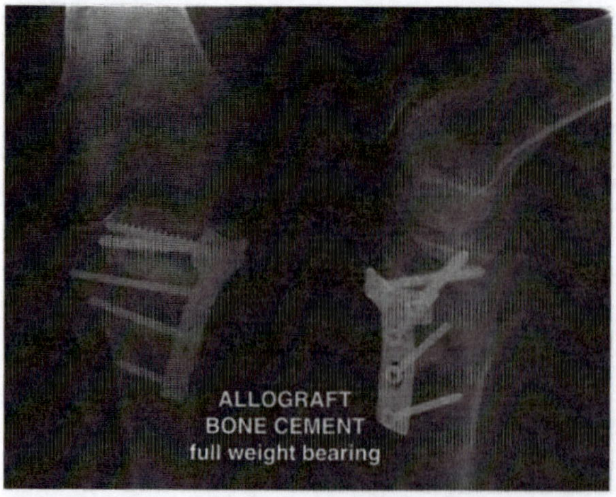


**Abb. 6.12.** Auffüllung mit Knochenzement zur Prävention von sekundären Korrekturverlusten

nahmefällen kann zur Unterfütterung Knochenzement verwendet werden (Abb. 6.12).

Bei Korrektureingriffen im Bereich des Kniegelenks muss dem Stabilitätsgrad des Bandapparates Rechnung getragen werden: Die Funktion bereits schlaffer Seitenbänder wird nach einem subtraktiven Verfahren keine Besserung erfahren, wohingegen eine additive intraligamentäre Korrektur die Instabilität beheben kann. Die Straffung eines Seitenbandes wird erreicht, indem der Osteotomiespalt mit einem breiten Spreizer erweitert und ein kortikospongiöser Keil eingebracht wird. Wird eine adäquate Spannung des Kollateralbandes realisiert, kann gar auf eine osteosynthetische Retention verzichtet werden. Die Osteotomie muss mit ausreichendem Abstand von der proximalen Tibiabegrenzung erfolgen, um bei nachfolgendem Anhebemanöver keine Fraktur der Plateaufläche zu provozieren. Mit diesem Verfahren sollten keine Korrekturwinkel >20° angestrebt werden, da durch die starke Kapsel-Band-Spannung die Flexion beeinträchtigt und gleichzeitig ein Patellatiefstand erzielt werden kann.

Neben den keilsubtraktiven und -additiven Korrekturformen kann auch mit Hilfe einer einfachen metaphysären Querosteotomie ein effektives frontales Realignment herbeigeführt werden, wenn das distale Fragment unter dem Korrekturmanöver über die kortikale Kante des proximalen Fragmentes eingekeilt wird (Abb. 6.13) [42]. Die kortikale Überlappung erhöht die Stabilität. Dieses Verfahren bietet sich insbesondere bei langstreckigen und langbogigen Fehlstellungen an.

! Bei allen varisierenden Eingriffen muss die Anfälligkeit des N. peronaeus berücksichtigt werden, infolge der Faszienanspannung ist er für Druckläsionen prädisponiert. Die Indikation zur Neurolyse sollte bei Varisationen großzügig gestellt werden, wobei auf Faszienverschluss verzichtet wird.

**Abb. 6.13.** Das Prinzip der Verschiebeosteotomie am Beispiel der proximalen Tibia. Das distale Fragment wird zentralisiert, das proximale in dessen Markraum eingekeilt

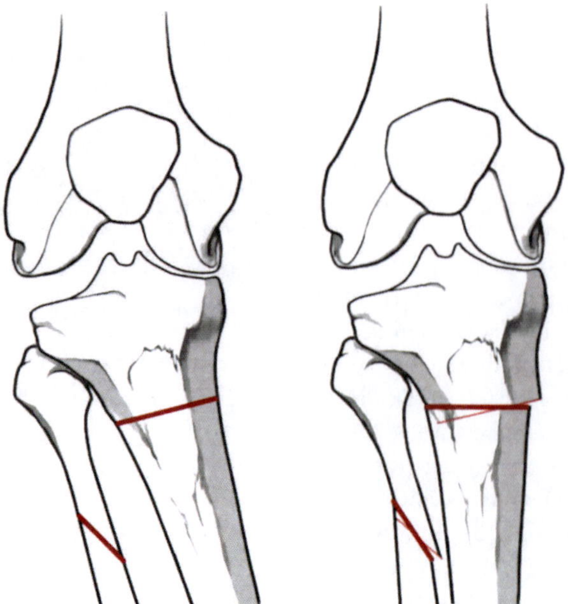

### 6.7.3 Korrekturen im Schaftbereich

Häufig anzutreffende und revisionspflichtige posttraumatische Fehler im diaphysären Bereich sind Fehlrotationen und Verkürzungen. Seitdem intramedulläre Nagelungstechniken weit verbreitet angewendet werden, sind Fehlstellungen in der Frontal- und Sagittalebene etwas seltener geworden. Die Prinzipien der präoperativen Planung unterscheiden sich nicht von denen für Korrekturen im Bereich des Tibiakopfes. Bei Korrektureingriffen in der Schaftregion wird eine gerade Ausrichtung der distalen Tibia als Ziel definiert. Hier sind Röntgenaufnahmen des Unterschenkels in zwei Ebenen mit Darstellung der angrenzenden Gelenke ausreichend. Die Verläufe der Basislinien des Knie- und des Sprunggelenks werden auf diese Weise erkennbar.

Der vordere Zugang zur tibialen Diaphyse ist einfach. Die Hautinzision und die Faszienspaltung werden lateral, niemals über der Tibiavorderkante vorgenommen. Je nach Bedarf und Zielsetzung ist die Darstellung der lateralen und medialen Fläche des Schienenbeines möglich.

Die subtraktive Osteotomie ist die häufigste Korrekturform. Angesichts der eleganten präoperativen Planungs- und Simulationsmöglichkeit und ohne die Notwendigkeit einer Spanentnahme ist der Eingriff technisch am wenigsten aufwendig. Auch multiplane Umstellungen können im Regelfall realisiert werden. Vor der Osteotomie sollte unbedingt die Dekortikation durchgeführt werden. Eine zusätzliche Spongiosaplastik sichert die knöcherne Konsolidierung. Auch additive Korrektureingriffe sind möglich, meist bei einzeitigen, multiplanen Osteotomien. Durch Dekortikation und Spongiosaplastik verläuft die Knochenheilung in der Regel ungehindert.

Osteosynthetisch ist im Hinblick auf die Nachbehandlung die gebohrte Marknagelung von Vorteil; eine kurze überbrückende LC-DC(»limited contact dynamic compression plate«)-Platte gewährleistet den Erhalt der Rotationsstellung (Abb. 6.14, 6.15). Der Nachteil der subtraktiven Osteotomie liegt in der geringen, aber zwangsläufig entstehenden Beinverkürzung. Diese lässt sich bei Anwendung der alternativen Techniken, der schrägen »Scheibenwischer-« oder der Domosteotomie, umgehen (Abb. 6.16, 6.17). Die operative Umsetzung dieser Verfahren ist besonders anspruchsvoll. Bei der »Scheibenwischer-Technik« bleibt die flexible multidirektionale Korrekturmöglichkeit um eine zentrale Drehachse erhalten (Abb. 6.16, 6.17). Eine suffiziente interfragmentäre Kompression bei heilungsfördernder großer ossärer Kontaktfläche ist bei diesem Verfahren hervorzuheben. Mit zunehmender Schräge der Osteotomie vereinfacht sich das Platzieren der Zugschraube. Die Retention erfolgt mit einer ausreichend langen anmodellierter Platte. Entscheidende Nachteile der Domosteotomie sind zum einen die nur uniplane Korrekturmöglichkeit, zum anderen die schwierige operative Umsetzbarkeit des zu beabsichtigenden Osteotomieverlaufs.

Limitierend für Unterschenkelkorrekturen können schlechte, im Rahmen der ursprünglichen Verletzung und der Primärversorgung oftmals lädierte Weichteilverhältnisse sein. In diesem Fall sind die Möglichkeiten der externen Fixation gegeben (Abb. 6.18–6.21). Dieser Aspekt ist besonders dann von Bedeutung, wenn sich mit der Anwendung des Fixateur externe die Notwendigkeit der Verlagerung der Korrekturhöhe vom Scheitelpunkt der Fehlstellung hinweg umgehen lässt. Aus Stabilitätsgründen ist die interfragmentäre Kompression mit einer Zugschraube anzustreben. Die externe Fixation ist der inneren Osteosynthese auch dann vorzuziehen, wenn in der Vorgeschichte ein Infekt der anzugehenden ossären Flächen bekannt ist. Alternativ kann eine perkutane Bohrlochosteoklasie durchgeführt und in Korrekturstellung eine Marknagelung angeschlossen werden.

Torsionsfehler lassen sich am einfachsten mit einer queren Derotationsosteotomie korrigieren. Auch diese sollte im Bereich der ehemaligen Fraktur vorgenommen werden. Osteosynthetisch können Marknägel in Kombination mit kurzen Antirotationsplatten verwendet werden (Abb. 6.5). Alternativ bieten sich Kompressionsnägel an, insbesondere bei dünner Kortikalis, wenn eine ausreichende Aufbohrung des Markraumes sich als schwierig erweist. Auf die Verwendung der zusätzlichen Antirotationsplatte kann dann verzichtet werden.

Vor der geplanten Osteotomie werden proximal und distal der Korrekturstelle parallel verlaufende Kirschner-Drähte zur Rotationskontrolle platziert, der Markraum wird aufgebohrt. Ein nach wie vor nicht optimal gelöstes Problem ist die intraoperative Sicherung des Derotationswinkels [7]. Die Präzision von winkelschablonengestützten Messungen ist mit einer nicht zu unterschätzenden Unschärfe behaftet. Der approximative Charakter der intraoperativen Einschätzung muss in die präoperative Planung mit einbezogen werden. Die distale Verriegelung des Nagels muss mindestens in zwei senkrecht zueinander stehenden Ebenen erfolgen (Abb. 6.5).

Dem anzustrebenden Ziel der Einzeitigkeit sind bei Verlängerungsoperationen des Unterschenkels enge

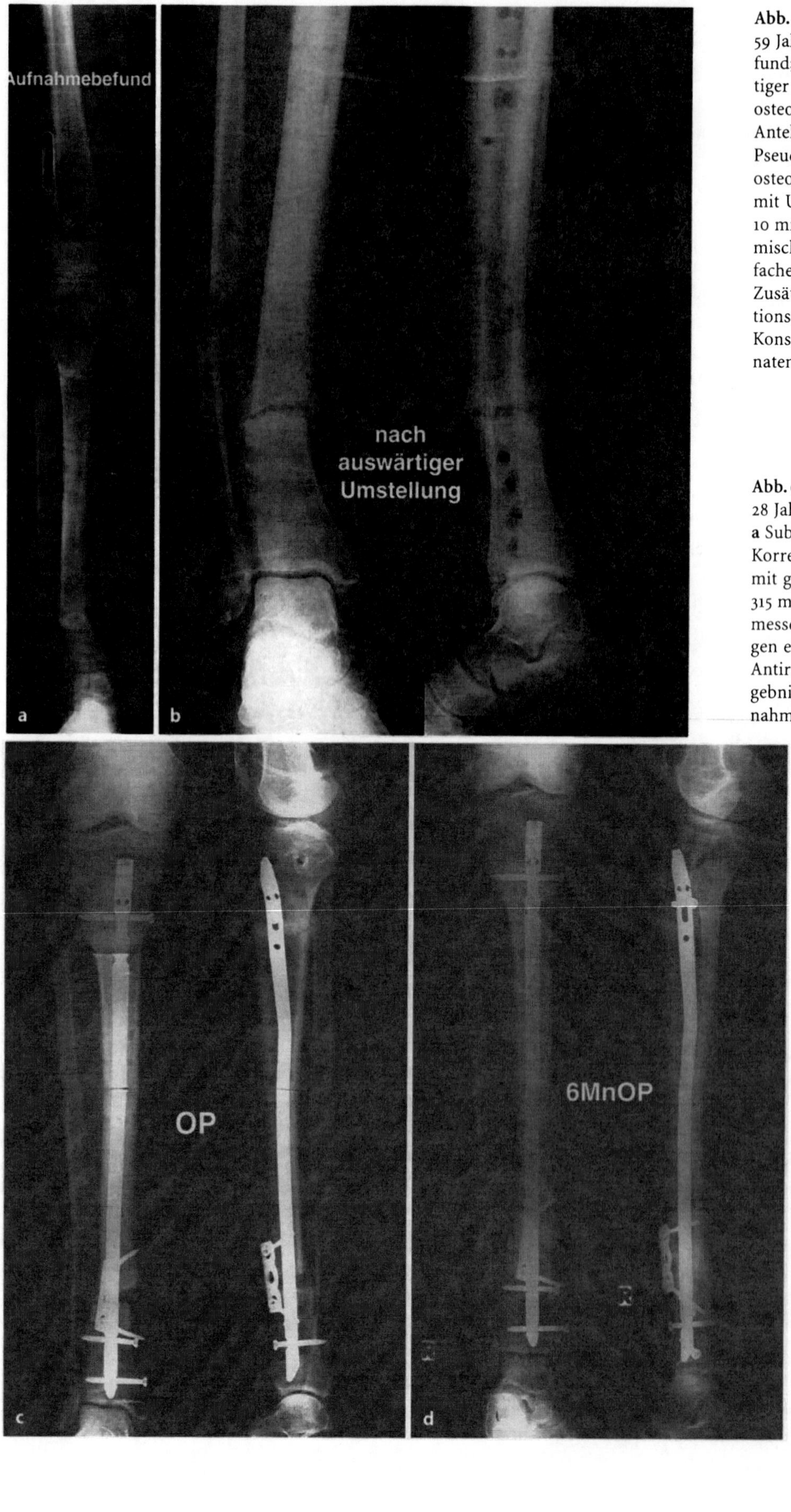


Abb. 6.14 a–d

**Abb. 6.14 a–d.** Patient, 59 Jahre. **a, b** Aufnahmebefund; Zustand nach auswärtiger bifokaler Korrekturosteotomie mit Varus und Antekurvation sowie distaler Pseudarthrose. **c** Korrekturosteotomie, Osteosynthese mit UTN, 380 mm lang, 10 mm Durchmesser, dynamische proximale und dreifache distale Verriegelung. Zusätzlich LC-DC-Antirotationsplatte. **d** Knöcherne Konsolidierung nach 6 Monaten

**Abb. 6.15 a–d.** Patientin, 28 Jahre (s. auch Abb. 6.24). **a** Subtraktive valgisierende Korrektur, Osteosynthese mit gebohrtem AO-Nagel, 315 mm lang, 12 mm Durchmesser. Zusätzlich Anbringen einer 4-Loch-LC-DC-Antirotationsplatte. **b** Endergebnis, **c, d** Funktionsaufnahmen nach einem Jahr ▷

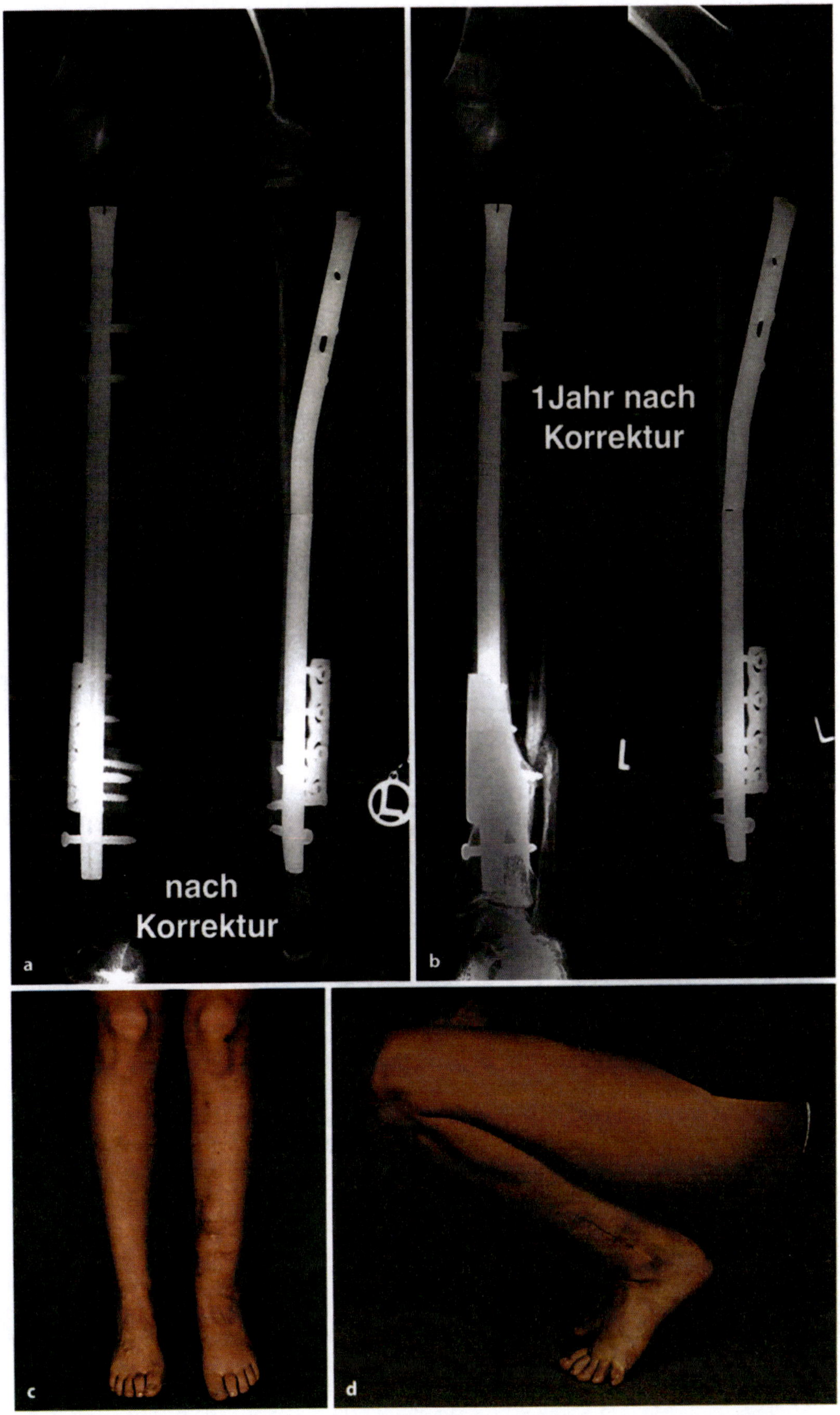


Abb. 6.15 a–d

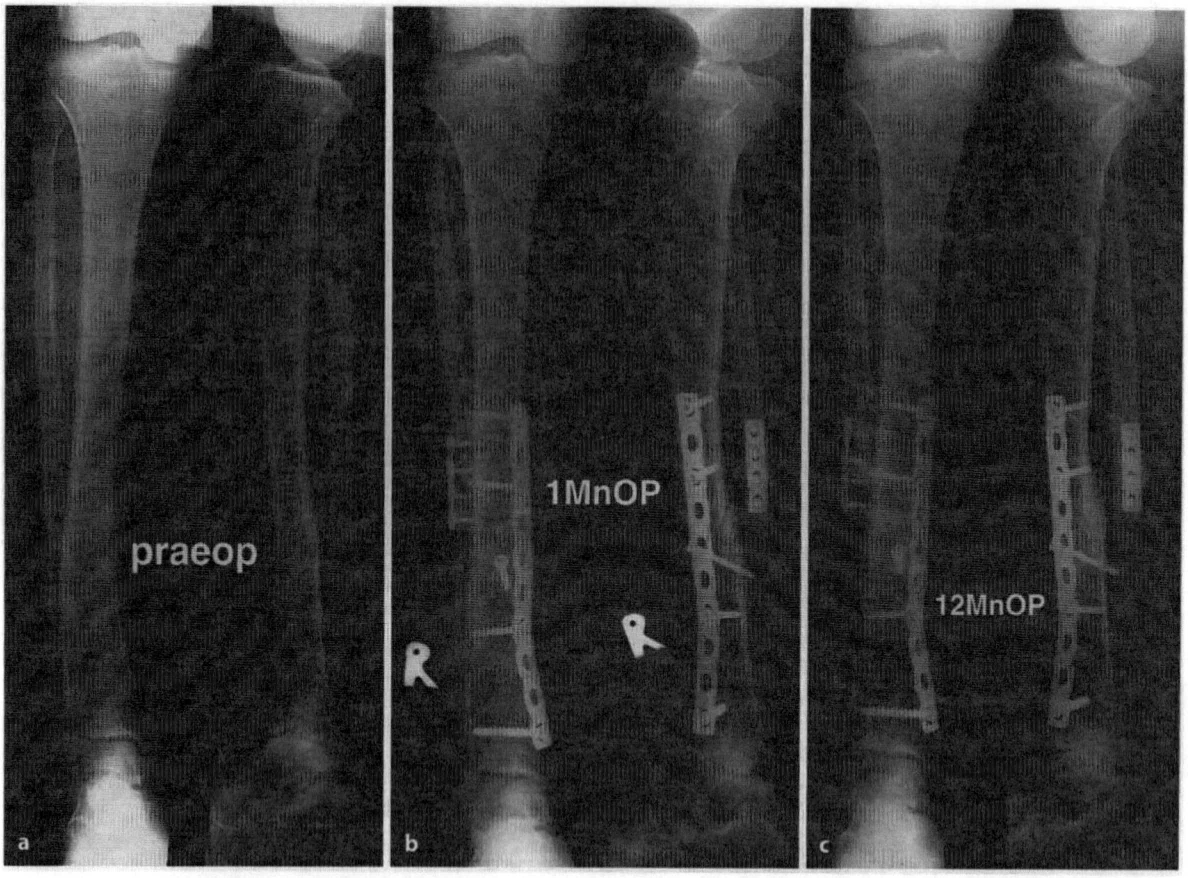


**Abb. 6.16 a–c.** Patient, 35 Jahre. **a** Varusstellung bei Zustand nach konsolidierter distaler Tibiafraktur. **b** Einen Monat nach valgisierender schräger »Scheibenwischer-Osteotomie«. **c** Knöcherne Konsolidierung nach 12 Monaten

Grenzen gesetzt. Einzeitige Verlängerungen von maximal 1,5 cm sind unter Erhalt der interfragmentären Kontaktfläche mit der schrägen Osteotomie lösbar. Eine nicht minder wichtige Limitierung des Verfahrens ist durch die Distraktion der oftmals infolge der vorausgegangenen Eingriffe ohnehin lädierten Weichteile bedingt. Bei Verkürzungen von mehr als 1,5 cm müssen kontinuierliche Verfahren der Kallusdistraktion nach querer Kortikotomie bzw. Osteotomie in Höhe der proximalen Tibiametaphyse zur Anwendung kommen (Abb. 6.9, 6.19–6.21). Die Instrumentierung mittels Ilizarov- und Regazzoni-Fixateuren stellt eine ausgereifte Technik dar. Zur Verbesserung des Tragekomforts können auch Kombinationslösungen im Sinne von Hybridfixateuren verwendet werden. Die Option von zusätzlichen multiplanen Korrekturen ist hierbei nahezu uneingeschränkt gegeben (Abb. 6.19–6.21) [12]. Das ergibt sich aus der Möglichkeit der modularen Zusammensetzung der Systeme, wobei zwischen den fixierten Knochenanteilen multidirektionale Transportbewegungen erzielbar sind. Den Schlüssel zur Achsenkorrektur mit gleichzeitiger Verlängerung stellen die Scharnierkonstruktionen dar, indem die Scharniere und damit die Drehachsen exzentrisch positioniert werden. Darüber hinaus stehen zahlreiche andere unilaterale Fixateursysteme und Distraktionsapparate zur Verfügung [1, 6, 13], die sich hauptsächlich für isolierte Verlängerungen eignen. Transportstrecken von 1 mm pro Tag, aufgeteilt in vier »Portionen« von je 0,25 mm, haben sich bewährt. Eine weitere Bereicherung der multiplanen Korrekturmöglichkeit ist die Anwendung des Hexapod-Prinzips im Fixateur externe (Abb. 6.22). Das System ist eine Modifikation des Illizarov-Ringfixateurs und gekennzeichnet durch eine »Korrekturautomatik«. An Stelle der die Ringe verbindenden Längsstangen werden am proximalen und distalen Ring je drei Paare von Kugelgelenken platziert, die mit sechs Distraktionselementen im Sinne von zirkulär angeordneten Dreiecken verbunden werden (Abb. 6.22) [30, 31]. Das Hexapod-Prinzip ist eine in

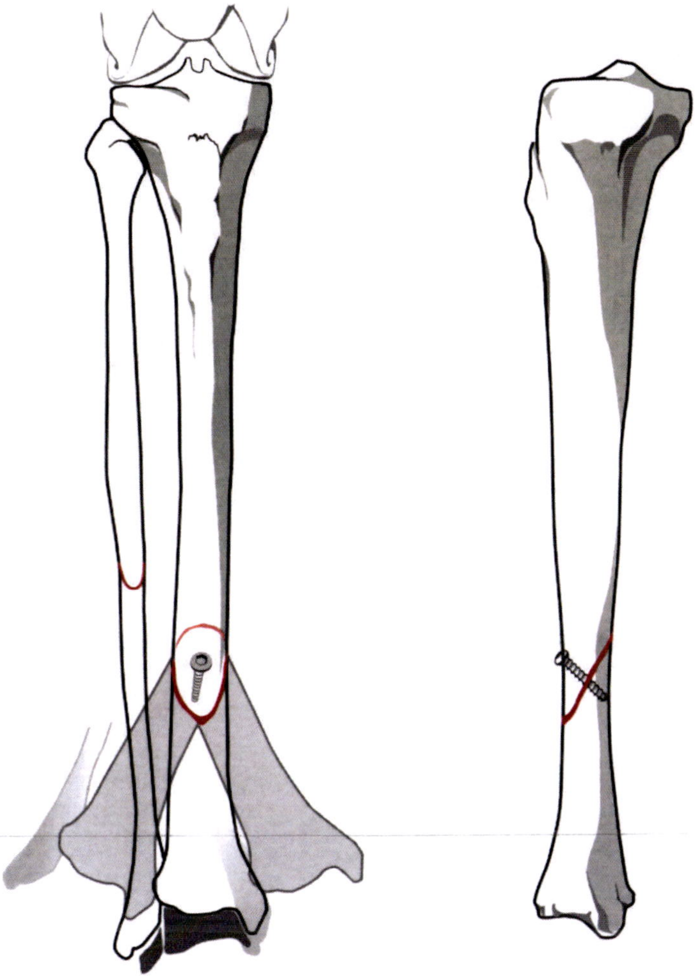

der Robotertechnik bekannte Konstruktion für die dreidimensionale Positionierung. Neben der primären Konstruktion ist auch ein sekundärer Umbau eines vorbestehenden konventionellen Fixateursystems am Krankenbett realisierbar. Das System wird EDV-gestützt eingestellt, so dass eine gewünschte Bewegung der Ringe zueinander möglich wird und damit eine angestrebte Korrektur komplexer Fehlstellungen [30, 31].

Eine der schwerwiegenden Gefahren bei Verwendung eines Fixateur externe ist die Pin-Infektion mit konsekutiver osteomyelitischer Eskalation. Das Risiko nimmt mit der Tragedauer zu. Bei Anlage des Fixateurs muss auf einen ausreichenden Abstand der Backen und Ringe zur Hautebene geachtet werden. Die Beweglichkeit der angrenzenden Gelenke muss gewahrt sein und eine intensive physiotherapeutische Behandlung angeschlossen werden. Unbedingt ist ein kontrakter Spitzfuß zu vermeiden, evtl. sogar durch das Einbeziehen des Fußes in das Distraktionssystem. Die Verwendung von Zehenzügeln stellt einen wirkungsvollen präventiven Mechanismus dar. Die Komplikationsrate steigt mit der Distanz der Kallusdistraktion.

**Abb. 6.17.** (s. auch Abb. 6.16) Das Prinzip der »Scheibenwischer-Osteotomie«. Einzelheiten s. Abschn. 6.7.3

Die alleinige Verwendung äußerer Fixationssysteme bedingt eine lange Behandlungsdauer. Neben dem zu erstrebenden Längenausgleich bedarf es des Vielfachen der Zeit, um eine ausreichende Belastbarkeit des Neoknochens und der Dockingstelle zu erzielen. Diese endgültige Konsolidierungsphase dauert durchschnittlich viermal so lange wie die eigentliche Verlängerung, also ca. 40 Tage pro cm Längengewinn [5, 25]. Erst nach Ablauf der zu berechnenden Zeit kann der Fixateur bei alleiniger Verwendung entfernt werden, andernfalls wird eine Fraktur des Regenerats in Kauf genommen [25]. Eine wesentliche Verbesserung des Ver-

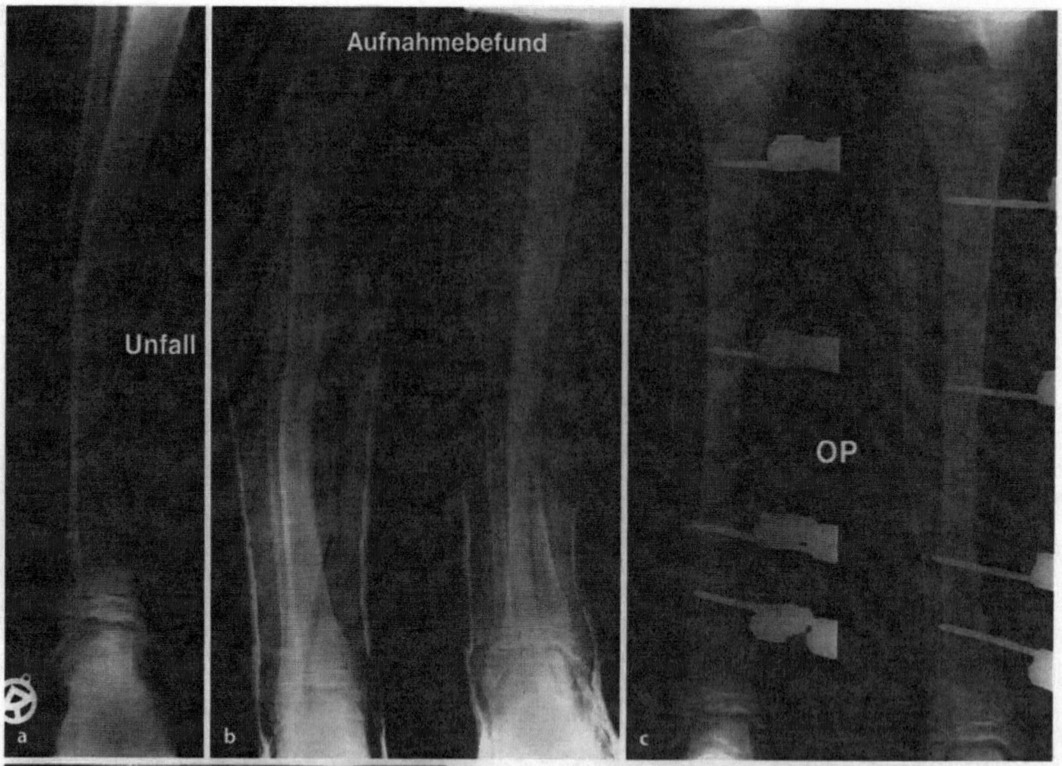


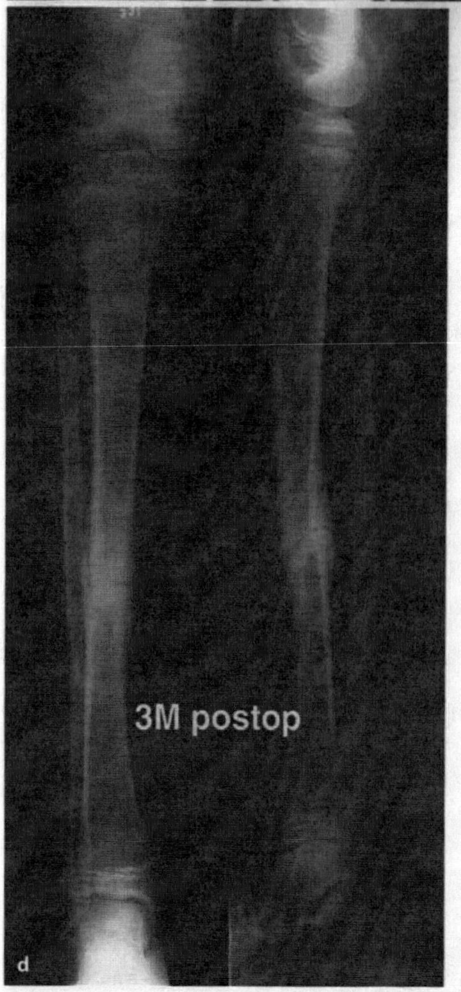


**Abb. 6.18 a–d.** Patient, 14 Jahre. **a** Grünholzfraktur der Tibia mit Varusfehler. **b** Aufnahmebefund im Repositionsgips. **c** Achsenkorrektur mit Fibulaosteotomie. **d** Knöcherne Konsolidierung nach 3 Monaten

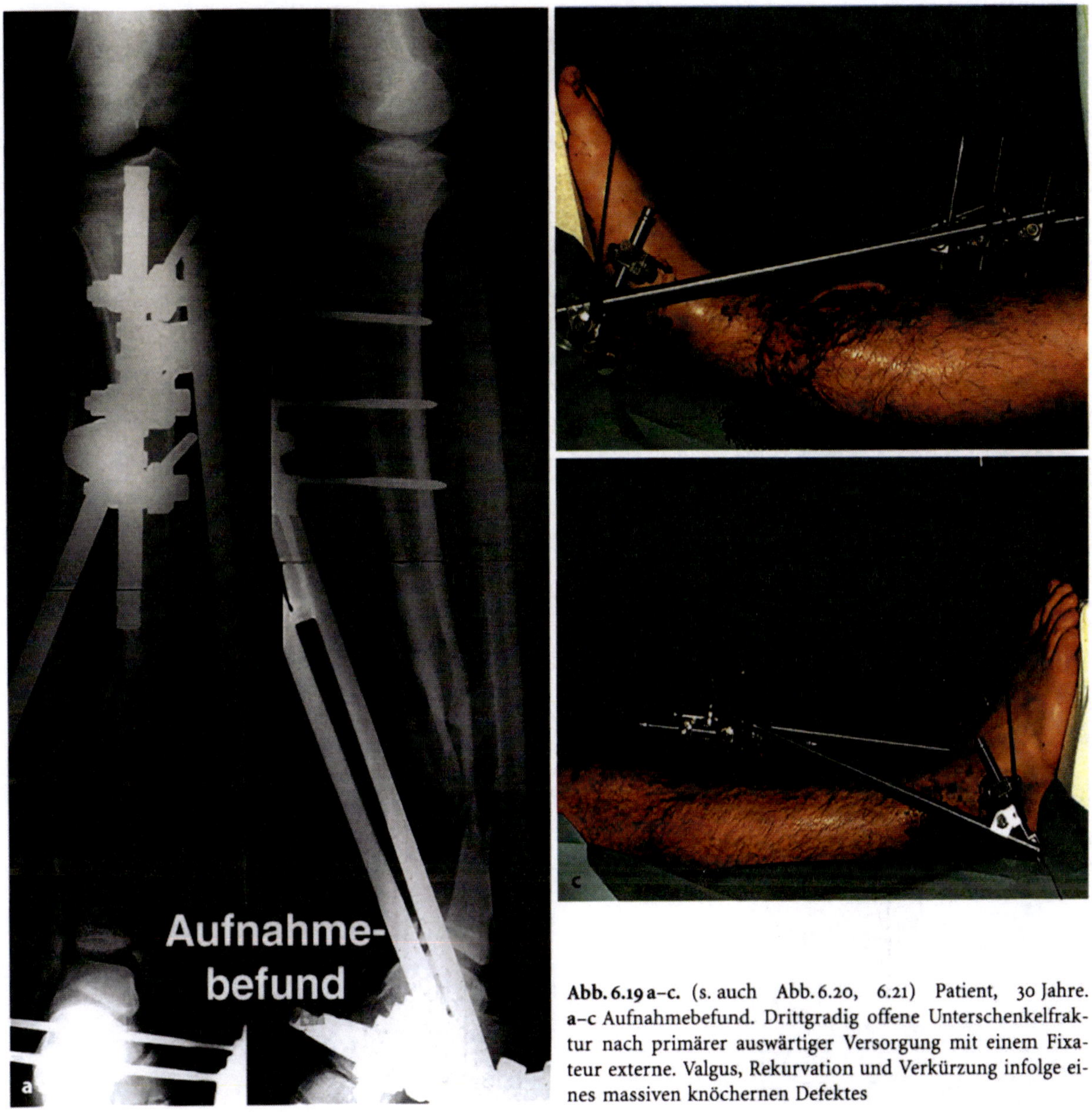


**Abb. 6.19 a–c.** (s. auch Abb. 6.20, 6.21) Patient, 30 Jahre. **a–c** Aufnahmebefund. Drittgradig offene Unterschenkelfraktur nach primärer auswärtiger Versorgung mit einem Fixateur externe. Valgus, Rekurvation und Verkürzung infolge eines massiven knöchernen Defektes

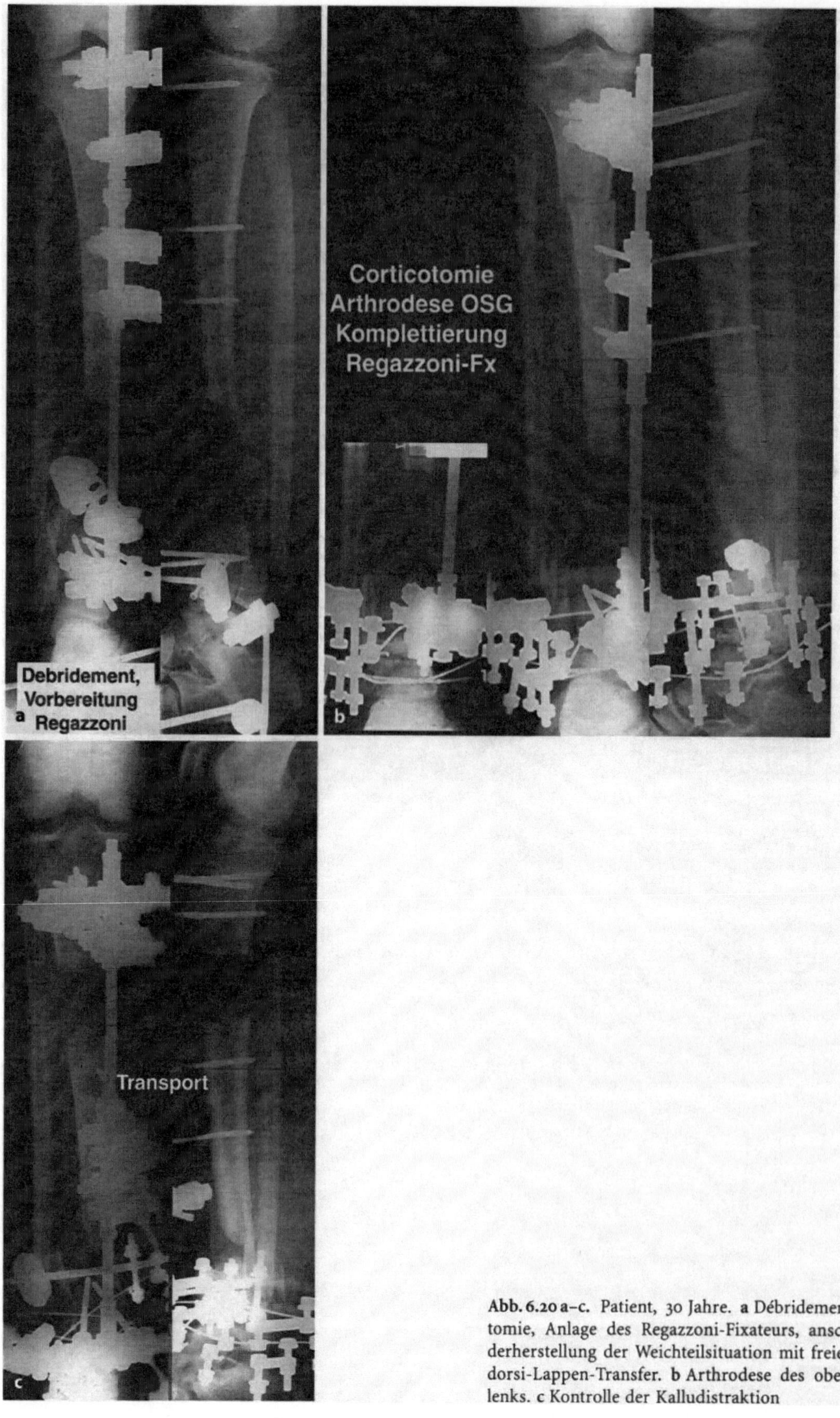


**Abb. 6.20 a–c.** Patient, 30 Jahre. **a** Débridement, Sequestrektomie, Anlage des Regazzoni-Fixateurs, anschließend Wiederherstellung der Weichteilsituation mit freiem Latissimus-dorsi-Lappen-Transfer. **b** Arthrodese des oberen Sprunggelenks. **c** Kontrolle der Kalludistraktion

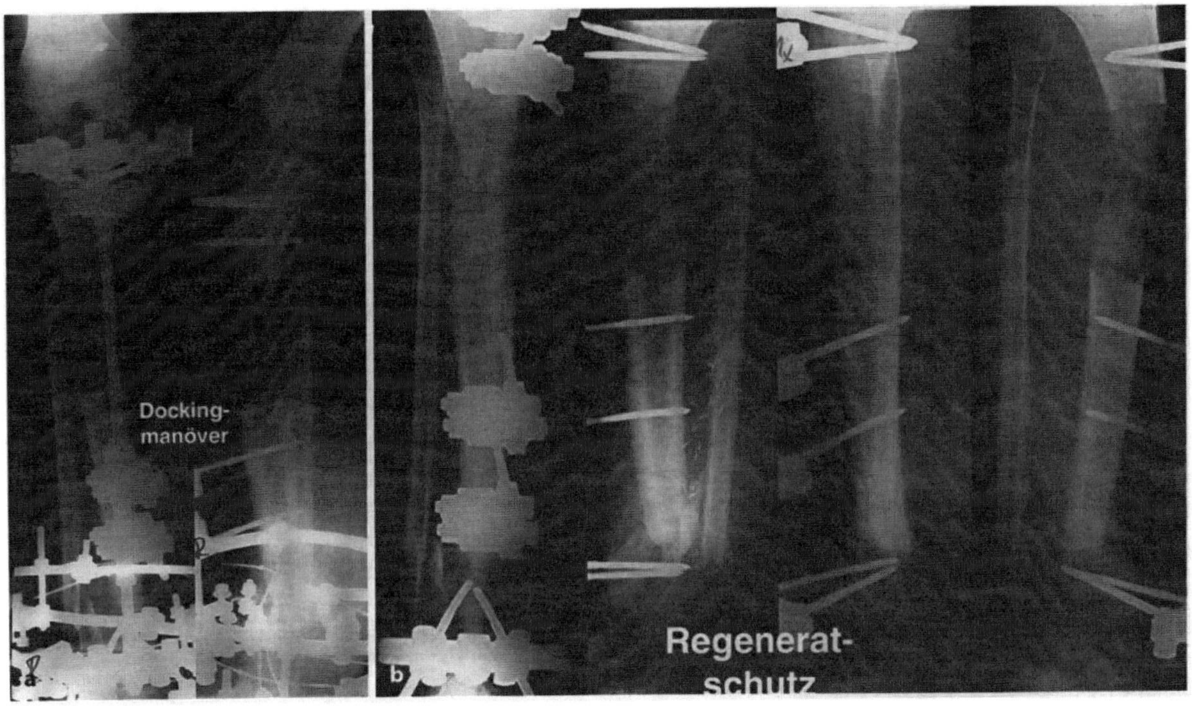


Abb. 6.21 a, b. Patient, 30 Jahre. a Dockingmanöver nach drei Monaten, zusätzlich Spongiosaplastik. b Drei Monate später: Entfernung des Transportfixateurs und Anlage eines ventralen Fixateur externe zum Regeneratschutz

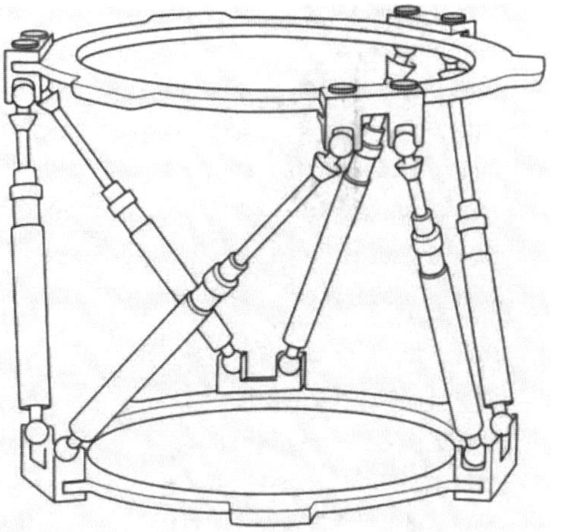

Abb. 6.22. Das Hexapod-System. Die Ringe werden mit jeweils drei Paaren von Kugelgelenken verbunden, zwischen denen Distraktionselemente angeordnet sind. Die exakte Einstellung des Systems erfordert EDV-Unterstützung mit einer für die klinische Anwendung des Systems optimierten Software [30, 31]. Stabilität wird ohne Blockierung der Kugelgelenke realisiert

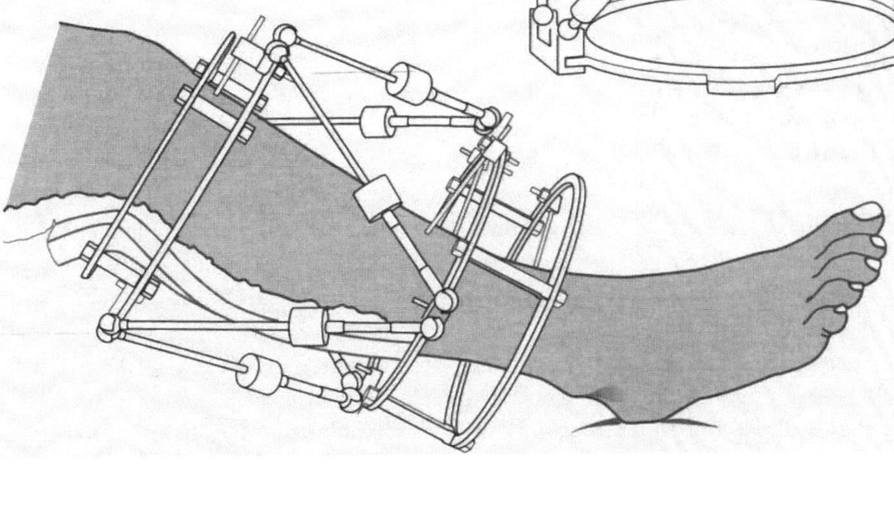

fahrens mit schneller zu erzielender Belastbarkeit der Extremität ist eine Kombinationslösung aus Fixateur externe und innerer Schienung über einen Marknagel, der nach Erreichen des geplanten Längenausgleichs distal verriegelt wird (Abb. 6.9). Der Regeneratschutz wird über die innere Schienung auch unter Belastung der betroffenen Extremität gewährleistet. Diese Technik erwies sich als vorteilhaft und führte nicht zu Minderungen der Qualität des Regenerats [2, 32]. Die Knochenbildung wird hauptsächlich periostal realisiert; die enostale Komponente ist zweitrangig [44]. Dieser Kombinationslösung gegenüber steht die klassische Möglichkeit einer im Rahmen eines Revisionseingriffs nachgeschalteten Spongiosaauffüllung des Regenerats mit zusätzlicher Verplattung.

Eine Innovation in der Verlängerungstechnik ist die intramedulläre Distraktionsnagelung, das entsprechende System (Albizzia) erwies sich bereits bei Verlängerungen des Oberschenkels als funktional und effektiv [8]. Bei der Anwendung des intramedullären Verlängerungsnagels im Bereich des Unterschenkels bestehen hinsichtlich der technischen Umsetzung keine grundsätzlichen Unterschiede. Eine kontinuierliche Kallusdistraktion ist mit dem Vorteil realisierbar, das Distraktionsinstrumentarium komplett intern zu positionieren. Der Nagel setzt sich aus einem Schaft und einem distalen Ansatzstück zusammen. Wird der Schaft gegenüber dem Ansatzstück rotiert, so wird über ein Gewindesystem eine Verlängerung der Konstruktion herbeigeführt. Mit der Rückdrehung wird die eingestellte rotatorische Position wiederhergestellt. Jedes Dreh- und damit jedes Verlängerungsmanöver wird durch ein wahrnehmbares »Klicken« beim Erreichen der endständigen Drehwinkelposition signalisiert. Mit jeweils 5 Außen- und Innenrotationsmanövern in 8-stündigen Abständen wird eine tägliche Verlängerung um 1 mm erreicht. Das auf diese Art und Weise entstehende Knochenregenerat weist eine helixförmige Faserausrichtung auf. Hinsichtlich der mechanischen Belastbarkeit ist der Elongationsnagel mit dem AO-Marknagel durchaus vergleichbar [9]. Eine intramedulläre Verdrehung oder eine Dislokation des Nagels wird durch entsprechende proximale und distale Verriegelung verhindert.

Die ideale Indikation zur Anwendung des Verlängerungsnagels besteht bei isolierter Verkürzung. Als Kontraindikation gelten insbesondere eine Zerstörung des Periosts (z. B. als unmittelbare Frakturfolge oder als Komplikation bei ossären Infekten) und eine Insuffizienz des Kapsel-Band-Apparates der benachbarten Gelenke. Im ersten Fall ist mit einer mangelnden osteogenetischen Potenz zu rechnen, im zweiten müssen Subluxationen und Luxationen unter dem Verlängerungsmanöver befürchtet werden. Voraussetzung für die Anwendung der Methode ist auch eine ausreichende Compliance des Patienten, die gewöhnungsbedürftigen Drehmanöver müssen selbstständig ausgeführt werden. Nicht zuletzt sind anatomische Gegebenheiten von Bedeutung, eine ausreichende Kortikalisdicke muss auch nach Aufbohren des Markkanals erhalten werden können.

Eine bemerkenswerte Innovation des Systems besteht in der Möglichkeit, die Osteotomie mit einer intramedullären Säge durchzuführen. Ein offener Zugang zum Tibiaschaft ist hierbei nicht zwingend erforderlich. Eine Komplettierung der Osteotomie ist manuell oder mit minimal-invasiven Techniken (z. B. mit der Gigli-Säge) zu realisieren. Am Ende der voreingestellten Elongationsdistanz kann sofort mit einer Vollbelastung begonnen werden. Für Patienten, die unter psychologischen Aspekten geeignet sind, dies ist relevant insbesondere in Hinblick auf die selbständig durchzuführenden, adaptationsbedürftigen (da höchst unphysiologischen) Drehmanöver, bietet das System eine mit wesentlich gesteigertem Tragekomfort einhergehende Alternative zu externen Verlängerungsfixateuren. Die klinischen Erfahrungen mit dieser Technik sind bis dato jedoch noch spärlich und der Preis für das Implantat ist hoch.

### 6.7.4 Malleoläre und supramalleoläre Korrekturen

Während in der kniegelenknahen und der diaphysären Region die therapiebedürftige Komponente tibial lokalisiert ist, so kommt supramalleolär der Fibulafehlstellung eine nicht minder wichtige pathomechanische Bedeutung zu. Valgusdeformitäten mit Verkippung der talaren Gelenkbasislinie sind häufige Folgen posttraumatischer Fibulaverkürzungen [3, 19]. Etwas seltener sind Innenknöchelpseudarthrosen und talare Varusfehlstellungen bei Fibulaverlängerungen. In beiden Fällen handelt es sich um Fibuladeformitäten, die mit einer rotatorischen Malposition vergesellschaftet sind, die in der Operationsplanung zu berücksichtigen ist. Zur optimalen Fibulaeinstellung ist die Revision und Ausräumung des narbigen Kallus am medialen Gelenkspalt erforderlich [45], hierzu kann eine schräge Innenknöchelosteotomie unumgänglich sein. Die Osteosynthese der Fibula nach der Korrektur erfolgt mittels einer Drittelrohrplatte.

Indikationen zu frühen Korrekturen von objektiv (Rö, CT) nicht zufriedenstellenden Rekonstruktionen

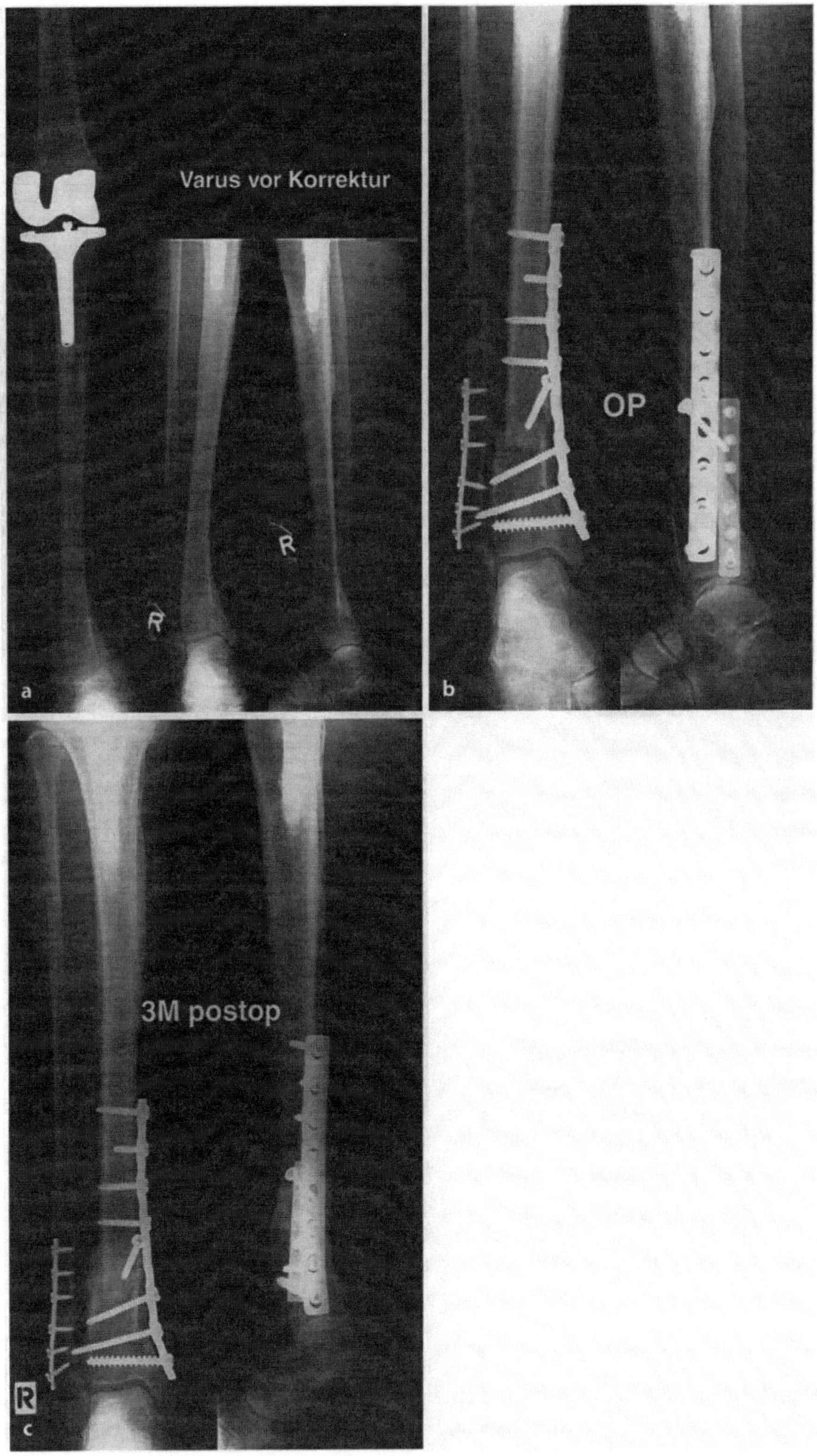


**Abb. 6.23 a–c.** Patientin, 69 Jahre. **a** Varus und Antekurvation des distalen Unterschenkels nach konsolidierter Fraktur. **b** Valgisierende und extendierende subtraktive Osteotomie mit Spongiosaplastik aus dem gewonnenem Knochenkeil. Interfragmentäre Zugschraube **c** Stellungskontrolle nach 3 Monaten

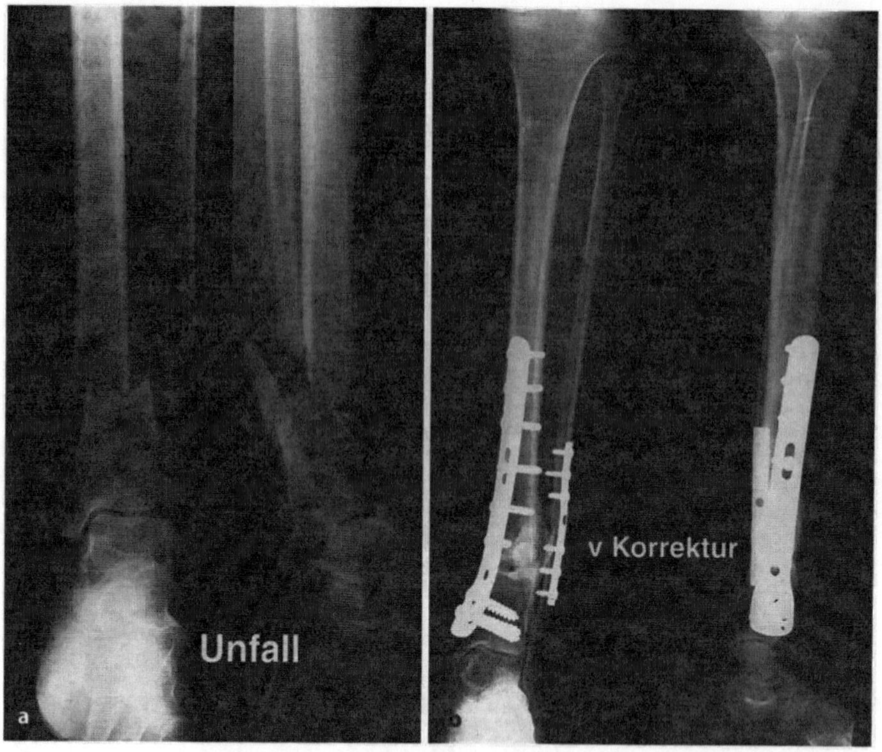


**Abb. 6.24 a, b.** Patientin, 28 Jahre. **a** Unfallbild. **b** Zustand nach auswärtiger Versorgung, 2 Jahre nach Unfall, Varusfehlstellung. Weitere operative Behandlung s. Abb. 6.15 a–d (S. 185)

nach Pilon- oder Knöchelfrakturen sollen bei guten Haut- und Weichteilverhältnissen großzügig gestellt werden (s. Kap. 3, Abb. 3.30). Vorher müssen wesentliche arthrotische Veränderungen des Sprunggelenks mit geeigneten bildgebenden Verfahren (z. B. Magnetresonanztomographie und Computertomographie mit 3D-Rekonstruktion) oder mit einer – partiell womöglich auch therapeutischen – Arthroskopie ausgeschlossen werden [41]. Fehlverheilte ventrale und dorsale Fragmente sind in den ehemaligen Frakturspalten zu osteotomieren, einzustellen und ausreichend zu fixieren. Die Technik der Plattenosteosynthese unterscheidet sich nicht vom Management bei frischen Verletzungen. Eine absolut exakte Wiederherstellung der Anatomie ist obligat. Ist das Gelenk bereits von destruktiven Prozessen befallen, sollte die Arthrodese vorgezogen werden. Diese geht im Allgemeinen mit befriedigenden Langzeitresultaten einher, erspart dem Patienten einen ohnehin fälligen Revisionseingriff und verzögert somit nicht seine soziale und berufliche Reintegration.

Supramalleoläre fehlverheilte tibiale Frakturen sind nach den Grundsätzen der Schaftkorrekturen zu behandeln. Ist die Fehlstellung in ausreichender Höhe von der distalen Tibiabegrenzung lokalisiert, sollten zur Fixierung anstelle von T-Platten, LCDCP oder LCP (Abb. 6.23) eher intramedulläre Kraftträger verwendet werden, nicht zuletzt wegen der Weichteilprotektion und der so primär zu erzielenden Belastungsstabilität (Abb. 6.24, 6.15) [41]. In distalen metaphysären Bereichen können bei geeigneter ossärer und Weichteilsituation auch additive Osteotomien angewandt werden, wobei zur Fixierung sich exzentrisch besetzte LC-DC-Platten oder die LCP (s. auch Kap. 3.7, Abb. 3.22 a–d) anbieten. Die Besetzung der Plattenlöcher beginnt gelenknah. Die meist kritischen Weichteilverhältnisse lassen dieses Verfahren jedoch nur selten zu.

## 6.8 Komplikationen

Die Risiken und Komplikationen der Korrekturoperationen unterscheiden sich im Wesentlichen nicht von denen, die auch bei Versorgung von frischen Verletzungen zu befürchten sind. Zu betonen ist jedoch, dass Korrekturen von Achsenfehlstellungen einen elektiven Charakter besitzen. Hinsichtlich des Umfangs und der Sorgfalt des präoperativen Aufklärungsgespräches ist diesem Umstand Rechnung zu tragen. Insbesondere exzessive additive Korrektureingriffe prädisponieren zur Entwicklung von Kompartmentsyndromen und frühen postoperativen Nerven- und Durchblutungsstörungen.

## Literatur


1. Baumgart R, Betz A, Kettler M, Zeiler C, Schweiberer L (1996) Perspektiven der Kallusdistraktion. Unfallchirurg 99 (2): 84–91
2. Brunner U, Kessler S, Cordey J, Rahn B, Schweiberer L, Perren SM (1990) Treatment of defects of the long bones using distraction osteogenesis (Ilizarov) and intramedullary nailing. Theoretic principles, animal experiments, clinical relevance. Unfallchirurg 93 (6): 244–250
3. Dávid A, Josten Ch, Ekkernkamp A, Steinau HU, Muhr G (1995) Korrigierende Osteotomien am Fuß nach Compartmentsyndromen des Unterschenkels. Chirurg 66 (11): 1134–1140
4. Debrunner A, Seewald K, (1964) Die Belastung des Kniegelenkes in der Frontalebene. Z Orthop 98: 508
5. Fischgrund J, Paley D, Suter C (1994) Variables affecting time to bone healing during limb lengthening. Clin Orthop 301: 31–37
6. Gotzen L, Baumgaertel F (1990) Distraktionsosteogenese nach Ilizarov mit dem Monofixateursystem und erste klinische Erfahrungen am traumatisierten Unterschenkel. Unfallchirurg 93 (6): 237–243
7. Grützner P, Hochstein P, Simon R, Wentzensen A (1999) Torsionswinkelbestimmung nach Schaftfrakturen der unteren Extremität – klinische Relevanz und Methoden. Chirurg 70 (3): 276–284
8. Guichet JM (1999) Leg lengthening and correction of deformity using the femoral Albizzia nail. Orthopäde 28: 1066–1077
9. Guichet JM, Casar RS (1997) Mechanical characterization of a totally intramedullary gradual elongation nail. Clin Orthop 337: 281–290
10. Herzberg W, Meitz R, Halata Z (1991) Die Antetorsion des Schenkelhalses. Unfallchirurg 94 (4): 168–171
11. Hörster G (1984) Korrekturosteotomien am Tibiaschaft. In: Hierholzer G, Müller KH (Hrsg) Korrekturosteotomien nach Traumen an der unteren Extremität. Springer, Berlin Heidelberg New York Tokyo, S 135–150
12. Ilizarov GA (1992) Transosseous osteosynthesis. Theoretical and clinical aspects of the regeneration and growth of tissue. Springer, Berlin Heidelberg New York Tokyo
13. Josten Ch, Ekkernkamp A, Lies A, Muhr G (1993) Ringfixateur oder unilateraler Fixateur – Beeinflusst die unterschiedliche Montageform die Knochenregeneration beim Segmenttransport? Langenbecks Archiv Chir [Suppl] 9: 56
14. Kaminski A, Muhr G (2002) Pseudarthrose, Fehlstellungen und Verfahrenswechsel im Unterschenkelschaftbereich. Trauma Berufskrankh 4: 107–113
15. Kinzl L, Strecker W (1998) Einzeitige Korrekturosteotomie nach kniegelenksnahen Frakturen. Chirurg 69 (11): 1161–1166
16. Kostuik JP, Schmidt O, Harris WR, Woolridge C (1975) A study of weight transmission through the knee joint with applied varus and valgus loads. Clin Orthop 108: 95–98
17. Lanz T, Wachsmuth W (1972) Bein und Statik. In: Praktische Anatomie, Bd. I/4. Springer, Berlin Heidelberg New York
18. McKellop HA, Sigholm G, Redfern F, Boyle B, Sarmiento A (1991) The effect of simulated fracture angulations of the tibia on cartilage pressures in the knee joint. J Bone Joint Surg Am 71: 599
19. Miller SD (1995) Late reconstruction after failed treatment for ankle fractures. Orthop Clin North Am 26 (2): 363–373
20. Muhr G, Blömer J, Behrens S (1975) Korrektureingriffe nach posttraumatischen Verkürzungen. Behandlung und Ergebnisse. Hefte Unfallheilkd 126: 428–431
21. Muhr G, Wrezlewicz P (1987) Ursachen von Pseudarthrosen. Hefte Unfallheilkd 189: 400–403
22. Muschik M, Ludwig R, Halbhübner S, Bursche K, Stoll T (2001) Beta-tricalcium phosphate as a bone substitute for dorsal spinal fusion in adolescent idiopathic scoliosis: preliminary results of a prospective clinical study. Eur Spine J S2: 178–184
23. Oest O (1984) Spezielle Diagnostik, Planung und Wahl der Korrekturlokalisation. In: Hierholzer G, Müller KH (Hrsg) Korrekturosteotomien nach Traumen an der unteren Extremität. Springer, Berlin Heidelberg New York Tokyo, S 33–42
24. Oest O (1973) Röntgenologische Beinachsenbestimmung. Z Orthop Grenzgeb 111 (4): 497–500
25. Paley D (1990) Problems, obstacles, and complications of limb lengthening by the Ilizarov technique. Clin Orthop 250: 81–104
26. Paley D, Bhatnagar J, Herzenberg JE, Bhave A (1994) New procedures for tightening knee collateral ligaments in conjunction with knee realignment osteotomy. Orthop Clin North Am 25 (3): 533–555
27. Pfeifer T, Mahlo R, Franzreb M, Heiss U, Lutz P, Wohrle A, Wikstrom M (1995) Computed tomography in the determination of leg geometry. In Vivo 9 (3): 257–261
28. Ries M, O'Neill D (1987) A method to determine the true angulation of long bone deformity. Clin Orthop 218: 191
29. Sangeorzan BP, Judd RP, Sangeorzan BJ (1989) Mathematical analysis of single-cut osteotomy for complex long bone deformity. J Biomech 22 (11–12): 1271–1278
30. Seide K, Wolter D (1999) Computerassistierte Frakturreposition mit dem Hexapodfixateur externe. Trauma Berufskrankh 1: 120–126
31. Seide K, Wolter D (2000) Korrekturen mit dem Hexapoden. Orthopäde 29: 39–46
32. Simpson AHRW, Cole AS, Kenwright J (1999) Leg lengthening over an intramedullary nail. J Bone Joint Surg Br 81-B(6): 1041–1045
33. Staubli AE, De Simoni C, Suthankar A (2001) Aufklappende hohe interligamentäre Tibiavalgisations-Osteotomie (HTO) ohne Interponat mit Tomofixsystem – Eine prospektive Fallstudie. (»Experts meet Experts«, 74. AO-Kurs, Davos 2001)
34. Strecker W, Hoellen I, Keppler P, Suger G, Kinzl L (1997) Torsionskorrekturen nach Marknagelosteosynthesen der unteren Extremität. Unfallchirurg 100 (1): 29–38
35. Strecker W, Keppler P, Franzreb M, Gebhard F, Keck S, Kinzl L (1997) Längen und Torsionen der unteren Extremität. In: Strecker W, Keppler P, Kinzl L (Hrsg) Posttraumatische Beindeformitäten. Springer, Berlin Heidelberg New York Tokyo, S 75–86
36. Suger G (1997) Korrektur komplexer Fehlstellungen mit dem Ringfixateur. In: Strecker W, Keppler P, Kinzl L (Hrsg) Posttraumatische Beindeformitäten. Springer, Berlin Heidelberg New York Tokyo S 294–303
37. Suger G, Liener A, Schmelz A, Kinzl L (1998) Die Korrektur posttraumatischer diaphysärer Fehlstellungen an der unteren Extremität. Chirurg 69 (11): 1167–1177

38. Tetsworth K, Paley D (1994) Malalignment and degenerative arthropathy. Orthop Clin North Am 25: 367–377
39. Turner MS (1994) The association between tibial torsion and knee joint pathology. Clin Orthop 302: 47–51
40. Turner MS, Smillie IS (1981) The effect of tibial torsion of the pathology of the knee. J Bone Joint Surg Br 63 (3): 396–398
41. Verheyden P, Josten Ch (1998) Supramalleoläre Korrekturosteotomien. Chirurg 69 (11): 1178–1187
42. Wagner H (1977) Prinzipien der Korrekturosteotomie am Bein. Orthopäde 6: 145–177
43. Waidelich HA, Strecker W, Schneider E (1992) Computertomographische Torsionswinkel- und Längenmessung an der unteren Extremität. Methodik, Normalwerte und Strahlenbelastung. Fortschr Röntgenstr 157: 245
44. Yasui N, Kojimoto H, Sasaki K, Kitada A, Shimizu H, Shimomura Y (1993) Factors affecting callus distraction in limb lengthening. Clin Orthop 293: 55–60
45. Ziller R, Seyfarth H (1970) Erfahrungen bei der operativen Behandlung veralteter Verletzungen im Bereich des oberen Sprunggelenkes. Zentralbl Chir 95 (26): 772–778

# KAPITEL 7

# Aseptische und septische Pseudarthrosen am Unterschenkelschaft 7

S. ARENS und T. KÄLICKE



## 7.1 Einleitung

Die verzögerte oder ganz ausbleibende Knochenheilung nach Schaftfrakturen des Unterschenkels ist eine Komplikation, die die Funktion der unteren Extremität erheblich stört. Nicht selten wird die Belastungsfähigkeit weitgehend aufgehoben, was bei den Betroffenen zu schweren Einschränkungen der individuellen Mobilität und letztlich der Lebensqualität führt. Nach geschlossenen Frakturen des Unterschenkelschafts muss in Abhängigkeit vom Behandlungsverfahren in 1–3% mit einer ausbleibenden Knochenheilung gerechnet werden [18, 19]. Bei offenen Frakturen, signifikanter Weichteilschädigung und Knochenverlust ist dieses Risiko erheblich höher [7]. Von allen Regionen des Bewegungsapparates ist der Unterschenkel am häufigsten von dieser Komplikation betroffen. In einer Analyse von 759 diaphysären Pseudarthrosen der oberen und unteren Extremitäten waren 51% am Unterschenkelschaft [16]. Hierfür ist nicht nur die hohe Inzidenz von Frakturen in dieser Region verantwortlich, sondern insbesondere die anatomische Situation mit geringer Weichteildeckung des größtenteils kortikalen Knochens.

Die historische Betrachtung des seit Urzeiten bestehenden Problems der ausbleibenden Knochenbruchheilung zeigt, dass die Prinzipien der Behandlung sowohl durch neue pathophysiologische und pathobiomechanische Erkenntnisse als auch durch neue operationstechnische Methoden im letzten Jahrhundert wiederholt variiert und modifiziert wurden. Ruhigstellung und äußere Schienung wurden Mitte des Jahrhunderts ergänzt durch die autologe Knochentransplantation. Das vom pathobiomechanischen Ansatz geprägte Behandlungskonzept von Pauwels (1885–1980) wurde letztendlich bestätigt durch die revolutionären Erfolge der Osteosynthesetechniken, die seit den 60er-Jahren die wesentliche Säule der Behandlung ausbleibender Knochenbruchheilung sind. Trotz der Erfolge der operativen Behandlung durch stabilisierende Implantate wurde mit zunehmender Verbreitung der Osteosynthese zur primären Frakturstabilisierung in den letzten beiden Dekaden erkannt, dass gerade diese Methode auch eine der Hauptursachen fehlender Knochenheilung ist, wenn sie insuffizient durchgeführt wird. Nicht zuletzt deshalb ist der klinisch tätige Unfallchirurg auch heute täglich mit den Problemen der ausbleibenden Frakturheilung am Unterschenkel konfrontiert, die dort nicht selten durch infektionsbedingte Komplikationen erschwert werden. Als ein Schwerpunkt der unfallchirurgischen Forschung wurden in der letzten Dekade betont biologisch basierte Lösungsansätze verfolgt, die sich neuer physikalischer, chirurgischer, pharmakologischer und molekularbiologischer Methoden bedienen. Die heutige Behandlung der nicht heilenden Frakturen am Unterschenkelschaft ist sehr differenziert und besonders im Falle einer assoziierten Infektion ausgesprochen anspruchsvoll, herausfordernd für den Chirurgen und belastend für den Patienten – und oft auch ein Fall für die Juristen. Bei der Notwendigkeit wiederholter operativer Interventionen, bei lang andauernder Arbeitsunfähigkeit und bleiben-

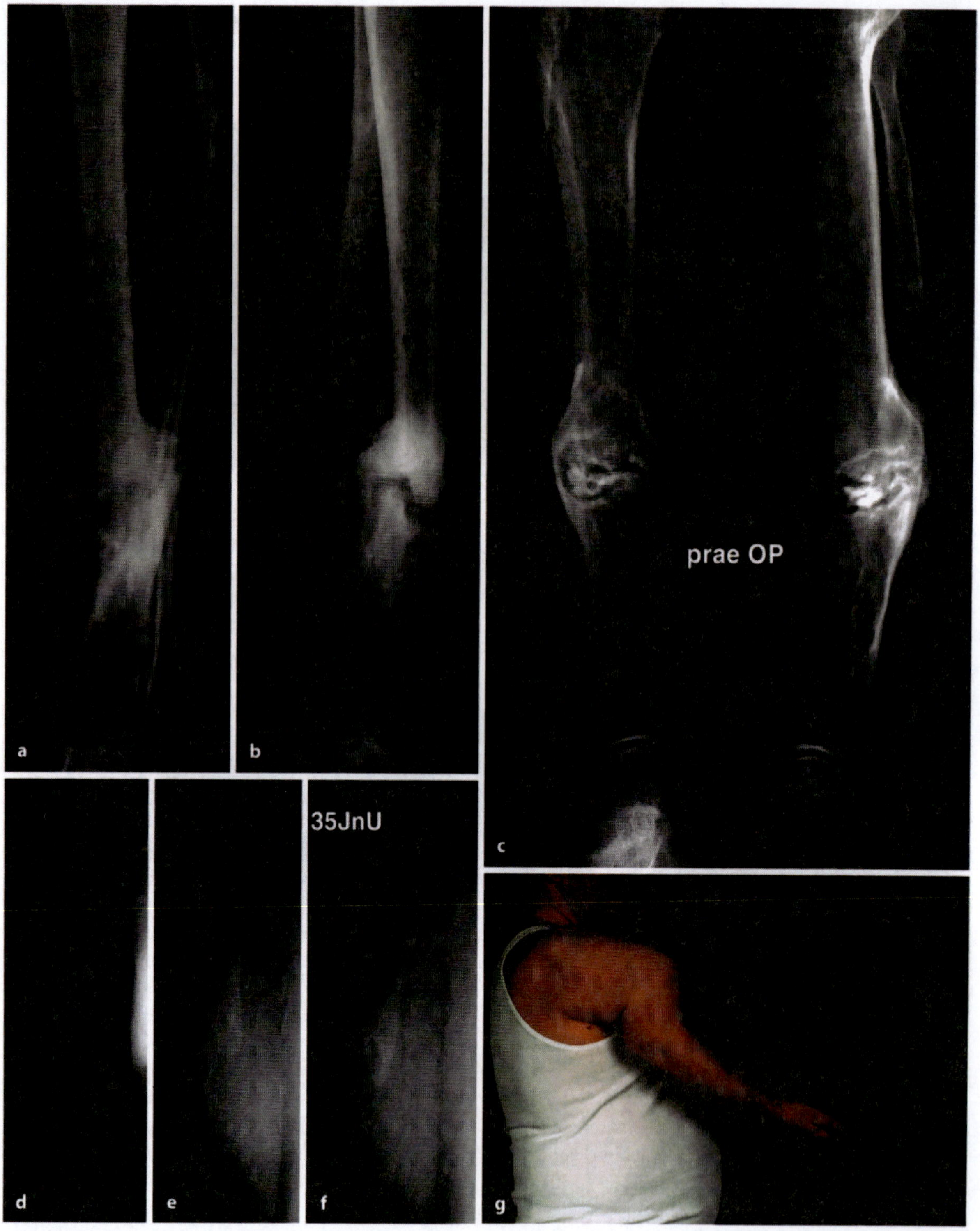


**Abb. 7.1 a–g.** Vollbild der Pseudarthrose. **a–c** Echtes Falschgelenk an der diaphysären Tibia. **d–g** Klinische »Funktion« einer Pseudarthrose der Humerusdiaphyse 35 Jahre nach Unfall bei einem körperlich arbeitenden Mann

der Invalidität ist der volkswirtschaftliche Aspekt nicht zu vernachlässigen.

Pseudarthrose bedeutet wörtlich übersetzt Falschgelenk (Abb. 7.1). Wie bei einem »richtigen« Gelenk liegt hier ein histologisch typischer Aufbau mit synoviaähnlicher, flüssigkeitsgefüllter Kapsel und Knorpelüberzug der Knochenenden vor. Obwohl diese Ausprägung der Knochenheilungsstörung heute nur selten wirklich besteht, wird im deutschsprachigen Raum der Begriff Pseudarthrose im chirurgischen Sprachgebrauch als Synonym für die lange verzögerte oder ausbleibende Knochenheilung verwendet. Treffender wird dies in der englischsprachigen Terminologie als »delayed union« und »non-union« beschrieben. Der Begriff »fibrous union« bezeichnet eine straffe Verbindung der Frakturenden durch fibröses, fibrokartilaginäres Bindegewebe. Streng abzugrenzen ist der angloamerikanische Terminus »malunion«, der eine Fehlstellung bei knöchern stabil geheilter Fraktur beschreibt.

Der Zeitpunkt, nach dem man den Prozeß der spontanen, sekundären oder direkten, primären Knochenheilung als gestört bezeichnet, ist nicht genau definiert. Die immer wieder genannte empirische Definition von sechs bis acht Monaten ab dem Zeitpunkt der Fraktur wird den pathophysiologischen Gegebenheiten insbesondere am Unterschenkelschaft nicht gerecht. In Abhängigkeit von Frakturtyp und Weichteilschädigung kann die Heilung am Unterschenkelschaft zwischen drei Monaten und weit über neun dauern. Es ist jedoch keinem Patienten zuzumuten, neun oder mehr Monate abzuwarten, bis dann – im Nachhinein – die Diagnose einer Heilungsstörung gestellt und therapeutisch interveniert wird.

! Für die Praxis bedeutender ist die Beurteilung der Heilungsdynamik. Zeigt eine Fraktur am Unterschenkelschaft mehr als drei Monate keine klinischen und radiologischen Heilungstendenzen, ist von einer therapierelevanten Störung der Knochenheilung auszugehen.

## 7.2 Ätiologie

Die Konstellation der besonderen funktionellen und anatomischen Bedingungen am Unterschenkelschaft kann die Ausbildung einer Pseudarthrose – im Vergleich zu anderen Extremitätenregionen – erheblich begünstigen.

Die geringe prätibiale Weichteildeckung des Knochens ohne gut durchblutete Muskulatur bietet bei direktem Anprall im Schaftbereich kaum dämpfenden Schutz, so dass das Risiko komplexer, segmentaler Frakturformen einschließlich des partiellen Knochenverlustes, sei es primär oder sekundär, erhöht ist. Darüber hinaus kann die dünne vulnerable Weichteildeckung eine traumatisch oder therapeutisch-chirurgisch bedingte zusätzliche Devaskularisierung, Deperiostierung und damit Devitalisierung des diaphysären, kortikalen Knochens nur sehr begrenzt kompensieren. Das am Unterschenkel anatomisch bedingt gehäuft anzutreffende Kompartmentsyndrom kann zur Knochennekrose führen. Im Vergleich zum spongiösen Knochen der Metaphyse hat der kortikale Knochen im Schaftbereich des Unterschenkels eine geringere Oberfläche pro Volumeneinheit und im Allgemeinen eine weniger ausgebildete interne Blutversorgung. Dies fördert zusätzlich die Entstehung fragmentärer oder segmentaler Knochennekrosen. Obwohl Knochendefekte das Pseudarthroserisiko erhöhen, sollte nekrotischer Knochen nicht belassen werden. Neben der genannten Weichteilvulnerabilität sind avitale Knochenfragmente der Hauptrisikofaktor einer lokalen Infektion bis hin zur posttraumatischen Osteitis, deren Inzidenz am Unterschenkel bekanntlich am höchsten ist. Eine Infektion der Frakturzone stört die Knochenheilung erheblich und führt so zu weiteren knöchernen Defekten. Die resultierende Instabilität katalysiert wiederum das Infektionsgeschehen und unterhält so einen Circulus vitiosus, der in eine Infekt-Defekt-Pseudarthrose mündet (Abb. 7.2, 7.11, 7.22). Typischerweise sind weit über die Hälfte auch der infizierten Pseudarthrosen am Unterschenkel anzutreffen [17].

Die Funktion des Unterschenkels als Organ, das die gesamte Körperlast zu tragen hat, und die zusätzlichen Kräfte der die Fraktur überbrückenden Muskelzüge begünstigen im Rahmen der stabilisierenden Knochenbruchbehandlung sekundäre Dislokationen der Frakturenden, Diastasen und mechanische Instabilität. Gestörte Vitalität und Instabilität sind die beiden wesentlichen ätiologischen Faktoren der Pseudarthrose auf lokalem Niveau.

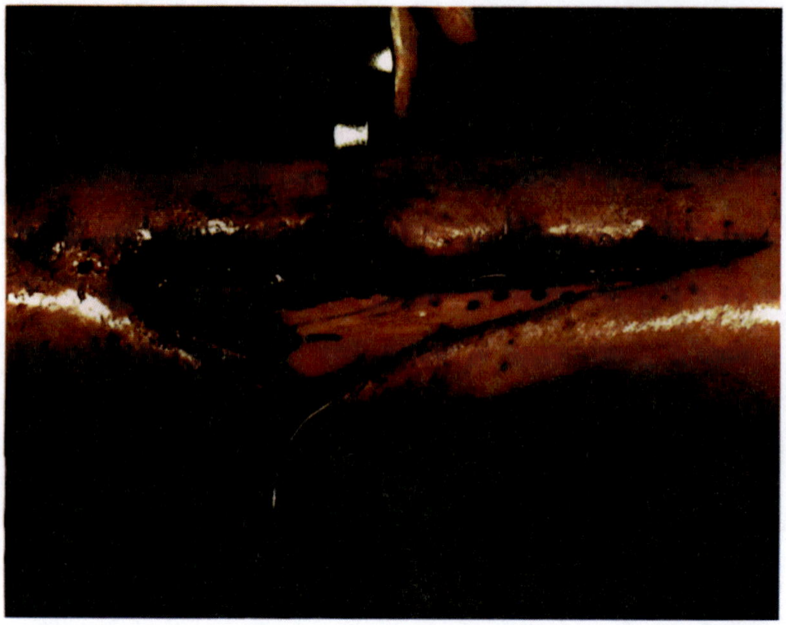

**Abb. 7.2.** Septische Pseudarthrose des Tibiaschafts mit langstreckig nekrotischen Knochensegment. Zur Vitalitätstestung wurde der Knochen angebohrt

Zusätzlich manifestieren sich viele der bekannten systemischen Risikofaktoren mit hoher Präferenz gerade am Unterschenkel. Hier sind neben der Arteriosklerose in Form der peripheren arteriellen Verschlusskrankheit, Nikotinabusus und präexistenten Dermatosen insbesondere die Folgen des Diabetes mellitus einschließlich der begleitenden Neuropathien zu nennen.

Gerade in dieser besonderen Situation am Unterschenkelschaft bietet die Behandlung einer Fraktur zusätzlich Gelegenheit, die Frakturheilung zu stören und einer Pseudarthrosenbildung Vorschub zu leisten [5]. Eine unzureichende Reposition und Approximierung der Frakturenden bedeutet eine längere Diastasestrecke und erfordert möglicherweise längere Zeit zur knöchernen Überbrückung. Lediglich bei erhaltenem Periost gelingt es den reparativen Vorgängen, solche Diastasen gut im Rahmen der sekundären Knochenheilung kallös zu überbrücken. Belassene Weichteilinterponate stören nicht nur die achsengerechte Reposition, sondern auch die knöcherne Heilung. Gelingt es durch die Behandlung nicht, eine partielle Belastbarkeit des Unterschenkels durch ausreichende Stabilisierung herzustellen, ist die intermittierende Druck- und Zugbelastung in der Frakturzone als wesentlicher Stimulus der Knochenheilung eliminiert. In Bezug auf die konservative, nicht operative Frakturbehandlung schreibt L. Böhler [3]: «... Aus allem geht hervor, dass die Pseudarthrosen zum allergrößten Teil Behandlungsfolgen sind. ...«. Und dezidiert über die Unterschenkelpseudarthrosen: «... Die häufigste Ursache ist übermäßiger Dauerzug während der ersten Behandlung oder die operative Behandlung mit oder ohne Infektion. ...«. In Bezug auf die operative Frakturbehandlung mit Osteosynthese stellten Muhr u. Wrzlewicz [22] nach Analyse von 100 aseptischen Tibiapseudarthrosen aus dem Zeitraum von 1981–1985 nahezu ausschließlich unzureichende Osteosyntheseverfahren als Ursache fest (Abb. 7.3). In dieser Arbeit findet sich auch das Zitat von Judet: «...die insuffiziente Osteosynthese ist die moderne Pseudarthrose...«.

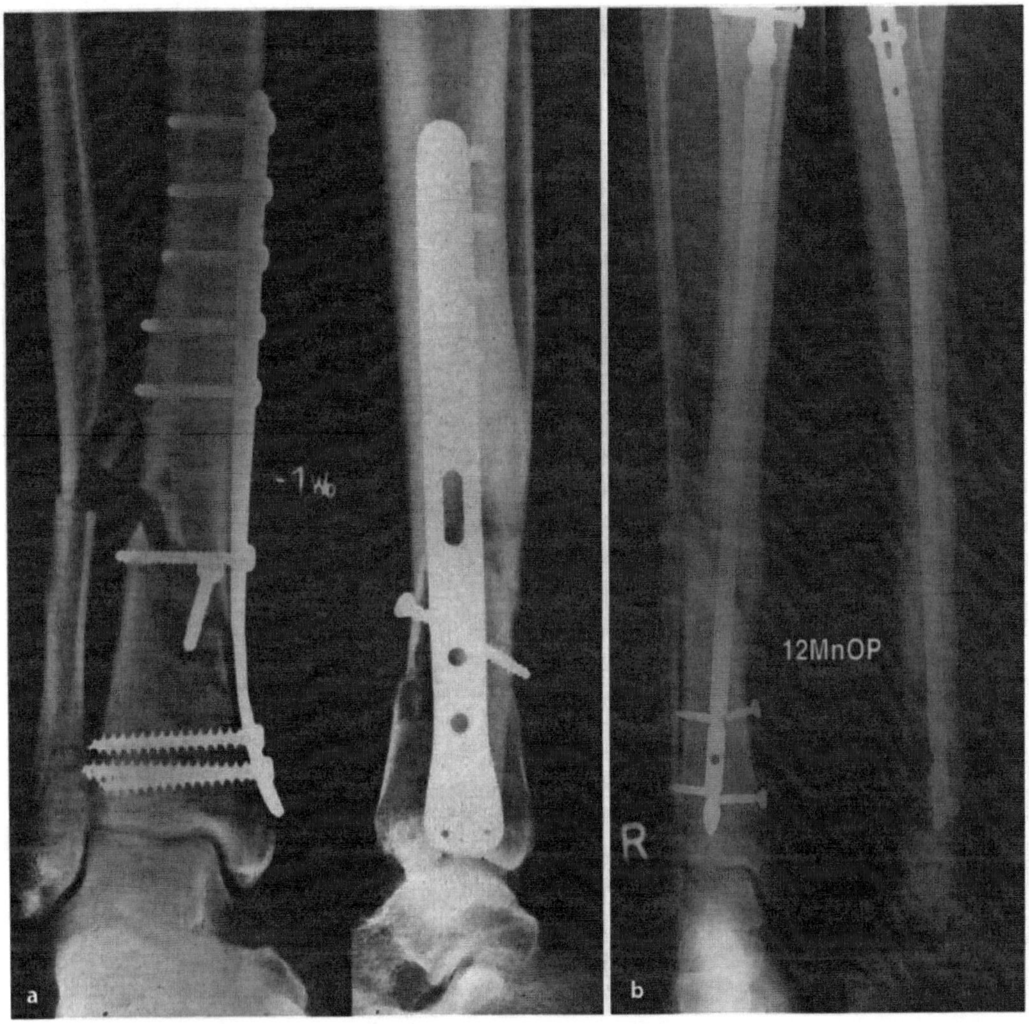


**Abb. 7.3 a, b.** Operativ-technische Fehler als Ursache einer Pseudarthrose. **a** Plattenosteosynthese mit unzureichender Adaptation der Fragmente. Die Zugschraube komprimiert nicht, sondern hält zusammen mit der durch das Implantat geführten interfragmentären Schraube im Sinne einer Stellschraube die Diastase aufrecht. Ursächlich könnte der Versuch gewesen sein, die Länge der Fibula korrekt wiederherzustellen, anstatt wie bei einer Fibulaosteotomie die Sperrwirkung aufzuheben. **b** Initial statisch verriegelter, dünner unaufgebohrter Marknagel mit unzureichender Adaptation im lang, schräg verlaufenden Frakturspalt. Selbst die »Autodynamisierung« nach Bruch der distalen Verriegelungsschrauben führt nicht zu ausreichender Kompression, sondern bei zwischenzeitlich verheilter Fibula eher zu einer angedeuteten Varusdislokation. Weiterbehandlung s. Abb. 7.13 b

## 7.3 Klassifikation

Grundsätzlich sind die erworbenen, posttraumatischen Pseudarthrosen des Unterschenkels von den kongenitalen zu unterscheiden. Letztere sind selten und treten bereits im kindlichen Alter in Erscheinung. Wenn Neurofibromatose, fibröse Dysplasie oder die Folgen einer hämatogenen Osteomyelitis nicht vorliegen, und andere Ursachen ausgeschlossen werden können, handelt es sich um die idiopathische Form, die am häufigsten am distalen Tibiadrittel zu finden ist [9].

In seiner historischen Monographie zur Behandlung der erworbenen Pseudarthrosen unterteilte Witt [34] diese nach pathomechanischen Gesichtspunkten bereits in straffe, schlaffe (mobile) und Defektpseudarthrosen. Weber u. Cech [31] unterteilen aufgrund ihrer grundlegenden, bis heute gültigen Arbeiten die erworbenen Knochenheilungsstörungen entsprechend ihrer biologischen Reaktion ein in vitale, reaktive und avitale, inaktive Pseudarthrosen (Abb. 7.4).

Im Falle einer vitalen Pseudarthrose ist die biologische Potenz des Knochens nicht gestört. Er »will« heilen, und die Reaktion der Heilungsmechanismen kann sogar überaktiv sein. Dies zeigt sich in einer teils überschießenden Kallusbildung, radiologisch sichtbar an der typischen »Elefantenfuß-Konfiguration« der Pseudarthrose (Abb. 7.1). Entsprechend wird diese Form als hypertroph bezeichnet. In abgeschwächter Ausprägung ist dieses Phänomen bei den biologisch weniger reagierenden, kallusärmeren »Pferdefuß-Pseudarthrosen« sichtbar. Aber auch kalluslose, oligotrophe Pseudarthrosen sind durchaus noch zur biologischen Reaktion und Knochenheilung fähig.

Bei den avitalen Pseudarthrosen sind die biologischen Reaktionsmechanismen weitestgehend zum Stillstand gekommen. Hier berücksichtigt die Weber-Cech-Klassifikation auch den vorliegenden Knochenverlust. Es wird unterschieden zwischen dystrophen (Drehkeil)pseudarthosen mit nekrotischem Zwischenfragment, langstreckigen Defektpseudarthrosen, bei denen das biologische Substrat der Heilung nicht

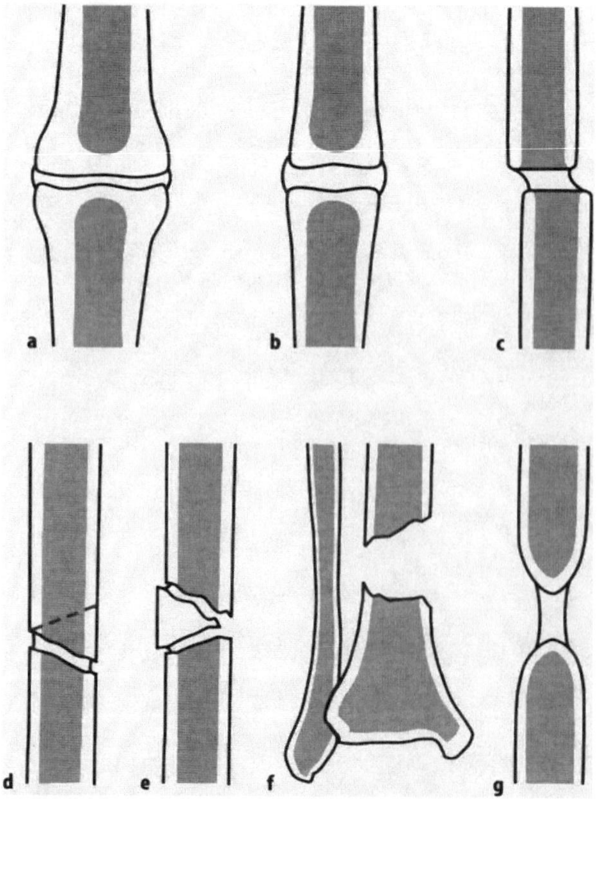


**Abb. 7.4 a–g.** Klassifikation der Pseudarthrosen nach Weber und Cech: **a–c** vitale, reaktive Pseudarthrosen. **a** hypertroph, kallusreich (»Elefantenfuß«), **b** kallusarm (»Pferdefuß«), **c** oligotroph, kalluslos. **d–g** vitale, inaktive Pseudarthrosen, **d** dystrophe »Drehkeil-Pseudarthrose«, **e** nekrotisches avaskuläres Segment, **f** Defektpseudarthrose, **g** atroph

mehr vorhanden ist, und atrophen Pseudarthrosen, bei denen sämtliche reaktiven Reparaturprozesse zum Stillstand gekommen sind. Selbstverständlich hat die korrekte Einordnung einer Pseudarthrose im Unterschenkelschaft hinsichtlich des vorliegenden Typs der Heilungsstörung fundamentale Bedeutung für die Wahl der Behandlungsstrategie [27, 28].

Paley [24] stellt eine Klassifikation der Pseudarthrosen speziell für die Tibia vor, die sich jedoch auch auf andere Knochen übertragen lässt. Er unterscheidet tibiale Pseudarthrosen mit Knochenverlust <1 cm (Typ A) und >1 cm (Typ B). Typ A wird unterteilt in mobile und immobile Pseudarthrosen ohne oder mit fixierter Fehlstellung, Typ B nach Vorliegen und Kombination eines Knochendefekts bzw. einer Verkürzung.

Sämtliche genannten Pseudarthroseformen am Unterschenkelschaft können mit einer Infektion einhergehen und werden entsprechend als aseptisch bzw. septisch bezeichnet. Mehrere Klassifikationen wurden zur Beurteilung von Knocheninfektionen mit oder ohne assoziierte Pseudarthrose entwickelt, von denen einige auch am Unterschenkelschaft anwendbar sind [30]. Die bekannteste ist die Klassifikation der Osteitis nach Cierny u. Mader [6], die jedoch nicht gezielt für die Anwendung am Unterschenkel konzipiert wurde. May [20] stellte eine Klassifikation für die posttraumatische Infekt-Defekt-Pseudarthrose der Tibia vor, wesentliche Grundlage dafür war neben der Stabilität der ipsilateralen Fibula die Länge der tibialen Defektstrecke (+/− 6 cm). Dieser Wert wurde unter der Prämisse gewählt, dass sechs Zentimeter noch ausreichend durch autologe Knochentransplantation zu überbrücken wären. Seit Einführung der Kallusdistraktion hat dieser Wert nur noch untergeordnete klinische Relevanz.

## 7.4 Diagnostik

Leitsymptom der Pseudarthrosen des Unterschenkelschafts ist der persistierende Belastungsschmerz. Dieses kann kombiniert sein mit einer mehr oder weniger ausgeprägten Beweglichkeit im Pseudarthrosebereich und lokaler Schwellung oder Reizung der Weichteile.

### ■ Klinische Untersuchung

Der erste diagnostische Schritt ist die sorgfältige, vollständige Anamneseerhebung gefolgt von einer körperlichen Untersuchung, die obligat den ganzen Körper umfassen muss: es muss gezielt gefahndet werden nach Symptomen von oder Hinweisen auf systemische Begleiterkrankungen, die die Knochenheilung beeinflussen können. Nach subtiler lokaler Untersuchung des Unterschenkels und der gesamten unteren Extremität werden dokumentiert

- Stabilitätsgrad,
- Achsenfehlstellungen,
- Bein- und Unterschenkellänge,
- Bewegungsumfang der benachbarten Gelenke,
- Weichteilstatus einschließlich Präsenz von Infektionszeichen,
- Voroperationen,
- Gefäßstatus ggf. mit dopplersonographischer Messung des Verschlussdrucks und
- die Ergebnisse der differenzierten neurologischen Untersuchung von Sensibilität und Motorik.

Eine ausführliche Photodokumentation kann nicht zuletzt aus medikolegalen Gründen auch bei aseptischen Pseudarthrosen hilfreich sein.

### ■ Laborchemische Untersuchungen

Diese sollten über die allgemeine Basisdiagnostik hinaus gezielt nach alterierten Infektionsparametern (CRP, Leukozytose etc.) und prävalenten Stoffwechselerkrankungen suchen, die serologische Leber- und Nierendiagnostik sollte mit einbezogen werden.

### ■ Bildgebung

Die bildgebende Diagnostik ist wesentliche Grundlage für die Wahl der Behandlungsstrategie. In der Mehrzahl der Fälle kann die Diagnose einer fehlenden Knochenheilung bereits gesichert werden durch konventionelle Röntgenaufnahmen des Unterschenkels einschließlich des oberen Sprunggelenks in den Standardprojektionen ap. mit 20° Innenrotation und seitlich, ggf. ergänzt durch Schrägaufnahmen. Eine projizierte

Mess-Skala ist hilfreich. Zusätzlich sind Aufnahmen des Kniegelenks in zwei Ebenen und des Fußes in drei Ebenen zur Beurteilung von Begleit- und Folgeschäden sinnvoll. Eine dynamische Röntgenuntersuchung unter Bildwandlerkontrolle kann helfen, die Instabilität im Pseudarthrosespalt selbst bei klinisch inapparenten, straffen Pseudarthrosen zu visualisieren. Typische konventionell-radiologische Zeichen der reaktiven hypertrophen Pseudarthrose ist das Bild des »Elefanten-« oder »Pferdefußes« durch glatte, abgerundete und verbreiterte Frakturenden bei überaktiver Kallusbildung (Abb. 7.1). Die atrophe Pseudarthrose hingegen imponiert konventionell-radiologisch nicht nur durch fehlende Kallusformation, sondern auch durch eine geringe Sklerosierung oder Abdeckelung der Frakturenden (Abb. 7.5). Bei liegendem Osteosyntheseimplantat können Lockerungszeichen wie Schrauben-, Bolzen-, Implantatbruch, ein »schwingender« Marknagel mit Lysezonen im Implantatlager, »Unruhekallus« und Zunahme des Fragmentspaltes durch Resorption auf eine unzureichende Durchbauung hinweisen (Abb. 7.3). Bei infizierter Pseudarthrose mit Fisteln können diese konventionell-radiologisch durch Kontrastmittelinjektion dargestellt werden (Abb. 7.6).

CAVE

Gelegentlich kann die Überprojektion knöcherner Fragmente in den konventionellen Aufnahmen eine schräg verlaufende Pseudarthrose verdecken und zu Fehleinschätzungen der Stabilität, insbesondere bei liegenden Osteosyntheseimplantaten führen. Im Verdachtsfall ist eine Tomographie indiziert (Abb. 7.7).

Die konventionelle Tomographie ist inzwischen weitgehend durch die Computertomographie (CT) ersetzt. Sie hat jedoch noch eine Berechtigung bei der radiologischen Abklärung der knöchernen Fragmentdurchbauung im Verlauf des Ilizarov-Verfahrens, denn selbst die moderne CT-Filtersoftware ist noch nicht in

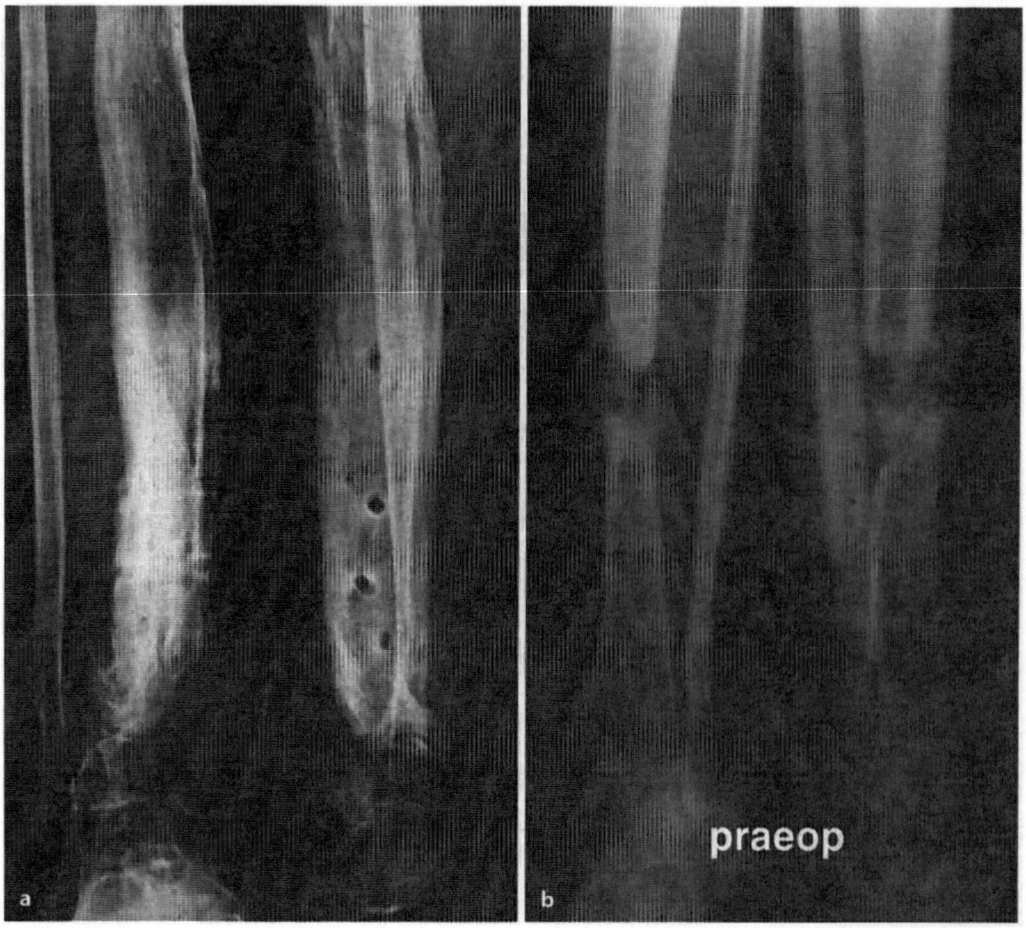


**Abb. 7.5 a, b.** Atrophe Pseudarthrosen. **a** Am distalen Unterschenkel mit abgerundeten und angedeutet sklerosierten Fragmentenden. **b** Am Unterschenkelschaft mit nekrotischem, avaskulären Keil

der Lage, die durch die Drähte des Fixateurs verursachten Artefakte auszulöschen. (Bei internen Osteosyntheseimplantaten gelingt dies heute jedoch sehr gut.) Die CT dient zur Beurteilung des Knochendurchbaus und des Pseudarthrosespaltes, zur Lagebestimmung ausgelöster Einzelfragmente, zur Bestimmung des Ausmaßes einer Fehlstellung und Stufenbildung einschließlich der Rotationskontrolle und zum Nachweis von Sequestern oder infektbedingten Osteolysen (Abb. 7.8). Hilfreich können Dünnschichttechnik und zweidimensionale Bildrekonstruktionen sein. Hinsichtlich der wichtigen Beurteilung der Knochenvitälität ist die Aussagekraft der CT limitiert.

Insbesondere die Magnetresonanztomographie (MRT) ermöglicht einen behandlungsrelevanten diagnostischen Zugewinn durch die Beurteilung der Weichteil- und Knochenvitalität bzw. der Gewebeperfusion (Abb. 7.9). Das MRT ist ähnlich wie die Szintigraphie eine Funktionsuntersuchung. Auch kann das MRT zur quantitativen Einschätzung des Ausmaßes einer Infektion herangezogen werden, infektionsbedingte Flüssigkeitsverhalte sind dabei gut abgrenzbar. Moderne MRT-Geräte bieten darüber hinaus die Möglichkeit einer angiographischen Untersuchung, die bei dopplersonographischem Verdacht auf eine Durchblutungsstörung angezeigt ist. Technisch nicht möglich ist der Einsatz der MRT bei liegendem Fixateur externe oder bei Patienten mit Herzschrittmachern. Interne Osteosyntheseimplantate (auch aus V4A-Stahl) hingegen sind heute keine zwingende Kontraindikation

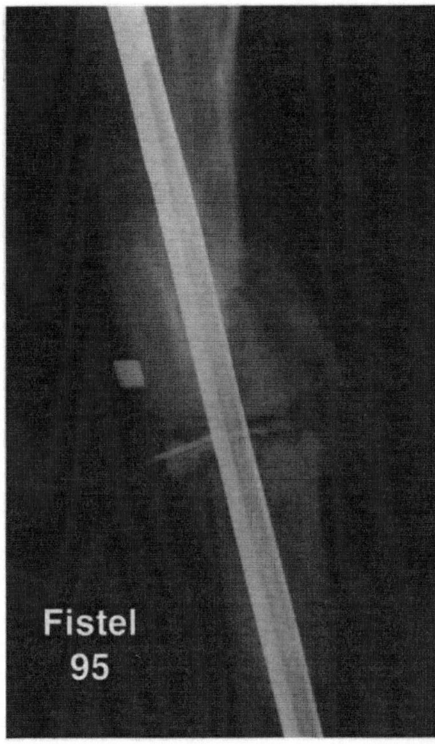


**Abb. 7.6.** Konventionell-radiologische Kontrastmitteldarstellung eines Fistelgangs in die septische Pseudarthrosezone bei liegendem Marknagel

**Abb. 7.7.** Konventionell-tomographische Darstellung einer Pseudarthrose beim Marknagel

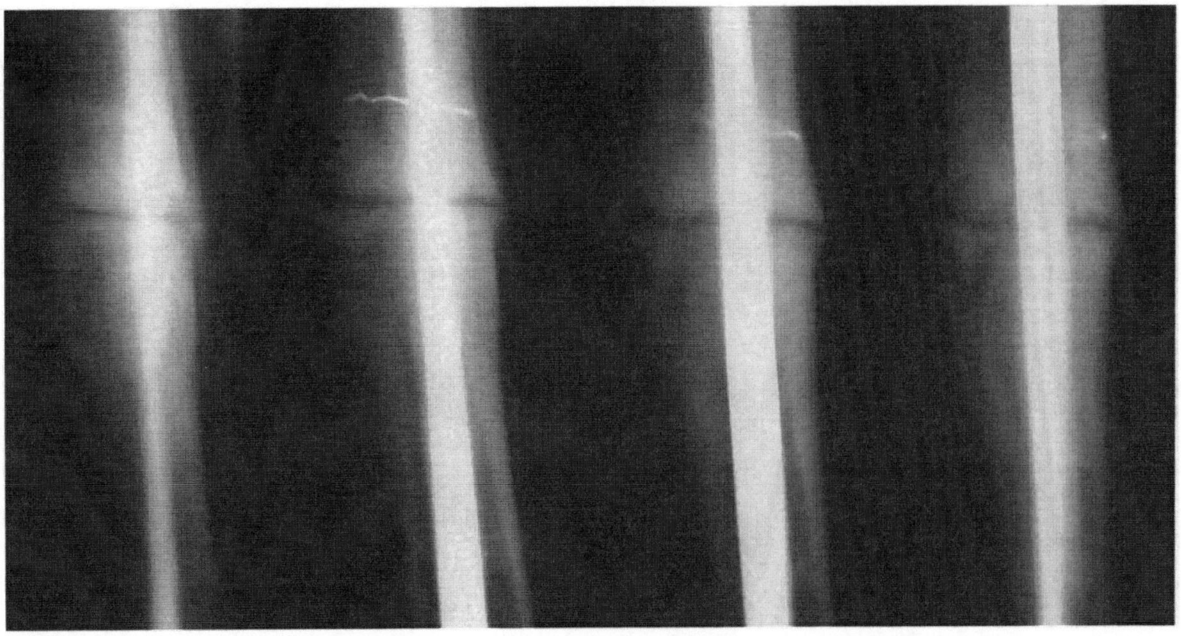

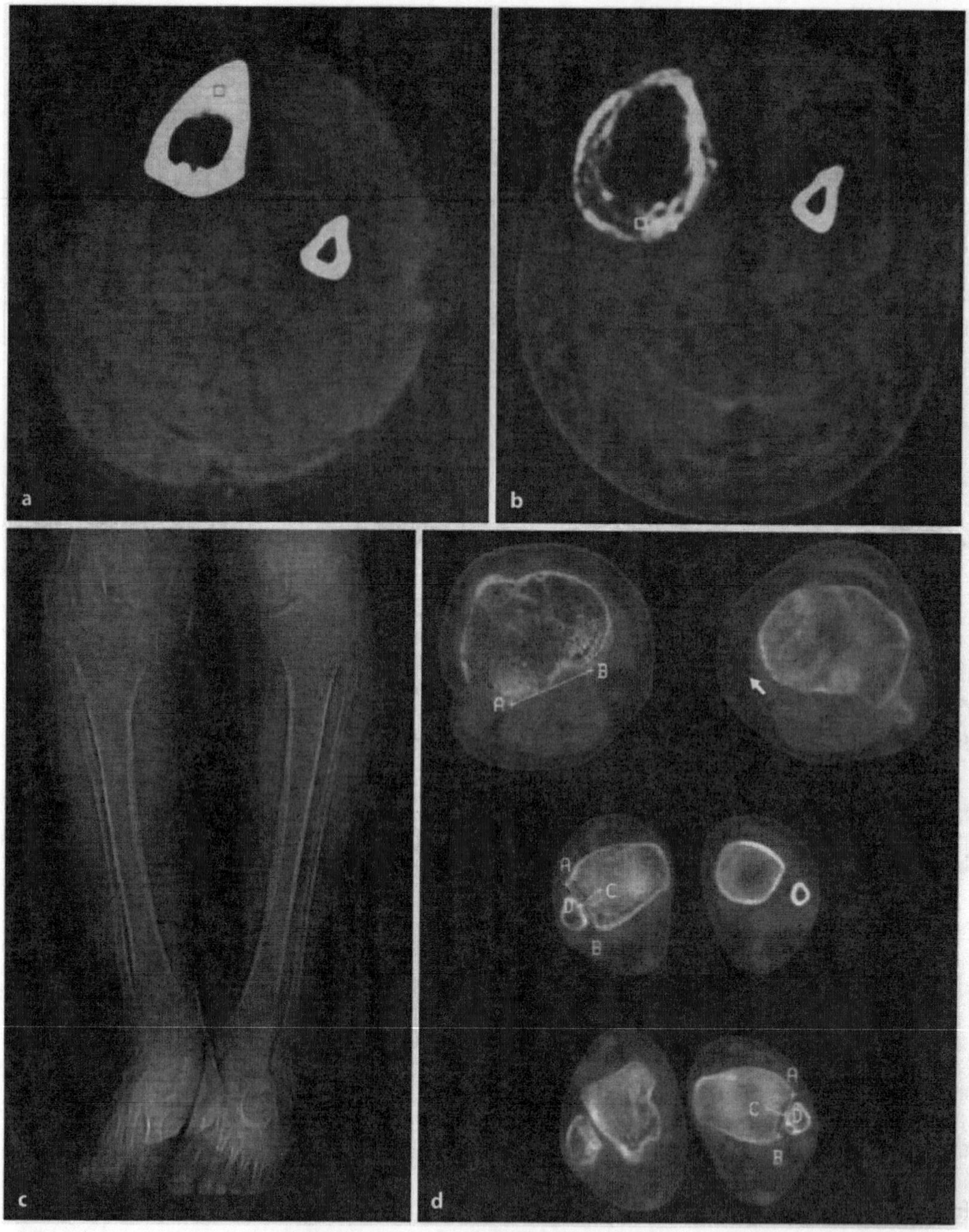

Abb. 7.8 a–d. Zustand nach Unterschenkelfraktur. **a, b** CT zur Untersuchung der kortikalen Knochenneubildung. **c, d** CT zur Rotationsbestimmung bei begleitender Fehlstellung

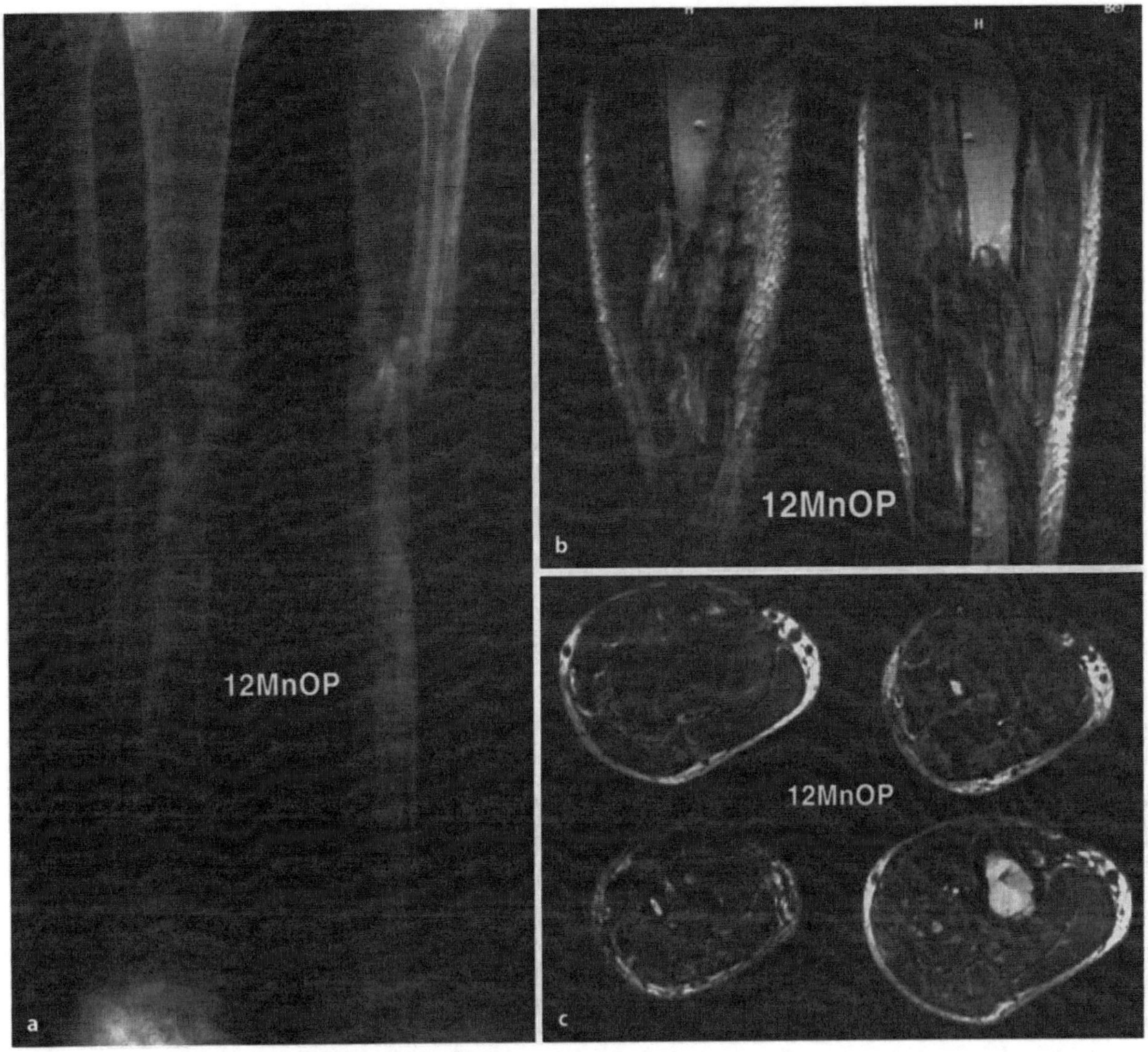


**Abb. 7.9 a–c.** Langstreckige avitale Pseudarthrose. **a** Röntgenaufnahme. **b,** c MRT

mehr gegen ein MRT. Metallbedingte Artefakte werden ähnlich wie beim CT durch moderne Bearbeitungssoftware recht zufriedenstellend ausgefiltert.

Die Szintigraphie (Abb. 7.10), die für Weber u. Cech [31] noch eine wesentliche Grundlage ihrer Untersuchung zur Vitalität der Pseudarthrose war, wird aufgrund der qualitativ hervorragenden Möglichkeit der Vitalitätsbestimmung durch die MRT häufig durch diese ersetzt. Beim Verdacht auf eine Infektion oder zur differentialdiagnostischen Abklärung eines »complex regional pain syndrome« (CRPS) sollte noch auf eine Drei-Phasen-Szintigraphie zurückgegriffen werden. Der Einsatz der Positronenemissionstomographie (PET) zur Abklärung begleitender Infektionen befindet sich derzeit noch im experimentellen Stadium [14].

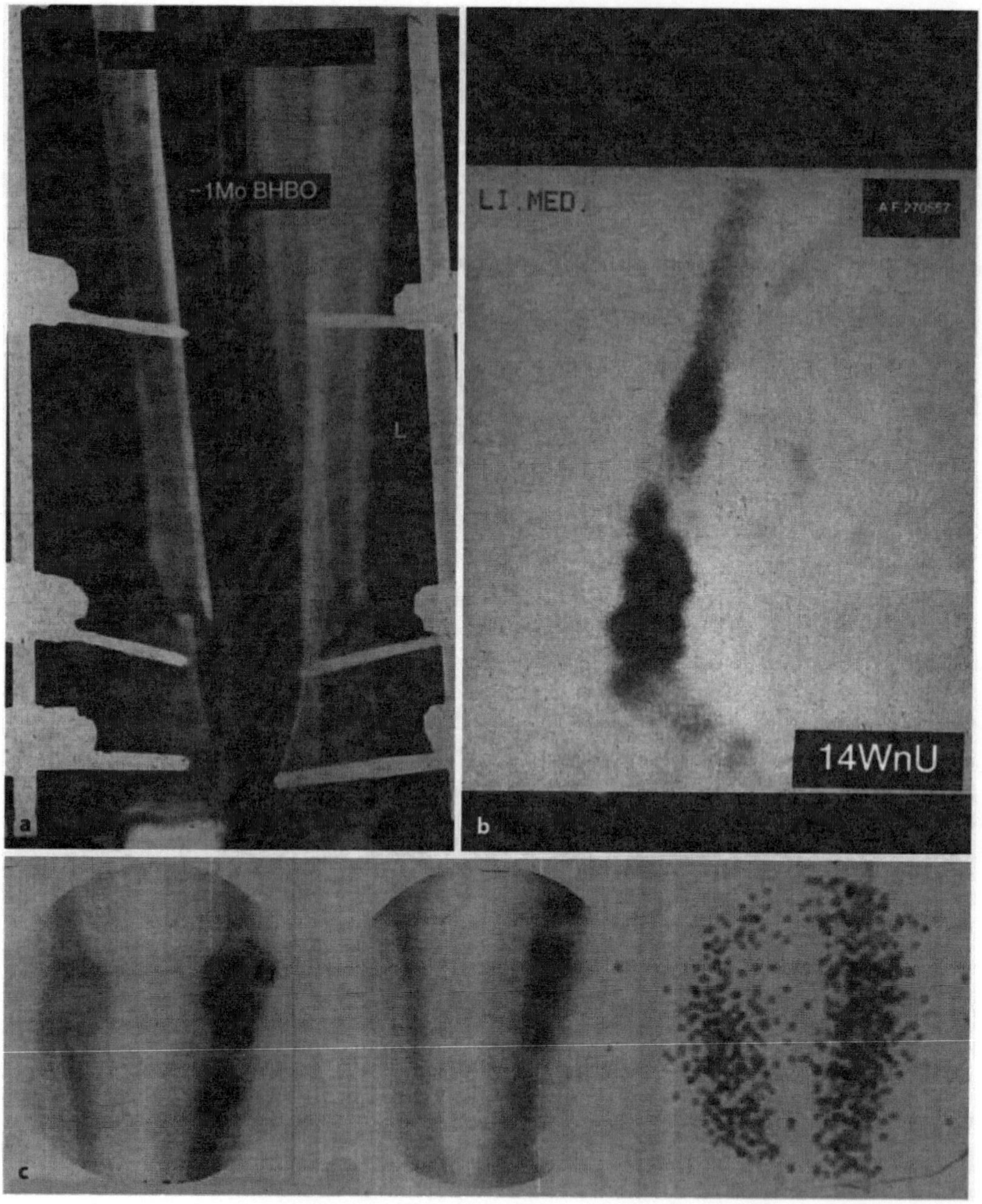


**Abb. 7.10 a–c.** Infektion. **a** Röntgenaufnahme. **b** Szintigraphie: hohe Aktivität bei Infektion im Pseudarthrosespalt und an den Schanz-Schrauben des Fixateurs. Differentialdiagnostisch kann es schwer sein, die infektionsbedingte Aktivität von der Regeneratаktivität in der Pseudarthrose zu unterscheiden. In diesem Fall bestätigt die hohe szintigraphische Aktivität bei fehlenden Regeneratzeichen im Röntgenbild zusammen mit dem eindeutigen klinischen Befund die Diagnose. **c** Szintigraphischer Vitalitätsnachweis der Fragmentenden beim Knochentransport

## 7.5 Behandlungsrichtlinien (Indikationen)

Die übergeordneten Ziele der Behandlung der Pseudarthrose am Unterschenkelschaft sind

- Wiederherstellung der Unterschenkelfunktion mit voller Belastungsfähigkeit durch knöcherne Konsolidierung der Pseudarthrose,
- Sanierung einer assoziierten Infektion,
- Korrektur und Ausgleich von Defekten, von Achsen-, Rotations- und Längendifferenzen sowie die
- Vermeidung von Sekundär- und Spätfolgen (z. B. Nachbargelenke).

### ■ Behandlungsprinzipien und Verfahrenswahl

Dem Chirurgen stehen bei der Behandlung der Pseudarthrosen am Unterschenkel eine Vielzahl konservativer und operativer Verfahren zur Verfügung, die teilweise erheblich variieren hinsichtlich ihrer Invasivität und Komplikationsträchtigkeit. Ein großer Teil dieser Verfahren kann und sollte miteinander kombiniert und simultan bzw. zu aufeinanderfolgenden Zeitpunkten der Behandlung angewendet werden. Entscheidend für die Wahl des Behandlungskonzeptes ist die exakte Diagnose der individuellen pathophysiologischen und pathomechanischen Verhältnisse in der Pseudarthrosezone [26].

! Der Schlüssel zur erfolgreichen Therapie ist die zielgerichtete Erkennung und Behandlung der drei Hauptursachen: Biologie, Biomechanik, Infektion. Daher ist jede/r einzelne Patient/in im Rahmen der Therapieplanung und während des Verlaufs einer wiederholten peniblen Analyse zu unterziehen.

Die wesentlichen therapeutischen Module, die meistens synchron durchgeführt werden können, sind

- Schaffung achsengerechter mechanischer Stabilität (in der Regel durch Osteosynthese),
- Rekonstruktion knöcherner Defekte durch Osseoinduktion, autologe Knochentransplantate oder stimulative Osteoneogenese (Segmenttransport, Kallusdistraktion),
- Wiederherstellung ausreichender Vitalität (ggf. durch Rekonstruktion des Weichteilmantels) und
- radikale Infektsanierung nach tumorchirurgischen Gesichtspunkten.

Diese grundlegenden Behandlungsprinzipien müssen durch notwendige operative Zusatzeingriffe (Fibulaosteotomie, Dekortikation etc.) und durch adjuvante Begleitbehandlungen [z. B. durch eine frühfunktionelle Physiotherapie mit (Teil)belastung] unterstützt werden.

**Reaktive hypertrophe aseptische Pseudarthrose.** Alleinige Ursache dieser häufigsten Form ist die Instabilität. Somit ist auch einzig und allein die achsengerechte mechanische Stabilisierung mit direktem Fragmentkontakt durch eine Osteosynthese erforderlich. Die Ausräumung des biologisch hochaktiven, pluripotenten und osteogenetisch wertvollen Gewebes im Pseudarthrosenspalt ist nicht indiziert. Eine zusätzliche Anlage autologen Knochenmaterials ist nicht erforderlich. In aller Regel heilen diese Formen der Unterschenkelpseudarthrose postoperativ problemlos aus, wenn mechanische Ruhe erreicht wird.

**Areaktive atrophe aseptische Pseudarthrose.** Die Behandlung dieser Form der Unterschenkelpseudarthrose ist komplexer, da neben der mechanischen Instabilität gestörte biologische Verhältnisse (meist nach Devaskularisierung) vorliegen. In der Regel ist neben der Osteosynthese eine Dekortikation und eine Transplantation autologer Spongiosa notwendig. Darüber hinaus bestehende knöcherne Defekte müssen zusätzlich rekonstruiert werden. Die einzelnen Indikationen für die verfügbaren knöchernen Rekonstruktionsverfahren werden in Abschn. 7.6 detailliert besprochen. Eine Option ist die temporäre Verkürzung des Unterschenkels im Defekt mit Adaptation der Knochenfragmente zur knöchernen Konsolidierung mit anschließender Distraktionsbehandlung im metaphysären Bereich. Achsen und Unterschenkellänge sind häufig korrekturbedürftig. Die Indikation zu Korrektur und Längenausgleich ist am Unterschenkel wesentlich großzügiger zu stellen als an den wenig belasteten oberen Extremitäten.

**Septische Pseudarthrose.** Weber u. Cech [31] bezeichneten die septischen Pseudarthrosen des Unterschenkels als das »Schreckgespenst der Frakturbehandlung« (Abb. 7.2, 7.11, 7.22). Die Strategien und Konzepte der Behandlung unterliegen einer erheblichen Variationsbreite, die nicht nur vom individuellen Befund einschließlich Infektionsausdehnung und dessen Ursachen diktiert werden, sondern in hohem Maße von patientenabhängigen Faktoren wie Compliance, (Ein-) Verständnis und individuellem Anspruch beeinflusst werden. Im Vordergrund steht die Infektsanierung nach den Prinzipien der septischen Knochenchirurgie [8].

CAVE Hat man sich hierzu gemeinsam mit dem Patienten entschlossen, darf nicht die Angst vor dem zusätzlichen Defekt nach radikaler Infektausräumung zu Kompromissen bei der Behandlung verleiten. Instabilität als wesentlicher infektkatalysierender Faktor muss unbedingt vermieden werden.

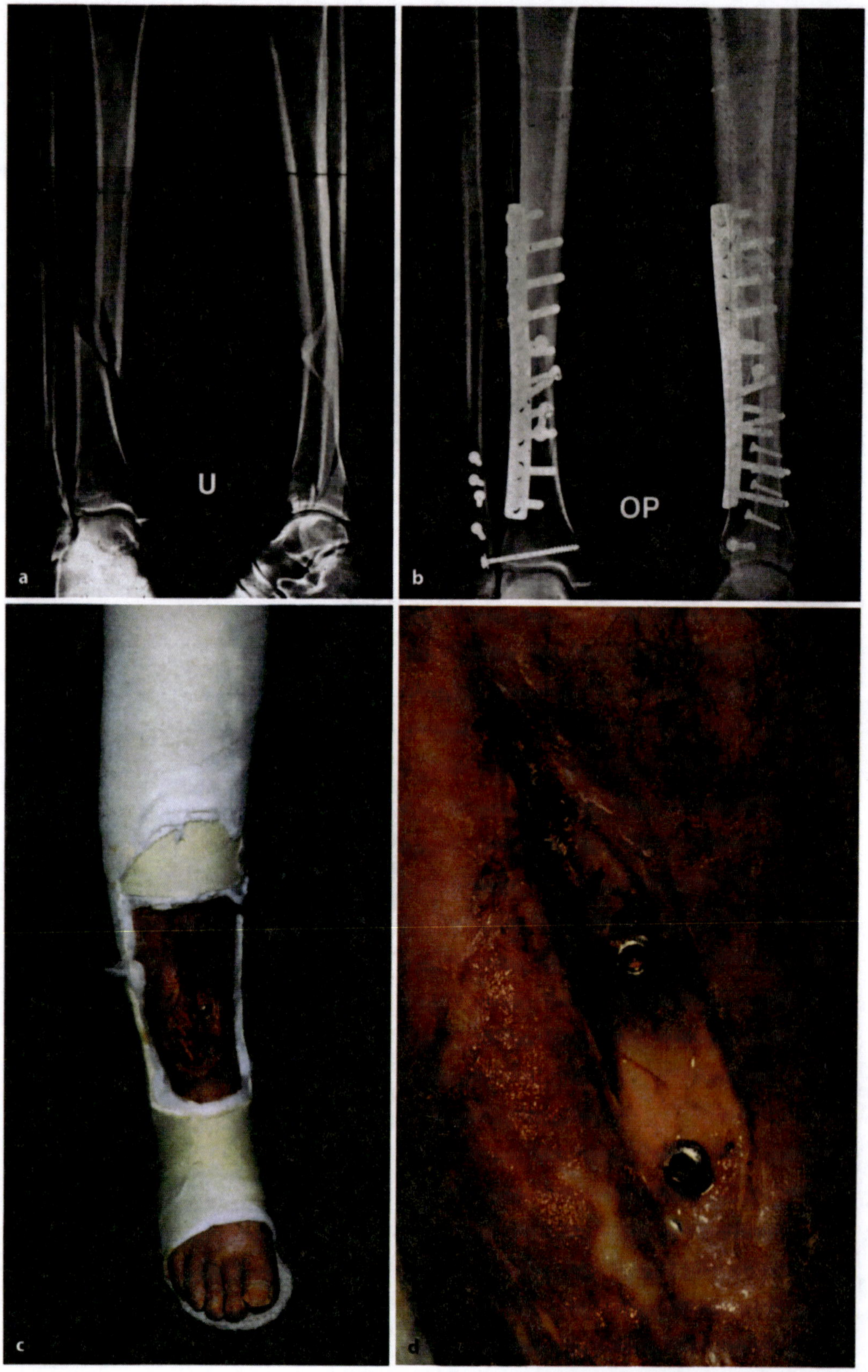


**Abb. 7.11 a–d.** Septische Pseudarthrose. **a, b** Röntgenbilder am Unfalltag und nach »un-biologischer«, rigider Plattenosteosynthese. **c, d** Langstreckige Knochen- und Weichteilnekrose bei unverheilter Fraktur vier Monate postoperativ

Gelingt es, die Infektion zu sanieren, erfolgt die Weiterbehandlung wie bei atrophen aseptischen Pseudarthrosen. Die Behandlung der septischen Pseudarthrose des Unterschenkels ist als mehrzeitiges Therapiekonzept anzusehen und geprägt von einer relativ hohen Zahl von Sekundär- und Korrekturoperationen. Trotz der Erfolge der Ilizarov-Technik besteht ein nicht zu vernachlässigendes Risiko für Sekundärmorbidität (Gelenkeinsteifung, Pin-Infektionen) bis hin zur Notwendigkeit der Amputation [23]. In schweren Fällen einer ausgedehnten septischen Pseudarthrose des Unterschenkels muss zusammen mit dem Patienten die Option einer Amputation mit nachfolgender adäquater Prothesenversorgung diskutiert werden (s. Abschn. 7.6.2) [29].

Grundsätzlich sollte bei der Wahl des Behandlungsverfahrens und bei Indikationsstellung das situations- und ätiologiegerechte Verfahren berücksichtigt werden, das für den Patienten das am meisten Erfolg versprechende und am besten zu tolerierende ist. Das Verfahren sollte Rückzugsmöglichkeiten offen lassen und die Bedürfnisse und Wünsche des Patienten eng in die Indikationsstellung einbinden.

## 7.6 Behandlung

### 7.6.1 Konservative Behandlung

Die alleinige konservative, nichtoperative Behandlung der vollständig ausbleibenden Knochenheilung am Unterschenkelschaft – lediglich mit äußerer Schienung des Unterschenkels und adaptierter Belastung – ist wenig Erfolg versprechend und daher nicht mehr indiziert. In dieser Situation lässt sich der ausschließlich konservative Therapieversuch nur bei fehlender Einwilligung des Patienten zum operativen Vorgehen oder zu hohen allgemeinen Operationsrisiken rechtfertigen. In der Vorphase der manifesten Pseudarthrose, bei verzögerter Heilung kann jedoch im Einzelfall unter Inkaufnahme von potentiellen Immobilisationsschäden noch eine solche Behandlung versucht werden, insbesondere wenn sich in der Fragmentzone reaktive Zeichen vitaler Reparationsvorgänge nachweisen lassen und kein signifikanter Knochendefekt vorliegt. Essentiell ist dabei die begleitende funktionelle Therapie mit (Teil-)Belastung des Unterschenkels, so dass durch die intermittierende Druck- und Zugbelastung die Mechanismen der überbrückenden Knochenheilung stimuliert werden.

! Bei einer Diastase oder Sperrwirkung durch die verheilte bzw. intakte Fibula sind die Voraussetzungen für eine Heilung schlecht. Tritt sie doch ein, kommt es regelhaft zu einer Varusfehlstellung. Wird die konservative Behandlung mit früher funktioneller Teilbelastung im Gips nach den Böhler-Prinzipien mit einer Fibulaosteotomie kombiniert, hat diese nach wir vor eine Berechtigung. Über die einfache Gipsbehandlung und funktionelle Belastung hinaus werden z. Z. verschiedene alternative, konservative Verfahren der Pseudarthrosenbehandlung erprobt.

Niederenergetische extrakorporale Stoßwellen (ESWL) werden seit Anfang der 90er-Jahre klinisch erprobt. Der Wirkmechanismus dieses Verfahrens beruht auf einer dosisabhängigen Mikrofrakturierung und Fragmentierung der Kortikalis und damit einer Induktion der Osteogenese mit kallusartiger Knochenneubildung, vergleichbar mit einer transkutanen Dekortikation oder auch einer Beck(Mikro)-Bohrung. Die Erfolgsraten werden in Abhängigkeit von der Lokalisation und dem Pseudarthrosetyp mit 60–90% angegeben. Sie sind bei atrophen Pseudarthrosen und im metaphysären Bereich erheblich geringer als bei hypertrophen Verlaufsformen und diaphysären Lokalisationen.

Repräsentative prospektiv erhobene Daten speziell für die Pseudarthrosen des Tibiaschafts liegen bisher noch nicht vor. Eine begleitende äußere Ruhigstellung des Unterschenkels ist indiziert. In Abhängigkeit von der applizierten Energie wird das Verfahren teilweise in Analgesie oder Narkose durchgeführt. Liegende Osteosyntheseimplantate sind keine Kontraindikation und scheinen auch bei hochenergetischen Stoßwellen nicht auszulockern. Kontraindikationen sind septische Pseudarthrosen, benachbarte offene Wachstumsfugen, Gerinnungsstörungen, Gravidität, Tumoren und Lungengewebe im Stoßwellenfeld [2, 18].

Die Elektrostimulation durch niederfrequente elektromagnetische Potentiale ist umstritten und wird selbst von den Befürwortern lediglich als adjuvantes Verfahren zur Unterstützung einer operativen Pseudarthrosetherapie einschließlich Osteosynthese, Spongiosaplastik und Dekortikation empfohlen. Interessanterweise erfreut sich dieses Verfahren in den USA einer höheren Verbreitung als in Europa [7].

Gleiches gilt für die Akzeptanz der Stimulierung der Knochenneubildung durch niederenergetisch gepulsten Ultraschall. Die Kosten für diese Behandlung werden in Deutschland z. Z. nur von den gesetzlichen Unfallversicherungsträgern, nicht jedoch von den Krankenkassen übernommen werden. In den USA ist die Wirksamkeit aufgrund einer prospektiven randomisierten klinischen Doppelblindstudie zumindest im Rahmen der konservativen Behandlung der Tibiafraktur weitgehend akzeptiert [5, 10]. Ob das Verfahren über das Stadium der verzögerten Knochenheilung hinaus auch bei vollständig ausbleibender Knochenheilung oder/und bei liegenden Osteosyntheseimplantaten wirksam ist, ist nicht hinreichend geklärt, es existieren nur wenige Fallbeispiele [21]. In unserer Klinik wird es zur Stimulation der Ausreifung der Regeneratstrecke nach Kallusdistraktion eingesetzt.

Weltweit wird derzeit mit hoher Präferenz der Einsatz von Wachstumsfaktoren, Stammzellen und osteogenetischen Proteinen zur Stimulation der Knochenheilung erforscht. Die neuen Erkenntnisse der Zell- und Molekularbiologie auf dem Gebiet der Knochenheilung und Erfolge der Grundlagenforschung lassen diesen Ansatz berechtigt erscheinen. Der klinische Einsatz befindet sich bisher jedoch noch in der Erprobungsphase. Bei den Wachstumsfaktoren wird einigen Varianten des rekombinanten »bone morphogenetic protein« (BMP) eine hohe osseoinduktive und osseoneogenetische Potenz zugeschrieben. Als mögliche Applikationsformen werden lokal eingelegte Trägersubstanzen, aber auch die bioaktive Beschichtung von Osteosyntheseimplanteten klinisch erprobt. Ein weiterer, zumindest experimentell Erfolg versprechender Ansatz ist die lokale Behandlung mit Knochenmark und pluripotenten Stammzellen. Streng genommen handelt es sich hierbei um eine Methode, die schon zu Beginn des letzten Jahrhunderts bekannt war und von Böhler neben anderen konservativen Methoden als damals wirkungslos kritisiert wurde: »Die Anwendung von chemischen Mitteln, von Hormonen und Vitaminen und die verschiedenen Einspritzungen von Blut, Knochenbrei, Ossophyt u. ä. sind zwecklos.« [3].

## 7.6.2 Operative Behandlung

Die operative Behandlung der Pseudarthrosen am Unterschenkelschaft ist der »Goldstandard«. Sie beginnt bereits mit der ätiologisch orientierten und subtilen präoperativen Planung und Vorbereitung. Der Patient muss ausführlich über das gewählte Verfahren und über potentielle Risiken aufgeklärt werden. Je komplexer die Operationsmethode und je elektiver die Operation, desto intensiver sollte die Patientenaufklärung gestaltet und ggf. durch Anfertigung einer Skizze dokumentiert werden.

**!** Insbesondere bei simultan mit der Pseudarthroseoperation durchgeführten Achskorrekturen ist eine zeichnerische Planung des Eingriffs nicht zuletzt aus medikolegalen Gründen obligat.

Die Genauigkeit der Planung und die mentale Auseinandersetzung mit den vorgesehenen Teilschritten des Eingriffs erleichtern und beschleunigen den Operationsablauf. Externe Fixateur-Ring-Systeme können bereits am Vortag der Operation zusammengebaut und probatorisch am Unterschenkel angelegt werden. Die unmittelbar präoperativ durchzuführenden Maßnahmen wie Lagerung, Rasur, Anlage einer Blutsperre, Abdeckung und Desinfektion unterscheiden sich nicht wesentlich von denen vor anderen Eingriffen am Unterschenkel. Die Notwendigkeit einer Entnahme von Beckenkammspongiosa muss bei der Abdeckung berücksichtigt werden. Wie bei jeder Implantation größerer Osteosynthesematerialien empfehlen wir die perioperative Antibiotikaprophylaxe mit einem dem klinikeigenen Keimspektrum angepassten Antibiotikum.

## Reposition

Der erste operative Schritt ist die Reposition einer assoziierten Fehlstellung. Dies muss im Rahmen eines offenen Stabilisierungsverfahrens oder einer Dekortikation mit möglichst geringer Weichteil- und/oder Periostschädigung und Freilegung der Pseudarthrosezone einhergehen. Indirekte Repositionstechniken sind insbesondere bei einer straffen Pseudarthrose nicht immer einfach durchzuführen. Die Reposition über das Implantat unter Einsatz des Distraktors oder Plattenspanners (Abb. 7.12) sind dabei hilfreich.

! Die Ausräumung des osteogenetisch potenten Gewebes im hypertrophen Pseudarthrosespalt sollte grundsätzlich unterlassen werden.

Wichtig für die Konsolidierung der Pseudarthrose ist eine möglichst formschlüssige Adaptation der Fragmente ohne Diastase, am besten unter interfragmentärer Kompression. Ggf. kann hier eine zumindest temporäre Verkürzung angestrebt werden. Bei vernarbten, verhärteten oder – im Rahmen eines Infektionsgeschehens – ödematösen Weichteilen ist dies nur begrenzt möglich. Verkürzungen über 6 cm bergen jedoch die Gefahr einer Gefäßabknickung (»kinking«).

! Einzeitige Verlängerungen bei lange in Kontraktionsverkürzung stehenden Pseudarthrosen können Dehnungsschäden der Leitungsstrukturen hervorrufen.

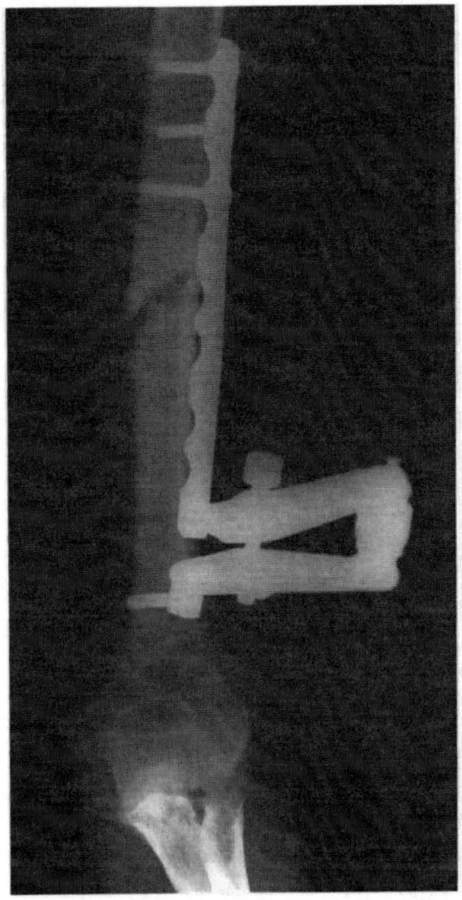

**Abb. 7.12.** Kompressions-Plattenosteosynthese und Achsenkorrektur mit Hilfe des Plattenspanners bei Pseudarthrose der Humerusdiaphyse

## Stabilisierungstechniken und Implantate

Entscheidend für die Wahl des stabilisierenden Osteosyntheseimplantates ist neben der Lokalisation der Pseudarthrose die Beschaffenheit des Knochens und der Weichteile. Das Implantat sollte soviel mechanische Stabilität und Belastbarkeit wie möglich bieten bei gleichzeitig geringer Weichteilirritation.

### ■ Marknagel

Im diaphysären Bereich des Unterschenkels erfüllt die o.g. Voraussetzungen am besten der intramedulläre Marknagel nach Aufbohren der Markhöhle, er ist das Implantat der Wahl. Voraussetzung ist Infektionsfreiheit. Intramedulläre Hindernisse aufgrund knöcherner oder bindegewebiger Verlegung des Markraumes können und müssen vor der Platzierung des Bohrdrahtes mit einem speziellen Pseudarthrosespieß unter Durchleuchtungskontrolle überwunden und zur Vermeidung von Hitzeschäden mit dem Handbohrer eröffnet werden. Interfragmentäre Kompression der Pseudarthosezone kann durch die frühzeitige Belastungsfähigkeit erreicht werden. Spezielle Nagelfabrikate erlauben es, über die Verriegelungsbolzen und eine im Nagel ansetzende Kompressionsschraube primär Druck auf die Fragmente auszuüben. Gelingt dies bei einer sperrenden Fibula nicht ausreichend, ist eine Schrägosteotomie der Fibula indiziert. Trotz distaler und proximaler Verriegelungsschrauben ist eine geringe Rotationsfreiheit der Marknägel vorhanden, insbesondere wenn sie sich nicht ausreichend intramedullär in Höhe der Knochendiskontinuität verklemmen. Dieses bei Pseudarthrosen des Tibiaschafts relevante Problem lässt sich durch Anlage einer additiven kurzen LC-DC(»limited contact dynamic compression«)-Platte beheben (Abb. 7.13). Besonders bei mehr metaphysär gelegenen Pseudarthrosen am Unterschenkelschaft kann es aufgrund der weiteren Markhöhle und fehlender Verklemmung des Nagels zu Instabilitäten kommen, die durch additive Anlage einer Platte behoben werden kann. Im Rahmen der hierzu notwendigen kurzstreckigen Freilegung der Pseudarthrosezone kann bei atrophen Formen zusätzliche eine Dekortikation (s. Kap. 6.7, Abb. 6.10) und

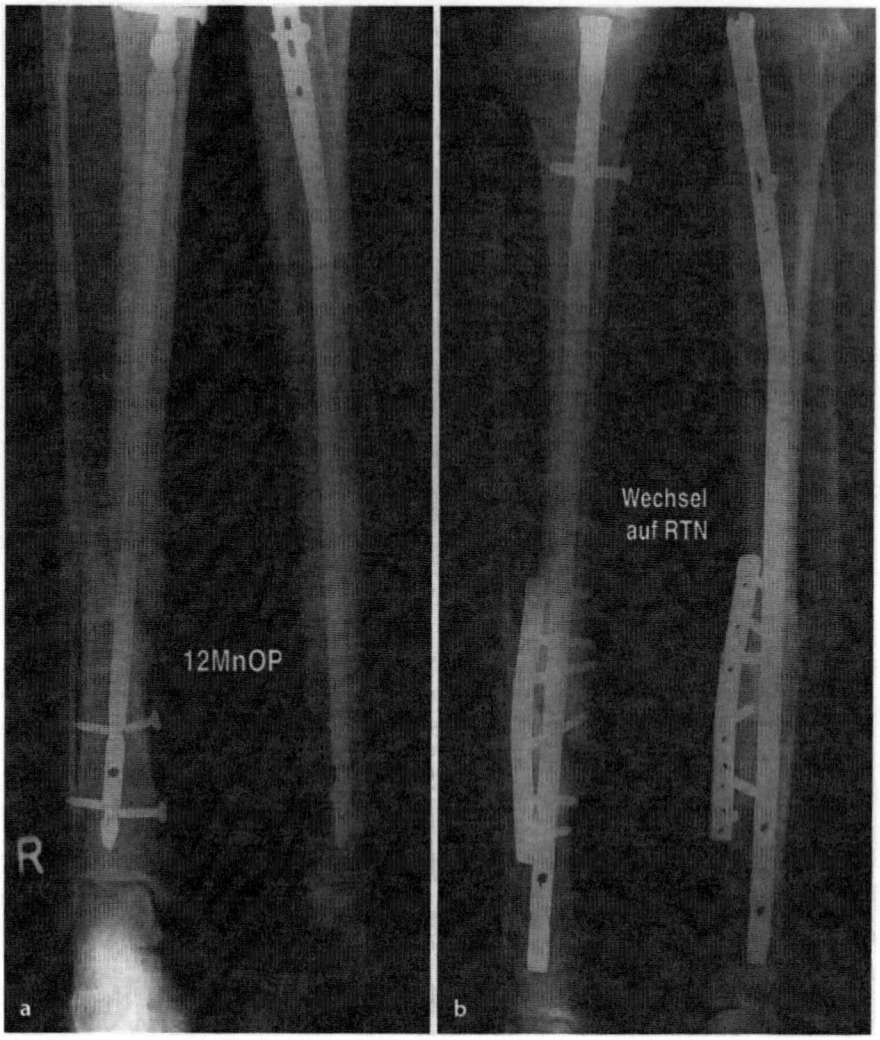


**Abb. 7.13 a, b.** Verfahrenswechsel bei Pseudarthrose und liegendem, dünnen, unaufgebohrt eingebrachten Marknagel. **a** Gleicher Patient wie in Abb. 7.3, **b** Verfahrenswechsel (»exchange nailing«) mit Aufbohrung des Markraums und Implantation eines größerlumigen Nagels, der sich diaphysär verklemmt, begrenzte Dekortikation, additive Plattenosteosynthese mit interfragmentärer Zugschraube als zusätzliche Rotationssicherung, die eine distale Verriegelung entbehrlich macht

Spongiosaanlagerung durchgeführt werden. Unaufgebohrtes Einbringen von Marknägeln ist bei der Pseudarthrose nicht sinnvoll. Die Markraumbohrung entfernt störendes Bindegewebe und liefert durch das Bohrmehl eine Art intramedullärer Spongiosaplastik. Experimentelle Untersuchungen haben belegt, dass so die Osteoneogenese stimuliert wird, dass die Reduktion der intramedullären Blutversorgung durch die Markraumbohrung nur temporär besteht und sich kurzfristig erholt, solange nicht exzessiv aufgebohrt wird. Bei Pseudarthrose am einliegendem Marknagel erfolgt nach Implantatentfernung und Bohrung die Implantation eines Nagels mit größerem Durchmesser (Abb. 7.13). Beim Verfahrenswechsel vom Fixateur externe auf den Marknagel sollte wegen des erhöhten Infektionsrisikos infolge der Pinstellen die Re-Osteosynthese zweizeitig nach einem implantatfreien Intervall und temporärer Gipsstabilisierung erfolgen [32].

### ■ Fixateur externe

Der Fixateur bietet bei aseptischen Pseudarthrosen des Unterschenkelschafts wenig Vorteile. Bei kritischen Weichteilverhältnissen oder bei bestehender Infektion sind jedoch vorzugsweise externe Fixateursysteme zur Stabilisierung und Kompression der Pseudarthrosezone geeignet. Der Ringfixateur ist dabei den anderen externen Systemen und Konstruktionsvarianten in beiden Punkten überlegen. Zusätzlich bietet er die Möglichkeit, bei ausreichender Systemstabilität eine notwendige Achskorrektur in allen Freiheitsgraden kontinuierlich durchzuführen. Bei Vorliegen größerer Defekte ist die Knochenregeneration durch Distraktionsverfahren nach Ilizarov über den Fixateur externe das Verfahren der Wahl (Abb. 7.14). Nachteile sind der eingeschränkte Patientenkomfort und das Risiko intermittierender Pin-Infektionen. Unter den speziellen Bedingungen der Chirurgie in Entwicklungsländern ist

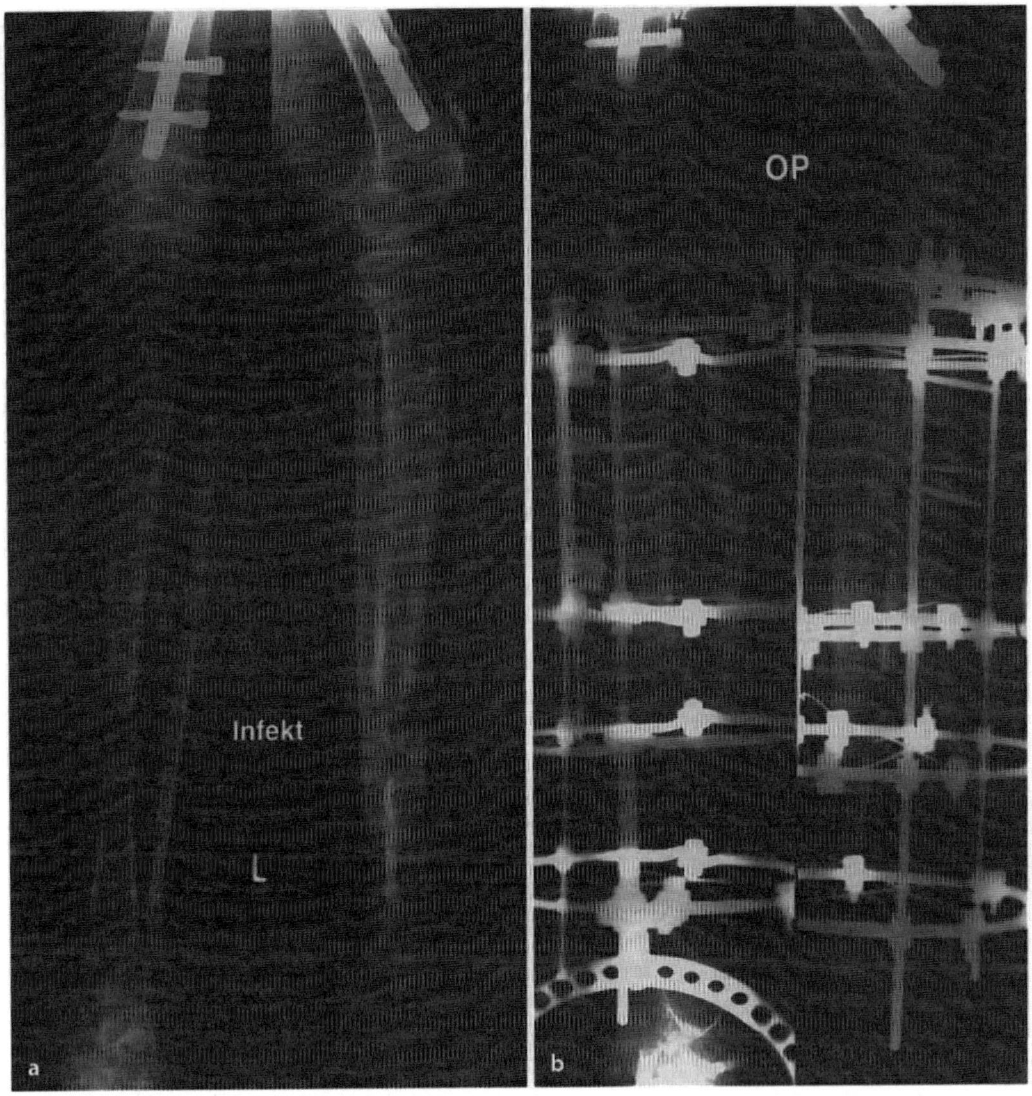


Abb. 7.14 a, b. Behandlung der Infektpseudarthrose durch Débridement und Resektion des infizierten Knochensegmentes, Fibulaosteotomie, Verkürzung, Stabilisierung im Ringfixateur (**b**), proximal metaphysäre Kortikotomie, Distraktion und Segmentverschiebung aus dem gesunden Knochenareal

der Fixateur eine ideale kostengünstige Stabilisierungsmethode, auch zur Behandlung von Pseudarthrosen.

### ■ Platte

Die Plattenosteosynthese zur Stabilisierung der Pseudarthrose auch im diaphysären Bereich des Unterschenkels war lange Zeit das bevorzugte Verfahren (insbesondere in Kombination mit einer Dekortikation und Spongiosaplastik) bei biologisch wenig aktiven Heilungsstörungen. Heute wird sie wegen ihrer weichteil- und periostunfreundlichen Implantationstechnik und ihrer im Vergleich zum Marknagel reduzierten Belastbarkeit nicht favorisiert. Weichteilschonendere Implantationstechniken wie das perkutane Einbringen und Durchschieben der Platte von zwei fokusfernen kleinen Inzisionen sind bei narbengeschädigten kritischen Weichteilverhältnissen am Unterschenkelschaft nicht immer durchführbar (Abb. 7.15). In besonderen Situationen hat sie auch im diaphysären Bereich immer noch ihre Berechtigung und ihre Indikationen, wenn ein Marknagel nicht möglich ist, in Kombination mit Knochentransplantationen bei atrophen Pseudarthrosen, im Rahmen des Docking-Manövers beim Knochentransport (Abb. 7.19, 7.21) oder als additive Rotationssicherung beim Nagel (Abb. 7.13). Dabei sind die Prinzipien der Kompressionsplattenosteosynthese mit

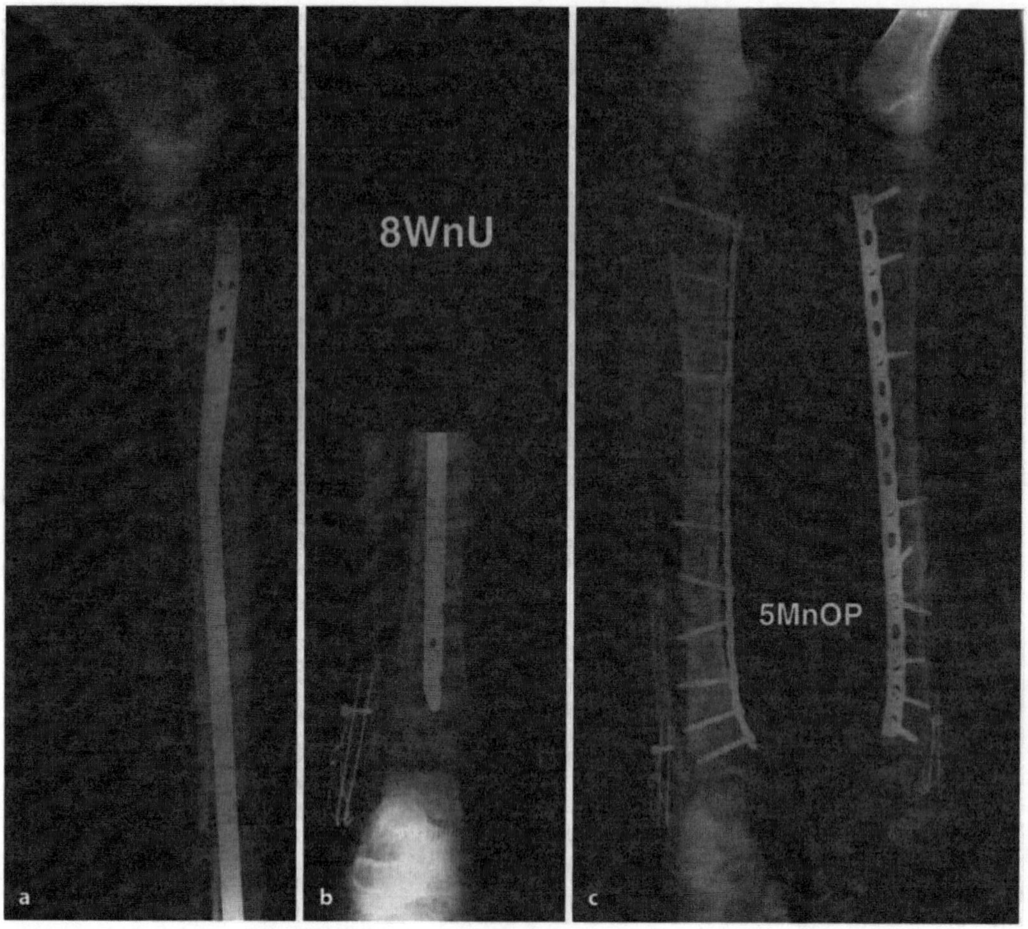


Anlage an der konvexen Zugseite der Tibia, ggf. unter Anwendung des Plattenspanners (Abb. 7.12) und einer Zugschraube zur Kompression in der Pseudarthrosezone streng zu beachten. Die im Vergleich zum Marknagel geringere Belastbarkeit der Platte wird bei der neuen winkelstabilen Implantategeneration (LCP) durch erhöhte Querstabilität weiter optimiert. Bei septischen Pseudarthrosen ist die Osteosyntheseplatte aus genannten Gründen ungünstig.

**Abb. 7.15 a–c.** Perkutan eingeschobene, überbrückende Plattenosteosynthese. **a, b** Bei fehlenden Zeichen der knöchernen Heilung in der diaphysären Frakturzone auch nach Dynamisierung des dünnen, ohne Aufbohren eingebrachten Marknagels wurde der Entschluss zum frühzeitigen Verfahrenswechsel erleichtert durch eine Rötung an der Nageleinschlagstelle. **c** Auch in Kombination mit der proximal metaphysär gelegenen Fraktur war in dieser Situation die langstreckig überbrückende Plattenosteosynthese mit Kompression der verzögert heilenden diaphysären Frakturzone durch eine Zugschraube indiziert. Neben einer kurzstreckigen Spongiosaplastik von anterolateral wurde die Platte weichteilschonend in untertunnelnder Weise von medial eingeschoben

## Dynamisierung

Unter Dynamisierung versteht man die implantatgeführte teleskopartige axiale Lockerung der Stabilisierung beim Marknagel (Abb. 7.15, 7.21) oder beim Fixateur durch Entfernung der statischen Verriegelung oder Lockerung definierter Fixateurbacken am unilateralen System. Dieses adjuvante Verfahren erlaubt im späteren Verlauf der Pseudarthrosekonsolidierung eine belastungsabhängige, intermittierende Druckkompression des Pseudarthrosespaltes. Bei quer oder nur kurz schräg verlaufenden Pseudarthrosezonen kann dieses Prinzip recht frühzeitig eingesetzt werden.

Vorsicht ist bei dislokationsgefährdeten, langen schrägen Verläufen des Knochenspaltes insbesondere im weiter metaphysär gelegenen Bereich geboten (Abb. 7.3). !

### Fibulaosteotomie

Kommt es aufgrund einer relativen Überlänge der stabilen Fibula im Vergleich zur unverheilten Tibia zu einer kompressionshindernden, sperrenden Wirkung der Fibula, so ist die Schrägosteotomie der Fibula über eine kleine, am Übergang des mittleren zum distalen Unterschenkeldrittel gelegenen Inzision notwendig. Dieses Verfahren wurde bereits von Böhler [3] ausführlich propagiert. Die schräge Osteotomieebene ermöglicht einen Gleitmechanismus, der die partielle Fibulektomie entbehrlich macht (Abb. 7.21). Nur selten lässt sich nach diesem Eingriff eine symptomatische Pseudarthrose im fibularen Osteotomiebereich feststellen.

### Dekortikation

Dekortikation und Spongiosaplastik sind Maßnahmen, die der Stimulation der Osteoneogenese dienen. Bei hypertrophen Pseudarthrosen sind sie nicht notwendig. Bei atrophen Pseudarthrosen hingegen sind sie als die elementaren Behandlungsformen und keinesfalls als additive Eingriffe aufzufassen. Die Dekortikation wird bis zwei Drittel der Zirkumferenz umfassend in einem Bereich bis 5 cm um die Pseudarthrosezone durchgeführt. Dabei wird die äußere Kortikalis mit einem scharfen Meißel in dünnen Lamellen abgeschlagen. Das Periost und die anhängenden Weichteile dürfen dabei nicht aus dem Verbund mit den kortikalen abgemeißelten Lamellen gelöst werden (s. Kap. 6.7, Abb. 6.10, S. 180). Im vitalen Knochen zeigen sich danach punktförmige kortikale Blutungen. Schrittweise wird so um die Pseudarthrosezone eine neue Knochenwunde gesetzt, die zusammen mit dem erhaltenen, vaskularisierten Periost zur Ausbildung einer stabilisierenden Kallusmuffe in der Lage ist (Abb. 7.16). Gleichzeitig bietet das dekortizierte knöcherne Wundgebiet ein gut vaskularisiertes Bett für eine zusätzliche Spongiosaanlagerung.

### Autologe Spongiosaplastik

Die Anlagerung von spongiösem Knochen ist in Kombination mit einer Dekortikation die effizienteste Methode, die biologische Reaktivität einer atrophen Pseudarthrosezone anzuregen und den instabilen Pseudarthrosebereich durch vitalen Neoknochen zu überbrücken (Abb. 7.16). Voraussetzung ist, dass das unstrukturierte Transplantat durch relative Stabilität mit Hilfe einer Osteosynthese mechanisch geschützt wird. Bei gesicherter Stabilität und hinreichender Vitalität kann mit Hilfe der Spongiosaplastik auch eine kürzere knöcherne Defektstrecke bis zu 5 cm aufgefüllt werden. Autologe Spongiosa hat eine hohe osteogenetische Potenz, ist osteoinduktiv (Rekrutierung lokaler pluripotenter mesenchymaler Zellen) und osseokonduktiv (Matrixfunktion). Reine Spongiosa ist höherwertiger als kortikospongiöse Chips. Entsprechend dem Lexer-Prinzip ist ein vitales Transplantatlager, das durch Dekortikation geschaffen werden muss, wesentliche Voraussetzung für die Transformation der Spongiosa in tragfähigen Kallus. Die Matrix des spongiösen Transplantates wird vom umliegenden periostalen Bereich vaskularisiert. Der sich bildende Gewebeknochen wird durch belastungsinduzierten Druck und Zug langsam in lamellären Knochen umgebaut. Die in früheren Jahren bei offenen Defekten des Weichteilmantels angewendete sog. offene Spongiosa-

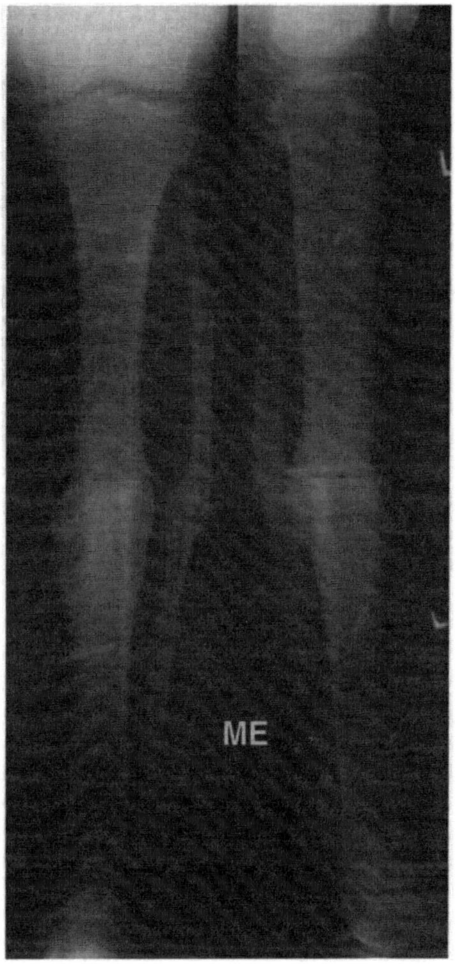


**Abb. 7.16.** Bildung einer Kallusmuffe nach Dekortikation und Spongiosaplastik, die den noch angedeutet sichtbaren ehemaligen Pseudarthrosespalt stabil überbrückt

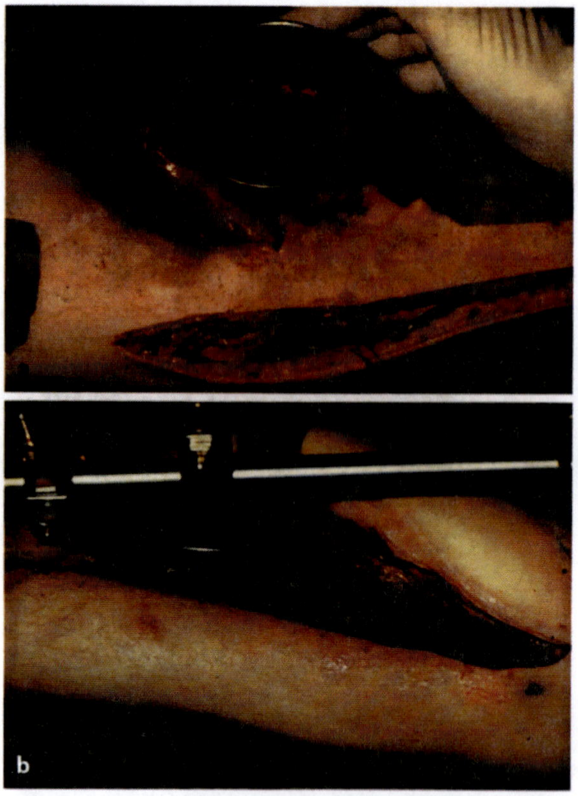

**Abb. 7.17 a, b.** Spongiosaplastik. **a** Spongiosaanlagerung in ein vitales, plastisch durch gut vaskularisierten M. gastrocnemius gedecktes Transplantatlager. **b** Festgestößelte Spongiosaplastik in einem vitalen Lager unter einem (abgehobenen) freien M. latissimus dorsi-Lappen

plastik, bei der die festgestößelte Spongiosa nicht bedeckt ist, sollte angesichts der heutigen Möglichkeiten der plastischen Weichteilrekonstruktion Ausnahmesituationen vorbehalten bleiben (Abb. 7.17). Auch hierbei ist die Schaffung eines vaskularisierten Transplantatlagers (z. B. durch eine Beck-Bohrung) unabdingbar. Bei einer Spongiosaplastik im infizierten Areal droht der rasche Verlust des Transplantatmaterials, insbesondere kortikale Chips können dabei wie Sequester reagieren.

### Rekonstruktion knöcherner Defekte

Die Rekonstruktion knöcherner Defektstrecken am Unterschenkel unter Beibehaltung der korrekten Länge kann prinzipiell durch Transplantation autologen, homologen oder speziell hergestellten Knochenmaterials bzw. durch Osteoneogenese mit Hilfe der Kallusdistraktionsmethode nach Ilizarov erfolgen. Die Entscheidung für eines der beiden Verfahren beruht auf einer Vielzahl individueller Faktoren, u. a. Länge der Defektstrecke, Vitalität bzw. Qualität des Knochens und der umgebenden Weichteile, Infektionsstatus und besonders der Compliance des Patienten. Das Ilizarov-Verfahren hat seit Beginn der 90er-Jahre die traditionell bewährten Methoden der Knochentransplantation zumindest bei Knochendefekten von mehr als 5 cm in den Hintergrund gedrängt – abhängig von der Lokalisation, etc.

Als Varianten der Knochentransplantation stehen neben der unstrukturierten und nicht tragfähigen Spongiosaplastik Techniken zur Verfügung, bei denen mehr oder weniger lange kortikospongiöse Blöcke entweder frei oder als gefäßgestielte Transplantate in den Defekt eingelegt oder eingefalzt werden. Bei allen diesen Formen der Knochentransplantation muss mechanische Stabilität gewährleistet sein, eine Osteosynthese in Form einer überbrückenden Platte ist also meist indiziert. Die theoretische mechanistische Vorstellung, dass der eingefalzte Span durch die einwirkenden Druckkräfte zur knöchernen Integration stimuliert wird, trifft jedoch in der Praxis selten zu. Nicht selten kann man einen schleichenden Abbau des Transplantats mit Lyse, Lockerung bis zum nekrotischen Verlust beobachten, insbesondere wenn der Span ungünstigerweise bei septischen Pseudarthrosen verwendet wird. Die Entnahme gefäßgestielter kortikaler Transplantate, die die Vitalität des Spans verbessern sollen, kann mit einer beträchtlichen Morbidität einhergehen. Von den vaskulär gestielten kortikalen Transplantaten ist am Unterschenkelschaft ein fibulares Transplantat prädestiniert. Als Sonderform kann die heute angesichts des Ilizarov-Verfahrens nur noch selten zur Überbrückung langstreckiger Tibiadefekte angewendete sog. Fibula-pro-Tibia-Technik angesehen werden. Das Prinzip dabei ist, die Belastungskraft von der proximal gelegenen Tibia über eine durch direkte Adaptation oder Spongiosaanlagerung geschaffene Verbindung zur intakten Fibula und von dort zurück zur distal gelegenen Tibia umzuleiten.

Das biologische Prinzip der Osteoneogenese erlaubt unter dem stabilisierenden Schutz eines externen Fixateursystems den Transport von benachbartem gesunden Knochen in die Defektstrecke. Das Verfahren sollte erst bei Defektstrecken ab 3 cm zum Einsatz kommen. Als Fixateur- und Transportsysteme stehen neben dem Ringfixateur Ilizarovs auch konventionelle unilaterale Fixateursysteme mit speziellen Transportspindeln zur Verfügung (Abb. 7.18–7.21). Deren Gefahr besteht in einer während des Transports nur schwer korrigierbaren Achsabweichung. Zur Vermeidung diese Problems kann eine zusätzliche intramedulläre (Monorail-)Schienung über einen Marknagel vorgenommen werden (Abb. 7.18), der durch proximale und distale Verriegelung nach Erreichen der gewünschten Strecke das Regenerat auch ohne den externen Fixateur schützen kann (Abb. 7.19). Voraussetzung ist die Infektionsfreiheit bei liegendem intramedullärem Implantat, und das Risiko von Pin-Infektionen muss in dieser Situation besonders beachtet werden. Die technischen Details und spezifische Risiken der Methode sind in der Literatur ausführlich beschrieben [12, 13, 25]. Der Segmenttransport in den Defekt kann bei kürzeren Defekten monofokal (Abb. 7.19, 7.20 b), bei längeren Defekten, also >6–7 cm bifokal (Abb. 7.20 c) erfolgen.

Bei atrophen Pseudarthrosen wirkt sich die in der Kortikotomiezone stimulierte Osteoneogenese und die im Rahmen des Transportes verbesserte Gesamtdurchblutung positiv auf die Reaktivitätslage in der atrophen Zone aus. Eine ähnliche Möglichkeit wie in Abb. 7.20 a, knöcherne Defektstrecken von bis zu sechs Zentimetern zu behandeln – wie bei offenen Defektfrakturen, (s. Kap. 2, Abb. 2.5 a–k, S. 49–51) – bietet die Verkürzung des Unterschenkels in der diaphysären Pseudarthrosezone, Adaptation und Stabilisierung der Knochenfragmente durch zusätzliche Plattenosteosynthese. Wegen der Gefahr der Gefäßabknickung sollte eine Verkürzung von mehr als 6 cm oder 10–15% des Extremitätenabschnitts nicht vorgenommen werden. Die Kompression des venösen Abflusses muss vermieden werden. Nach oder sogar während der knöchernen Konsolidierung in der ehemaligen Pseudarthrosezone kann dann aus dem metaphysären Bereich nach Kortikotomie die Länge des Unterschenkels durch Distraktionsverfahren wiederhergestellt werden (Abb. 7.20 a, 7.21). Als weiteren Vorteil bietet diese Variante die Möglichkeit, durch Entspannung der Weichteile kleinere Defekte nach Débridement wieder zu verschließen, sie kann so die Notwendigkeit freier Lappenplastiken zur Weichteildefektdeckung senken [13]. Das Ilizarov-Verfahren über den Fixateur externe ist eine der wesentlichen Säulen bei der Behandlung der Infekt-Defekt-Pseudarthrosen.

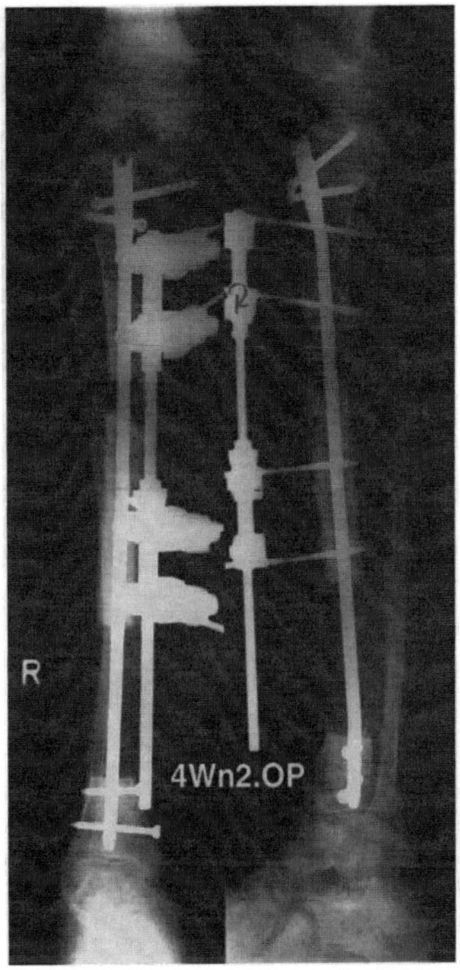


**Abb. 7.18.** Unilateraler Fixateur externe zum monofokalen segmentalen Knochentransport in eine langstreckige knöcherne Defektzone. Eine zusätzliche Stabilisierung und Schienung erfolgt über einen verriegelten dünnen Marknagel, der die Gefahr der Achsabweichung des Segmentes während des langen Transportweges eindämmt (»Monorail«)

### Weichteilrekonstruktion

Die Notwendigkeit einer Weichteilrekonstruktion wird weniger durch die Pseudarthrose im Bereich des Unterschenkelschafts als vielmehr durch die traumabedingte Zerstörung determiniert. Nicht selten finden sich jedoch gerade bei Defektpseudarthrosen oder bei infizierten Pseudarthrosen kritische Weichteilverhältnisse, die per se ein Problem darstellen. Die Weichteile sind dann nicht in der Lage, die Vitalität in der knöchernen Pseudarthrosezone zu gewährleisten, geschweige denn eine operativ bedingte weitere Schädigung zu kompensieren. Entstehen nach Resektion von infiziertem oder instabil narbigem Weichteilgewebe Defekte in der Knochendeckung, sind im kritischen Bereich des Unterschenkelschafts suffiziente und sichere lokale Verfahren der Weichteildeckung nur selten möglich. Allenfalls im proximalen Anteil der Diaphyse kann ein gestielter M. gastrocnemius-Lappen ausreichen (Abb. 7.17 a). Der mittlere und distale Anteil des Unterschenkelschafts ist die klassische Domäne eines freien, gefäßgestielten Muskellappentransplantates, in der Regel des M. latissimus dorsi (Abb. 7.22). Nur damit kann eine ausreichende Vaskularisierung der Pseudarthrosezone gewährleistet werden. Im Rahmen

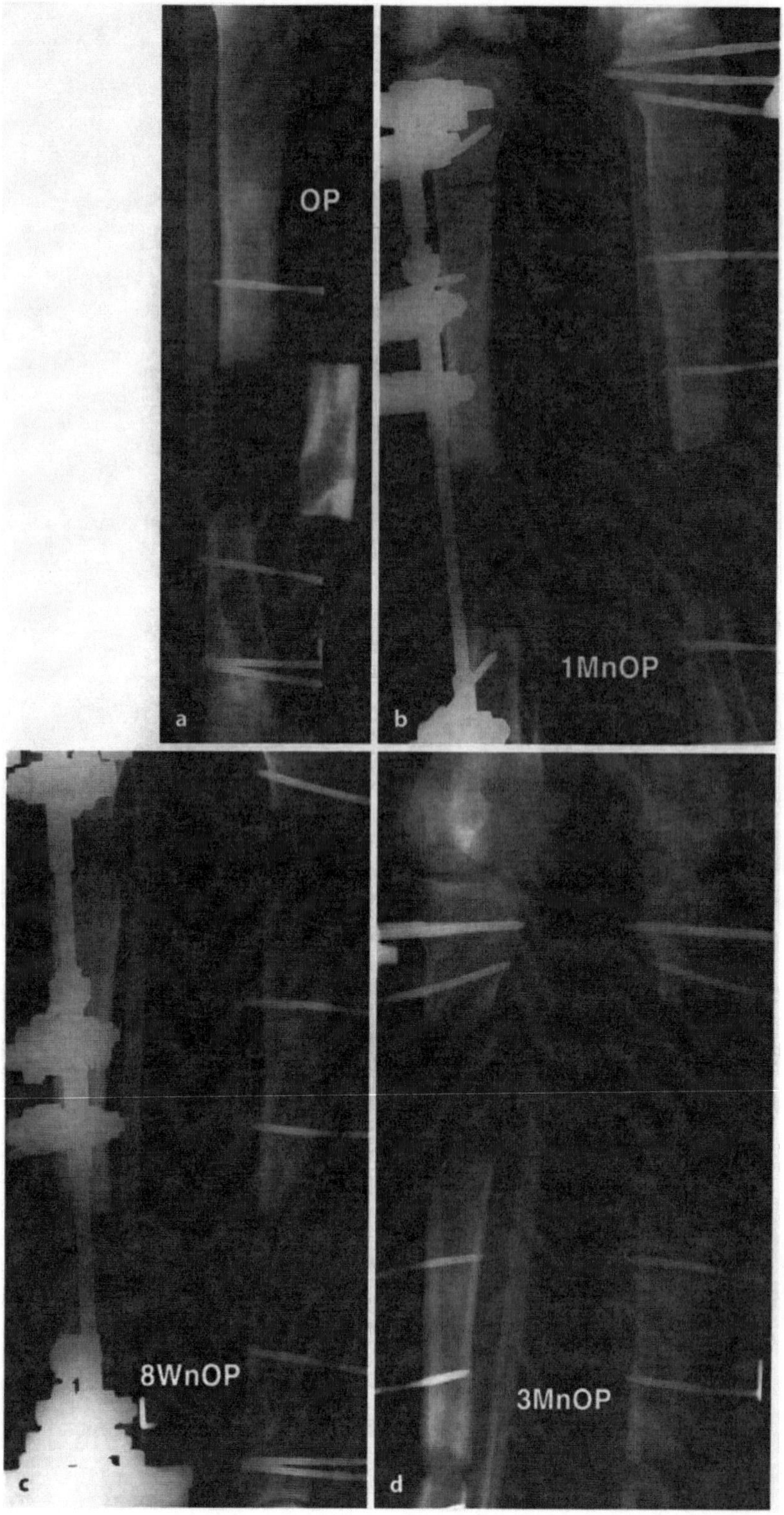


**Abb. 7.19 a–h.** Behandlungsverlauf bei einer septischen Knochenheilungsstörung mit Osteolyse. **a** Segmentale radikale Resektion des infizierten Knochens im Gesunden und Stabilisierung im unilateralen Transportfixateur mit proximal metaphysärer Kortikotomie (**b**), **c–d** kontinuierliche Segmentverschiebung mit proximaler Distraktion. **e** Bei verzögerter Regeneratkonsolidierung und Wunsch des Patienten, das Verfahren zu beenden, erfolgt nach 10 Monaten die Fibulaosteotomie (**f**) mit komprimierender Verkürzung und Stabilisierung der Regeneratzonen über einen von distal eingebrachten Verriegelungsnagel und additiven Platten, so dass das externe Transportsystem (**g**, **h**) entfernt werden konnte

Abb. 7.19 e–h

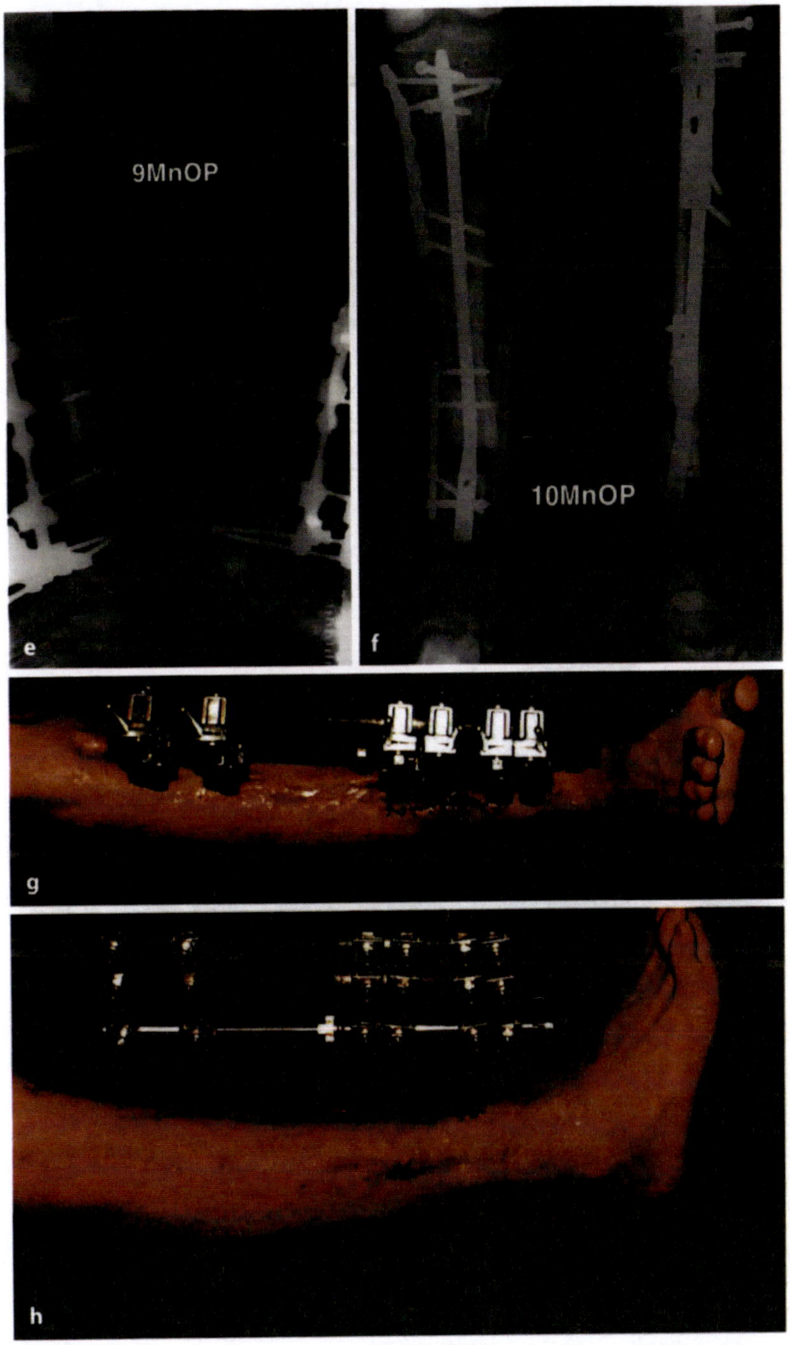

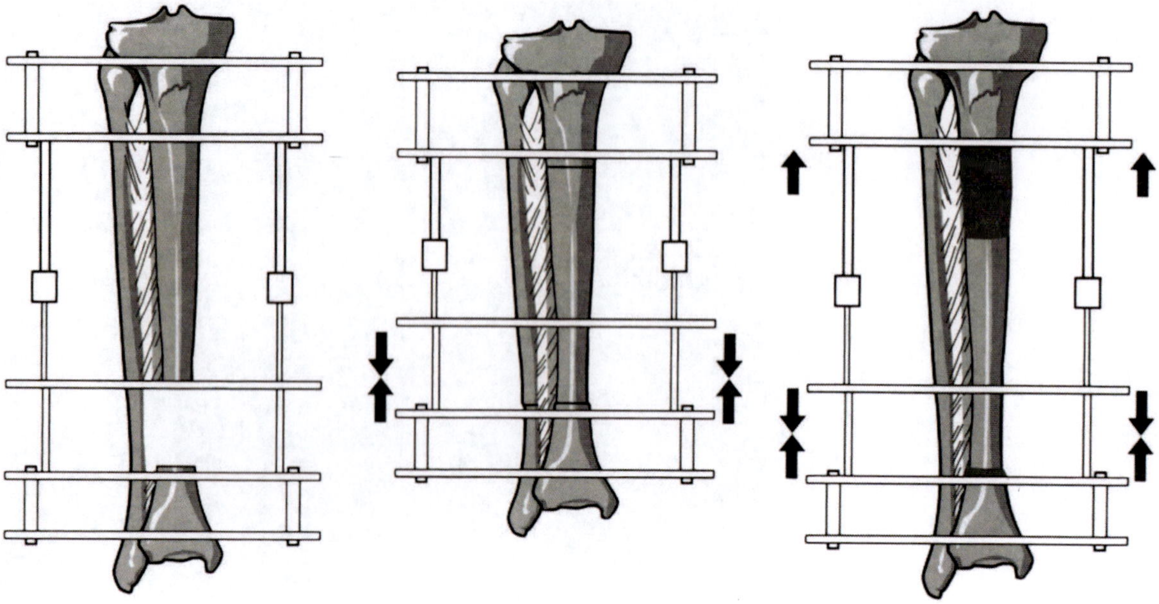

a

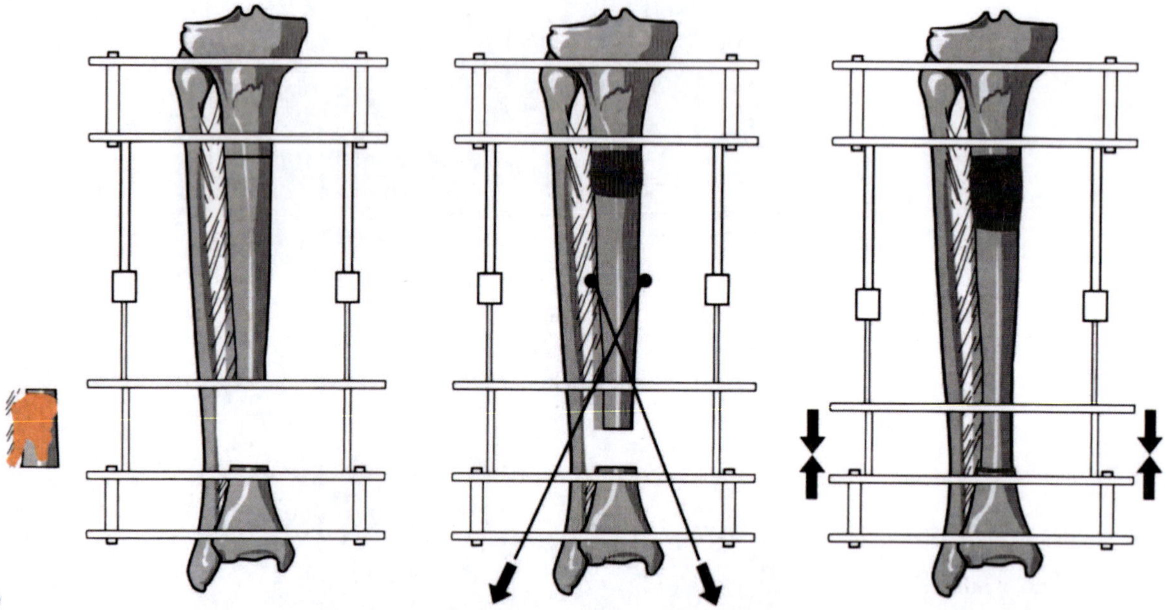

b

**Abb. 7.20 a–c.** Schematische Darstellung von Verfahrenstechniken zur Rekonstruktion ausgedehnter knöcherner Defekte im tibialen Bereich des Unterschenkelschafts mit dem Distraktion-Kompressions-Verfahren. (Aus Kinzl u. Suger [17]). **a** Einzeitig bifokale Technik mit primärem Tibiadefekt, Verkürzung distal und proximaler Verlängerung sekundär, **b** zweizeitig monofokale Technik mit Segmenttransport nach proximaler Kortikotomie, **c** bisegmentaler Segmenttransport von proximal und distal

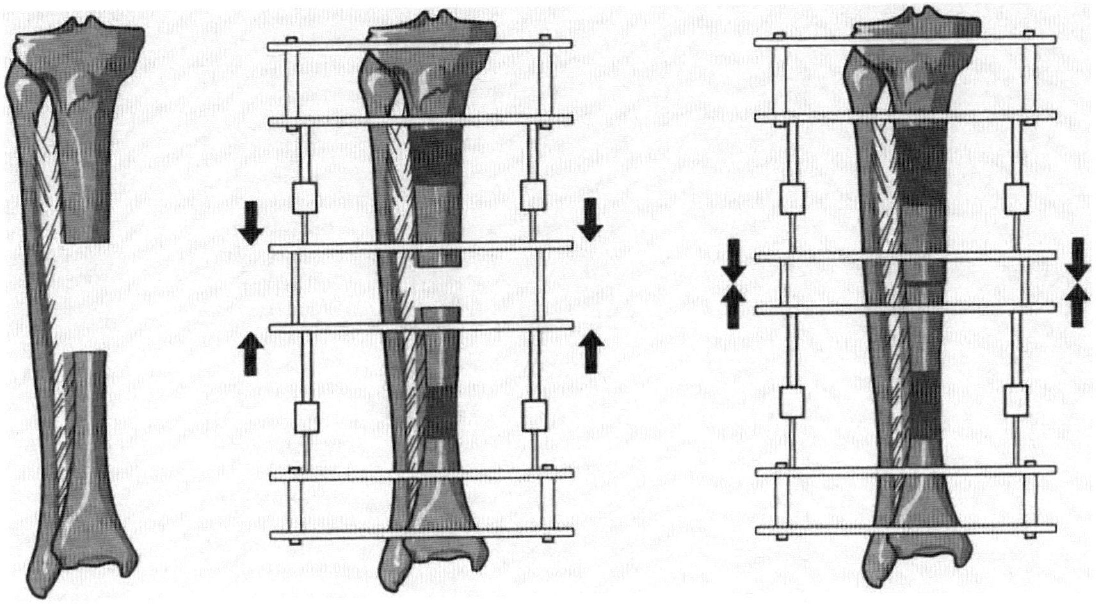
c

der initialen Planung des Therapiekonzeptes muss diagnostisch (angiographisch) abgeklärt werden, ob die Voraussetzungen für dieses Verfahren gegeben sind. Der Zeitpunkt der plastischen Weichteilrekonstruktion muss so gewählt werden, dass es nicht zu einer Behinderung durch andere Behandlungsschritte (z. B. Anlage eines Fixateursystems) kommt.

### Mobilisation der Nachbargelenke, Arthrolyse

Im Rahmen der vorangegangenen Behandlung verzögert heilender Frakturen des Unterschenkelschafts kann es durch länger dauernde Immobilisation, gelenkübergreifende Gipse und fehlende Übungsstabilität zur Bewegungseinschränkung bis zur Ankylosierung des benachbarten Sprung- und Kniegelenkes kommen. Die Häufigkeit dieses Problems nimmt zwar ab, je weiter diaphysär die Pseudarthrose lokalisiert ist, trotzdem sollte im Rahmen eines operativen Eingriffs immer eine notwendige Arthrolyse der Nachbargelenke, sei es geschlossen oder ggf. im Bereich des Kniegelenkes offen-arthroskopisch durchgeführt werden. Im Rahmen der postoperativen funktionellen Nachbehandlung kann die forcierte Beübung der Nachbargelenke zu einer erhöhten Belastung der Osteosynthese führen und deren Stabilität negativ beeinflussen bzw. eine zusätzliche externe Stabilisierung erfordern (Abb. 7.23). Umgekehrt muss bei der Planung der Osteosynthese bedacht werden, dass die funktionelle Bewegungstherapie nach einer offenen Arthrolyse des Kniegelenkes nur dann Erfolg versprechend sein kann, wenn die hierdurch einwirkenden Hebelkräfte auch von der Osteosynthese abgefangen werden können.

### Infektsanierung

Bei der Behandlung septischer Pseudarthrosen des Unterschenkelschafts müssen die Prinzipien der Pseudarthrosebehandlung kombiniert mit denen der septischen Chirurgie angewendet werden. Demnach bestehen die wesentliche Schritte aus einem radikalen Débridement mit Exzision von allem avitalen und infiziertem Gewebe (Abb. 7.22), anschließender Stabilisierung und konsekutiver Defektrekonstruktion [11]. Gelingt es, durch radikales Débridement unter tumorchirurgischen Gesichtspunkten das Infektionsgeschehen zu eliminieren, wird die Behandlung wie bei atrophen Pseudarthrosen mit oder ohne Defekt fortgesetzt. Entsprechend dem alten Grundsatz, dass sich Instabilität und Infektion gegenseitig katalysierend beeinflussen, ist Stabilität der Knochenfragmente unbedingt zu erreichen. In der Regel ist der Fixateur externe daher das System der Wahl, auch wenn unter bestimmten Bedingungen andere Stabilisierungsverfahren eingesetzt werden können.

Das radikale Débridement der infizierten Areale und Nekrosen ist ein Eingriff, der vom Operateur Erfahrung und subtile Sorgfalt erfordert [33]. Bereits in der präoperativen Diagnostik sollte das Resektionsausmaß anhand der Bildgebung exploriert werden, um das nachfolgende Behandlungskonzept vorauszusehen.

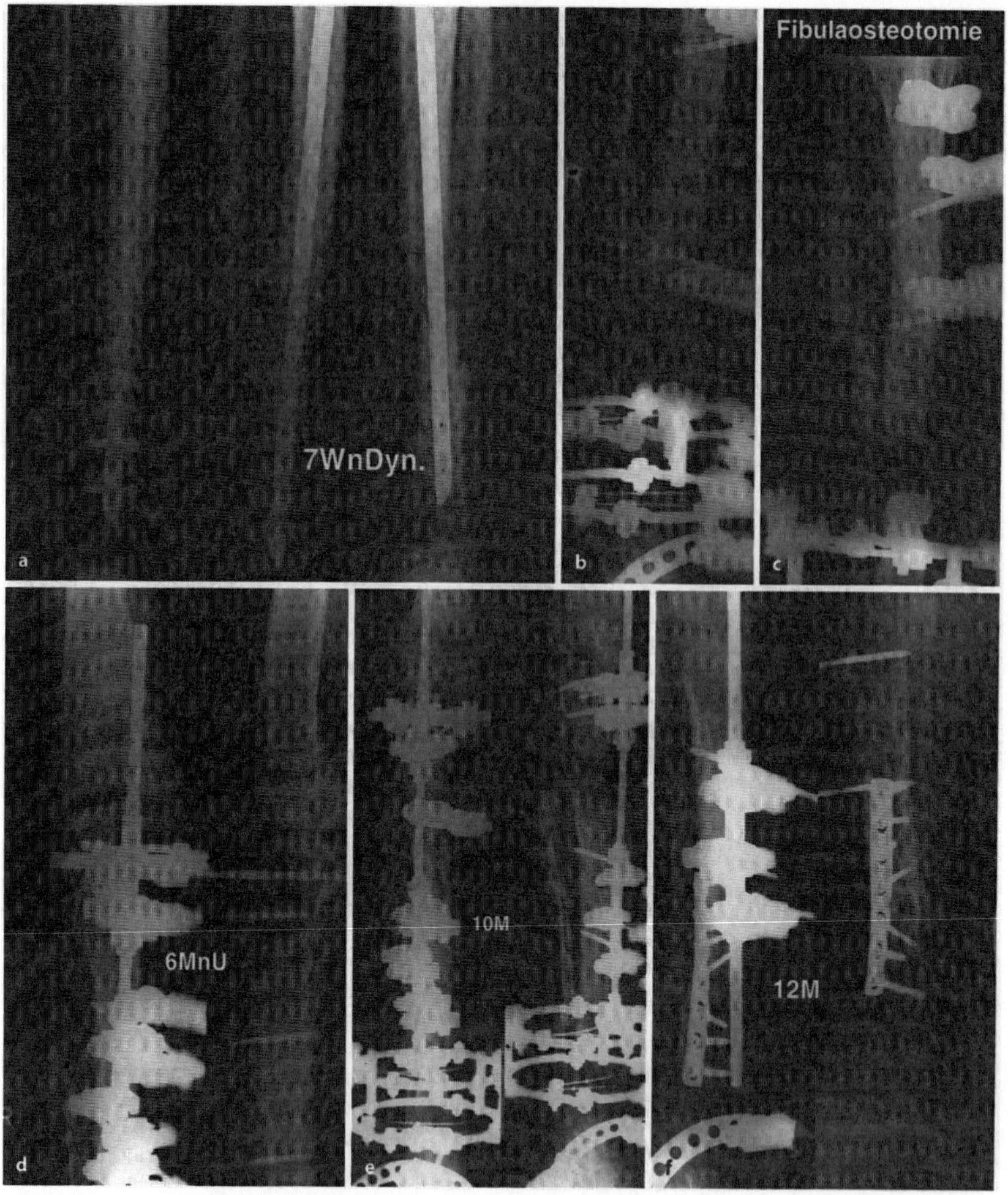


**Abb. 7.21 a–f.** Behandlungsverlauf bei segmental infizierter Pseudarthrose und liegendem Marknagel. **a–c** Nach Entfernung des Marknagels und radikalem Débridement unter Resektion des infizierten Segmentes erfolgt die Verkürzung nach Fibulaosteotomie und Stabilisierung im Hybridfixateur bis zur definitiven Sanierung der Infektion. **d–f** Danach erfolgt die proximale Kortikotomie, Segmenttransport in den Defekt und Verlängerung in der Distraktionszone bis zum distalen Docking mittels Platte und Konsolidierung der Regeneratstrecke

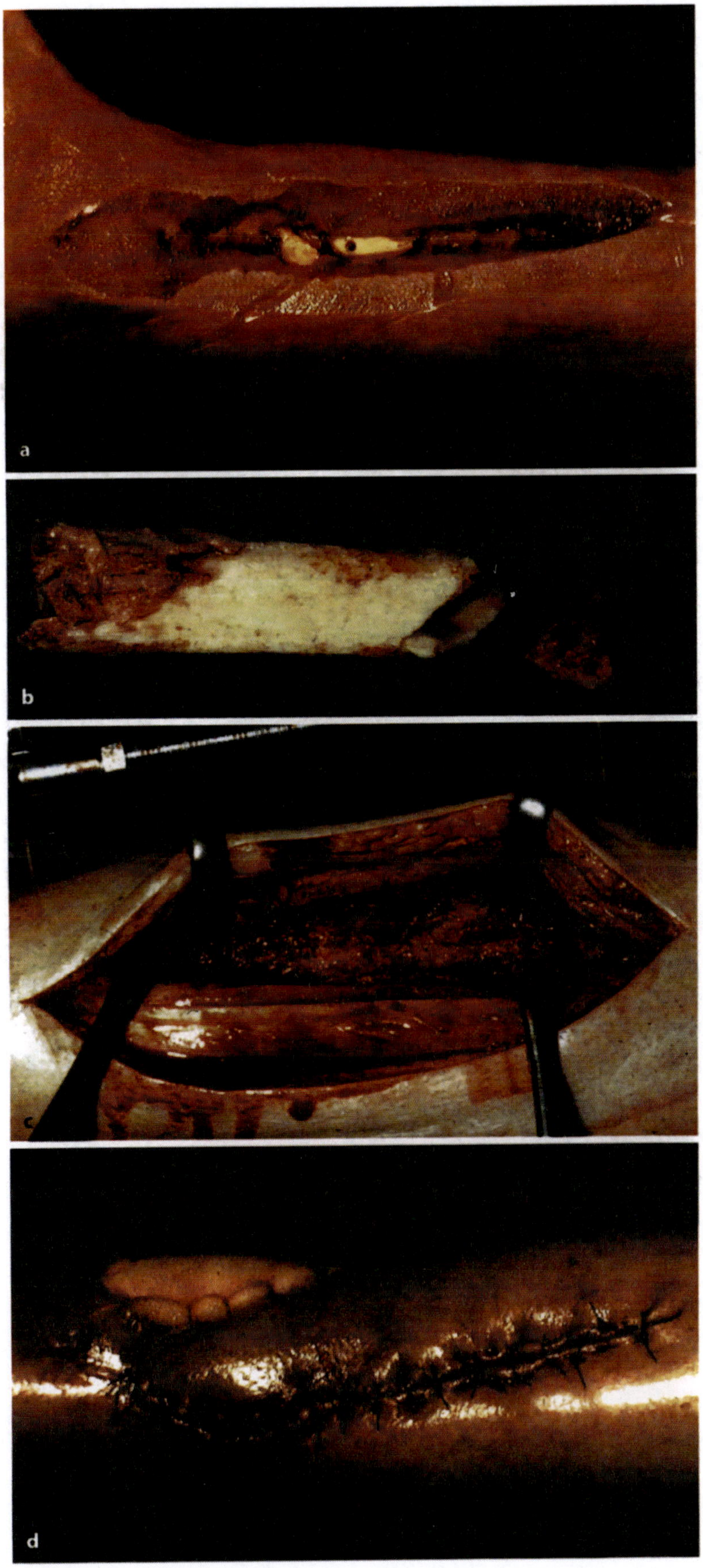


**Abb. 7.22 a–d.** Radikales Débridement und plastische Deckung des Weichteildefektes bei segmental infizierter Pseudarthrose. **a, b** Segmentale Resektion der nekrotisch infizierten Knochensegmentes. **c, d** Weichteildébridement mit nachfolgender Defektdeckung durch freien, gefäßgestielten myokutanen M. latissimus-dorsi-Lappen. Nach Ausheilung der Infektion im Fixateur externe wurde Spongiosa in die vitalisierte, infektionsfreie Zone des Knochendefektes transplantiert (s. Abb. 7.17 b)

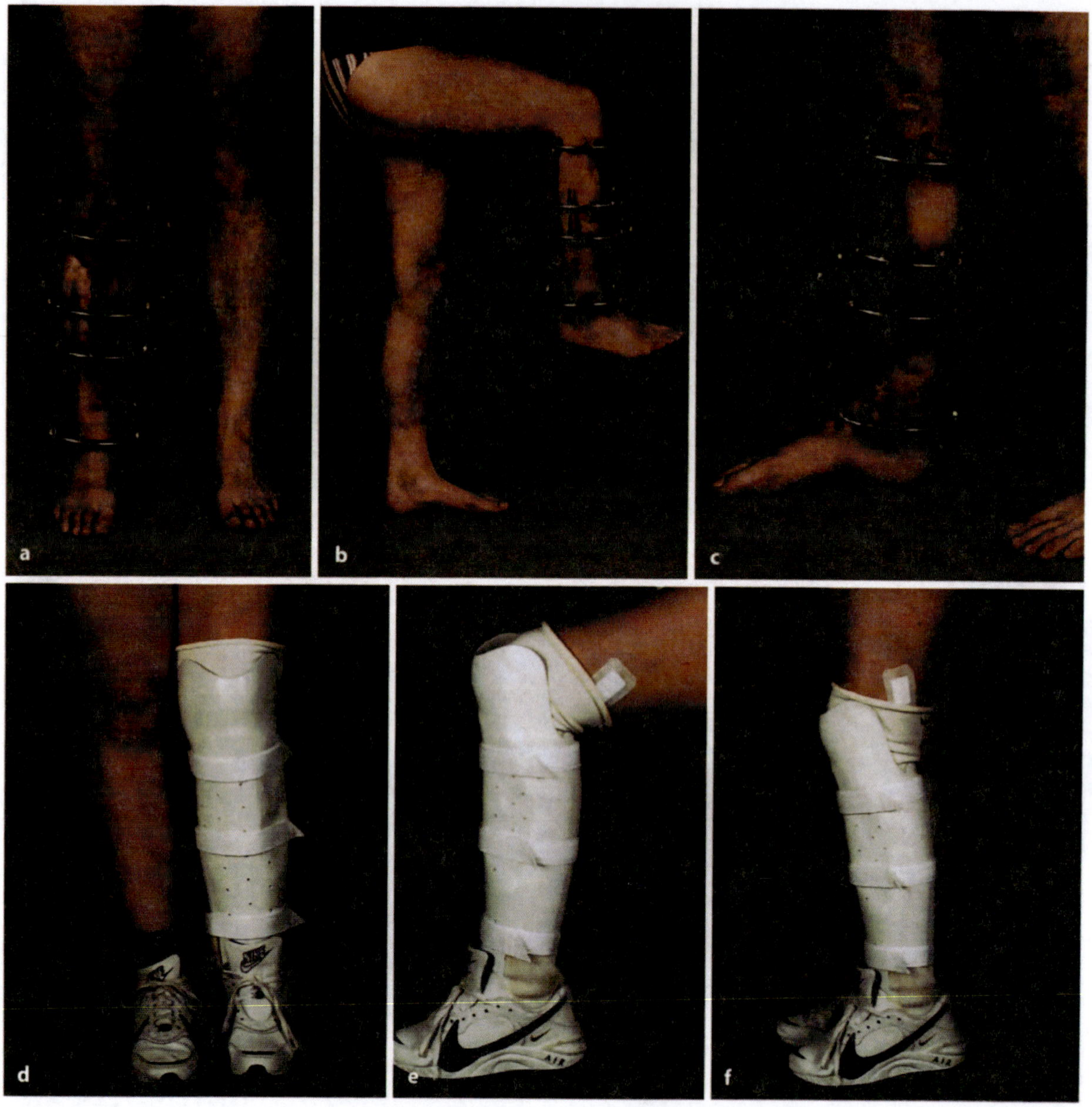


**Abb. 7.23 a–f.** Funktionelle Beübung der Nachbargelenke. **a–c** Bei stabiler Osteosynthese. **d–f** Mit zusätzlicher externer Stabilisierung im Sarmiento-Brace

Intraoperativ sind anhand von Knochenbohrung, Fistelsondierung und Anfärbung die Resektionsgrenzen genau auf Vitalität und Infektionsfreiheit zu prüfen. Es schließt sich eine extensive Spülung des Areals an, gefolgt von einer erneuten Abdeckung des Operationssitus vor der Fortsetzung des Eingriffs. In der Regel ist nach 48 Stunden ein Second-look-Eingriff indiziert, bevor dann möglichst frühzeitig und vor erneuter bakterieller Kontamination des Gewebes die plastische Rekonstruktion mit Verschluss der Weichteile durchzuführen ist. Auch wenn die begleitende gezielte Antibiotikatherapie einen hohen Stellenwert in der Behandlung septischer Pseudarthrosen und bei der Vermeidung ihres Rezidivs hat, darf dies nicht darüber hinwegtäuschen, dass Antibiotika in nichtvaskularisiertem, nekrotischen Gewebe unwirksam sind. Der wesentliche Schritt der Infektionssanierung ist die Exzision und damit ein zutiefst chirurgischer (Abb. 7.22) [1].

### Amputation

Die Amputation bei komplexen und insbesondere bei extensiv infizierten Pseudarthrosen des Unterschenkel ist nicht nur Ultima Ratio bei fehlgeschlagenen Rekonstruktionsversuchen. Unter besonderen Umständen, wie z. B. erheblichen neurologischen Vordefiziten mit asensibler Fußsohle, kann und sollte bei aktiven Patienten die Amputation eine ernst zu nehmende Alternative zu einem langwierigen und unsicheren Sanierungsversuch sein. Die Entscheidungsfindung erfordert neben einem hohen Grad chirurgischer Erfahrung die maximale Einbindung des Patienten und seiner Angehörigen [29]. Im Einzelfall bieten wir in unserer Klinik dem Patienten bereits während dieses Prozesses eine auch explorativ-diagnostische psychologische und psychotherapeutische Betreuung an.

## 7.7 Komplikationen

Die Behandlung einer Erkrankung, die sich wie die Pseudarthrose in einer so weit gefächerten Ausprägungsform und individueller Varianz manifestieren kann, birgt eine unüberschaubare Bandbreite an Fehler- und Komplikationsmöglichkeiten. Hinzu gesellen sich am Unterschenkelschaft die spezifischen Risiken, die sich aus den besonderen anatomischen Bedingungen und der hohen funktionellen Belastung ergeben.

Die wesentlichsten Komplikationen resultieren aus der Fehleinschätzung der biomechanischen und biologischen Bedingungen an der Pseudarthrose und münden in Fehlern bei Stabilisierung und Revitalisierung. An erster Stelle ist dabei die ungenügende Reposition unter Belassen von Achsenfehlstellungen und eine für die Konsolidierung insuffiziente Kompression nach Osteosynthese zu nennen. Bei erneut ausbleibender Heilung mündet dies im Implantatversagen mit Refraktur. Insbesondere im Zusammenhang mit der Osteoporose muss betont werden, dass diese Erkrankung die Knochenheilung nur gering beeinflusst, die Möglichkeiten, das Stabilisierungssystem zu verankern, hingegen sehr. Schrauben und Pins reißen leichter aus, damit wird die Belastbarkeit/Übungsstabilität der Osteosynthese gefährdet. Intramedulläre Kraftträger haben bei Patienten mit Osteoporose Vorteile.

Die hypertrophe Pseudarthrose wird nicht selten übertherapiert, z. B. mit einer zusätzlichen Spongiosaplastik, was nicht weiter auffällt, wenn trotzdem regelhaft die Heilung eintritt. Die Resektion des hypertrophen Pseudarthrosegewebes kann die Ursache für eine erneut verspätete Konsolidierung oder ein Rezidiv sein. Umgekehrt verhält es sich bei der atrophen Pseudarthrose: Hier wird die biologische osteogenetische Potenz im Pseudarthrosespalt schnell überschätzt, folglich wird auf osteostimulative Eingriffe verzichtet. Auch dies mündet im Rezidiv. Halbherzige Dekortikationen und Débridements sowie Fehleinschätzungen der Weichteil- und Knochenvitalität bedingen ein minderwertiges, insuffizientes Transplantatlager für die Spongiosaplastik. Dann tritt neben dem Pseudarthroserezidiv komplizierend hinzu, dass das Reservoir der nur begrenzt vorhandenen Spongiosareserven überflüssigerweise dezimiert wurde.

Auch nach erfolgreicher Behandlung der Pseudarthrose muss mit einer erhöhten Frakturgefahr im ehemaligen Pseudarthrosebereich gerechnet werden, dies ist bei der Frage der Metallentfernung zu berücksichtigen. Eine persistierende Durchbauungsstörung, die nach

Entfernung des Metalls eine Refraktur bewirken kann, wird in den konventionellen Röntgenaufnahmen bei überprojiziertem Implantat leicht übersehen. Insbesondere bei Nägeln mit kräftigen Verriegelungsbolzen kann die unzureichender Durchbauung völlig symptomlos bleiben, solange das Implantat die Körperlast trägt. Die Metallentfernung kann hier überraschend enden.

Die meisten Komplikationsmöglichkeiten wurden bereits in den vorangegangenen Abschnitten aufgezeigt oder sind für die einzelnen Stabilisierungstechniken und Implantate allgemein bekannt. Eine schwere Komplikation bei der Behandlung der Pseudarthrosen am Unterschenkel ist sicherlich die chirurgisch provozierte Umwandlung einer aseptischen in eine septische Pseudarthrose. Die schwerste ist der Verlust des Unterschenkels bei einem nicht zu rekonstruierenden Defekt oder bei systemischer Ausbreitung einer primär lokal begrenzten Infektion, die mit Sepsis und Tod enden kann.

Relevante Komplikationen im Sinne einer Refraktur bis hin zu völligem Therapieversagen können letztendlich auch aus einer unzureichende Compliance des Patienten resultieren. Neben einer postoperativen intensiven Betreuung lässt sich dies nur durch eine gezielte präoperative Exploration der Patientenpersönlichkeit vermeiden, um so ein entsprechend adaptiertes Behandlungskonzept zu entwerfen. Eine extensive Aufklärung mit Skizze einschließlich Komplikationen ist bei allen Patienten/innen angezeigt, bei Problempatienten/innen auch die der psychologischen bzw. psychotherapeutischen Betreuung.

## 7.8 Nachbehandlung und Prognose

Bereits Böhler [3] propagierte das »Heilgehen« zur Nachbehandlung nicht nur bei Frakturen, sondern besonders im Rahmen der Pseudarthrosetherapie, um durch intermittierende Druckbelastung die Kallusbildung anzuregen. Die funktionelle Beübung des Unterschenkels und der Nachbargelenke ist elementarer Bestandteil der postoperativen Betreuung. Voraussetzung ist die Übungs- und Belastungsstabilität der Osteosynthese (Abb. 7.23). Die Prinzipien der funktionellen Nachbehandlung unterscheiden sich dabei nicht wesentlich von denen nach Frakturen. Wichtig ist die Steigerung der Belastung zum richtigen Zeitpunkt. Bei vorbestehenden Kontrakturen und Einsteifungen des Knie- und Sprunggelenks muss bei der Beübung der Gelenke die Stabilität der Osteosynthese beachtet werden. Eine zumindest initial engmaschige Betreuung ist nicht nur zur psychologischen Führung des Patienten notwendig, sondern auch, um die Indikation für eine der beschriebenen additiven operativen oder konservativen Maßnahmen frühzeitig zu erkennen.

Die Prognose der Pseudarthrosen am Unterschenkelschaft hängt naturgemäß ab vom vorliegenden Typ. Nach adäquater Behandlung beträgt die Heilungsrate bei hypertrophen Pseudarthrosen zwischen 95% und 100%. Sie sinkt bei atrophen bzw. septischen Pseudarthrosen sowie in Abhängigkeit von der knöchernen Defektstrecke erheblich ab. Kasperczyk [16] fand in einem Kollektiv von 216 Patienten mit diaphysären Pseudarthrosen am Unterschenkel eine Amputationsrate von 5% ausschließlich bei septischen Prozessen; angesichts anderer Mitteilungen in der Literatur von bis zu 10% muss diese Rate als ausgesprochen gering eingestuft werden. Die Arbeitsunfähigkeit dauerte wenig länger als 2 Jahre. Insgesamt waren im Verlauf der Behandlung 2–3 Re-Eingriffe erforderlich. Diese Zahl liegt bei Einsatz des Segmenttransportes zur Defektdeckung über Fixateure erheblich höher [23, 25].

Eine vollständige funktionelle Restitutio ad integrum ist bei adäquat behandelten hypertrophen Pseudarthrosen zwar die Regel, bei Infekt-Defekt-Pseudarthrosen jedoch kaum zu erreichen. Meist bleiben funktionelle Defizite bestehen, die im Rahmen der beruflichen Rehabilitation von Betroffenen mit körperlich belastenden Beschäftigungen eine Umschulung erfordern. Im Begutachtungsverfahren der gesetzlichen Unfallversicherung wird eine (gehapparatpflichtige) instabile Pseudarthrose des Unterschenkels mit einer Minderung der Erwerbsfähigkeit von 40% eingestuft. Die Erfahrungswerte für eine straffe Pseudarthrose liegen je nach Stabilität bei 20–30%. Bei zusätzlicher Fehlstellung kann sich die Minderung der Erwerbsfähigkeit um 10–20% erhöhen. Eine erfolgreiche operative Behandlung kann eine Verbesserung der Erwerbsfähigkeit auf Werte von 10% und sogar weniger erreichen. Eine Osteitis, neurologische oder vaskuläre Schäden sowie das Eintreten von Folgeschäden an benachbarten Gelenken im Sinne einer Arthrose oder Ankylose müssen zusätzlich bewertet werden [4].

Die erfolgreiche Behandlung einer Pseudarthrose des Unterschenkelschafts kann eine chirurgische Herausforderung und eine ausgesprochen dankbare Aufgabe sein. Voraussetzung für den Erfolg ist die Beachtung der Trias Stabilität – Vitalität – Infektionsfreiheit. Mechanische Ruhe in der Pseudarthrose ist bei den hypertrophen Formen meistens bereits ausreichend. Es ist von essentieller Bedeutung, die Ursachen für die vorliegende Heilungsstörung subtil zu evaluieren. Die persönliche Erfahrung und die Expertise des Chirurgen ist ohne Zweifel ein entscheidender Faktor und keine der beschriebenen chirurgischen Techniken und kein Verfahren ist für alle Situationen und für jeden Chirurgen geeignet.

## Literatur


1. Arens S (2002) Osteitis – immer noch ein Problem? Trauma Berufskrankh 4: 295–296
2. Beutler S, Regel G, Pape HC, Machtens S, Weinberg AM, Kremeike I, Jonas U, Tscherne H (1999) Die extrakorporale Stoßwellentherapie (ESWL) in der Behandlung von Pseudarthrosen des Röhrenknochens. Unfallchirurg 102: 839–847
3. Böhler L (1941) Die Technik der Knochenbruchbehandlung im Frieden und im Krieg, 7. Aufl. Wilhelm Maudrich, Wien
4. Böhm HJ, Kortmann HR (2002) Besonderheiten bei der Begutachtung der Osteitis. Trauma Berufskrankh 4: 340–343
5. Buckwalter, JA, Einhorn TA, Marsh JL (2001) Failure of fracture healing. In: Bucholz RW, Heckman JD (eds.) Rockwood and Green's fractures in adults, 5th edn. Lippincott, Williams & Wilkins, Philadelphia New York
6. Cierny III G, Mader MT, Pennick JJ (1985) A clinical staging system for adult osteomyelitis. Contemp Orthop 10: 17–37
7. Court-Brown CM (2001) Fractures of the tibia and fibula. In: Bucholz RW, Heckman JD (eds.) Rockwood and Green's fractures in adults, 5th edn. Lippincott, Williams & Wilkins, Philadelphia New York
8. Ekkernkamp A, Muhr G, Josten Ch (1996) Die infizierte Pseudarthrose. Unfallchirurg 99: 914–924
9. Hahn MP, Ostermann PAW, Richter D, Muhr G (1996) Pseudarthrosen im Kindesalter. Orthopäde 25: 470–477
10. Heckman JD, Ryaby JP, McCabe J, Frey JJ, Kilcoyne RF (1994) Acceleration of tibial fracture-healing by non-invasive, low-intensity pulsed ultrasound. J Bone Joint Surg 76A: 26–34
11. Heppert V, Wagner C, Glatzel U, Wentzensen A (2002) Prinzipien der operativchirurgischen Therapie der Osteitis. Trauma Berufskrankh 4: 321–328
12. Ilizarov GA, Ledyaev VI (1992) The replacement of long tubular bone defects by lengthening distraction osteotomy of one of the fragments. Clin Orthop 280:7–10
13. Josten C, Kremer M, Muhr G (1996) Das Ilizarov-Verfahren bei Pseudarthrosen. Orthopäde 25: 405–415
14. Kälicke T, Schmitz A, Risse JH, Arens S, Keller E, Hansis M, Schmitt O, Biersack HJ, Grünwald F (2000) Fluorine-18 fluorodeoxyglucose positron emission tomography in infectious bone diseases: results of histologically confirmed cases. Eur J Nucl Med 27: 524–528
15. Kaminski A, Muhr G (2002) Pseudarthrosen, Fehlstellungen und Verfahrenswechsel im Unterschenkelschaftbereich. Trauma Berufskrankh 4: 107–113
16. Kasperczyk WJ, Mahlke L, Tscherne H (1996) Diaphysäre Pseudarthrosen. Epidemiologie und Outcome. Orthopäde 25: 416–428
17. Kinzl L, Suger G (1996) Infizierte Pseudarthrose. Orthopäde 25: 478–483
18. Kuner EH, Berwarth H, Lücke SV (1996) Behandlungsprinzipien bei aseptischen Pseudarthrosen. Orthopäde 25: 394–404
19. Littenberg B, Weinstein LP, McCarren M, Mead T, Swientkowski MF, Rudicel SA, Heck D (1998) Closed fractures of the tibial shaft. A meta-analysis of three methods of treatment. J Bone Joint Surg 80A: 174–183

20. May Jr JW, Jupiter JB, Weiland AJ, Byrd HS (1989) Clinical classification of posttraumatic tibial osteomyelitis. J Bone Joint Surg 71A: 1422–1428
21. Mayr E, Wagner S, Ecker M, Rütter A (1999) Die Ultraschalltherapie der Pseudarthrosen. Unfallchirurg 102: 191–196
22. Muhr G, Wrezlewicz P (1987) Ursachen von Pseudarthrosen. Hefte Unfallheilkd 198: 400–403
23. Paley D (1990) Problems, obstacles and complications of limb lengthening by the Ilizarov technique. Clin Orthop 250: 81–104
24. Paley D, Catagni MA, Pirone M, Villa A, Benedetti GB, Cattanea R (1989) Ilizarov treatment of tibial nonunions with bone loss. Clin Orthop 241: 146–165
25. Paley D, Maar DC (2000) Ilizarov bone transport treatment for tibial defects. J Orthop Trauma 14: 76–85
26. Runkel M, Rommens PM (2000) Pseudarthrosen. Unfallchirurg 103: 51–63
27. Schweiberer L, Baumgart R, Deiler S (1999) Die biologischen Bedingungen atropher und hypertropher Pseudarthrosen der Schaftknochen. Ursachen und Erscheinungsbild. Chirurg 70: 1193–1201
28. Stürmer KM (1996) Pathophysiologie der gestörten Knochenheilung. Orthopäde 25: 386–393
29. Suger G, Opuni S, Kramer M, Kinzl L (2002) Rekonstruktion vs. Amputation: Entscheidungsfindung bei der chronischen Osteitis. Trauma Berufskrankh 4: 329–333
30. Toh CL, Jupiter JB (1995) The infected nonunion of the tibia. Clin Orthop 315:176–191
31. Weber BG, Cech O (1973) Pseudarthrosen. Pathophysiologie, Biomechanik, Therapie, Ergebnisse. Huber, Bern Stuttgart
32. Weise K, Winter E (1996) Die Rolle des Marknagels bei Pseudarthrosen und Fehlstellungen. Orthopäde 25: 247–258
33. Wick M, Kutscha-Lissberg F, Kollig E, Arens S, Muhr G (2002) Debridierungstechniken bei der operativen Sanierung der Osteitis. Trauma Berufskrankh 4: 358–362
34. Witt AN (1952) Die Behandlung der Pseudarthrosen. DeGruyter, Berlin

# Sachverzeichnis

D



E



F

## G



## H



## I



## J



## K

## L



## M

## N



## O

## P

**Q**



**R**



**S**

## T

## U



## V



## W